Chronic Constipation
Progress in Diagnosis and Treatment

慢性便秘诊治进展

主编 黄忠诚 魏 东

中国科学技术出版社
·北京·

图书在版编目（CIP）数据

慢性便秘诊治进展 / 黄忠诚 , 魏东主编 . — 北京 : 中国科学技术出版社 , 2021.1
ISBN 978-7-5046-8913-9

Ⅰ . ①慢… Ⅱ . ①黄… ②魏… Ⅲ . ①慢性病—便秘—诊疗 Ⅳ . ① R574.62

中国版本图书馆 CIP 数据核字 (2020) 第 217045 号

策划编辑	焦健姿　　王久红
责任编辑	焦健姿
装帧设计	佳木水轩
责任印制	李晓霖

出　　　版	中国科学技术出版社
发　　　行	中国科学技术出版社有限公司发行部
地　　　址	北京市海淀区中关村南大街 16 号
邮　　　编	100081
发行电话	010-62173865
传　　　真	010-62179148
网　　　址	http://www.cspbooks.com.cn

开　　　本	889mm × 1194mm　1/16
字　　　数	498 千字
印　　　张	18
版　　　次	2021 年 1 月第 1 版
印　　　次	2021 年 1 月第 1 次印刷
印　　　刷	天津翔远印刷有限公司
书　　　号	ISBN 978-7-5046-8913-9 / R · 2638
定　　　价	158.00 元

编著者名单

荣誉主编 高春芳　杨新庆　刘宝华　田振国

主　　编 黄忠诚　魏　东

副主编 肖志刚　杨向东　童卫东　贾小强　姜　军

编　　委 （以姓氏笔画为序）

王永兵	上海浦东新区人民医院肛肠外科
王勇帮	湖南省人民医院结直肠肛门外科
王爱明	湖南省常德市第一人医院
文俏程	湖南省人民医院结直肠肛门外科
卢善政	湖南省人民医院结直肠肛门外科
田　跃	陆军特色医学中心胃肠外科
史惠文	解放军海军第 971 医院
冯啸波	南京解放军东部战区总医院普外科
刘　欣	解放军联勤保障部队第 989 医院
李　昂	深圳市中医肛肠医院肛肠科
李玉玮	天津市人民医院肛肠外科
李春雨	中国医科大学第四医院肛肠外科
杨向东	成都肛肠专科医院
杨关根	杭州市第三医院肛肠科
肖　磊	重庆医科大学附属第一医院金山医院普外科
肖志刚	湖南省人民医院结直肠肛门外科
张　波	西安马应龙肛肠医院肛肠外科
张　玲	湖南省人民医院结直肠肛门外科
张　勇	解放军 77156 部队医院
张虹玺	辽宁中医药大学附属第三医院辽宁省肛肠医院

张蔚林　　湖南省人民医院结直肠肛门外科

陈世豪　　湖南省人民医院结直肠肛门外科

陈晖娟　　解放军联勤保障部队第 989 医院

林宏城　　广州中山医科大学附属第六医院肛肠外科

罗维珍　　湖南省人民医院结直肠肛门外科内镜中心

周　轲　　湖南省人民医院结直肠肛门外科

郑建勇　　空军军医大学西京消化病医院消化二科

房志学　　湖南省人民医院结直肠肛门外科

柳越冬　　辽宁中医药大学附三院 辽宁省肛肠医院

禹振华　　湖南省人民医院结直肠肛门外科

姜　军　　解放军东部战区总医院普外科

贾小强　　中国中医科学院西苑医院肛肠科

徐业江　　湖南省浏阳市人民医院普外二科

高　峰　　解放军联勤保障部队第 940 医院结直肠肛门外科

高春芳　　解放军联勤保障部队第 989 医院

郭宇冰　　解放军联勤保障部队第 989 医院

黄　兴　　湖南省人民医院结直肠肛门外科

黄　涛　　河南省信阳市中心医院普外科

黄忠诚　　湖南省人民医院结直肠肛门外科

黄淑麟　　湖南省人民医院普外三科

龚　慧　　解放军联勤保障部队第 989 医院

韩　静　　解放军联勤保障部队第 989 医院

童卫东　　陆军军医大学大坪医院普外科

蓝海波　　成都肛肠专科医院

楚治良　　解放军联勤保障部队第 989 医院

谭浩翔　　湖南省人民医院结直肠肛门外科

颜　伟　　湖南省人民医院结直肠肛门外科

戴飞翔　　解放军 73131 部队医院

魏　东　　解放军联勤保障部队第 989 医院

魏　雨　　成都肛肠专科医院

主编简介

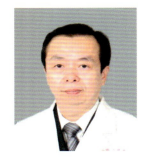

黄忠诚 主任医师、教授、硕士研究生导师，湖南省人民医院学科顾问，湖南省肛肠疾病诊疗中心主任，湖南省肛肠外科医疗质量控制中心主任，中国医师协会肛肠医师分会肛肠疾病专家委员会主任委员，中国医师协会中西结合分会肛肠疾病专业委员会副主任委员，中国医师协会结直肠肿瘤专委会早诊早治专委会副主任委员，中华医学会结直肠肛门外科学组委员，湖南省医学会结直肠肛门外科学组组长，中国医师协会结直肠肿瘤分会常委，中国医师协会肛肠医师分会常委，中国抗癌协会大肠癌专业委员会常委，中国医师协会外科分会肛肠外科专业委员会常务委员，中国便秘联谊会副会长，中华中医药学会肛肠分会常务理事兼副秘书长，中国中西结合学会大肠肛门疾病专业委员会委员，湖南省医师协会外科医师分会副会长，湖南省普通外科专业委员会副主任委员，国家执业医师资格实践技能考试湖南省首席考官，《中华胃肠外科杂志》《中国普通外科杂志》《中华炎性肠病杂志》《中华结直肠疾病电子杂志》《实用肿瘤杂志》《中国现代手术学杂志》《结直肠肛门外科》《医学临床研究》编委，《中华医学杂志》审稿专家。擅长胃、结直肠肛门疾病的诊治，腹腔镜下胃肠道手术及超低位直肠癌根治保肛手术，在胃肠道肿瘤综合治疗、习惯性便秘、成人巨结肠、炎性肠病、各种复杂性痔、肛瘘、直肠脱垂和腹壁疝及复杂性肠瘘等疾病诊治方面有深入研究。获国家教育部科研成果三等奖 1 项，省市科技成果进步奖 7 项。承担省级科研项目 4 项。主编学术专著 2 部，参编学术专著 7 部，发表各种医学论文 70 余篇。

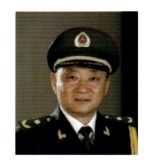

魏 东 医学博士，主任医师、教授、博士研究生导师，中国人民解放军联勤保障部队第 989 医院全军肛肠外科研究所所长。全军结直肠病学专业委员会主任委员，中国医师协会理事，中国医师协会肛肠医师分会副会长兼总干事，中国医师协会肛肠医师分会临床指南工作委员会主任委员，中国医师协会肛肠医师分会青年委员会委员，中国医疗保健国际交流促进会结直肠分会副主任委员，《解放军医学杂志》《中华胃肠外科杂志》《世界华人消化杂志》《中华结直肠疾病电子杂志》编委。先后承担国家科技重大专项、军区后勤科研计划重点项目国家重点基础研究计划（973 计划）、中华国际医学交流基金专项、河南省科技攻关项目等重点课题 10 项；获军队医疗成果一等奖 1 项，河南省科技进步一等奖 1 项，军队医疗成果二等奖 1 项，军队科技进步二等奖 1 项，河南省科技进步二等奖 6 项；发明专利 17 项；荣立二等功 1 次，2018 年荣获"中国医师奖"，2017 年荣获"白求恩式好医生"提名奖，多次被评为"全国百强名医"。享受国务院政府特殊津贴。连续 3 次获军队转业技术优秀人才二类岗位津贴。撰写专著 7 部；发表论文 70 余篇，其中 SCI 收载论文 28 篇（单篇最高影响因子 23.29）、中华系列期刊论文 26 篇、核心期刊 30 篇。

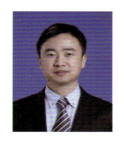

肖志刚 医学博士，主任医师、硕士研究生导师，湖南省人民医院结直肠肛门外科主任。中国医师协会结直肠肿瘤专业委员会微创专业委员会委员，中国医师协会结直肠肿瘤专业委员会腹膜转移专业委员会委员，中国医师协会结直肠肿瘤专业委员会脏器联合切除与质控 CSBME 专业委员会委员，中国医师协会结直肠肿瘤专业委员会中西结合专业委员会委员，中国医师协会肛肠分会微创专业委员会委员，中国医师协会肛肠分会疑难病专业委员会委员中国 NOSES 联盟湖南分盟副理事长。

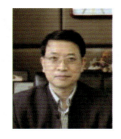

杨向东 教授、博士研究生导师，成都肛肠专科医院院长。四川省卫计委医学领军人才，全国名老中医药专家师承导师，中华便秘医学会会长，中国民族医药学会肛肠分会执行会长，四川省中医药学会副秘书长，四川省老年医学会副秘书长，中医药高等教育学会肛肠学会副会长，中华中医药学会肛肠分会顾问，世界中医药联合学会肛肠学会副会长，中华预防医学会肛肠分会副会长。

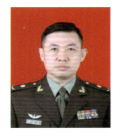

童卫东 主任医师、教授、博士研究生导师，陆军军医大学大坪医院（陆军特色医学中心）普通外科主任兼胃结直肠外科主任。曾去往美国 Wisconsin 医学院及 Mayo clinic 深造。入选中国名医百强榜，获 2015 年重庆最佳名医奖。国家卫健委能力建设与毕业后教育外科专委会委员，中华医学会外科学分会结直肠外科学组委员，中国医师协会肛肠分会常委、结直肠肿瘤分会委员、外科分会经肛直肠癌根治专委会副主任委员。

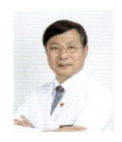

贾小强 医学博士、博士后，主任医师、教授、博士研究生导师，中国中医科学院西苑医院外科教研室主任、肛肠科主任、学科带头人，北京中医药大学中西医结合外科学系副主任。全国第三批优秀中医临床人才，全国肛肠学科名专家，北京名中医身边工程专家团队负责人，北京健康科普专家，白求恩精神研究会肛肠分会会长，中国医师协会中西医结合医师分会肛肠专家委员会主任委员，世界中医药联合会肛肠分会副会长，中国中医药研究促进会肛肠分会副会长，中国便秘联谊会副会长。

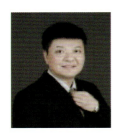

姜 军 解放军东部战区总医院全军普通外科研究所主任医师、教授，师从著名外科学家黎介寿院士。中国医师协会结直肠肛门病分会常务委员，中国医师协会结直肠肛门病分会胃肠功能性疾病学组副组长，中国医促会 ERAS 分会秘书长，全军结直肠病学专业委员会常务委员，中国中西医结合学会普外专业委员会常务委员。

序 一

　　慢性便秘是临床中的常见病和高发病，相关研究表明，我国成人慢性便秘的发病率达4%～10%。虽然慢性便秘是功能性疾病，一般不会危及患者生命或致患者身体虚弱，但会对患者造成较大困扰，严重影响生活质量并造成一定的经济负担。随着现代诊疗技术的不断进步、基础研究的不断深入，人类对慢性便秘诊治研究也在不断延伸。

　　书中内容不仅包含慢性便秘的病因和发病机制等基础理论研究的进展，还有微生态治疗、药物治疗和中医药治疗的相关内容，尤其关注外科手术在慢性便秘治疗方面的新突破。本书以中青年专家作为创作主体，由资深专家作点睛之笔，不仅饱含了青年学者对疾病的深刻理解与感悟，更凝聚了众位该领域全国顶尖大师的毕生经验。因此，本书无论从内容还是形式上均体现了规范与探索、传承与创新的特色。

　　本书的出版将为广大一线临床工作者提供参考，进而更好地服务于广大患者。同时，本书通俗易懂，也为广大患者正确认识疾病并最终战胜疾病提供了有益帮助。在本书即将付梓之际，我仅代表中国医师协会肛肠医师分会衷心感谢黄忠诚教授、魏东教授两位主编及各位编者的辛苦付出，对他们严谨、敬业的精神致以深深的敬意。我热忱地向广大同仁及患者推荐此书，并以此为序。

中国医师协会肛肠外科医师分会会长　

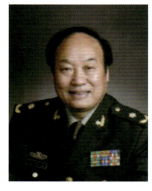

荣誉主编　高春芳

　　高春芳，主任医师、教授、博士研究生导师，中国人民解放军联勤保障部队第989医院原院长。世界医学法学协会常务理事，中国法学会常委，中国卫生法学会会长、中国医师协会常委、中国医师协会肛肠医师分会会长，全军肛肠外科研究所所长，全军新型装备毁伤生物效应及防治重点实验室主任，第二军医大学博士研究生导师、教授、主任医师，技术一级，文职一级，第十、十一届、十二届全国政协委员，享受国务院政府特殊津贴，全国首届中青年医学科技之星，国家有特殊贡献中青年专家，全国优秀科技工作者。

序 二

　　慢性便秘是临床上常见的疾病。随着人们生活节奏的加快及社会人口的老龄化，便秘的发病率逐年升高，严重影响人们的工作及生活质量。慢性便秘的发生受多种因素影响，病因非常复杂，虽然采取了多种治疗手段，但总体治疗效果仍然欠佳。为此，国内众多学者在慢性便秘的基础研究、诊治技术推广和规范化培训方面做了大量工作，由黄忠诚教授、魏东教授共同主编的《慢性便秘诊治进展》一书，汇集了国内便秘研究、诊治领域的青年学者和业内著名专家近年来在该领域的最新研究进展，小到分子机制，大到药物、手术及中西结合诊治，内容全面且精当，旨在为广大读者提供最新、最全的知识理念，充分体现了编者的良苦用心。

　　我非常愿意向广大同道及读者推荐本书，相信不论是资深专家还是初学者，一定都能从中受益，有所收获，有所启发。再次感谢黄忠诚教授、魏东教授两位主编及各位编者的辛勤工作，我相信本书的出版一定会对慢性便秘的研究和诊治起到积极的推动作用。

中华医学会结直肠肛门外科学组顾问　

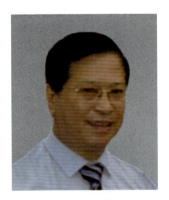

　　杨新庆，主任医师、教授，首都医科大学附属北京朝阳医院原肛肠外科主任。中华医学会外科学分会结直肠肛门外科学组顾问（前任组长），《结直肠肛门外科》副主编、《中华外科杂志》特约编委、《中国实用外科杂志》《中国临床医生》《继续医学教育》编委等，发表专业论文数十篇。

荣誉主编　杨新庆

序 三

便秘是临床非常常见的疾病。随着人们饮食结构的变化及生活节奏的加快，因便秘就诊的患者越来越多。便秘虽然不会直接威胁人们的生命安全，但其带来的疾病负担却不容忽视。便秘可导致消化功能紊乱、加重肛门直肠疾病，长期便秘还可能导致结肠恶性肿瘤；此外，便秘患者用力排便极易诱发心脑血管事件、加重肾功能损害等。便秘不仅会导致患者生活质量明显下降，并可致患者出现心理情绪障碍，特别是经治疗症状缓解不明显，需反复就医的患者，在加重患者身心负担的同时也耗费了大量的医疗资源。

便秘的治疗涉及多个学科。中医在便秘综合治疗方面占重要地位。由于中医与西医的理念不同，两者在便秘治疗方面各有长短。如何扬长避短，并最终令患者得到良好的治疗效果，是中西结合的初衷。而这种通过学科间合作，采用中西并举的方式治疗慢性便秘正是我国该领域的一大特色。由黄忠诚教授、魏东教授共同主编的《慢性便秘诊治进展》一书，也重点关注了该方面的进展，令人钦佩与欣慰。

通读此书，我亦收获颇丰。故此，诚挚地向广大同行推荐本书。感谢黄忠诚教授、魏东教授两位主编及各位编者为此书的最终付梓所做的辛苦工作。借此为序之机，期冀我国学者在慢性便秘的基础研究与诊治方面取得更多进展，造福苍生。

中华中医药学会肛肠分会第五、第六届会长
中国中医药研究促进会肛肠分会会长　　田振国

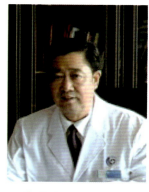

荣誉主编　田振国

田振国，主任医师、教授、博士研究生导师，辽宁省中医药大学附属第三医院（辽宁省肛肠医院）原院长。享受国务院政府特殊津贴。中华中医药学会肛肠分会第五 / 第六届会长、第七届名誉会长，中国中医药研究促进会肛肠分会会长，首批辽宁中医大师，全国卫生系统先进工作者，国家中医临床重点专科、国家局级中医肛肠重点学科及重点专科学术及学科带头人，国家科协优秀科技工作者，国家第三届中医药名词审定委员会委员，国家中医药标准化专家技术委员会委员。

序 四

　　慢性便秘是临床非常常见的疾病，发病率逐年增高。引起慢性便秘的原因十分复杂，单纯从通便或某一个角度处理很难获得满意疗效。近年来，我国学者在慢性便秘的基础及临床领域开展了广泛深入的研究，取得了不少成绩。由黄忠诚教授、魏东教授领衔主编《慢性便秘诊治进展》汇集了国内该领域研究学者及临床专家潜心研究的结果和临床诊治最新进展，从便秘的基础研究、微生态变化、临床诊断、药物治疗、中西结合诊治、外科手术方式改进、骶神经刺激等方面进行了详细描述和系统介绍，特别是广大中青年专家的研究成果令人欣慰。

　　作为一个长期从事便秘研究的外科医生，在此对《慢性便秘诊治进展》的出版表示祝贺。我真诚推荐给各位临床医生及对便秘诊治有兴趣的读者，作为临床研究和诊治的参考书。

中国医师协会肛肠医师分会副会长　　
解放军全军便秘诊治中心教授

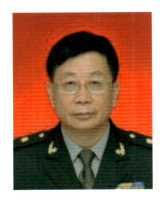

荣誉主编　刘宝华

刘宝华，陆军军医大学大坪医院普通外科和全军便秘诊治中心教授、主任医师、博士研究生导师。中国医师学会肛肠医师分会副会长，中国医师协会肛肠医师分会功能性疾病专委会主任委员，全军结直肠肛门病专委会副主任委员。享受国务院政府特殊津贴。

前　言

便秘是一种世界性的常见病和慢性病。近年来，随着人们生活节奏加快、生活方式改变等多因素的影响，慢性便秘的患病率呈上升趋势。由于便秘病因复杂，导致疗效欠佳，而且长期便秘会给患者及社会带来沉重的经济负担和心理压力，严重影响患者的工作和生活质量。随着现代诊疗技术的不断进步、基础研究的不断深入，人类对慢性便秘的认识也在不断变化。本书编者均为长期从事慢性便秘诊治工作的一线临床专家及学者，他们结合自身丰富的经验，详细阐述了慢性便秘的基础与临床研究新进展，既展示了当前该领域的研究现状，又指明了未来研究的发展方向。

全书分上、下两篇，共10章。上篇概论部分，简明介绍了慢性便秘的临床基础、诊治概况及儿童慢性便秘的相关内容；下篇则对慢性便秘的最新研究及诊治进展进行了具体阐释，不仅包含慢性便秘的发病机制、影像诊断、外科治疗、中西医诊疗策略、综合诊治等方面的研究进展，还对肠道菌群关系、生物反馈与电刺激等近年来的研究热点做了细致介绍。书末还特意汇编了慢性便秘相关诊治指南，以便读者随时查阅。

本书内容实用，阐释系统，可为消化科、胃肠科、肛肠外科，妇科、盆底外科等从事慢性便秘一线工作临床医生和研究者提供参考，亦可帮助更多有兴趣的读者了解慢性便秘的相关知识与进展。

在本书编写过程中，得到国内诸位专家和学者的大力支持，并在繁忙的工作中利用业余时间完成了书稿的编写，为广大读者全面展示了慢性便秘领域的最新研究及诊治进展。感谢中国科学技术出版社为本书的出版付出的努力。由于编写人员众多，阐释风格有所不同，加之相关研究及进展不断涌现，资料收集可能不尽全面，书中所述可能会存在一定的疏漏或不足，敬请广大读者批评指正，以利再版时更正。

黄忠诚　魏东

补充说明：本书收录图片众多，不少图片以彩色呈现效果更佳。考虑到读者随文阅图习惯并确保版面美观，所有图片均随文排录，有彩色版本者还安排在书末位置单独排录，特此说明。

目　录

上　篇　慢性便秘概论

下　篇　慢性便秘研究及诊治进展

附录　专家共识及相关指南

上 篇

慢性便秘概论

第1章 慢性便秘临床基础

一、概念及流行病学

便秘是世界范围内常见的一种慢性胃肠病，其诊断主要依据症状学，也可以根据相关检查及诊断性试验对其进行判定，但因便秘症状表现的多样性，缺乏一个确切被广泛接受的定义。

《中国慢性便秘诊治指南（2013 年版）》将功能性疾病所致的便秘分为慢传输型、排粪障碍型、混合型和正常传输型便秘。

目前对于慢性便秘的概念通常以罗马Ⅳ标准为参考，评估便秘的症状（最理想的是停用缓泻剂及其他可引起便秘的药物和补充制剂）有以下几点。

(1) 必须包括下列 2 项或 2 项以上：① 25% 以上的排便感到费力；② 25% 以上的排便为干粪球或硬粪；③ 25% 以上的排便有不尽感；④ 25% 以上的排便有肛门直肠梗阻 / 堵塞感；⑤ 25% 以上的排便需要手法辅助（如用手指协助排便、盆底支持）；⑥每周自发排便少于 3 次。

(2) 不用泻剂很少出现稀粪。

(3) 不符合肠易激综合征的诊断标准。诊断前症状至少 6 个月，近 3 个月符合以上诊断标准。

Rome IV—Functional GI Disorders: Disorders of Gut-Brain Interaction（罗马Ⅳ标准）在不同部分对便秘的分型有所不同，在 C2 功能性便秘部分，将便秘分为正常传输型便秘、慢传输型便秘、排粪障碍型或直肠排出障碍。在 F3 功能性排粪障碍部分，将便秘分为结肠慢传输型、出口功能障碍型和功能性排粪障碍型。排粪障碍型是指排粪时盆底肌肉的矛盾性收缩，就是出口梗阻型便秘中的耻骨直肠肌痉挛综合征或盆底肌失迟缓。

《便秘外科诊治指南（2017 年版）》仍然沿用 2008 年版的分类方法，将便秘分为慢传输型、出口梗阻型和混合型便秘。

便秘的流行病学有以下特点。

(1) 慢性便秘患者性别与患病率的关系：绝大多数调查表明女性患病率明显高于男性，我国慢性便秘患病率男性约为 4%，女性约为 8%。造成男女便秘发病率不同的原因尚不明确，可能与女性更能意识到并愿意倾诉自己的症状有关，其次女性的激素在月经周期不同的时期对肠道的功能影响有所改变，如黄体酮被认为可降低小肠和结肠的传输速率。另外，女性盆底肌及相应神经丛在分娩或妇科手术时可能会受到损害，这也可能是导致便秘发生的原因之一。

(2) 慢性便秘患者年龄与患病率的关系：多数研究认为，慢性便秘的患病率随着年龄的增加而增加，其中 60 岁以后便秘的发生率明显上升，70 岁以后增长速度最快，且随着年龄增加使用泻药的比例也逐渐增多。

(3) 地域及人种对慢性便秘患病率的影响：根据目前报道的流行病学调查结果，慢性便秘的患病率地区之间有很大差异，其可能与便秘的诊断标准、调查的对象及不同年龄段选取等因素有关。

统计发现，地域及人种对慢性便秘发病率也有不同，亚洲人慢性便秘患病率低于西方国家，可能与基因及饮食习惯有关。有研究表明，米饭、豆类与便秘的发生呈负相关，而甜食、面包则与之呈正相关。我国地域宽广，南北饮食及生活习惯等存在较大差异，大数据表明北方高于南方，中西部高于东部。国内单项数据研究显示，上海、北京、西安、武汉、广州的患病率分别为 7%、4%、6%、7%、6%，5 个地区患病率差异有显著性，人种对便秘患病率尚不明确。

(4) 其他危险因素：便秘存在明显的城乡差异，农村患病率高于城市。便秘的发生与紧张、疲劳、情绪或精神状态有关。高脂饮食、女性吸烟、低体重指数、文化程度低者更容易发生便秘。虽然慢性便秘是功能性疾病，一般不会危及患者生命或使患者身体虚弱，但仍对许多患者造成较大困扰，严重影响生活质量且造成经济负担。慢性便秘常伴有腹痛、腹胀、恶心、呕吐、疲倦和头痛等症状，若持续进展，也可导致一系列并发症，如肛裂、直肠脱垂、粪便嵌顿、大便失禁及泌尿系统功能紊乱等。流行病学调查发现，在慢性便秘者中只有少数患者到医院就诊，不少便秘患者常选择自行服用泻药。滥用泻剂造成泻剂依赖、泻剂结肠等不良反应。增加医疗费用，造成医疗资源浪费。

（王勇帮）

二、发病机制

认识慢性便秘的发病机制和病理生理过程，对便秘患者实施个体化干预治疗具有重要意义。但慢性便秘的发生往往是多种因素长期作用的结果，具有极为复杂的发病机制和病理生理变化过程，即使我们针对其发病机制进行广泛的研究，但目前所知仍非常有限。下面将就慢性便秘发病机制进行简要阐述。

（一）肠道形态学改变

慢性便秘患者肠道形态组织学的改变主要表现在肠道肌肉、壁内神经丛和肠道 Cajal 间质细胞异常。

胃肠道平滑肌作为其活动的最终效应器，其功能的缺失将导致结肠动力改变。研究证实，肠道功能异常的患者存在平滑肌结构及形态学异常，包括不同程度的纤维化、肌纤维增生或萎缩及肌细胞空泡形成。Knowles 等研究发现正常人中随着年龄的增长其结肠肌层内双染性包涵体显著增多。而包涵体的出现会导致结肠平滑肌收缩力降低，进而减缓结肠运动传输功能。推测包涵体的出现可能是平滑肌细胞退化的一种表现，可以看作慢性便秘患者的肌肉病变特征。国外学者对慢性便秘儿童进行全层结肠活检，发现其直肠存在灶性空泡及肌纤维溶解，黏膜肌层变薄，环纵肌比例下降，且病变呈现进行性发展。

既往研究发现，慢性便秘患者左半结肠环形肌与纵行肌厚度比值相对正常人显著降低，而其他一些研究则仅发现环形肌层的厚度降低，但两个研究都没有发现肠道肌层的变异。另外，近期相关研究还表明，部分平滑肌蛋白标志物的异常表达，可能与慢性便秘的发生发展密切相关。

Cajal 间质细胞（interstitial cells of Cajal，ICC）是一种特殊的间质细胞，是胃肠电慢波的发生器及传导者，将来自神经体液系统的刺激传给效应器平滑肌细胞，从而调节胃肠道的运动，对肠神经系统（enteric nervous system，ENS）非肾上腺和非胆碱能神经信息传递具有重要的调控作用。研究发现，慢性传输型便秘（slow transit constipation，STC）患者整个结肠 ICC 明显减少甚至缺失，而导致 ICC 减少的机制尚不明确。相关研究表明，ICC 形态与功能的异常可能与 ICC 自噬有关，ICC 胞内 Ca^{2+} 超载会引发 ICC 自噬，从而导致 ICC 形态与功能异常。童卫东教授的研究显示，c-kit 信号途径对 ICC 的表型稳定至关重要，阻断 c-kit 通路可能导致 ICC 表型发生变化从而失去功能。随着研究的深入，还发现 ICC 的异常还与肠神经肽和一些蛋白表达异常相关，然而其因果关系仍有待进一步研究。

肠神经细胞缺乏或变性被认为是慢性便秘发生的主要原因之一。既往研究发现，STC 患者结肠肌间丛嗜银性神经元数目减少，残余细胞体积变小、皱缩和染色不均匀。近些年得益于病理技术的发展，让我们可以更系统的研究慢性便秘患者的神经丛变化。Schouten 等发现，STC 结肠壁神经细丝数目明显减少甚至缺失，S-100 蛋白、PGP9.5 和神经元特异性烯醇酶等免疫反应性异常改变，但这方面的研究尚存较大争议。Bassotti 等发现，STC 肌间神经丛和黏膜下神经丛的神经胶原细胞（enteric glial cells，EGC）明显减少，他们认为，EGC 在胃肠道（特别是结肠）传输功能中发挥重要作用，其数量的减少是 STC 发生发展过程中重要病理因素之一，但目前针对 EGC 的相关研究并不很多，其具体作用机制还有待进一步深入探讨。

（二）胃肠神经递质的改变

近些年，关于慢性便秘胃肠神经递质的研究逐渐成为热点。研究发现，一氧化氮（nitric oxide，NO）与 STC 的发病密切相关，在消化道的动力调控中具有重要作用，与正常人相比其对肠道支配作用更强。NO 是 ENS 中主要的抑制性神经递质之一，在体内必须通过一氧化氮合酶（nitricoxide synthase，NOS）的作用才能生成。有研究发现 STC 患者肌间丛和黏膜下丛 NOS 免疫反应性均明显升高，随着 NOS 水平的升高，胃肠道的运动也将受到持续抑制作用。而 NOS 缺乏可导致一系列胃肠道疾病如贲门失弛缓症、先天性巨结肠症等。许多研究表明，其他一些因子通过调节 NO 的表达来影响肠道功能，如肿瘤坏死因子 -α 可诱导 NO 生成，造成持续低血压、微循环淤血，加重组织的缺血缺氧，造成肠道微循环障碍；内皮素（endothelin，ET）升高也可代偿性引起血清 NO 升高。

血管活性肠肽（vasoactive intestinal peptide，VIP）与 NO 为协同性递质，主要作用为松弛胃肠道平滑肌、介导胃肠蠕动反射，VIP 可活化结肠壁内 NOS，产生抑制性递质 NO，诱发肠道功能紊乱。Tzavellak 等通过免疫组化证实 STC 患者肠道中 P 物质（substance P，SP）水平明显降低，从而使结肠收缩运动减弱。Liu 等指出 STC 患者可通过 nkl 受体使抑制性的前列腺素的释放增加，最终导致 SP 减少。阿片肽是最早被发现能从中枢和外周体液水平影响胃肠运动功能的肽类之一。Kreek 等认为阿片肽与 STC 有关，该物质可导致肠道局部张力性收缩增强，推进性蠕动减弱最终导致便秘。

5- 羟色胺（5-hydroxytrytamine，5-HT）作为机体内重要的神经递质，既可引发肠道收缩，也能诱发肠道舒张，具有双向性，具体表现与受体类型有关。研究发现 STC 患者结肠组织中 5-HT₃ 和 5-HT₄ 受体亚型表达均下调，Ding 等通过基因监测发现 STC 患者 5- 羟色胺转运体基因启动子区 s/s 基因型和 S 等位基因频率高于正常人。Hoffman 等研究认为激活结肠黏膜 5-HT₄ 受体能够增强肠道的传输功能，上述均提示该物质可能与 STC 的发病相关。

囊性纤维化跨膜传导调节蛋白（cystic fibrosis transmembrane conductance regulator，CFTR）是一种跨膜蛋白，广泛分布于人体各个器官，主要负责阴离子，特别是氯离子的转运。新近研究发现，CFTR 在肠神经丛内也有存在。Ka Ming Yeh 等通过免疫组化实验发现，CFTR-IR 高表达于肠神经丛的神经节细胞，而 STC 肠肌层神经节 CFTR 和乙酰胆碱转移酶的下调与其电刺激（electrical field stimulation，EFS）收缩反应受损有关。

（三）"脑 – 肠轴"功能的改变

胃肠运动由中枢神经系统、自主神经和胃肠神经系统共同协调完成。胃肠平滑肌的运动还受神经递质的调节，血管活性肠肽（VIP）、生长抑素（SS）等脑肠肽的影响，它们也在调节平滑肌运动方面起着重要的作用。脑 – 肠轴是指中枢神经系统与胃肠道壁内神经成分，具有调节控制胃肠道功能的胃肠神经系统以及自主神经系统之间形成的双向整合的神经 – 内分泌网络，一方面胃肠道神经纤维或者胃肠效应细胞通过脑 – 肠轴将胃肠道的刺激信号投射到中枢神经系统感受中枢，神经中枢系统对此发生反应（如情感、认知方面）；另一方面，由脑的各级中枢和脊髓接受内外环境变化时传入的各种信息，经过整合再由自主神经系统和神经 – 内分泌系统将其调控信息传送到肠神经系统或直接作用于胃肠效应细胞，引起一系列的胃肠反应。中枢神经系统还能够抑制或者刺激各种传入信号，调节机体的内脏活动功能。脑肠肽，如 VIP、SS 等，亦可以作为肠道肽能神经释放的神经递质或调节介质直接发挥作用，也可作用于胃肠道感觉神经末梢或胃肠道效应细胞如平滑肌细胞的相应受体而调节胃肠道功能。主要的抑制性脑肠肽有 VIP、SS，它们可以直接作用于胃体部使其松弛，以此来延缓胃排空、抑制回肠和胆囊收缩及抑制肠道内容物转运，兴奋性脑肠肽 P 物质及胃动素可使胃体、胃窦部肌肉收缩，从而使空腹样胃肠运动转变为餐后样运动。兴奋性脑肠肽与抑制性脑肠肽相互协调完成对胃肠道运动的调节，当抑制性脑肠肽优势分泌并持续作用于肠道时，肠道节段性和推进性收缩活动减弱，导致便秘发生。

（四）肠道微生态改变

人体胃肠道系统中定植着约 10 万亿微生物，与人体所有体细胞数量的比约为 10∶1。肠道菌群参与一系列人体代谢活动，如发酵未完全利用的能量物质、降低肠道 pH、合成维生素和部分激素类物质、增强肠道免疫功能及抑制肠道内病原菌过度生长。肠道菌群与功能性便秘（functional constipation，FC）之间相互影响，尤其是"脑 – 肠 – 菌轴"概念的提出，在一定程度上有助于 FC 病理生理机制的阐释。

1. FC 患者肠道菌群改变

随着分子生物学技术的发展及高通量测序技术的出现，对 FC 患者肠道菌群组成的研究也逐渐精确。Feng 等应用实时荧光定量聚合酶链反应技术分别检测 FC 患者粪便标本和结肠黏膜菌群发现，粪便标本中双歧杆菌属和乳酸杆菌属水平明显低于健康人群，结肠黏膜中双歧杆菌属也存在相同的变化。此外，一项罗马基金会的研究报告显示，便秘型肠易激综合征患者肠道菌群改变主要表现为双歧杆菌属、梭菌属和柔嫩梭菌属的显著减少，以及拟杆菌属和肠杆菌科的显著增高。双歧杆菌属、乳杆菌属等厌氧菌是人体优势菌群，同时也是人体益生菌群，提示 FC 的发生、发展可能与益生菌群减少有密切关系。Zhu 等运用 16S 核糖体 RNA 焦磷酸测序技术对儿童 FC 患者和健康儿童粪便标本菌群的检测，未见儿童 FC 患者双歧杆菌属数量明显减少。另一项研究也表明，儿童 FC 患者粪便双歧杆菌属和梭菌属水平显著高于健康对照组。这与上述 FC 患者双歧杆菌属的显著减少存在矛盾，提示成人与儿童 FC 患者肠道菌群变化存在区别。目前，只有少数研究系统分析了儿童

FC 患者的肠道菌群组成，因此应谨慎将成人的研究结果直接推断于儿童。

2. 肠道菌群调节肠动力

肠动力障碍是 FC 的最常见原因。目前，治疗 FC 的药物大多通过促进肠动力发挥治疗作用，如临床常用的普芦卡必利就是通过激活 5- 羟色胺受体增强胃肠道中蠕动反射和推进运动。肠道菌群可通过各种途径调节肠动力，对 FC 的发生、发展起重要作用。目前，大多数针对肠道菌群调节肠动力的研究都是基于无菌动物的研究。一项对无菌大鼠肠道内移植特定菌群的研究表明，嗜酸乳杆菌属和双歧杆菌属可降低消化间期移行性复合运动周期，并加快小肠运动，但藤黄微球菌和大肠埃希菌则表现出抑制作用。Barbara 等提出，肠道菌群至少具有自身发酵代谢产物、参与胃肠激素和神经内分泌因子产生及调节肠道免疫系统 3 种调节肠动力的机制。

(1) 肠道菌群自身发酵代谢产物的作用：肠道菌群可通过发酵肠腔内的底物产生一系列代谢产物，包括胆汁酸、短链脂肪酸、硫化氢和甲烷等，这些产物通过作用于肠壁影响肠动力。某些肠道菌群分泌的胆酸盐水解酶可将肝脏产生的胆汁酸代谢成非结合胆汁酸，而非结合胆汁酸可以促进肠动力，并在一定情况下诱导胆汁酸相关性腹泻。短链脂肪酸是共生菌群代谢可溶性膳食纤维的主要活性产物，包括乙酸、丙酸和丁酸等，可通过与肠嗜铬细胞表面的 G 蛋白偶联受体结合，上调 5- 羟色胺，从而促进肠蠕动。Bhattarai 等研究发现，移植人源性肠道菌群无菌大鼠肠腔内 5- 羟色胺明显上调，并发现该变化由乙酸作用所致。此外，肠道菌群代谢底物产生的气体也可影响肠道平滑肌收缩，并与腹痛腹胀密切相关，其中硫化氢与胃肠道疾病的关系最为密切。有研究表明，给予外源性硫氢化钠（硫化氢供体）可抑制胃肠道蠕动，诱导平滑肌扩张。甲烷也可影响肠动力，有研究显示，慢传输型 FC 患者呼出气体中的甲烷含量升高，而正常传输型 FC 患者和健康人群呼出气体中的甲烷含量正常，表明甲烷可能会降低肠动力。

(2) 肠道菌群参与神经内分泌因子和胃肠激素的产生：神经内分泌因子是由神经末梢分泌的高效能多肽类物质，又称神经肽，主要与神经系统共同调节消化器官的运动、分泌和吸收。与肠道菌群有密切关系的神经肽包括 5- 羟色胺、血管活性肠肽及 P 物质等，其中 5- 羟色胺可刺激消化道平滑肌收缩，血管活性肠肽在消化系统的主要作用是舒张平滑肌。Yano 等研究发现，产芽孢细菌尤其是梭菌属定植于肠道可促进肠嗜铬细胞分泌 5- 羟色胺，进而促进胃肠道蠕动。傅丽霞的研究发现，双歧杆菌四联活菌片可升高血清血管活性肠肽水平、降低 P 物质水平，能较快并持久缓解腹泻型肠易激综合征患者的症状。5- 羟色胺和血管活性肠肽在生物体内具有双重作用，既是神经肽，又是胃肠激素，不仅存在于肠神经系统，也存在于中枢神经系统，对机体发挥多种作用。胃肠激素是由机体内分泌器官和肠道内分泌细胞产生的胃肠肽，其中与肠道菌群密切相关的胃肠激素有生长抑素和胰高血糖素样肽 1 等。Lenard 首次发现枯草芽孢杆菌可以促进生长抑素分泌，而生长抑素对胃肠运动和消化道激素的分泌均有一定的抑制作用。胰高血糖素样肽 1 由肠道 L 细胞分泌，可延缓胃排空和肠蠕动，Breton 等的研究发现，肠内灌注大肠埃希菌属增殖对数期蛋白液能引起无菌小鼠血清胰高血糖素样肽 1 水平升高。可见，肠道菌群可影响神经内分泌因子和胃肠激素的产生，参与调控肠动力。

(3) 肠道菌群对肠道免疫系统的调节：肠道免疫系统可通过 Toll 样受体和其他模式识别受体特异性识别病原微生物，对病原微生物产生免疫应答，有效降低肠道部位的感染率。调节型 T 细胞是 $CD4^+$ T 细胞亚群之一，可诱导和维持机体的免疫耐受，而肠道菌群可活化调节型 T 细胞，参与肠道免疫系统的调节。免疫细胞释放的炎症介质参与调节各种消化功能，其中大多数有肠神经系统的参与，如白细胞介素 –1β 能够抑制乙酰胆碱和去甲肾上腺素的分泌和释放。另有研究表明，白细胞介素 –1β 和肿瘤坏死因子 –α 等促炎症细胞因子能抑制去甲肾上腺素的分泌和释放，而肠腔相关神经递质的异常则会导致肠动力障碍。目前，关于神经免疫方面的研究较少，但肠道免疫系统与肠动力的密切关系不可否认。

（五）精神心理因素

精神心理因素在慢性便秘中的作用机制尚未完全明确，但普遍认为，焦虑和抑郁是便秘的生理基础之一。精神心理因素参与便秘发生的机制可能与精神心理变化通过神经反射引起胃肠的感觉、动力、分泌等异常有关，依据现代生物 – 心理 – 社会医学模式，功能性胃肠病的病理生理机制涉及胃肠动力异常、胃肠高敏感性、脑 – 肠轴互动功能异常及精神心理异常。脑 – 肠轴是指中枢神经系统、肠神经系统对肠道功能调控的双向通路，即脑 – 肠和肠 – 脑的相互作用，这些调控通过血管活性肠肽、5 – 羟色胺等多种脑肠肽和调节因子完成。动物模型显示，心理行为在大鼠胃肠道平滑肌、脊髓背角、大脑皮质及海马等不同层面对内脏感觉和（或）动力产生影响，焦虑和抑郁会提高功能性便秘患者的直肠感觉阈值，增加排便时直肠肛门矛盾收缩率，增加盆底肌群的紧张度，造成排便困难。难以改善的慢性便秘症状导致患者出现焦虑和抑郁的情绪，而焦虑和抑郁又加重了便秘的症状，两者成为恶性循环。排便虽是非意识反射活动，但该反射又接收大脑高级中枢的意识性控制。如果焦虑、抑郁、应激刺激等精神因素长期存在，大脑皮质持续受到抑制，阻碍排便反射的下传，进而肠系膜神经丛等副交感神经抑制增强，交感神经活动增加，结肠运动降低，敏感度下降，对排便产生消极影响。躯体精神心理因素能影响高级神经活动与直肠反射之间的正常调节，从而引起不协调的肠管蠕动。一项研究表明，抑郁和焦虑会影响女性便秘患者直肠黏膜的血流，从而影响直肠内脏输出神经通路，导致患者便秘加重。

（六）泻剂在 STC 病例生理机制中的作用

几乎所有的 STC 患者都有长期服用泻剂的病史，而 STC 的一些病理改变究竟是原发性还是继发于服用泻剂，仍不明确。童卫东等研究发现，大鼠饲以酚酞 3 个月后，结肠慢波频率减慢，结肠肌间丛还原型烟酰胺腺嘌呤二核苷磷酸黄递酶阳性神经细胞数目增多，乙酰胆碱酯酶阳性神经细胞数目减少，一氧化氮合酶免疫反应性增强，生长抑素免疫反应性减弱，肌间丛 ICC 分布不均匀，突起连接杂乱，提示 STC 的结肠壁神经病理变化与服用泻剂有关。

（房志学）

三、辅助检查

（一）肛门指诊

肛门指诊简便、易行，通过指诊可了解有无肛门直肠肿物等器质性疾病对评估肛门括约肌和耻骨直肠肌功能也非常重要。肛门指诊时嘱患者做用力排便的动作，正常情况下肛门口松弛，如手指被夹紧，提示可能存在肛门括约肌不协调收缩；对合并肛门直肠疼痛的患者，通过检查耻骨直肠肌触痛可以鉴别是肛提肌综合征还是非特异性功能性肛门直肠疼痛。

（二）结肠镜检查

结肠镜可以观察到患者结肠内有无肿块，肿块体积、形状、部位等，且能取活检明确肿块性质，对诊断结肠肿瘤等器质性疾病具有重要的意义。因此，对有警报征象的慢性便秘患者，要有针对性地选择辅助检查以排除器质性疾病。对年龄 ≥ 40 岁的初诊患者，建议行结肠镜检查。警报征象包括便血、粪便隐血阳性、发热、贫血和乏力、消瘦、明显腹痛、腹部包块、血癌胚抗原升高、有结直肠腺瘤史和结直肠肿瘤家族史等。

（三）结肠传输时间测定

检测胃肠传输时间（gastrointestional transit time，GITT）以检测结肠传输时间为主，方法包括不透 X 线标志物法、核素法、氢呼气法、胶囊内镜等，其中以不透 X 线标志物法在临床应用最为广泛。需注意的是在检查前至少停用 3 天对胃肠道动力有影响的药物。患者连续 3 天服用不同形状的标志物，于第 4 天拍摄腹部 X 线片，根据标志物在肠道的分布情况，计算其在不同肠段的通过时间。简易法：一次顿服不透 X 线标志物（通常是 20～24 个），于 48h、72h 摄腹部 X 线片，若 48h 时 70% 的标志物在乙状结肠以上，则提示存在结肠慢传输；若 80% 标志物存留于乙状结肠和直肠，则提示功能性排便障碍的可能。GITT 有助于 STC 的诊断。

（四）球囊逼出试验

球囊逼出试验（balloon expulsion test，BET）可反映肛门直肠对球囊（可用水囊或气囊）的排出能力，健康者可在 1～2min 排出球囊，该检查作为功能性排便障碍的筛查方法简单、易行。BET 能明确有无直肠排空延缓及盆底肌协同失调，且费用低廉、操作简单、可反复进行，可作为便秘的初筛试验。BET 并不能区分便秘是由器质性疾病所致还是功能性疾病所致。因此，尽管 BET 可以完成独立测试，但通常与肛门直肠测压或其他肛门直肠生理检查一起进行。

（五）肛门直肠压力测定

肛门直肠压力测定（anorectal manometry，ARM）可在模拟排便过程中直接评估肛门括约肌压力和直肠与肛门的协调性。肛门直肠压力测定能评估肛门直肠的动力和感觉功能，了解用力排便时肛门括约肌或盆底肌有无不协调性收缩，是否存在直肠压力上升不足，是否缺乏肛门直肠抑制反射和直肠感觉阈值。

与传统的水灌注系统相比，高分辨率肛门直肠压力测定可检出更多的结构和功能异常，包括耻骨直肠肌功能异常。肛门直肠压力测定适用于以排便障碍为主要表现的慢性便秘患者。

（六）排粪造影

排粪造影是评估模拟排便过程中直肠和盆底活动的影像学技术，通常采用增稠的钡糊，能同时观察直肠的形态结构异常（如直肠前突、直肠脱垂、肠疝、巨结肠等）和排出功能异常（如静息和用力排便时肛门直肠角变化、耻骨直肠肌痉挛、直肠排空等）。排粪造影包括 X 线排粪造影、多重造影、磁共振排粪造影。磁共振排粪造影能实时显示直肠肛门的运动和排空情况，同时能清晰显示耻骨直肠肌、肛提肌、肛门内括约肌，以及直肠和肛门周围的软组织，且无辐射。排粪造影可用于排便障碍型，特别是怀疑有形态结构改变的慢性便秘的诊断。

（七）盆底肌电图

盆底肌电图可精细检测到每块肌肉的活动情况。通过该项检查不仅能明确是否为肌源性病变，也可作为盆底生物反馈治疗前后监测肌肉训练的工具。

（八）无线动力胶囊试验

摄入不能被胃肠道消化吸收的胶囊，通过测量温度、pH 和周围环境的压力，从而可以测量胃、小肠和结肠的转运时间。

（九）超声检查

超声对便秘的评估是有用的，在升结肠、横结肠、降结肠、直肠的中心及乙状结肠左髂腰肌以外的部分进行扫描，通过横向和纵向超声扫描来观察粪便储存的位置和粪便潴留的多少，有助于区分便秘的类型及指导更好的治疗，且超声操作简单、无创、无辐射，是可供便秘患者选择的一种检查。肛门测压结合腔内超声检查能显示肛门括约肌有无局部张力缺陷和解剖异常，为手术定位提供线索。

（十）心理评估

功能性便秘患者常伴睡眠障碍、焦虑和抑郁情绪，建议早期了解患者心理状态，调整生活方式和经验治疗后仍不能缓解便秘症状时，应特别注意对精神心理、睡眠状态和社会支持情况的评估，利用焦虑他评量表（HAMA）、抑郁他评量表（HAMD）判断心理异常与便秘的因果关系。

（十一）其他

其他一些新的微创检查手段逐渐应用于临床，3D 传输系统用来检测 FC 患胃肠道传输时间，具有创伤小、痛苦少等优点，但其价格昂贵，国内尚未开展。此外，还包括闪烁扫描法、盆底肌电图、阴部神经终末运动潜伏期测定等检查手段。尽管便秘的辅助检查方法多种多样，但是没有任何一项检查可以独立诊断功能性便秘，应结合临床表现和辅助检查综合考虑。

（颜　伟　徐业江　李春雨）

四、诊断和鉴别诊断

便秘的诊断似乎很容易，许多患者常自服泻药，处理便秘。实际上，健康人的排便习惯也并不一定每日 1 次。对慢性便秘患者的体格检查包括全身检查、腹部检查和肛门直肠指检。腹部检查时要特别注意有无腹部压痛、腹部包块等。肛门直肠指检简便、易行，通过指检可了解有无肛门直肠肿物等器质性疾病、了解肛门括约肌和耻骨直肠肌功能。

（一）诊断

1. 慢性便秘的分型

根据肠道动力和肛门直肠功能改变特点分为 4 型。

(1) 慢传输型便秘（STC）：结肠传输延缓，主要症状为排便次数减少、粪便干硬、排便费力。

(2) 排便障碍型便秘：即功能性排便障碍，既往称之为出口梗阻型便秘，主要表现为排便费力、排便不尽感、排便时肛门直肠堵塞感、排便费时、需手法辅助排便等。诊断应在符合功能性便秘的基础上有肛门直肠排便功能异常的客观证据（表 1-1），该型可分为不协调性排便和直肠推进力不足 2 个亚型。

表 1–1　罗马Ⅳ标准中功能性排便障碍的诊断标准

诊断标准
● 必须符合功能性便秘的诊断标准 ● 在反复尝试排便过程中，至少包括以下 3 项中的 2 项：①球囊逼出试验或影像学检查证实排出功能减弱；②压力测定、影像学或肌电图检查证实盆底肌肉（如肛门括约肌或耻骨直肠肌）不协调收缩或括约肌基础静息压松弛率＜ 20%；③压力测定或影像学检查证实排便时直肠推进力不足 注：诊断前症状出现至少 6 个月，且近 3 个月符合以上诊断标准

(3) 混合型便秘：患者同时存在结肠传输延缓和肛门直肠排便障碍的证据。

(4) 正常传输型便秘（NTC）：IBS-C 多属于这一型，患者的腹痛、腹部不适与便秘相关。

2. 慢性便秘的诊断

主要基于症状，可借鉴罗马Ⅳ标准中功能性便秘（FC）诊断标准所述的症状和病程（表 1–2），功能性胃肠病的罗马Ⅳ标准于 2016 年 5 月发布。基于脑 – 肠轴、肠道微生态、药物基因组学及社会心理学的发展。

表 1–2　功能性便秘的诊断标准

诊断标准
● 必须包括以下 2 项或 2 项以上：①＞ 25% 的排粪感到费力；②＞ 25% 的排粪为干球粪或硬粪；③＞ 25% 的排粪有不尽感；④＞ 25% 的排粪有肛门直肠梗阻 / 堵塞感；⑤＞ 25% 的排粪需要手法辅助；⑥每周自发排粪＜ 3 次 ● 不用泻药时很少出现稀粪 ● 不符合 IBS 的诊断标准 注：所有功能性胃肠病必须符合诊断前症状出现至少 6 个月，且近 3 个月内满足症状要求

功能性便秘的诊断：功能性便秘的诊断首先应排除器质性疾病和药物因素导致的便秘，且符合罗马Ⅳ标准中功能性便秘的诊断标准。便秘型肠易激综合征（IBS-C）亦属于功能性疾病引起的便秘，其诊断需符合 IBS 的诊断标准和分型标准。罗马Ⅳ标准认为，最理想诊断方法是将 FC 的主观症状和量化指标结合，最好在患者停用缓泻剂和可能引起便秘的药物后、评估便秘或客观检查。FC 的临床评估原则如下。首先排除器质性疾病，其次是否合并解剖结构改变，再行 FC 分型，最后评估便秘的严重度。慢性便秘患者还常表现为便意减少或缺乏便意、想排便而排不出（空排）、排便费时、每日排便量少，可伴有腹痛、腹胀、肛门直肠疼痛等不适。IBS-C 患者的腹痛、腹部不适常在排便后改善。详细询问病史和进行体格检查可为慢性便秘的进一步诊断提供重要信息。应特别注意全面询问便秘的症状、严重程度以及患者对便秘症状的感受、便秘对生活质量的影响。不同的便秘症状群可提示可能的病理生理机制，便秘伴随症状可为鉴别诊断提供线索。患者合并的慢性基础疾病和用药史可能是导致和加重便秘的主要原因。同时应注意收集患者饮食结构、对疾病的认知程度和精神心理状态等情况。

罗马Ⅳ标准明确提出，应该按照以下 5 个循序渐进的步骤来评估 FC：①病史；②体格检查；③尽量少的实验室检查；④结肠镜或其他检查（有条件时可在特定的病例中进行）；⑤特殊的检查用以评估便秘的病理生理学机制（必要且有条件时进行）。

3.慢性便秘体格检查

主要包括全身检查、腹部检查和肛门直肠指检。腹部检查时应特别注意有无腹部压痛、腹部包块等。肛门直肠指检简便、易行，通过指检可了解有无肛门直肠肿物等器质性疾病、了解肛门括约肌和耻骨直肠肌功能。当患者用力排便（模仿排便动作，试图排出直肠内的手指）时，正常情况下肛门口松弛，如手指被夹紧，提示可能存在肛门括约肌不协调收缩。对肛门直肠疼痛的患者，还应检查耻骨直肠肌有否触痛以区别肛提肌综合征与非特异性功能性肛门直肠疼痛。粪常规和隐血试验应作为慢性便秘患者的常规检查和定期随诊项目。

4.严重程度的判断

根据便秘和相关症状轻重及其对生活影响的程度分为轻度、中度、重度。轻度指症状较轻，不影响日常生活，通过整体调整、短时间用药即可恢复正常排便。重度指便秘症状重且持续，严重影响工作、生活，需用药物治疗，不能停药或药物治疗无效。中度则介于轻度和重度之间。

（二）鉴别诊断

1.慢性便秘的常见病因

慢性便秘的常见病因主要分为功能性疾病、器质性疾病、药源性因素，其相关因素见表1-3。

表 1-3　慢性便秘常见病因与相关因素

病　因	相 关 因 素
功能性疾病	功能性便秘、功能性排便障碍、IBS-C
器质性疾病	肠道疾病（结肠肿瘤、憩室、肠腔狭窄或梗阻、巨结肠、结直肠术后、肠扭转、直肠膨出、直肠脱垂、痔、肛裂、肛周脓肿和瘘管、肛提肌综合征、痉挛性肛门直肠痛）；内分泌和代谢性疾病（严重脱水、糖尿病、甲状腺功能减退、甲状旁腺功能亢进、多发内分泌腺瘤、重金属中毒、高钙血症、高或低镁血症、低钾血症、卟啉病、慢性肾病、尿毒症）；神经系统疾病（自主神经病变、脑血管疾病、认知障碍或痴呆、多发性硬化、帕金森病、脊髓损伤）；肌肉疾病（淀粉样变性、皮肌炎、硬皮病、系统性硬化病）
药源性因素	抗抑郁药、抗癫痫药、抗组胺药、抗震颤麻痹药、抗精神病药、解痉药、钙通道阻滞药、利尿药、单胺氧化酶抑制药、阿片类药、拟交感神经药、含铝或钙的抗酸药、钙剂、铁剂、止泻药、非甾体抗炎药

其他原因引起的便秘，如急性便秘多见于梗阻腹部手术后的肠粘连、中毒性巨结肠、急性腹膜炎、肠套叠等；便秘伴剧烈腹痛多见于肠梗阻、铅中毒、血卟啉病等。

2.慢性便秘的鉴别诊断

对近期内出现便秘、便秘或伴随症状发生变化的患者，鉴别诊断尤为重要。对年龄＞40岁、有报警征象者，应进行必要的实验室、影像学和结肠镜检查，以明确便秘是否为器质性疾病所致、是否伴有结直肠形态学改变。警告征象包括便血、粪隐血试验阳性、贫血、消瘦、明显腹痛、腹部包块、有结直肠息肉史和结直肠肿瘤家族史。

(1) 肠易激综合征：肠易激综合征临床上有3种表现类型。①结肠痉挛主要引起慢性腹痛和便秘；②慢性间断性无痛性水泻；③便秘与腹泻交替出现的肠易激综合征。

临床特征：慢性腹痛伴便秘或腹泻便秘交替出现；患者在乙状结肠区常有间歇性腹绞痛在排气或排便后缓解；体格检查可在左下腹扪及充满粪便和痉挛的乙状结肠有轻压痛肛门指检直肠壶腹部无粪块；患者常伴腹胀、腰背酸痛、软弱无力、头晕、心悸等症状。

诊断要点：具有上述临床特点；X线钡剂造影或肠镜检查无阳性发现或仅有乙状结肠痉挛，除外其他原因引起的便秘；在左下腹扪及肿块应与结肠癌相鉴别，采用灌肠或其他方法令患者排便，排便后肿块消失，其肿块为干结的粪便。

(2) 大肠癌：大肠癌包括结肠和直肠癌。有资料表明大肠癌1/3以上在直肠2/3的癌肿在直肠和乙状结肠。

临床特征：大肠癌的早期症状不明显，排便习惯的改变，如便秘或腹泻或两者交替，可能是大肠癌的早期表现；便血尤其是排便后出血是大肠癌常见的症状；可有腹部持续性的隐痛便秘与里急后重常同时存在；浸润型大肠癌易发生肠梗阻；⑤腹部检查和肛门指检有时可触及肿物。

诊断依据：40岁以上的患者有以上的临床表现；便潜血持续阳性而无胃病证据；腹部检查沿结肠部或直肠检查发现肿块；癌胚抗原可升高但无特异性；钡剂造影及肠镜检查是诊断结肠癌的重要手段。

(3) 巨结肠：巨结肠（megacolon）是指结肠显著扩张，伴有严重便秘或顽固性便秘，可发生于任何年龄。可为先天性或后天获得性的中毒性巨结肠，是暴发性溃疡性结肠炎的一个严重的并发症。常见的有以下几种类型。

① 先天性巨结肠：是一种肠道的先天性发育异常，由神经节缺如造成，故又称神经节缺如性巨结肠，见于幼婴，男性多于女性，有家族性。

临床特征：显著的鼓肠，无结肠运动；可造成慢性肠梗阻而引起营养不良；轻者症状不明显，直至青春期才被诊断；肛门指检肛门括约肌正常，直肠壶腹部无积粪。

诊断依据：有上述临床表现；肛门指检直肠壶腹部无积粪；腹部X线片可见扩张的结肠钡剂灌肠在直肠乙状结肠区域有狭窄段其上端结肠显著扩张积粪；确诊依赖在病段结肠活检进行组织化学染色显示无神经节细胞。

② 慢性特发性巨结肠：常在年长儿童起病或发生于60岁以上的老年人，病因不明，患者常由于习惯性便秘出现性格改变及便失禁（所谓的矛盾性腹泻）。

诊断依据：年长儿童或60岁以上的老年人出现"矛盾性腹泻"；肛门指检在直肠壶腹部可触及粪便；腹部X线片老年患者整个结肠扩张右半结肠有气体和粪便相混；儿童患者钡灌肠整个结肠扩张充满粪便无狭窄段；活检神经节正常。

③ 身心性或心理性巨结肠：本病常与身心异常神经官能症或精神病有关，有些患者幻想自己有便秘或有强迫观念和行为便意，迫切感受到抑制一定要服泻药或灌肠才感觉排便通畅，否则就感到全身不适坐立不安。

诊断依据：具有重要意义的病史临床上有便秘及腹胀；X线检查有结肠扩张；能除外肠道的器质性疾病。

④ 继发性巨结肠：严重的神经系统疾病，如大脑萎缩脊髓损伤或帕金森病（Parkinson disease，PD），可引起巨结肠；甲状腺功能减退症和浸润性疾病，如淀粉样变性系统性硬化症，可减少结肠运动引起巨结肠。

诊断依据：主要是找出原发病。

⑤ 中毒性巨结肠：为暴发型溃疡性结肠炎的严重并发症，容易合并肠穿孔。

临床特征：发病急有高热及严重的中毒症状；有鼓肠及腹部压痛；白细胞计数增高，可有低蛋白血症和电解质紊乱。

　　诊断依据：上述病史及临床表现；腹部 X 线片显示结肠增宽胀气。

（黄　兴　黄淑麟）

参 考 文 献

[1] 中华医学会消化病学分会胃肠动力学组,中华医学会外科学分会结直肠肛门外科学组.中国慢性便秘诊治指南 (2013,武汉)[J].胃肠病学 , 2013, 18(10): 605-612.

[2] 俞汀,姜柳琴,林琳.功能性便秘的新认识——罗马Ⅳ标准更新点解读 [J].中华胃肠外科杂志 , 2017, 20(12): 1338.

[3] 侯晓华,何美云.功能性胃肠病 [J].中华消化杂志 , 2002, 22(1): 40-47.

[4] 刘宝华.便秘外科诊治指南 (2017 年版) 解读 [J].中华胃肠外科杂志 , 2017, 20(12): 1333.

[5] Zhao YF, Ma XQ, Wang R, et al. Epidemiology of functional constipation and comparison with constipation-predominant irritable bowel syndrome: the Systematic Investigation of Gastrointestinal Diseases in China(SILC)[J]. Aliment Pharmacol Ther, 2011, 34: 1020-1029.

[6] Varma MG, Hart SL, Brown JS, et al. Obstructive defecation in middle-aged women[J]. Dig Dis Sci, 2008, 53: 2702-2709.

[7] Chen GD, Hu SW, Chen YC, et al. Prevalence and correlations of anal incontinence and constipation in Taiwanese women[J]. Neurourol Urodyn, 2003, 22: 664-669.

[8] 熊理守,王艺霖,陈旻湖.慢性便秘的定义和流行学 [J].临床消化病杂志 , 2013(4): 41-46.

[9] 中华医学会消化病学分会胃肠动力学组.我国慢性便秘的诊治指南 (草案)[J].中华消化杂志 , 2002, 22(11): 684-687.

[10] 方秀才,刘宝华.慢性便秘 [M].北京 : 人民卫生出版社 , 2015.

[11] 中华医学会消化病学分会胃肠动力学组,功能性胃肠病协作组.中国慢性便秘专家共识意见 (2019, 广州)[J].中华消化杂志 , 2019, 39(9): 577-598.

[12] 赵敬胜,童卫东.慢传输性便秘的病理生理研究进展 [J].中华胃肠外科杂志 , 2012, 15(7): 758-760.

[13] 童卫东,张胜本,刘宝华,等.酚酞对大鼠结肠动力及肠神经系统的影响研究 [J].中华消化杂志 , 2003(12): 723-726.

[14] Tillou J, Poylin V. Functional Disorders: Slow-Transit Constipation[J]. Clin Colon Rectal Surg, 2017, 30(1): 76-86.

[15] Tian Y, Wang L, Ye JW, et al. Defecation function and quality of life in patients with slow-transit constipation after colectomy[J]. World J Clin Cases, 2020, 8(10): 1897-1907.

[16] Tong WD, Ridolfi TJ, Kosinski L, et al. Effects of autonomic nerve stimulation on colorectal motility in rats. Neurogastroenterol Motil, 2010, 22(6): 688-693.

[17] Ridolfi TJ, Tong WD, Kosinski L, et al. Recovery of colonic transit following extrinsic nerve damage in rats. Scand J Gastroenterol, 2011, 46(6): 678-683.

[18] Tong WD, Liu BH, Zhang LY, et al. Expression of c-kit messenger ribonucleic acid and c-kit protein in sigmoid colon of patients with slow transit constipation[J]. Int J Colorectal Dis, 2005, 20(4): 363-367.

[19] Villanacci V, Del Sordo R, Salemme M, et al. The enteric nervous system in patients with calculous and acalculous gallbladder[J]. Dig Liver Dis, 2016, 48(7): 792-795.

[20] Queiroz Machado V, Monteiro A, Peçanha A, et al. Slow transit constipation and lower urinary tract dysfunction[J]. J Pediatr Urol, 2015, 11(6): 357.e1-357.

[21] 李德意,辛学知,庞雪.慢传输型便秘神经递质改变的病机研究进展 [J].中国肛肠病杂志 , 2018, 38(9): 66-68.

[22] Palmer RM, Ferrige AG, Moncada S. Nitric oxide release accounts for the biological activity of endothelium derived relaxing factor[J]. Nature, 1987, 327(6122): 524-526.

[23] Tomita R, Igarashi S, Fujisaki S, et al. The effets of neu—rotensin in the CO eonlon of pstients with slow transit constipation[J]. Hepatogastroenterology, 2007, 54(78): 1662-1666.

[24] Schroeder RA, Kuo PC. Nitric oxide: physiology and pharmacology[J]. Anesth Analg, 1995, 81(5): 1052-1059.

[25] Cortesini C, Cianchi F, Infantino A, et al. Nitric oxide synthase and VIP distribution in enteric nervous system in idio pathic chronic constipation[J]. Dig Dis

Sci, 1995, 40(11): 2450–2455.

[26] Bassotti G, Chiarioni G, Imbimbo BP, et al. Impaired co Ionic motor response to cholinergic stimulation in patients with severe chronic idiopathic constipation [J]. Dig Dis Sci, 1993, 38(6): 1040–1045.

[27] Ding JH, Fu CG, Zhao RH, et al. Serotonin transporter gene polymorphism in slow transit constipation[J]. Zhonghua WeiChang WaiKe ZaZhi, 2006, 9(4): 328–330.

[28] Hoffman JM, Tyler K, MacEachern SJ, et al. Activation of colonic mucosal 5-HT₄ receptors accelerates propul—sive motility and inhibits visceral hypersensitivity[J]. Gastroenterology, 2012, 142(4): 844–854.

[29] Yeh KM, Johansson O, Le H, et al. Cystic fibrosis transmembrane conductance regulator modulates enteric cholinergic activities and is abnormally expressed in the enteric ganglia of patients with slow transit constipation. J Gastroenterol, 2019, 54(11): 994–1006.

[30] 汪江波，李峰．脑－肠轴与功能性消化不良的关系[J]．现代诊断与治疗，2013, 24(15): 3382–3384.

[31] Sk King, Jr Stucliffe, Syong, et al. Substance P and va—soactive intestinal peptide are reduced in right transverse colon in pediatric slow-transit constipation[J]. Neurogastro—enterol Motil, 2010, 22(8): 834.

[32] 崔婷婷．女性腹泻型肠易激综合征伴抑郁的治疗机制研究[D]．河南：郑州大学，2011: 1–43.

[33] 岳滢滢，刘松林，邢颖，等．从抑郁致功能性消化不良进行肝胃不和证研究的思路分析[J]．辽宁中医杂志，2015, 5: 1136–1138.

[34] 税典奎，谢胜．胃肠动力障碍性疾病的发病机制认识及诊治进展[J]．中国中西医结合消化杂志，2013, 21(1): 47–51.

[35] 索静宇．胃肠动力的影响因素[J]．临床消化病杂志，2013, 25(4): 249–250.

[36] 杨钧棠，唐超智，张新胜，等．部分肝切除大鼠肠腔细菌数量的变化及其对肠道 5-HT 分泌的影响[J]．河南师范大学学报 (自然科学版)，2013, 5: 141–143.

[37] 马臻棋，田婉婷．慢性便秘与胃肠动力障碍机制关系的研究进展[J]．青海医药杂志，2017, 47(8): 91–93.

[38] 贾增增，徐月姣，李吉，等．功能性便秘与肠道菌群的关系及其微生态治疗研究进展[J]．医学综述，2019, 25(8): 1577–1581.

[39] 李铭，李延青．慢性便秘的微生态观点与临床治疗[J]．中华医学杂志，2014, 94(28): 2232–2233.

[40] Floch MH. Bile salts, intestinal microflora and enterohepatic circulation[J]. Dig Liver Dis, 2002, 34(Suppl 2): S54–57.

[41] Bhattarai Y, Schmidt BA, Linden DR, et al. Human-derived gut microbiota modulates colonic secretion in mice by regulating 5-HT₃ receptor expression via acetate production[J]. Am J Physiol Gastrointest Liver Physiol, 2017, 313(1): G80–87.

[42] Deplancke B, Gaskins HR. Hydrogen sulfide induces serum-inde pendent cell cycle entry in nontransformed rat intestinal epithelial cells[J]. FASEB J, 2003, 17(10): 1310–1312.

[43] Attaluri A, Jackson M, Valestin J, et al. Methanogenic flora is associated with altered colonic transit but not stool characteristics in constipation without IBS[J]. Am J Gastroenterol, 2010, 105(6): 1407–1411.

[44] Yano JM, Yu K, Donaldson GP, et al. Indigenous bacteria from the gut microbiota regulate host serotonin biosynthesis[J]. Cell, 2015, 161(2): 264–276.

[45] 傅丽霞．双歧杆菌四联活菌片治疗腹泻型肠易激综合征患者的疗效及对血清脑肠肽水平的影响 [J]．中国微生态学杂志，2017, 29(2): 179–181.

[46] Lenard J. Mammalian hormones in microbial cells[J]. Trends Biochem Sci, 1992, 17(4): 147–150.

[47] Breton J, Tennoune N, Lucas N, et al. Gut Commensal E. coliProteins Activate Host Satiety Pathways following NutrientInduced Bacterial Growth[J]. Cell Metab, 2016, 23(2): 324–334.

[48] Collins SM. The immunomodulation of enteric neuromuscular function: Implications for motility and inflammatory disorders[J] . Gastroenterology, 1996, 111(6): 1683–1699.

[49] O'sullivan JB, Ryan KM, Curtin NM, et al. Noradrenaline reuptake inhibitors limit neuroinflammation in rat cortex following a systemic inflammatory challenge: Implications for depression and neurodegeneration[J]. Int J Neuropsychopharmacol, 2009, 12(5): 687–699.

[50] 黄钢丁，叶进．慢性便秘与精神心理因素关系的研究进展 [J]．临床消化病杂志，2019(3).187–189

[51] 林征，林琳，张红杰，等．功能性便秘患者社会、心理、行为状况调查及生物反馈治疗效果随访 [J]．中国临床康复，2005, 9(28): 67–69.

[52] 谢燕，徐秀萍，王秀丽，等．衢州市社区老年人功能性便秘的患病率及心理健康状况研究 [J]．中国医药导报，2017, 14(8): 64–67.

[53] 霍建勋，张利霞，杨翠英，在校大学生功能性便秘精神心理因素分析 [J]．中国学校卫生，2011, 32(5): 622–623.

[54] 周吕，柯美云．神经胃肠病学与动力：基础与临床

[M]. 北京：科学出版社，2005.

[55] 丁元伟，刘伟，刘翔，等. 焦虑抑郁状态对老年和非老年功能性便秘患者肛门直肠动力和直肠感觉的影响 [J]. 中华老年医学杂志，2012, 31(4): 322-324.

[56] 周惠清，李定国，宋艳艳，等. 全国城市中小学生功能性便秘危险因素研究 [J]. 临床儿科杂志，2008, 26(2): 113-115.

[57] Emmanuel AV, Mason HJ, Kamm MA. Relationship between psychological state and level of activity of extrinsic gut innervations in patients with a fuctional gut disorder[J]. Gut, 2004, 49: 209-213.

[58] 丁美红，林征，王美峰，等. 功能性便秘患者症状、精神心理状况、自主神经功能相关性研究 [J]. 护理学报，2010, 17(4A): 4-7.

[59] 张蕾，陈长香，曹克勇. 焦虑与老年人便秘相关性研究 [J]. 中国健康心理学杂志，2008, 16(1): 46-47.

[60] 何红艳，贺平. 功能性便秘的精神心理因素研究 [J]. 结直肠肛门外科，2008, 6(14): 400-402.

[61] Imran Aziz, William E Whitehead, Olafur S Palsson, et al. An approach to the diagnosis and management of Rome IV functional disorders of chronic constipation[J]. Expert Review of Gastroenterology & Hepatology, 2020,14(1): 39-46.

[62] Farmer AD, Drewes AM, Chiarioni G, et al. Pathophysiology and management of opioid-induced constipation: european expert consensus statement. United European Gastroenterol J, 2019,7(1): 7-20.

[63] Pradhan S, Jagadisan B. Yield and examiner dependence of digital rectal examination in detecting impaction in pediatric functional constipation[J]. J Pediatr Gastroenterol Nutr, 2018, 67(5): 570-575.

[64] Gamilleri M, Ford AC, Mawe GM, et al. Chronic constipation [J]. Nat Rev Dis primers, 2017, 3: 17095.

[65] 丁俞江，王永兵，谢禹昌，等. 动态 MR 排粪造影在出口梗阻型便秘影像学评价中的价值 [J]. 结直肠肛门外科，2015, 21(3): 165-170.

[66] Müller-Lissner S, Rykx A, Kerstens R, et al. A doubleblind, placebo-controlled study of prucalopride in elderly patients with chronic constipation[J]. Neurogastroenterol Motil, 2010, 22(9): 991-998, e255.

[67] Soh JS, Lee HJ, Jung KW, et al. The diagnostic value of a digital rectal examination compared with high-resolution anorectal manometry in patients with chronic constipation and fecal incontinence. Am J Gastroenterol, 2015, 110(8): 1197-1204.

[68] Staller K, Barshop K, Kuo B, et al. Resting anal pressure, not outlet obstruction or transit, predicts healthcare utilization in chronic constipation: a retrospective cohort analysis[J]. Neurogastroenterol Motil, 2015, 27(10): 1378-1388.

[69] Mearin F, Lacy BE, Chang L, et al. Bowel disorders [J]. Gastroenterology, 2016, 150: 1393-1407.

[70] Camilleri M, Ford AC, Mawe GM, et al. Chronic constipation. Nat Rev Dis Primers, 2017, 3: 17095.

[71] Rao SS, Rattanakovit K, Patcharatrakul T. Diagnosis and management of chronic constipation in adults[J]. Nat Rev Gastroenterol Hepatol, 2016, 13(5): 295-305.

[72] Palsson OS, Whitehead WE, van Tilburg MA, et al. Rome IV diagnostic questionnaires and tables for investigators and clinicians.Gastroenterology, 2016, 150(6): 1481-1491.

[73] Chiarioni U, Kim SM, Vantini I, et al. Validation of the balloon evacuation test; reproducibility and agreement with findings from anorectal manometry and electromyography[J]. Clin Gastroenterol Hepatol, 2014, 12(12): 2049-2054.

[74] Drossman DA, Hasler WL. Rome IV-Functional GI Disorders: Disorders of Gut-Brain Interaction[J]. Gastroenterology, 2016;150: 1257-1261.

[75] Fang XC, Zhang J, Gao J, et al. Symptomatic spectrums of chronic constipation: Multicentered stratified clinical study in China[J]. Neurogastroenterol Motil, 2012, 24: 104.

[76] 辛海威，方秀才，高峻，等. 慢性便秘伴发肛门直肠疼痛的全国多中心分层调查研究 [J]. 中华消化杂志，2011, 31(6): 364-367.

[77] Weinland SR, Morris CB, Hu Y, et al. Characterization of episodes of irritable bowel syndrome using ecological momentary assessment[J]. Am J Gastroenterol, 2011, 106(10): 1813-1820.

[78] 中华医学会消化病学分会胃肠动力学组，外科学分会结直肠肛门外科学组. 中国慢性便秘的诊治指南 (2007, 扬州)[J]. 中华消化杂志，2007, 27(9): 619-622.

[79] 刘智勇，杨关根，沈忠，等. 杭州市城区便秘流行病学调查 [J]. 中华消化杂志，2004, 24 (7): 435-436.

[80] Bharucha AE, Wald AM. Anorectal disorders[J]. Am J Gastroenterol, 2010, 105(4): 786-794.

[81] 郭晓峰，柯美云，王智凤，等. 慢性便秘的动力障碍分型及其对治疗的指导意义 [J]. 胃肠病学，2003, 8(4): 200-203.

[82] 罗金燕，王学勤，戴菲，等. 慢传输型便秘结肠动力学研究 [J]. 中华消化杂志，2002, 22(2): 117-119.

第 2 章　慢性便秘治疗

一、微生态治疗与医学营养干预

（一）微生态

肠道微生态治疗作为近些年兴起的一种新的治疗方法，在各种肠道内外疾病中逐渐显露出重要性，微生态干预的目标是重新构建患者的肠道微生态系统，恢复肠道菌群的多样性，最终使原先肠道内的紊乱菌群达到平衡。

1. 益生菌

益生菌指可在适当剂量下给宿主带来健康益处的活菌剂或死菌剂，目前公认的益生菌包括双歧杆菌属、乳酸杆菌属、酪酸梭菌、肠球菌及布拉酵母菌等。有 Meta 分析表明，益生菌可明显提高 FC 患者的每周排便次数，目前已被广泛用于 FC 患者的替代治疗。益生菌改善 FC 的机制为：①调节患者肠道菌群平衡；②益生菌代谢物改善肠道感觉运动功能；③增加短链脂肪酸产生，降低肠腔 pH，改善肠道环境。一项大型随机对照研究证实，摄入有效剂量的植物乳杆菌和短双歧杆菌可以显著缓解 FC 患者的排便困难。但另一项随机对照研究表明，单独使用乳酸双歧杆菌 NCC2818 对治疗 FC 无效，可能与人体肠道菌群的多样性有关。有益菌群之间的相互作用，如酪酸梭菌可通过其代谢产物丁酸改善肠道环境，从而促进双歧杆菌等其他有益菌群的生长。由此可见，补充单一益生菌并不能发挥其最大效应，现临床常用的双歧杆菌乳杆菌三联活菌片（金双歧）与双歧杆菌三联活菌胶囊（培菲康）均属于包含多种益生菌的复合物。益生菌已被广泛用于 FC 的治疗，但安全性仍有待确定。肠黏膜屏障功能不全时，益生菌活菌制剂可能通过肠黏膜屏障引起全身脓毒症。Young 和 Vanderhoof 曾报道 2 例因益生菌治疗短肠综合征引起乳酸杆菌菌血症的病例。此外，Besselink 等对急性重症胰腺炎患者预防性鼻饲益生菌产品（嗜酸乳杆菌、干酪乳杆菌、唾液乳杆菌、乳酸乳球菌、两歧双歧杆菌和乳酸双歧杆菌混合物）的研究发现，使用益生菌产品并没有降低感染性相关并发症的发生率，反而增加了死亡风险。目前暂无益生菌在 FC 治疗中并发症的报道，但是益生菌使用前评估患者的肠黏膜屏障功能仍十分重要。

2. 益生元与合生元

益生元指能够被宿主体内菌群选择性利用并转化为有益于宿主健康的物质，能够刺激肠道双歧杆菌、乳酸杆菌等有益菌的生长繁殖。乳果糖、低聚果糖、低聚半乳糖和低聚木糖等益生元现已被广泛应用，此外，纤维和纤维补充剂在 FC 治疗中也可发挥益生元的效应。一项临床试验表明，每日补充菊粉（一种低聚果糖）能够软化儿童 FC 患者的粪便硬度。另一项临床试验也表明，菊粉能够显著增加成人 FC 患者的排便次数、软化粪便，提高生活质量。益生元在结肠被菌群代谢生成的短链脂肪酸作为代谢底物可降低肠道 pH，改善肠功能。合生元是适当的益生菌和益生元的组合，能够提高益生菌的生存率，并调节肠道菌群平衡，对 FC 有积极的治疗作用。有 Meta 分析表明，合生元对改善 FC 患者症状的效果较安慰剂好（治疗失败的相对风险为 0.78，95% CI 0.67～0.92）。另一项 Meta 分析表明，益生元（特指低聚半乳糖）与合生元（特指益生菌与低聚果糖的组合）能够增加 FC 患者的排便次数并软化粪便。综上所述，益生元对 FC 具有调节作用，但盲目摄入仍存在潜在风险。Liu 等对 35 名健康青年的临床试验发现，低聚果糖和低聚半乳糖可能会减少肠道内产丁酸菌的数量，进而影响葡萄糖代谢。因此，对益生元生理作用的充分研究可避免 FC 治疗过程中相关不良反应的发生。

3. 粪菌移植

粪菌移植（fecal microbiota transplantation，FMT）是将健康人粪便中的功能菌群，通过鼻胃管、鼻肠管、肠镜、灌肠或口服胶囊等多种方式移植到患者肠道内，重建肠道菌群多样性，从而达到治疗胃肠疾病的目的。1958 年，FMT 被用于治疗假膜性结肠炎，目前 FMT 作为一种可靠有效的方法已被用于艰难梭菌感染的治疗，并尝试用于 FC 的治疗。我国现代标准的 FMT 开始于 2012 年张发明等对"粪菌移植"的翻译和推介，现以李宁教授为核心的肠道微生态诊疗团队将 FMT 进一步推广。田宏亮等对 15 例 FC 患者进行连续 3d 的粪菌胶囊治疗，并随访 12 周发现，FC 的临床缓解率和治愈率分别达 53.3% 和 40.0%，排便频率增加 [（2.2±1.5）次/周 vs.（3.1±2.1）次/周]，粪便性状 Bristol 评分降低 [（6.7±1.3）分 vs.（5.1±1.8）分]，Wexner 便秘评分明显下降 [（13.7±3.5）分 vs.（10.1±2.3）分]，胃肠生活质量表评分升高 [（87.2±14.6）分 vs.（110.9±10.5）分]，并且没有发生明显的不良事件。李宁等通过对 276 例接受 FMT 治疗的 FC 患者进行回顾性分析发现，FC 的临床缓解率和治愈率分别达 67.4% 和 40.2%。随着临床经验的不断积累，医务工作者将 FMT 与其他治疗方法结合可进一步提高疗效。刘巧云等采用 FMT 联合聚乙二醇治疗 35 例顽固性 FC 患者发现，患者临床症状显著改善。运动是一种经济、简便的改善 FC 患者症状方式，若将运动与 FMT 有效结合可以明显提高患者生活质量。FMT 的总体治疗效果安全有效，并发症较少，多为暂时性腹泻、恶心、腹痛、腹胀等，多在 2 天内消失。目前，由于缺乏粪便筛选、处理和植入等操作流程的统一标准，FMT 过程带来未知病原体感染的风险仍较大，导致其治疗有效性和安全性的报道不一。

（二）营养干预

研究表明，膳食纤维和液体的摄入与便秘相关，体力活动缺乏也是影响便秘的危险因素之一。合理营养调整可以作为便秘患者的基础治疗。

1. 膳食纤维

膳食纤维（dietaryfiber）最早由 Hipsley 提出，1972 年 Trowell 等测定食物营养成分时将膳食纤维定义为"完全不能被消化道酶所消化的植物成分"。在随后 10 年间的学术会议中经过多次讨论，逐渐调整了定义的内涵。依据《食品营养成分基本术语》的定义，膳食纤维指植物中天然存在的、提取或合成的糖类聚合物，其聚合度 DP ≥ 3，不能被人体小肠消化吸收，对人体有健康意义。膳食纤维包括纤维素、半纤维素、果胶、菊粉及其他一些膳食纤维单体成分等。

(1) 膳食纤维的食物来源：谷物是膳食纤维的主要来源，也是增加膳食纤维摄入量最经济有效的途径。全麦、麸糠和全粒谷物中含有纤维素和半纤维素等不易溶解的纤维，大麦和燕麦中含有易溶的树胶和 β- 葡聚糖。蔬菜、水果、豆类食物是膳食纤维另外的重要食物来源，蔬菜、水果和可食用的种子中含有难溶的纤维素、木质素；豆类中含有易溶的树胶；苹果、草莓和柑橘类水果中含有易溶的果胶。菊苣、大蒜、洋葱、香蕉中可提取出果聚糖，包括低聚果糖（FOS）、菊粉和菊糖型果聚糖；海藻和海草中可分离出海藻多糖。

（2）膳食纤维对胃肠功能的作用：膳食纤维在胃肠道中的作用较为复杂，取决于其结构和溶解程度。不溶性纤维如纤维素，是自然界中分布最广、含量最多的一种葡萄糖，通过 β-1,4- 糖苷键连接组成的大分子多糖，占植物界碳含量的 50% 以上。由于人体内没有 β- 糖苷酶，不能使之水解。但纤维素可以使未被消化的食物原料更好地保持水分，并且增加粪便的体积和排便次数，缩短胃肠道通过时间。半纤维素是由几种不同的五碳糖和六碳糖单糖分子（木糖、阿拉伯糖、半乳糖等）构成的异质多聚体，有明显的亲水性；果胶是以半乳糖醛酸为主的聚合分子，有较好的亲水性，可以吸收水分形成胶质；树胶和瓜尔胶等黏胶有类似果胶的结构，也易溶于水，形成凝胶状半流体，使胃排空延迟，增加饱腹感。朱婧等归纳 2013 年以前的随机对照临床研究进行 Meta 分析，提示来源于谷物的膳食纤维能够增加排便次数、缩短肠道通过时间、增加粪便湿重，同时，总胃肠道不良反应与对照组无显著差异。然而，关于纤维的作用，亦有不同证据。Müller Lissner 的研究发现，无论是否给予麦麸，患者的肠道转运时间都更长，粪便重量都比对照组轻。给予麦麸后，便秘患者的肠道转运时间缩短比对照组明显，但粪便重量增加小于对照组。然而在引起便秘的过程中，更多的是依靠感知粪便重量，而不是通过时间。因此，麦麸这样的纤维产生的影响并不如预期的那样。增加纤维饮食可改善结肠转运和肛门直肠功能正常的患者的症状，而伴有结肠转运延迟患者的便秘患者并未通过增加膳食纤维来改善。Basilisco 和 Coletta 的研究提示增加纤维摄入不会使结肠运输正常，甚至可能由于纤维代谢产生的气体而加剧其症状。麦麸和其他不溶性纤维尤其如此。可溶性纤维的耐受性则更好一些。系统评价显示，含有可溶性纤维的膳食与改善慢性便秘有关，而含不溶性纤维的膳食无此作用。可溶性纤维有助于改善肠易激综合征（IBS）患者的便秘症状，但在腹痛方面有不同的影响。

（3）益生元与肠道微环境：益生元是指不易消化的食物成分，通过选择性地刺激结肠中一种或有限数量的细菌的生长和（或）活性从而改善宿主健康。需满足 3 个条件：①抗胃酸和哺乳动物酶水解和胃肠道吸收；②通过肠道微生物群发酵；③选择性地刺激与健康相关的肠道细菌的生长和（或）活动。菊粉、FOS、低聚半乳糖（GOS）等膳食纤维即属此类，可被结肠中的细菌酵解，产生短链脂肪酸（SCFA），如乙酸盐、丙酸盐和丁酸盐。SCFA 在近端结肠浓度最高，远端则逐渐降低。其中丁酸盐是结肠细胞和小肠细胞的关键能量来源。丙酸也可通过肠道糖异生转化为葡萄糖局部利用或扩散到门静脉中，作为肝糖原异生的基质。SCFA 影响胃肠上皮细胞完整性、葡萄糖稳态、脂质代谢、食欲调节和免疫功能。Klauser 等在系统综述中总结，益生元对功能性便秘患者的各项肠道功能和排便的指标都有显著的积极作用，包括每周排便次数的增加和粪便稠度的改善，以及与便秘有关的一些其他症状。亚组分析还显示 GOS 对排便频率、一致性、排便容易度和腹痛的特异性影响，但对胃肠胀气或腹胀没有影响。FOS 可有效减少腐败物质，包括甲酚、粪臭素和吲哚，以及增加双歧杆菌比例和短链脂肪酸含量。而 FOS 与益生菌（probiotics）、合成的合生元（synbiotics）可以改善粪便稠度，缩短全肠道转运时间（whole gut transit time，WGTT），改善排便次数和不完全排便的紧张感。

2. 水摄入

粪便含水量的少许变化即可引起粪便稠度的明显改变。因此人们常常认为多喝水可以增加大便体积，并使之变软。Klauser 等的研究表明，健康志愿者的饮水量从 2500ml/d 降至 500ml/d 后，从口至肛的转运时间没有明显变化，但排便频率减少，粪便重量下降。但在另一项研究中发现，每日增加 1L 或 2L 等渗液或白水的饮用后，粪便量并未明显增加。其他研究也提示额外增加饮水量没有预期的效果。此外，亦有实验证实，补充膳食纤维的同时额外增加 300ml 饮水量并不能起到更好的效果。人体的消化道每天处理 7～10L 的液体（包括经口摄入的液体和消化液），因此，即使增加 1～2L 的液体摄入也不能对便秘有所助益。从以往的研究结果来看，除非有脱水的迹象，否则，单纯增加摄入水量难以取得理想的缓解便秘的临床效果。但至少应维持日常饮水量，以避免便秘加重。

3. 体力活动

结肠运动功能与身体活动量呈正相关。睡眠状态下，肠道运动明显减少，而清醒状态下，肠道活动更多。结肠低幅收缩波是恒定的生理推进模式，与睡眠 - 觉醒模式有关，80% 发生在白天，清晨醒来和进食后明显增多。便秘患者与健康人相比，结肠运动模式没有明显差别。从群体规律和横断面调查来看，体力活动更多的人，便秘发生率较低。但是目前尚不清楚两者是否有因果关系，可能导致便秘的因素也可能导致身体活动减少。Kinnunen 对 439 例老年医院患者的便秘及相关因素进行研究发现，每天行走不足 0.5km、需他人搀扶行走、坐轮椅或卧床均增加便秘的风险。适度的体力活动对轻度便秘的患者有益。肠道功能可能在某种程度上与体力活动相关，对于慢性便秘，尤其是老年便秘患者，增加体力活动应作为便秘治疗计划中的不可或缺的环节。

从以上影响或改善便秘的因素来看，调整饮食摄入、改变久坐不动的生活方式和增加体力活动是慢性便秘的基础治疗之一。增加膳食纤维，推荐每日摄入量 25～35g，食物来源主要为全谷物、含麸皮的粗粮、新鲜蔬菜和水果。如无法达到，可应用膳食纤维补充剂，首选含可溶性纤维为主的配方，以避免增加肠道不耐受。对于慢传输型便秘或盆底功能障碍的患者，增加纤维可能无效，对于便秘型肠易激综合征患者，还应注意是否引起胃肠痉挛和腹胀等不适。合生元补充剂亦可作为选择之一。应保持液体摄入量达到 1.5～2L/d，以避免水量不足而减少粪便重量和排便次数。在体力允许的前提下，减少久坐不动，适当增加身体活动量和锻炼，也是有助于减轻便秘的措施之一。

（房志学）

二、药物治疗

慢性便秘经过改变饮食和生活方式后效果不佳时，药物治疗是另一个较常采取的治疗方式。根据通便药物的不同作用机制，目前主要分为容积性泻药、渗透性泻药、刺激性泻药、促动力药、促分泌药、胆汁酸转运抑制药、灌肠药和栓剂、阿片类药物引起的便秘的治疗药物。

（一）一般药物

1. 容积性泻药

利用其亲水或吸水性，通过滞留粪便中的水分，增加粪便含水量和粪便体积，使变得松软的粪便易于排出，主要用于轻度便秘患者，尤其适合于膳食纤维缺乏的患者。常用容积性药物包括欧车前、聚卡波非钙、麦麸等。研究结果显示，容积性泻剂较安慰剂能更有效地缓解慢性便秘患者的整体症状（缓解率为 86.5% vs. 47.4%）和排便费力（缓解率为 55.6% vs. 28.6%）的情况，可增加每周完全自发性排便（complete spontaneous bowel movement，CSBM）次数（3.9 次 vs. 2.9 次），减少排便间隔天数。全球多项临床研究结果显示，服用欧车前可改善慢性便秘患者的排便频率，且药物不良反应与对照组的差异无统计学意义，但在改善粪便性状和肠道传输时间方面仍存在争议。聚卡波非钙在肠道形成亲水性凝胶，参与粪便形成，使粪便膨松柔软易于排出，该药在消化道不被吸收，长期使用安全，有助于患者建立良好的排便习惯。容积性泻药潜在的不良反应包括腹胀、食管梗阻、结肠梗阻，以及钙和铁吸收不良等。因此，建议慢性便秘患者在服用容积性泻药的同时应摄入足够水分。

2. 渗透性泻药

可在肠内形成高渗状态，吸收水分，增加粪便体积，刺激肠道蠕动，可用于轻、中度便秘患者，主要包括聚乙二醇、不被吸收的糖类（如乳果糖）和盐类泻药（如硫酸镁、磷酸钠）。多项大样本随机、双盲、安慰剂对照研究证实，富含电解质的聚乙二醇或不含电解质的聚乙二醇在改善每周排便频率、粪便性状和便秘相关症状等方面的疗效均显著优于其他治疗组，且其不良反应更易于接受，耐受性更好，更易于控制。Meta 分析发现，聚乙二醇可增加患者 CSBM 次数（排便频率为 1.98 次 / 周，$P=0.0003$）。聚乙二醇严重不良反应罕见，已被国际多项指南和共识意见推荐用于慢性便秘患者的长期治疗。

乳果糖是一种效果较好且安全性大、不良反应小的通便药物，如北京韩美药品有限公司生产的利动乳果糖，其在结肠中可被分解为乳酸和乙酸，促进生理性细菌的生长，同时这些相对分子质量较低的有机酸可增加肠腔内渗透压，从而改善慢性便秘患者的排便频率和粪便性状。在接受乳果糖治疗超过 4 周的患者中没有发现任何潜在的严重不良反应，提示长期使用该药物是安全的且耐受性良好。过量应用盐类泻药可引起电解质紊乱，老年人和肾功能减退者应慎用。

3. 刺激性泻药

作用于肠神经系统，可增强肠道动力和刺激肠道分泌，主要药物有比沙可啶、酚酞、蒽醌类药物和蓖麻油等。多项随机、安慰剂对照试验结果显示，比沙可啶、匹可硫酸钠等刺激性泻剂可增加慢性便秘患者每周 CSBM 次数，改善粪便性状和缓解便秘相关症状。有研究表示短期按需服用比沙可啶安全有效。因在动物试验中发现酚酞可能有致癌作用，该药已被撤出市场。番泻叶、大黄、芦荟等蒽醌类泻药目前缺乏安慰剂对照试验来评估疗效，所以对其长期应用而导致肠道功能性或结构性不良反应存在争议，但是专家仍建议长期应用后要观察其不良反应，如肠神经损伤和结肠黑变病等问题。Meta 分析发现，刺激性泻剂对慢性特发性便秘（chronic idiopathic constipation，CIC）有较好的疗效，但需要服用刺激性泻剂治疗的患者发生严重不良反应的危险度升高。长期使用刺激性泻剂易出现药物依赖、吸收不良和电解质紊乱，还可损害患者的肠神经系统而导致结肠动力减弱，甚至引起结肠黑变病。一项回顾性队列研究发现，34.7% 的结肠黑变病患者至少检出 1 个腺瘤，而对照组该比例为 26.5%。因此，建议短期、间断使用刺激性泻剂。

4. 促动力药

作用于肠神经末梢，释放运动性神经递质、拮抗抑制性神经递质或直接作用于平滑肌，增加肠道动力，对 STC 有较好的效果，包括西沙必利、普芦卡必利等。在新型药理制剂中，西沙必利作为促动力药物被用于治疗慢性便秘，也有研究报道西沙必利有效地减少了对一线、二线泻药的需求，并优化了粪便性状，但未能证明对慢性特发性便秘患者的肠蠕动有效。

普芦卡必利为苯并呋喃类甲酰胺类化合物的衍生物，是一种高选择性和高亲和力的 5 - 羟色胺 4

（5-hydroxytryptamine 4，5-HT$_4$）受体激动药，与肠肌间神经丛 5-HT$_4$ 受体结合后，可增加胆碱能神经递质的释放，刺激结肠产生高幅推进性收缩波，使不伴有肛门直肠功能障碍的便秘患者胃排空、小肠传输和结肠传输加快。多项国外研究表明，每天服用 2mg 普芦卡必利在改善慢性便秘患者的排便次数、粪便性状、整体症状和生命质量等方面均显著优于安慰剂组，疗效可长达 18 个月，且安全性和耐受性良好。欧美 3 项关键性研究发现，每天接受 2mg 普芦卡必利的 IBS-C 患者中，有 43.1% 的患者每周至少增加 1 次 CSBM，安慰剂组这一比例为 24.6%；普芦卡必利在治疗的满意度方面亦有显著改善，治疗组和安慰剂组中满意度改善 ≥ 1 分的患者比例分别为 44.0% 和 22.2%。一项亚太多中心、随机、安慰剂对照的 3 期临床研究系统评估了普芦卡必利在亚太慢性便秘患者中的疗效和安全性，发现 501 例慢性便秘患者在接受普芦卡必利 2mg 或安慰剂治疗 12 周（每日 1次）的过程中，普芦卡必利能够显著改善患者的肠道功能，缓解患者的便秘症状，且在开始治疗的 1 周疗效尤为显著；在整个治疗周期均保持了较安慰剂更好的疗效，33.3% 的慢性便秘患者经药物治疗后达到 CSBM 频率 ≥ 3 次 / 周（安慰剂组该比例为 10.3%），86.4% 的慢性便秘患者可从中获益（每周至少增加 1 次自发排便）。国内多中心、随机、双盲、安慰剂对照方法对普芦卡必利进行 3 期临床研究，结果发现治疗 12 周时，普芦卡必利组平均每周 CSBM 次数 ≥ 3 次的患者比例为 39.4%，明显高于安慰剂组的 12.7%。治疗 4 周时，普芦卡必利组平均每周 CSBM 次数 ≥ 3 次的患者比例为 40.0%，明显高于安慰剂组的 13.3%。美国 FDA 和欧洲药品管理局（European Medicines Agency，EMA）已批准将普芦卡必利用于成人患者慢性原发性便秘的治疗，多个国家的推荐剂量为成人 2mg/d，老年人 1mg/d。普芦卡必利主要不良反应有恶心、腹泻、腹痛和头痛等。普芦卡必利推荐用于常规泻药无法改善便秘症状的患者，当服用普芦卡必利 4 周仍无疗效时，需重新评估患者的病情和是否继续服用该药。

5. 促分泌药

此类药物可刺激肠液分泌，增加液体和电解质进入肠腔，进而促进排便。主要包括鲁比前列酮、利那洛肽等。鲁比前列酮是一种二环脂肪酸类前列腺素 E$_1$ 衍生物，可选择性激活位于肠上皮细胞顶膜的 2 型氯离子通道，促进肠上皮细胞的氯离子分泌入肠腔，肠液分泌增加可疏松粪便，从而加快排便频率，改变粪便性状，减轻排便费力感，缓解排便的总体症状。国外多项研究证实，鲁比前列酮可显著增加慢性便秘患者自发排便次数，对慢性便秘的疗效呈剂量反应效应（用量为 24～72μg/d）；与安慰剂组比较，口服鲁比前列酮 24μg/d，1 周后自发排便频率为 5.69 次 / 周，显著高于安慰剂组的 3.46 次 / 周（P=0.0001）。一项开放性研究显示，127 例 CIC 患者延长用药 48周，耐受性好，肠道症状可获得持续改善。另一项研究表明，服用鲁比前列酮较安慰剂在第 1 周内有更多的 CSBM 次数；在起始剂量的 24h 内，鲁比前列酮较安慰剂有更高的 CSBM 频率。动物和人体组织研究表明，鲁比前列酮能逆转吗啡对黏膜分泌功能的抑制，可有效治疗吗啡引起的便秘。另外，IBS-C 患者口服鲁比前列酮（每日 8μg，每日 2 次）的总体疗效优于安慰剂，可显著加快 IBS-C 患者的自主排便频率和改善腹痛症状，疗效可持续 9～13 个月，且安全性和耐受性良好。2006 年美国 FDA 批准鲁比前列酮上市，推荐用于治疗 CIC（剂量为每日 24μg，每日 2 次）。随后2008 年美国 FDA 又相继批准将其用于 18 岁以上的女性 IBS-C 患者（剂量为每日 8μg，每日 2 次）。药品不良反应方面，鲁比前列酮主要表现为恶心、腹泻、腹胀、腹痛和头痛。

利那洛肽为 14 个氨基酸组成的多肽，可结合和激活肠上皮细胞 GC-C 受体，使细胞内和细胞外环磷酸鸟苷（cyclic guanosine monophosphate，cGMP）的浓度显著升高，升高的 cGMP 激活囊性纤维化跨膜转运调节因子（cystic fibrosis transmembrane conductance regulator，CFTR），增加氯化物和碳酸氢盐的分泌并加速肠道蠕动，部分 cGMP 被释放进入浆膜层，还可降低肠内痛觉末梢神经的敏感性。Ⅲ期临床试验确定了利那洛肽在慢性便秘患者中的有效性和安全性。有研究纳入了 1272 例慢性便秘患者，将其随机分为安慰剂组、利那洛肽 145μg/d 组或利那洛肽 290μg/d 组。治疗 12 周后，利那洛肽治疗组达到主要终点（每周 CSBM 次数 ≥ 3 次，以及在 12 周中至少有 9 周 CSBM 次数比基线增加 ≥ 1 次）的患者比例显著高于安慰剂组。在这项研究中，利那洛肽 145μg/d 组患者每周 CSBM 次数分别平均增加 1.9 和 2.0 次，利那洛肽 290μg/d 组患者每周 CSBM 次数分别平均增加 2.0 次和 2.7 次。利那洛肽还可显著增加患者每周自发排便次数，改善排便费力和粪便性状，并可有效缓解腹胀等腹部不适症状。与安慰剂组相比，利那洛肽可显著改善患者治疗满意度和疾病相关生命质量。利那洛肽改善便秘症状在服药第 1 天内即可起效。与安慰剂相比，利那洛肽最常见的不良反应为腹泻，多为轻、中度。两项多中心、随机、双盲、安慰剂对照研究分别评估了 IBS-C 患者每天服用 290μg 利那洛肽治疗 12 周和 26 周的有效性和安全性，发现利那洛肽可显著增加 IBS-C 患者 CSBM 次数，改善腹痛、腹胀等腹部不适症状。已在中国患者中完成的一项利那洛肽 3 期临床研究，结果显示每天服用 290μg 利那洛肽可有效改善 IBS-C 患者的排便习惯、腹部症状和总体症状，且安全性良好。综上所述，GC-C 激动药利那洛肽可显著增加慢性便秘患者的 CSBM 次数，改善排便费力、粪便性状等，并可有效缓解腹痛、腹胀等腹部不适症状，显著提高患者生命质量。利那洛肽主要在胃肠道中代谢，利那洛肽及其代谢产物极少被吸收进入血液循环，也不会抑制常见药物转运体和代谢酶，因此几乎不会与其他药物相互作用或干扰其他药物的吸收和代谢。美国 FDA 于 2012 年批准将利那洛肽用于治疗成人 CIC 和 IBS-C。2014 年美国胃肠病学院指南推荐将利那洛肽用于治疗 CIC 和 IBS-C（强烈推荐，高证据等级）。我国也已批准将利那洛肽用于治疗 IBS-C。

6. 胆汁酸转运抑制药

胆汁酸在结肠的作用被称为"生理性泻药"，当胆汁酸在回肠重吸收不足，胆汁酸肝肠循环被打破，更多的胆汁酸将被运送到结肠，通过诱导结肠内电解质和水分的分泌来增加粪便含水量，从而加强结肠蠕动和刺激排便。因此，补充特定胆汁酸类似物或使用抑制回肠胆汁酸再吸收的药物，有利于改善便秘患者的临床症状。钠依赖型胆汁酸转运蛋白（ASBT）抑制药可减弱胆汁酸在回肠的重吸收作用，导致进入结肠的胆汁酸量增加，从而刺激结肠蠕动和分泌。Elobixibat 作为一种胆汁酸转运抑制药，又被称为 A3309，是一种合成的有光学活性的 1,5- 苯并硫氮杂䓬衍生物可以高度选择性抑制 ASBT，减少胆汁酸在回肠重吸收，增加胆汁酸流向结肠，促进结肠分泌更多的水分，达到减轻粪便干结现象及提高粪便疏松一致性的效果，从而促进排便。日本学者 Nakajima 等发现，Elobixibat 对于是否患有便秘型肠易激综合征的便秘患者均有效，其耐受性良好，每日口服剂量可高达 15mg，而每日口服 10mg 对于日本患者是临床上最佳剂量，常见的不良事件为轻度的腹痛与腹泻。但对于更广泛的地区来说，临床最佳剂量及安全性仍需进一步研究。

7. 灌肠药和栓剂

如液状石蜡、开塞露等，通过肛内给药，润滑并刺激肠壁，软化粪便，使其易于排出，适用于粪便干结、粪便嵌塞患者临时使用。便秘合并痔者可用复方角菜酸酯制剂。

（二）阿片类药物引起的便秘的药物治疗

便秘是阿片类药物最常见的不良反应。阿片类药物引起的便秘（opioid-induced constipation，OIC）治疗药物包括容积性泻剂、渗透性泻剂、刺激性泻剂。对于以上常规泻剂无效的患者，可尝试治疗 OIC 的新兴药物，包括促分泌药、促动力药、羟考酮与纳洛酮缓释剂、外周 μ 阿片受体拮抗药（PAMORA）（包括 Naloxegol、Naldemedine、甲基纳曲酮等）。

1. 羟考酮与纳洛酮缓释剂

该药是近年来治疗 OIC 的研究热点。纳洛酮是一种阿片类受体拮抗药，通过静脉使用治疗阿片类药物过量。当纳洛酮口服使用时，它主要作用于胃肠道的 μ 受体。由于纳洛酮对阿片类受体的高亲和力，纳洛酮取代胃肠道中的 μ 受体上的羟考酮。由于很高的首过效应，纳洛酮对循环系统的副作用基本可以忽略。相反羟考酮的生物利用度达 80%，增加其中枢镇痛的作用。羟考酮和纳洛酮联合缓释剂使用优于单独口服纳洛酮治疗 OIC。

纳洛酮改善 OIC 的症状，也可以降低泻药的使用。当羟考酮（20mg）/纳洛酮（10mg）缓释剂合并使用时，与纳洛酮缓释剂单独使用时（20mg）对比，可降低平均结肠传输时间 2.1h。当羟考酮和纳洛酮以 2∶1 比例联合使用时，与其他的比例联合使用相比，这样减轻便秘的作用会更大，不良反应更少。与羟考酮单独使用时，这种联合使用后发生疼痛事件风险的比例是 13%，羟考酮和纳洛酮联合使用能改善肠功能指数（BFI）和减轻疼痛，羟考酮和纳洛酮联合使用降低 BFI 评分 48.5 分，增加 CSBM 次数，同时提高患者的便秘相关生活质量。

羟考酮和纳洛酮常见的不良反应是恶心呕吐、头痛、便秘和腹泻。固定剂量比在长期使用中更加安全，一般仅仅是轻到中度的不良反应，仅仅只有 13% 严重不良反应事件的发生率。羟考酮和纳洛酮 2∶1 的比例联合使用时，纳洛酮的最大剂量是 40mg，证明在治疗 OIC 中有更大的效应，但是为了避免阿片类药物戒断症状的出现，FDA 仍推荐这种剂量口服。联合剂量为羟考酮 40mg 和纳洛酮 20mg。由于肝脏损伤会导致纳洛酮的生物利用度增加，可能改变治疗效应，因此该药禁用于中、重度肝损伤患者。

2. 拮抗外周作用的 μ 阿片受体拮抗药（PAMORA）

最新 OIC 治疗指南指出若泻药未能缓解便秘，可应用 PAMORA 治疗。PAMORA 主要阻止肠道内的 μ 阿片类受体，而对中枢神经系统阿片类受体没有作用，这些药物的使用可以避免由于穿过血脑屏障导致的潜在出现严重的戒断症状或对镇痛作用的减弱。

(1) Naloxegol：Naloxegol 是纳洛酮的聚乙二醇衍生物。这种 PEG 部分能降低 Naloxegol 血脑屏障的渗透通过性。这样使 Naloxegol 进入中枢神经系统的量极小，这样可以使阿片类药物的中枢拮抗作用最低，所以它不降低镇痛作用。Naloxegol 能降低结肠传输时间。

在一个 Ⅱ 阶段的试验和两个 Ⅲ 阶段双盲随机对照试验评估了 Naloxegol 的效果。由于这些试验的主要节点不同，反应被定义为每周的 SBM 对比基线至少增加 1 次，在研究的 12 周时间内，Naloxegol 治疗的 41.9% 的患者有反应，而安慰剂的比例是 29.4%，因此 Naloxegol 可以导致反应率增加 13%，和安慰剂相比 Naloxegol 有更高的反应率。由 Webster 等和 Chey 等主导的扩大的试验表明治疗最常见的不良反应是腹痛、腹泻、恶心、头痛和腹胀。这个研究中发生 2 例死亡病例，每个研究组死亡 1 例，但是死亡认为与研究药物无关。在研究中发现，在非癌性疼痛 OIC 患者的 52 周治疗中，最常见的不良反应（按发生率从高到低排列）是腹痛、腹泻、恶心、头痛和腹胀。在随机对照试验中没有发现严重的不良反应。在 150mg 的 Naloxegol 应用于健康男性患者中没有发现 QT 和 QTc 间期延长。轻至中度的肝损伤对药代动力学只有轻度的效应，在中到重度肾损伤的患者中使用 Naloxegol 应该注意，可能增加 Cmax 和 AUC。Naloxegol 的血药浓度不受血液透析的影响。FDA 建议以 Naloxegol 12.5mg 或 25mg 口服每天 1 次治疗成人慢性非癌性疼痛患者 OIC。FDA 也要求对使用 Naloxegol 患者的心血管事件进行随访。AGA 强烈推荐在顽固性 OIC 患者中使 Naloxegol 治疗。

（2）Naldemedine：Naldemedine（商品名：SYMPROIC）是一种新型的口服阿片受体拮抗药，2017 年 3 月由美国 FDA 批准上市，用于治疗成人非癌性疼痛患者 OIC，主要作用于胃肠道 μ 受体，是纳曲酮的衍生物，通过增加纳曲酮的分子量和表面极性大大降低透过血脑屏障的能力，因此对中枢神经系统的影响极小。Naldemedine 可显著增加 OIC 患者的排便次数，具有对疼痛无影响且不会引起阿片戒断症状的优点，为 OIC 患者提供了新的治疗手段。4 个随机盲法对照试验比较了 Naldemedine 和安慰剂的效果，包括 1 个 Ⅱb 阶段的试验（Webster 等）和 3 个 Ⅲ 阶段的试验（Compose 1、2、3），共包括大于 2400 个患者。这些研究中的主要节点（Webster 等和 Compose 1、2）是每周至少 3 次 SBM。约 52% Naldemedine 治疗的患者成功获得节点，而其他的安慰剂治疗获得节点是 35%，SBM 的 RR 是 1.51（95% CI 1.32～1.72），这些研究也支持 Naldemedine 的使用。在 Compose 3 的试验中，包括 52 周的随访，Naldemedine 治疗组在每周 SBM 明显优于安慰剂组。在排便费力、大便硬度和生活质量上也有显著的统计学差异。在试验中导致治疗中断的不良反应事件在治疗组中更常见，包括感染、腹痛、腹泻、腹胀、恶心和背痛，但是严重的不良事件的绝对数增加不高，低于临床有意义的损害阈值。支持 Naldemedine 在 OIC 的治疗中的使用的证据的整体质量被认为是很高的，因此 AGA 强烈推荐 Naldemedine 用于治疗泻药顽固性的 OIC 患者，但缺点是价格昂贵。

（3）甲基纳曲酮（Methylnaltrexone）：甲基纳曲酮是一种纳曲酮的衍生物。甲基纳曲酮只有外周作用，因为这个甲基团降低了脂质溶解度，增加极性并阻止其进入大脑，皮下注射和静脉注射甲基纳曲酮都可以减低吗啡诱导的结肠转运时间延迟。甲基纳曲酮使用对正常的结肠传输或排便频率没有效果，在健康志愿者中对可待因诱导的结肠传输时间延迟没有效应。在一个和安慰剂对比的 4 周的研究中发现，甲基纳曲酮 12mg，每天 1 次治疗，能显著缩短首次自主排便时间，增加每周自主排便次数，改善排便费力的程度、排便不尽感和提高便秘患者生活质量自评量表（PAC-QOL）。便秘患者症状自评量表（PAC-SYM）评分，特别是大便和直肠症状，在与安慰剂对比中，甲基纳曲酮能显著提高，而对疼痛评分没有效应。早期的反应预示更好的结果，如果有早期的甲基纳曲酮反应，81% 的患者至少每周有 3 次 SBM。腹痛和恶心是最常见的不良反应。腹泻和多汗、呕吐也被观察到。FDA 推荐使用甲基纳曲酮 12mg 皮下注射治疗非癌性疼痛患者的 OIC，使用甲基纳曲酮的患者应该注意消化道穿孔、严重持续腹泻和血脑屏障破坏。此外还有一些报道甲基纳曲酮治疗引起胃肠道穿孔，这样提示在甲基纳曲酮使用时应该有一个滴定阶段。在 2 个关于非癌性疼痛患者 OIC 的治疗研究中发现，在甲基纳曲酮的治疗中对每周 SBM 分别有 43% 的提高和 16% 的提高。甲基纳曲酮也能提高泻药反应，这种泻药反应定义为在服用药物 4h 内出现排便，研究中没有发现导致治疗中断的不良反应。由于证据有限，目前 AGA 对于使用甲基纳曲酮治疗是条件推荐。

（陈世豪　黄忠诚）

三、生物反馈治疗

生物反馈疗法（biofeedback therapy）产生于 20 世纪 50 年代末至 70 年代初，经过 20 余年的不断发展与实践，现已在临床医学和心理治疗方面进入了实用阶段。近年来，随着集成电路和电子信息技术的日益发展，以及人们对此项疗法的深入研究，均使得这项疗法日臻完善，其也必将得到广泛应用。

（一）概念

生物反馈疗法属于行为调节疗法，其也是一种意识自我调节的方法。它是通过电子工程技术，把一些不能或不易被人体感知的生理和病理活动，转化为声音、图像等可被或易被感知的信息，利用生物反馈机制，让患者根据其观察到的自身生理活动信息来调整生理活动，以达到治疗疾病的目的。自从 1974 年 Bleijenberg 首次将生物反馈治疗技术应用于临床，此后其治疗慢性便秘便逐渐受到关注。近 10 年来多项国内外便秘指南或共识均推荐，将生物反馈作为功能性排便障碍患者的首选治疗方法，其主要有肌电图生物反馈和压力介导的生物反馈两种方式。据相关文献报道，生物反馈治疗便秘及大便失禁的有效率分别为 62.4% 和 67.2%。

（二）便秘的生物反馈治疗方法

生物反馈治疗可以使用任何一种记录直肠肛管压力或肛门外括约肌及耻骨直肠肌肌电图设备，利用测压反馈，肌电图反馈或两者结合，为有效的生物反馈治疗提供敏感性信息。

生物反馈疗法强调动员患者大脑调控功能，强调医患之间良好的沟通，这一思想贯穿生物反馈疗法的各个步骤。首先，治疗前要向患者详细讲解人体结肠、直肠、肛门和盆底肌的正常解剖和生理功能，讲解正常排便的机制，还要讲解清楚生物反馈治疗的机制和目的。其次，将治疗仪与患者连接好后，安排患者坐或躺在治疗仪和治疗师的右侧，面对治疗仪和治疗师，向患者讲解清楚仪器上所显示的曲线的意义，并指出患者在静息、屏气和用力排便时的异常所在。再次，耐心告诉患者如何调控括约肌的舒缩，鼓励患者尝试，患者的每一次尝试都会在仪器上显示，一旦有正确的活动，仪器便会以悦耳的声音和动感的图像刺激患者，治疗师亦要给予鼓励。最后，患者在无治疗师帮助的情况下，面对仪器自行练习。直至连续 3 次正常排便出现为止。训练分为强化训练和巩固训练，强化训练阶段每次治疗 30min，开始每日 1 次，连续 5 次，以后为巩固训练阶段，每次间隔 2～3 天，持续 3 周，10 次为 1 个疗程，视患者症状改善情况建议其完成 1～2 个疗程。治疗期间要求患者停用一切辅助排便药物，待病情明显好转并学会正确的排便动作后，结束治疗，回家继续自行继续训练，每日 1～2 次，每次不少于 30min，同时可适量饮水并养成定时大便的习惯。

目前临床使用的生物反馈方式，依据仪器不同主要分为腹壁肌电生物反馈和压力生物反馈，腹壁肌电生物反馈应用更为广泛，两种方式的疗效比较尚缺乏大样本数据结果。依据训练场所的不同，分为医疗机构训练和家庭训练。在医疗机构训练时，患者在医院特定的治疗场所、在医务人员指导下完成每次训练。家庭训练指患者在医院接受正规的治疗训练后，回家应用便携式生物反馈治疗仪进行自我训练。近期研究显示，家庭训练对患者肠道症状和生理功能恢复与医院训练疗效相似，但家庭训练扩大了生物反馈治疗的可获得性和使用范围。采用生物反馈治疗便秘的频率、单次训练时间、疗程目前尚无统一规范，各研究间存在差异。依据大部分研究的方法，有研究者推荐生物反馈治疗的频率为每周 2 次至隔日 1 次，每次 30～60min，每例患者至少完成 4～6 次。

（三）生物反馈治疗便秘的临床适应证

目前国内外文献及相关指南报道，生物反馈治疗主要用于盆底肌功能失调性便秘和大便失禁，当然也可用于治疗其他类型的便秘。

1. 盆底肌功能失调型便秘

有文献报道生物反馈治疗盆底肌功能失调型便秘（pelvic floor dyssynergia-type constipation，PFD）的疗效优于药物和手术治疗。在便秘的患者中 25%～50% 的患者有盆底肌功能失调。因此，对于便秘患者，25%～50% 的生物反馈治疗有效。

2. 结肠慢传输型便秘

生物反馈治疗结肠慢传输型便秘的可能机制是，结肠慢传输型便秘患者合并有盆底肌功能失调；其次是结肠与直肠邻近，相互间的推进作用和生理反射减少。但有学者认为生物反馈治疗结肠慢传输型便秘无效。

3. 直肠孤立性溃疡综合征

生物反馈治疗直肠孤立性溃疡综合征通过以下机制：①通过大脑机制，改善肠黏膜的微循环和转运功能；②改善直肠的运动功能。

4. 大便失禁

目前大量文献报道生物反馈治疗儿童或老人的大便失禁，以及由便秘引起的大便失禁。其主要机制是加强括约肌的自主协调功能，改善直肠感觉意识，以及肛管收缩压。

5. 慢性盆底疼痛综合征

有学者将生物反馈治疗方法用于治疗慢性盆底疼痛综合征，解除或减轻盆底肌的紧张性疼痛。

6. 其他

有部分文献报道将生物反馈治疗方法用于治疗直肠感觉缺陷、直肠肛门抑制反射消失、肛门痉挛（anismus）等。

（四）生物反馈治疗的疗效

首先，生物反馈治疗便秘是有效的，其长期疗效也是肯定的，特别是对传统治疗无反应的患者，尤其是功能性排便障碍患者治疗有效率更高。与传统治疗相比，它具有操作简单、安全可靠、无痛苦、无药物不良反应等优点，目前国内外已将生物反馈治疗技术应用于临床，并取得很好的疗效。此外，相关文献报道的生物反馈治疗便秘的症状改善率为 44%～100%。由于治疗成功的判定标准、随访时间、对患者的选择存在很大差异，故生物反馈治疗便秘的成功率也有很大差异。诸多研究表明，无论功能性排便障碍是否合并肠道慢传输，生物反馈的疗效均高于其余大部分疗法。生物反馈可改善功能性排便障碍患者的排便次数、盆底功能失调、球囊逼出时间、结肠转运时间，其疗效优于饮食、运动、泻剂等治疗方法，并且该疗效可维持 2 年以上。中国便秘患者的部分数据显示，功能性排便障碍患者经生物反馈治疗后 1～6 年的有效率为 70.7%。生物反馈对 STC、NTC 患者亦均有较好的疗效，但弱于其对功能性排便障碍患者的疗效，因此可将其作为混合型便秘的联合治疗方法之一。最后，需要强调的是，治疗时患者需加强自信心，坚持自我训练，方能取得满意疗效。

（五）展望

目前对于生物反馈如何改变肠道功能的机制知之甚少。在生物反馈成为便秘一线治疗的同时，仍然面对很多无法解释的问题，加之大部分研究的样本量都很小，且都是单中心研究，因此亟需大量的基础及临床多中心、大样本研究，包括对生物反馈治疗便秘的具体机制的研究，以增加对生物反馈更深层次的认识，应对所遇到的新问题。

（卢善政　李玉玮）

四、精神心理治疗

慢性便秘是最常见的胃肠道疾病之一，我国成人慢性便秘的患病率为 4.0%～10.0%，患病率随年龄增长而升高，女性患病率高于男性。慢性便秘的病因是多因素的，由于现代生物－心理－社会医学模式的提出和不断完善，精神心理因素的作用越来越受到人们重视，已有大量研究表明，精神心理因素与便秘有关，两者可相互作用，便秘的不适可引起焦虑抑郁等，而精神心理因素又可以反过来影响胃肠道功能。临床工作中医生应关注患者的精神心理状态，善于发现引起心理障碍的因素，改善患者症状，缓解或消除抑郁、焦虑等精神心理问题。

下面主要介绍精神心理因素与慢性便秘的关系、精神心理因素在慢性便秘中的作用机制，慢性便秘合并精神心理障碍的识别和诊断，以及精神心理治疗在慢性便秘治疗中的作用。

（一）精神心理因素与慢性便秘的关系

目前关于功能性胃肠病患者合并精神心理障碍的研究主要集中在肠易激综合征和功能性消化不良，便秘的研究也日益受到重视。便秘患者经常合并精神心理的异常。一项关于国内慢性便秘患者的心理和睡眠状况的临床研究分析了便秘症状与心理状况之间的关系，结果显示 41.5% 的患者表现为"紧张感"，38.3% 表现为"沮丧"，43.8% 患者报告存在睡眠障碍。农村基层诊所的患者比城市基层医疗的患者有更多的睡眠障碍。重度便秘患者的心理和睡眠障碍并发症比轻度和中度患者更为常见。对女性的研究发现，便秘患病率与睡眠质量差相关，女性的难治性的功能性便秘常与社会心理问题有关，这些心理问题是既往曾经罹患的，甚至可能起源于童年时代。一项对美国老年人群的研究也发现，抑郁症状是便秘、大便失禁的共同危险因素。

功能性胃肠病患者常合并焦虑症、抑郁症，患者表现为思考和决策能力障碍、睡眠障碍、精神运动障碍等，更有甚者甚至发生自杀意念。国内研究报道胃肠道门诊患者中焦虑症、抑郁症患病率分别为 9.42% 和 14.39%，患有自杀性问题的抑郁症的患病率在女性中为 5.84%，在男性中为 1.64%，而医师对抑郁和焦虑症的检出率只占有 4.14%。对于慢性便秘患者，一项回顾性研究发现焦虑和抑郁的发病率分别为 36.4% 和 23.5%，明显高于健康人群。美国一项纳入 28 854 例慢性便秘和 86 562 例非便秘患者的队列研究结果显示，入组后 1 年内便秘患者抑郁和情感障碍的发生率显著高于非便秘患者（14.24% vs. 5.88%）。还有研究发现慢性便秘的多种并发症中包括抑郁症和情绪障碍，并且抑郁症和情绪障碍会增加发生便秘的风险。

压力与应激是慢性便秘的重要诱因，有研究发现工作压力大且难以承受者慢性便秘患病率高于工作压力一般者，提示精神心理因素在慢性便秘的发病中起一定作用。慢性便秘患者中便秘症状的发生或加重往往与工作生活中某些导致心理应激的事件有关，常见的如退休、父母死亡、夫妻严重争执、担忧子女、名誉受损、严重疾病等，这些因素均可导致人体正常生理功能紊乱，影响胃肠道功能，引起便秘或加重便秘症状。斯里兰卡的一项基于问卷的横断面调查研究评估了10—16岁的儿童便秘与情绪压力之间的关系，结果显示那些暴露于应激性生活事件的儿童便秘发生率明显更高，这些事件包括分离、考试不合格、家庭成员的严重疾病、父母失业、频繁受到父母惩罚以及生活在分裂战争影响的地区。原因可能是应激性生活事件通过脑－肠轴调节肠蠕动改变结肠转运和肛门直肠功能，从而导致便秘。

需要注意因抑郁症可导致便秘发生。抑郁症患者本身运动减少，服用抗抑郁药物的不良反应常见且持久，会在服药期间持续存在，可能导致减少食物摄入，其中三环类抗抑郁药的不良反应与抗胆碱能作用有关，可导致如口干和便秘。

心理社会因素与慢性便秘之间相互影响。心理应激状态影响胃肠道功能，加重胃肠道症状，存在有心理社会因素的患者预后较差；心理社会因素改变了患者对疾病的体验和疾病行为，比如疾病认知和就医行为。慢性便秘可导致患者心理社会方面的改变，任何慢性疾病对个体健康的一般状况、日常功能状态、对疾病的控制能力以及对日后患者在工作、家庭中地位的影响等诸方面均可造成社会心理方面的负面影响。便秘症状的长期持续存在影响患者的精神心理状态、情绪和睡眠，影响生活质量和社会功能；同时精神心理、情绪和睡眠障碍又可加重患者对便秘症状的感受，也影响患者对治疗的依从性和治疗效果。

（二）精神心理因素在慢性便秘中的作用机制

精神心理因素参与便秘发生的机制可能与精神心理变化通过神经反射引起胃肠的感觉、动力、分泌等异常有关，但作用机制尚未完全明确。

19世纪末，美国学者率先提出脑－肠轴概念，近年来以其为基础的便秘发病机制逐渐被大家认可。胃肠道由中枢神经系统（central nervous system，CNS）、肠神经系统（enteric nervous system，ENS）及自主神经系统（autonomic nervous system，ANS）共同支配，连接三者的神经双向通路被称为脑－肠轴，是中枢神经系统、肠神经系统对肠道功能调控的双向通路。外在刺激与内在信息通过神经链与高级神经中枢相连从而影响胃肠感觉、动力和分泌等，胃肠症状也可通过脑－肠轴对情绪和行为产生影响。在脑－肠轴基础上理解慢性便秘的发生机制，心理压力、社会压力及精神压力均可使患者长期处于慢性应激状态中，从而使大脑皮质功能受到抑制，使位于皮质下的情感中枢、自主神经中枢和神经内分泌中枢受到抑制而功能降低。随着情感中枢功能的降低，患者对不良情感的调节能力下降，进一步抑制大脑皮质的功能，从而形成一个恶性循环。当自主神经中枢功能降低时，交感神经会兴奋，从而使肛门括约肌收缩、胃肠道蠕动受抑制，诱发便秘；当神经内分泌中枢的功能降低时，儿茶酚胺的分泌会增加，也可以使肛门括约肌收缩、胃肠道蠕动受抑制，从而诱发便秘。

有不少研究证实了精神心理因素对胃肠感觉、动力的影响。匡荣光等评估抑郁、焦虑情绪与肛门直肠测压指标的相关性，结果提示抑郁、焦虑可提高直肠的感觉阈值，导致大便在肠道内停留时间延长，同时可增加直肠肛门矛盾收缩的发生率，造成排便困难。有动物模型显示，心理行为在大鼠胃肠道平滑肌、脊髓背角、大脑皮质及海马等不同层面对内脏感觉和（或）动力产生影响，焦虑和抑郁会提高功能性便秘患者的直肠感觉阈值，增加排便时直肠肛门矛盾收缩率，增加盆底肌群的紧张度，造成排便困难。

脑肠肽是脑–肠轴中的神经–内分泌系统产生的神经递质或神经调质，作为 CNS、ENS、ANS 与胃肠道效应细胞之间进行信息传递的载体。不良的情绪体验可以通过脑—肠轴影响胃肠道功能，脑肠肽是其中发挥作用的物质，常见的脑肠肽包括 5-羟色胺（5-HT）、胃泌素（GAS）、胆囊收缩素（CCK）、P 物质（SP）、生长抑素（SS）等。其中 5-HT 可通过转运功能下调及受体的激活导致焦虑、抑郁的发生，GAS、CCK 可参与消化道运动功能的调节，脑肠肽分布于 CNS、ENS 及 ANS，扮演连接及调节三者间相互作用的重要角色。研究发现因此脑肠肽及焦虑、抑郁情绪相互影响，焦虑、抑郁情绪既可影响部分脑肠肽在胃肠道及血清中的分布，同时脑肠肽代谢异常也影响焦虑、抑郁情绪的产生。有研究者建立了抑郁症小鼠模型来研究 5-羟色胺在抑郁症和便秘中的作用，小鼠的 5-羟色胺生成水平降低了 60%～80%，从而诱发了抑郁样行为，并且小鼠肠道血供中的 5-羟色胺减少起到多种作用，包括减少了肠道神经元的总数，导致肠道黏膜改变，并降低了肠道的蠕动速度，小鼠表现出与便秘患者相同的胃肠道改变。

血清儿茶酚胺水平的改变是反映机体应激反应的一项敏感指标。机体受到刺激时，交感–肾上腺髓质系统首先兴奋，交感神经兴奋主要释放去甲肾上腺素，肾上腺髓质兴奋主要释放肾上腺素，使血浆儿茶酚胺水平迅速升高。血浆儿茶酚胺水平升高，可使肛门括约肌收缩、胃肠道蠕动受抑制，也可诱发便秘。有研究发现，两组慢性便秘患者治疗前血清肾上腺素、去甲肾上腺素水平均高于正常水平，说明功能性便秘患者长期处于慢性应激状态，存在一定精神心理障碍。心理治疗能够降低功能性便秘患者的血清儿茶酚胺水平，对功能性便秘具有良好的治疗效果。

（三）慢性便秘合并精神心理障碍的识别和诊断

临床工作中首先应注意识别慢性便秘患者是否合并精神心理障碍。要同患者建立良好的治疗性医患关系，全面评估便秘的程度及其对患者的影响、合并存在的精神心理和睡眠情况，排除器质性疾病及重型精神疾病，使患者及家属理解便秘和精神心理的关系，支持和配合治疗。合并精神心理障碍的慢性便秘患者具有其特点，往往病程长，胃肠道主诉症状复杂多变，表现出对疾病过分关注和担忧。患者常经过多种药物包括中西药的治疗，对疗效不满意或是依赖药物，不能和不敢停药，部分患者可能执着于某个现象或者应对疾病采取一些比较极端的方式，如关注每日排便的次数、性状、分量、色泽、成分、是否黏壁等，使用特殊器具（勺柄、筷子）刮掏大便，对每日排便次数、时间和排便量均要求"达标"等。

医生应采取迂回婉转的问询方式，从患者的表述中获取到相关信息，并以此为契机深入询问。比如：您是怎么看这个（便秘）问题的？这个病（便秘）对您有什么影响？如果患者的回答是："便秘让我死的心都有了"，或是"今天我要是不排便，这一天内我什么事也干不了了"，提示患者对便秘过度关注及对便秘采取的应对方式有问题，可能存在抑郁（想死）或焦虑（着急）情绪。进一步询问，"您为什么会有这样的担心？""您希望医生能帮您做什么？""最近生活工作的情况（紧张、劳累、压力、心情、睡眠等）？"在这组询问过程中，往往能发现心理障碍常见的一些核心症状，如情绪低落、心情恶劣、兴趣丧失、紧张焦虑、内疚自责、过分担忧害怕、睡眠障碍、自知力、自杀观念和行为、社会功能丧失等。经过这样的交流，医生也能和患者建立积极的医患关系。

精神心理状态主要是个人的主观感受，难以量化及比较，借助心理量表可以将无法量化的模糊参数尽量接近精确量化，目前心理量表已广泛应用于评估慢性便秘患者的精神心理状态。常用的心理量表有 Zung 焦虑 / 抑郁自评量表（SAS/SDS），广泛用于便秘患者焦虑抑郁状态的自我评定，使用方便，但是需要患者具有一定的文化水平和主观上愿意配合；患者健康问卷抑郁量表（PHQ-9）和广泛性焦虑量表（GAD-7），用于综合医院焦虑、抑郁的快速筛查与评估。汉密尔顿抑郁量表（Hamilton depression scale，HAMD）和汉密尔顿焦虑量表（Hamilton anxiety scale，HAMA）为他评量表，需要精神心理科专业人员进行评定，过程烦琐，获取的信息较为客观准确；健康状况调查简表（Short form 36 health survey，SF36），用来评价便秘患者的生活质量。

使用量表评估患者合并的精神心理状态时应注意各种量表的适用对象。一般研究慢性便秘的学者为非精神科医生，原则上推荐使用自评量表。自评量表具有条目少、耗时少、使用方便的优点，恰当地使用心理量表，可以帮助判断社会心理因素对健康的影响程度，还可以评估疗效。但心理量表有其局限性，其结果往往受到患者主观意识的影响，因此不能作为诊断心理障碍的依据。目前精神疾病的诊断标准主要参考《美国精神疾病诊断标准（第 5 版）》（DSM-5）、《疾病和有关健康问题的国际统计分类（第 10 版）》（ICD-10）。

（四）精神心理治疗在慢性便秘治疗中的作用

对慢性便秘患者的精神心理治疗包括支持治疗、认知行为治疗、药物治疗，以及心理科参与的联合治疗等，心理干预对缓解便秘患者症状、提高患者生活质量具有良好的作用，有研究对 233 例难治性便秘患者进行认知行为治疗，结果显示 71% 的患者主观症状改善，SF36 评分也得以显著改善。还有研究发现机体受到刺激时，血浆儿茶酚胺水平可迅速升高，可使肛门括约肌收缩、胃肠道蠕动受抑制，从而诱发便秘，而心理治疗能够降低血清儿茶酚胺水平，对功能性便秘具有良好的治疗效果。

对于以便秘症状为主、精神心理症状较轻的患者可采用支持治疗。支持治疗又称一般心理治疗，是以指导、劝解、安慰、鼓励、支持、保证为主要内容，支持患者应对感情困难和心理问题。临床工作中医护人员需与患者建立良好的医患关系，通过语言和非语言的交流方式来改变患者的感受、认识、情感、态度及行为等，达到减轻或消除使患者痛苦的各种情绪、行为及躯体症状。

认知行为治疗是指让患者认识和找出不良想法、感觉和行为，充分了解应激、情绪、症状三者之间的关系，逐渐改善自身异常的心理和行为，使之向更合适、理性的方向发展。认知疗法的要点包括与患者一起分析便秘产生的原因，从胃肠道的感觉、动力和分泌等生理现象来解释精神心理状态对胃肠道功能和便秘症状的影响，充分理解并同情患者对便秘症状的感受；强调长期的、严重的便秘对患者的情绪心理状态带来的影响，治疗便秘的同时改善情绪心理状态的重要性；解释抗焦虑抑郁药物的作用机制，以及患者可能获得的治疗效果；同时指导、纠正患者不正确的认知和不恰当的应对方式。

对伴有明显抑郁、焦虑障碍和睡眠障碍的患者，需要选择抗焦虑抑郁药物治疗。注意避免选择多靶点作用的抗焦虑抑郁药物，同时也应注意个体敏感性和耐受性的差异。目前抗抑郁焦虑药物主要有三环类抗抑郁药（TCA），代表药物有阿米替林；选择性 5- 羟色胺再摄取抑制药（SSRI），代表药物为西酞普兰、帕罗西汀；选择性 5- 羟色胺及去甲肾上腺素再摄取抑制药（SNRI），代表药物有文拉法辛、度洛西丁；特异性 5 - 羟色胺能抗抑郁药（NaSSA），代表药物有米氮平；5- 羟色胺受体拮抗和再摄取抑制药（SARI），代表药物有曲唑酮，可根据患者病情的严重程度选择不同的药物治疗。具体用药可参考《综合医院焦虑、抑郁与躯体化症状诊断治疗的专家共识》。

黄伟泽等将 100 例伴焦虑状功能性便秘患者为研究对象，按照治疗方法将其分为观察组和对照组。对照组患者采用内科一般措施治疗，观察组患者给予氟哌噻吨美利曲辛片治疗，治疗 8 周，随诊 3～6 个月。结果显示氟哌噻吨美利曲辛片辅助治疗伴焦虑状态功能性便秘效果明显，可更好地促进患者的康复。

需要注意的是治疗前要向患者做充分的解释和说明，包括抗抑郁焦虑药物通常需要 2～3 周起效，2～3 个月疗效明显，部分患者需要巩固治疗 3～6 个月的时间。治疗过程尤其是初始阶段有可能出现不良反应；对有明显睡眠障碍和焦虑情绪者，短期辅以苯二氮䓬类药可使患者的睡眠和焦虑症状尽早得到改善，增加患者对抗抑郁药物治疗的依从性。

对伴有严重精神心理障碍的便秘患者、不能接受或经过 4～6 周抗焦虑抑郁药物治疗效果不满意的患者，应安排精神心理专科医生的会诊。综合医院的非精神心理专科医生对这类患者的处理难度很大，往往需要转诊至精神心理专科。

慢性便秘的发病是由于多种因素相互作用导致的，其中精神心理因素起到了重要作用，其致病机制尚未完全阐明，值得我们更进一步研究与探讨。在面对慢性便秘的患者时，临床医生不仅要治疗患者的躯体症状，还应当关注患者的精神心理状态，善于发现引起心理障碍的因素。精神心理干预对慢性便秘的治疗有一定的作用，在慢性便秘的诊治中应当重视精神心理因素，向患者解释心理因素与消化道症状的关系，鼓励患者正视精神心理问题，主动调整心态，接受相应的心理及药物治疗，从而更好地改善便秘症状。

（张蔚林）

五、中医中药治疗

便秘是消化系统常见疾病，随着当今社会的发展，过快的生活节奏、不良的饮食习惯和缺乏有效的运动锻炼，使得便秘发病率逐年升高，且有逐步向年轻化趋势发展，严重影响国民的身心健康。西医治疗便秘，以"泄"为主，疗效并不理想，中医各医家虽辨治不同，但有一定疗效。

（一）中医治疗概况

1. 中医病名

便秘在古代医籍中的名称很多，最早在《黄帝内经》中被记载为"大便难，后不利"。汉代《伤寒论》记载便秘为"阳结""阴结""不大便"等。隋代巢元方在《诸病源候论》中记载便秘为"秘涩"。唐代孙思邈在《备急千金要方》中将便秘描述为"大便不通"，宋代朱肱在《活人书》中记载便秘为"大便秘"。元代朱震亨在《丹溪心法》中载其为"燥结"，明代虞传《医学正传》称其为"便燥结"。直到清代的《杂病源流犀烛》，才提出"便秘"这一名称。

2. 病因病机

中医学认为，便秘病变基本属大肠通降不利，传导失司，同时与肺、脾、肝、肾等脏腑功能失调有关。若胃热过盛，精伤耗液，则肠失濡润；脾肺气虚，大肠传导无力；肝气郁结，气机壅滞，或气郁化火伤津，腑失通利；阴津不足，肠失通润；肾阳不足，阴寒凝滞，津液不通，皆可影响大肠传导而发为便秘。

(1) 从肺论治：降气通腑，其职在肺。大肠与肺的经脉相互络属，大肠的传导作用与肺气的肃降相关。肺的宣发肃降功能失常，大肠的传导功能与肺密切相关，肺与大肠相表里，肺气清肃下降，大肠之气随之而降，则糟粕能下，若肺失清肃，大肠之气不降，则为便秘。

（2）从脾论治：升清降浊，其职在脾。脾胃属土，同居中焦，为后天之本，气血生化之源，中气所由生，两者与大肠同为仓廪之官。脾胃乃全身气机升降的枢纽，脾主升清，胃主降浊，而大肠的传导功能有赖于脾胃之气的推动，脾虚传送无力，糟粕内停，致大肠传导功能失常，而成便秘。

（3）从肝论治：粪溺疏泄，其职在肝。大肠的主要生理功能为传化糟粕，传化包括传导与变化，其中传导功能与气机的升降出入密切相关，而肝主疏泄，能够调畅气机，其与气机的正常升降关系密切。肝疏泄功能失常，疏泄不及，气机郁滞，致糟粕滞留肠府，而成便秘；此外，肝藏血，血布散于大肠，行大肠传导之功。若肝血亏虚，大肠失其润养，传导无力则致便秘。

（4）从肾论治：开合二便，其职在肾。《黄帝内经》曰："北方黑水，入通于肾，开窍于二阴，盖此肾主五液，津液盛则大便调和"。肾阳不足，命门火衰，阴寒内生，留于肠胃，凝阴固结，致阳气不通。津液不行，肠道艰于传送，进而导致便秘。

阳明燥热伤津、气滞腑失通降、寒邪凝滞肠腑、气虚推动无力、血虚肠道失荣、阴虚肠失濡润、阳虚肠失温煦，皆可导致便秘，如过食肥甘厚腻，可致胃肠积热，大便干结；恣食生冷，可致阴寒凝滞，腑气不通；思虑过度，或久坐少动，致使气机郁滞，腑失通降；劳倦过度、年老体虚或病后产后，气血亏虚，气虚则大肠传送无力，血虚则肠道失于濡润，大肠传导失司；屡用苦寒泻下药物，则耗伤阳气，肠道失于温煦；部分患者与先天禀赋不足有关。

当代众多医学家认为便秘的起病因素较为复杂，有因饮食不当伤及脾胃导致，有因脏腑失和导致胃肠不利的，王敏认为便秘虽与五脏相关，同时体质偏颇也是便秘发生的内在因素。中医体质分为三类，即偏阴质、偏阳质和阴阳平和质。认为慢性便秘者，虽以脾虚失运为主，但因人体体质的差异，在病程中会有不同的表现，病程中也会向不同方向转化。

3. 辨证论治

外邪犯胃、饮食过度、情志失调、年老体虚、产后、病后是便秘的主要致病因素，常导致机体阴阳失调、脏腑不和、气滞血瘀，引起大肠功能失司。大肠是便秘的主要病变部位，为"传导之官"。此外，便秘还与脾、肺、肝、肾等密切相关。临床应根据患者的主要症状、舌象、脉象，并结合体质类型、病程长短给予辨证论治。目前便秘中医辨证分型多采用中医高等院校统编教材《中医内科学》将便秘分二类七型：①实秘，包括热秘、气秘、冷秘三型；②虚秘，包括气虚秘、血虚秘、阴虚秘、阳虚秘四型。

文献中对便秘的辨证分型有些沿用至今。目前使用的中医辨证分型包括肠燥津亏、肾虚阳衰、血虚阴亏、肠胃积热、气血两亏、阳虚阴寒、肝郁气滞、脾肺气虚、脾约热结、燥盛伤津、中气不足、气机郁滞、阴寒凝滞、气血亏虚、阳气虚寒等。分型方法存在分类不清或互相混淆。

（二）中药治疗

1. 辨证施治

（1）热结便秘

证候：大便干结，小便短赤，面红身热，或兼有腹胀腹痛，口干口臭，心烦饮冷，舌红苔黄或黄燥，脉滑数。

证候分析：肠胃积热，耗伤津液，则大便干结，小便短赤；邪热内盛，熏蒸于上，故面红身热，口干口臭，心烦饮冷；热积肠胃，腑气不通，故腹胀腹痛；舌红苔黄或黄燥，脉滑数为肠胃积热之象。

治法：清热润肠通便。

方药：麻子仁丸（火麻仁、白芍、炙枳实、大黄、炙厚朴、杏仁）加减。津伤明显，可加生地黄、玄参、麦冬以养阴生津；若兼郁怒伤肝，症见易怒目赤等，可加服更衣丸（芦荟、朱砂）。

(2) 气滞便秘

证候：大便秘结，欲便不得，嗳气频作，胸胁痞满，甚则腹中胀痛，肠鸣矢气，纳食减少，苔薄腻，脉弦。

证候分析：情志失和，气机郁滞，传导失常，故大便秘结，欲便不得；腑气不通，升降失常，胃气上逆，故嗳气频作，胸胁痞满；气机郁滞，脾失健运，则腹胀腹痛，纳食减少；苔薄腻，脉弦，为气滞湿阻之象。

治法：顺气行滞。

方药：六磨汤（沉香、木香、槟榔、乌药、枳实、大黄）加减治疗。若便干结加火麻仁、杏仁、郁李仁；气郁化火，症见口苦咽干、苔黄、脉弦数者，可加黄芩、栀子。

(3) 气虚便秘

证候：大便或干结或不干结，虽有便意而临厕努挣乏力，难于排出，挣则汗出气短，神疲乏力，肢倦懒言，舌淡嫩苔白，脉弱。

证候分析：肺脾气弱，宗气不足，运化失职，传导无力，故虽有便意而努挣乏力，难以排出；努挣则肺气耗伤，肺卫不固，而汗出气短；脾气虚化源不足，故神疲乏力，肢倦懒言；舌淡嫩，脉弱，均为气虚之象。

治法：补气健脾。

方药：黄芪汤（黄芪、陈皮、火麻仁、白蜜）加减。若气虚明显加党参、白术；若气虚下陷、肛门坠胀，用补中益气汤（黄芪、人参、白术、炙甘草、当归、陈皮、升麻、柴胡）。

(4) 血虚便秘

证候：大便干结，面颊、口唇苍白无华，头晕眼花，心悸健忘，舌质淡，脉细。

证候分析：营血不足，不能滋润大肠，肠道干涩，故大便干结；血虚不能上濡唇面，故见面颊、口唇苍白无华；血虚不能上荣，则头晕眼花；心失所养，则心悸健忘；舌淡白，脉细为血虚之象。

治法：养血润燥。

方药：润肠丸（当归、生地黄、火麻仁、桃仁、枳壳）加减。若血虚有热，兼见口干心烦、苔剥、脉细数，加何首乌、玄参、知母。若津液已复，仍大便干燥，可用五仁丸（桃仁、杏仁、柏子仁、松子仁、郁李仁、陈皮）。

(5) 阴虚便秘

证候：大便干结，形体消瘦，或见颧红，眩晕耳鸣，腰膝酸软，舌红少苔，脉细数。

证候分析：肾阴不足，不能滋润大肠，肠道干涩，故大便干结；阴精亏虚，不能上荣，故出现眩晕耳鸣；虚火内动，故见颧红；腰为肾之府，肾主骨，肾阴不足，骨骼失养，故腰膝酸软；阴精亏虚，化源不足，肌体失养，则形体消瘦；舌红少苔、脉细数，为肾阴不足之象。

治法：滋阴补肾。

方药：六味地黄丸（熟地黄、山茱萸、山药、牡丹皮、泽泻、茯苓）加火麻仁、玄参等；阴液不足可用增液汤（玄参、麦冬、生地黄）；年老阴血不足可加桑椹、何首乌、杏仁。

（6）阳虚便秘

证候：大便干涩，排出困难，小便清长，面色㿠白，腹中冷痛，喜热怕冷，四肢不温或腰背酸冷，舌淡苔白，脉沉迟。

证候分析：肾阳虚弱，温煦无权，阴寒内结，凝于肠道，致传导失司，糟粕不行故大便艰涩，排出困难；阴寒内盛，气机阻滞，故腹中冷痛，喜热怕冷；阳虚不能温煦，故四肢不温，面色白，腰膝酸冷；肾阳虚弱，气化不利，膀胱失其约束故小便清长；舌淡苔白，脉沉迟，为阳虚内寒之象。

治法：温阳通便。

方药：济川煎（当归、牛膝、肉苁蓉、泽泻、升麻、枳壳）加肉桂、锁阳等。气虚甚加黄芪；寒结甚，可加用半硫丸（半夏、硫黄）。

2. 中成药

中成药治疗便秘具有简单易行特点，也需在医生指导下使用，如牛黄解毒片，黄连上清丸、槐杞黄颗粒等。其中槐杞黄颗粒（江苏启东盖天力药业有限公司生产）的主要成分有槐耳菌质、枸杞子、黄精等。具有益气养阴的功效，用于气阴两虚引起的儿童、老人体质虚弱、反复感冒、食欲不振、大便秘结等。规格：10g/袋。用法：成人，每次1～2袋，一日2次；儿童，1—3岁一次0.5袋，一日2次；3—12岁一次1袋，一日2次。

（三）针灸治疗

中医学认为此疾病发病机制为饮食不节、情志郁结，导致脾胃失调、肾阴亏虚、大肠失津。可取穴于天枢、大横、足三里、支沟、上巨虚、中脘、天枢、气海等穴位。通过针刺对患者肠道神经形成刺激，提高神经系统兴奋性，增加神经递质在肠道的表达面积，增加胃肠道动力，促进胃肠道激素分泌，达到改善粪便色质的目的。除此之外，将艾条固定在针上点燃后施灸的温针灸可结合穴位刺激作用与艾灸燃烧的温热作用，达到扶正益气的作用。同时可明显改善盆腔内肌张力，增强排便所需力量，改善便秘症状。

（四）中药灌肠疗法

中药灌肠法首见于汉代张仲景所著《伤寒论》中。该法历史悠久，在临床运用中获得了确切疗效。中药灌肠法将药物作用于大肠，增加肠道蠕动，直达病所，减少了肝脏的代谢，使不良反应大幅减少。临床应根据患者的病证类型选择合适的灌肠药物治疗。灌肠液量应不超过150～200ml，可通过患者感觉适当增减。灌肠液的温度可采用患者直肠测出的温度值加1～2℃，可延长灌肠液在直肠内保留时间。灌肠时间的选择应避开排便时间，最好在睡前30min进行。体位可选择头低足高左侧卧位。

（五）摩腹治疗

摩腹是传统中医推拿和基本手法。《诸病源候论》载有："两手相摩令热，然后摩腹，以令气下""若摩脐上下并气海，不限次数，以多为佳。"摩腹通过外力作用于肠道，增加腹内压促进肠蠕动，同时可以调节结肠的副交感神经，增加肠蠕动，以掌心用力，顺时针叠加于腹部。摩腹法本身力度有限，摩腹时间也不可能无限延长，因此在有限的时间内发挥其最大功效是重要的方法。在临床上遵循中医"因时施治"，嘱患者分别于早 7—9 时胃经，中午 13—15 时小肠，晚 21—23 时三焦经，对于不同类型的便秘可以分型摩腹。慢传输型取穴：渗透性的从盲肠开始顺时针按摩至直肠，可在天枢、大横、归来等穴位增加力度；出口梗阻型取穴：渗透性按摩次髎、中髎和下髎（双侧），兴奋骶神经促进排便；混合型取穴：以上两种穴位交替选择。每次以一定渗透性用力顺时针摩腹，持续时间半小时以上，增强摩腹疗效。

（六）穴位埋线

《灵枢》载"久病者，邪气入深……刺此，深内而久留"。埋线将胶原蛋白线植入穴位，是针刺与埋针有机结合，针与胶原蛋白线体刺激相应穴位产生一系列机械刺激和反应，通过线体在体内缓慢液化吸收的过程而产生持续刺激穴位的治疗效果。穴位埋线后能够持续激发人体的变态反应，并通过神经–体液调节来改善机体状态，促进人体新陈代谢，促进肠蠕动，使排便次数及性状好转。

（七）穴位贴敷

穴位贴敷具有便携、易操作等特点，同时药物经皮吸收可以降低毒副作用。《神农本草经》最早记载了大黄有荡涤肠胃、调中化食、安和五脏之功效。西医认为大黄主要成分蒽醌类，可以刺激大肠壁，使肠管张力增强，收缩肠道，使粪便容易排出，达到泻下通便作用。临床中选用大黄打粉制备成膏药贴敷于肚脐。脐为神阙穴所在，为经络之总枢，可沟通上下内外诸经百脉、五脏六腑，同时脐的表皮角质层最薄，皮肤和筋膜、腹膜直接相通，血管丰富，渗透性强，有利于药物的渗透和吸收。综合了中药和穴位的双重功效，达到"1+1 ＞ 2"的效果。

（八）耳穴埋豆疗法

耳穴埋豆疗法是将中药放置于耳穴压痛点并用胶布固定，采用适当的按摩手法，通过使患者产生胀、痛、酸、麻等感觉，达到缓解病情目的的治疗方法。该疗法简洁实用，可通过经络传导刺激耳穴部的神经，改善胃肠道的蠕动，调节胃肠道功能，达到治愈疾病的目的。主穴选取大肠清热洁腑，小肠清热化滞，皮质下健脾益肾、下气通腑；配穴取脾、胃以调养阴血、宣肺健脾、益气助正、和胃通络，肾以培本固原。

（李　昂　张虹玺　柳越冬）

六、慢性便秘的外科治疗

慢性便秘的外科治疗是慢性便秘治疗的重要手段之一。由于其发病的病理生理学机制尚未完全阐明，造成治疗慢性便秘的手术方法较多，治疗效果差异较大，这是外科治疗的难点问题，而不规范的诊治是影响远期疗效的主要原因。所以手术一般作为二线疗法选择，最终只有少数患者需要手术治疗。

（一）慢传输性便秘的手术治疗

1. 手术指征

慢传输性便秘（STC）的手术指征目前尚无统一标准，结合最新版诊疗指南及相关文献，STC

手术指征主要包括以下几个方面。

(1) 符合罗马Ⅳ诊断标准。

(2) 反复检查结肠传输试验明显延长（一般大于 72h）。

(3) 内科治疗无效，病程在 3 年以上。

(4) 排粪造影或盆腔四重造影能够明确有无合并出口梗阻型便秘。

(5) 钡灌肠或结肠镜检查排除结直肠器质性疾病。

(6) 肛肠直肠测压和肛肠肌电图测定，能够明确有无耻骨直肠肌痉挛和先天性巨结肠。

(7) 严重影响日常生活，患者有强烈意愿，无精神障碍因素。

(8) 排除小肠传输功能障碍。

2. 术前评估

(1) 患者精神心理评估：精神心理状态和社会生活状态进行评估，常用以下 4 种方式进行评估，如艾森克个性问卷成人版、汉密尔顿抑郁量表、汉密尔顿焦虑量表、社会支持评定量表。

(2) 营养状况评估：患者术前的营养状况，不仅是手术方式选择的重要参考指标，也是手术疗效评判的客观依据之一，常用 MNA 营养状况调查表对患者进行评估。

(3) 心肺功能评估：患者术前心肺功能的评估对术中麻醉及手术选择方式都有着重要的影响。

3. 手术方式

慢传输型便秘（STC）是以结肠传输减慢为主要特点的一类功能性便秘，主要表现为排便困难或排便时间延长、粪质干结等。STC 于 1986 被正式命名，最早是用来描述一些结肠口径正常表现出全结肠慢传输且无其他系统疾病的女性。近年来研究表明其发病与胃肠动力障碍、内脏高敏感、肠外神经系统、肠内神经系统、肠间质细胞等因素有关。STC 作为生物 - 心理 - 社会医学模式的典型疾病，因其影响因素众多、发病机制复杂，目前在 STC 患者手术方式及吻合方式的选择仍存在一定争议，常用术式如下。

(1) 全结肠切除 + 回肠直肠吻合术：作为 STC 的经典术式，手术过程要求切除全大肠并行回肠、直肠吻合，其优点在于可明显改善患者的便秘症状，有效率高，复发率低；但也存在一定缺点，如手术范围大，创伤大，存在一定的吻合口瘘的风险，术后腹泻、大便失禁等排便功能异常需较长时间恢复。对于合并直肠排空功能欠佳、直肠黏膜有过敏感觉征象的 STC 患者，可选择回肠储袋肛管吻合术。

(2) 结肠次全切除 + 盲肠或升结肠吻合术：手术过程常行保留回盲瓣的升结肠直肠吻合术，因保留了回盲瓣，理论上可限制了回肠内容物流入结肠的速度，同时保留部分升结肠可吸收水分，因此促进了正常粪便的形成，并减少排便次数。但该术式因升结肠旋转以及升结肠的部分保留可能会导致术后便秘的缓解不佳。有报道称，此术式有 27% 的患者出现腹痛，并且需要用泻药排便，可能需要再次手术。

(3) 结肠部分切除术：通过结肠传输实验及结肠压力测试，来判断手术中需要切除的结肠的位置及范围。优点在于创伤小、恢复快、远期腹泻发生率低。但因为术前判断切除的范围的难度大，故其缺点也很明显，具有较高的复发率，目前临床很少应用。

(4) 结肠旷置术：常规情况下保留近端结肠，远端断端封闭，并行结肠乙状结肠或直肠吻合术，该术式损伤小、恢复快、围术期并发症发生率低，常应用于不能耐受大手术和老年患者。但由于旷置结肠为盲襻，术后腹胀、腹痛的症状仍然存在。

（5）回肠或盲肠造口术：造口术的优点在于创伤小、并发症少；缺点在于术后腹痛、腹胀症状不能完全缓解且造瘘术后生活质量差。

（二）出口梗阻型便秘的手术治疗

出口梗阻型便秘（ODS）因其原因复杂，目前已明确的有关机制包括耻骨直肠肌矛盾收缩、会阴部下降过深、直肠肠套叠、直肠前突和直肠脱垂。针对上述机制，近年来探索了多种多样的手术方式，包括治疗耻骨直肠肌矛盾收缩的双侧耻骨直肠肌部分切除术，治疗直肠脱垂的直肠黏膜纵行折叠术加硬化剂注射、吻合器痔上黏膜环切钉合术（PPH）、直肠黏膜切除肌层折叠术（Delorme）、经肛门吻合器直肠部分切除术（STARR）及腹腔镜直肠功能性悬吊术（LVR）等，但目前尚无长期大样本研究证明上述手术方式的优劣性，需根据患者实际情况进行选择。随着发病机制的综合化、治疗方式的多样化，未来便秘仍需联合多学科精准化治疗。

1. 双侧耻骨直肠肌部分切除术

作为治疗耻骨直肠肌矛盾收缩的术式，现通常与其他术式联合进行，综合治疗出口梗阻型便秘。

2. 直肠黏膜纵行折叠术加硬化剂注射

在治疗因直肠黏膜脱垂方面有其自身的优势，优势在于其创伤小、手术时间短、并发症少、住院时间短、住院费用少，但其对于操作者的要求高，术后复发率高。

3. 吻合器痔上黏膜环切钉合术（PPH）

在距齿状线 2～3cm 处分别黏膜、黏膜下层双荷包缝合，置入吻合器钉仓，收紧荷包，收紧、激发吻合器。近年来，PPH 的加入使出口梗阻型患者得到了很大的收益。有报道称，PPH 近期效果显著，能有效地改善便秘情况，但远期的手术效果欠佳，仍有较高的复发率。

4. 经肛门吻合器直肠部分切除术（STARR）

在距患者齿线 3cm 位置使用缝合线对患者进行间断缝合，缝合内容包括患者直肠全层半圆，采用半环形荷包缝合方式进行治疗，缝合方式为 Z 字形，缝合的中间荷包为患者前突直肠。缝合完毕后，对荷包收紧并使用带线器带出结扎线，使用吻合器击发夹闭直肠前半段并进行切除。同法切除直肠距齿线约 3cm 处后半段。近年来，STARR 手术在直肠内套叠、直肠前突导致的出口梗阻型便秘领域得到了广泛的应用，与传统疗法相比，该手术模式的预后效果相对更为优异，有利于患者健康的合理恢复。但其并发症较多，包括出血、肛门失禁、剧烈的肛门疼痛、直肠阴道瘘等，国内逐渐取而代之的是直肠黏膜套扎术及硬化剂注射治疗，大大降低了各种并发症发生率，也大大降低了住院费用。

5. 腹腔镜直肠功能性悬吊术（LVR）

出口梗阻型便秘按照梗阻部位表现为盆腔入口梗阻和肛门出口梗阻，肛门出口梗阻多通过经肛手术治疗，盆腔入口梗阻则需要经腹手术解决。手术需牵拉乙状结肠显露直肠周围陷凹，缝合直肠周围陷凹，沿左侧肠壁向头侧连续缝合直肠左侧壁系膜和骶骨上方壁腹膜，直至缝合至骶骨岬水平，将直肠固定于骶骨前方。对于盆腔入口梗阻，虽然有报道通过膝胸卧位和 Kegel 锻炼，可以有所改善，但耗时较长、患者依从性较差。腹腔镜手术既满足了经腹手术所能达到的效果，又有效避免腹部手术并发症的发生，为开展便秘手术治疗提供了良好的技术支持。

（三）混合型便秘的手术治疗

混合型便秘患者同时存在结肠慢传输和肛门直肠排便障碍两种病理生理紊乱。便秘症状重且持续，严重影响生活质量，患者异常痛苦，不能停药或治疗无效，常称为顽固性功能性便秘（obstinate functional constipation，OFC），约占慢性功能性便秘的10%。当患者因便秘的折磨而下决心承受外科手术的创伤和痛苦时，便秘多为病程长、病情重的顽固混合型便秘。尚未有明确统一的外科治疗方法。有报道称联合术式对此类患者效果显著，具体为巨结肠切除、结肠次全保留回盲部、结肠直肠下端改良Duhamel术，不需要广泛游离盆腔，保留直肠前壁的压力感受功能，新建的直肠升结肠侧－侧吻合口有良好的贮便功能。它同时针对结肠慢传输和出口梗阻两方面病理生理改变进行重建，获得较好的临床效果。此手术可以完美的解决便秘问题，但存在的问题也有很多，切除肠管范围主要依靠医师的主观判断，缺乏相应的客观依据，容易出现切除范围过大或不够，导致患者出现控便困难或便秘症状无改善，增加患者痛苦，影响生活质量。

（黄　涛　黄淑麟　谭浩翔　魏　东　高　峰）

七、其他治疗

慢性便秘病因复杂，结肠传输时间的延长可能是其重要发病机制。慢性便秘的传统治疗方法包括使用纤维素、渗透性泻剂、刺激性泻剂、促动力药物等，当这些治疗均失败时常常考虑外科手术，最常采用结肠部分切除、回肠直肠吻合术。近年来，随着对慢性便秘病理生理机制的不断深入，电刺激和针灸疗法治疗慢性便秘的研究愈来愈广泛。

（一）电刺激疗法

电刺激是一种有前途的促进排便的方法，已有关于骶神经根电刺激的研究。但是电刺激必须借助于神经外科手术，进行骶神经根的传入神经阻滞还会导致排便反射的消失。另一种有潜力的治疗方法是直接进行结肠电刺激（colonic electricalstimulation，CES）。

1. 分类

结肠电刺激促进肠道动力根据刺激参数不同可以分为两种，即神经电刺激（短波宽脉冲高频或短波宽串脉冲电刺激）和电起搏（长波宽长时程脉冲低频电刺激）。根据产生的效应分为正向刺激（刺激电极位于生理性起搏点区域或结肠近端，可增加正向动力功能，促进肠道收缩）和逆向刺激（刺激电极在肠道远端，能逆转正常的肠道收缩运动）。根据放置刺激电极方法分为浆膜刺激和黏膜刺激，其中浆膜起搏为大多数研究者采取的方法，黏膜起搏由于电极与黏膜的接触难以保证，无法获得长期、有效的起搏效果。

2. 电刺激对肠道运动功能的影响

有关结肠电刺激对肠道运动功能的研究相对较多。目前的观点认为，短波宽串脉冲结肠电刺激可以促进结肠传输，而长波宽长时程脉冲结肠电刺激对结肠传输的作用还存在争议。骶神经根电刺激对结肠传输的作用仍然不确定。

短波宽串脉冲结肠电刺激包含重复的短脉冲串，并且由两种信号构成：①持续的高频（5～100Hz）短波宽脉冲（波宽一般＜100μs）。②控制信号来控制脉冲信号的"开"和"关"，开和关的时间决定了串脉冲的频率。短波宽串脉冲结肠电刺激对于慢波并没有明显的影响，但可以有效地促进收缩，并促进肠道动力。Amaris 等报道使用微处理器控制的连续串脉冲电刺激显著促进了麻醉状态下狗的结肠内容物的传输运动。有文献报道短波宽脉冲高频结肠电刺激促进了猫脊髓损伤模型结肠传输。李文波等研究显示短波宽串脉冲结肠电刺激可以显著促进大鼠的结肠传输。Sevcencu 等亦报道序列电刺激可促进猪的降结肠推进运动，并且这种作用可能是通过氮能和胆碱能神经通路来调节。

长波宽长时程脉冲低频结肠电刺激，因其可以"起搏"或控制肠道固有慢波，所以被称为电起搏，其波宽以毫秒（ms）为单位，一般为 10~600ms，频率近似于肠道固有生理慢波频率。它可以控制肠道自身的慢波，但是它对于肠道的收缩功能和传输作用仍存在争议。研究发现与起搏慢波参数相同的长脉冲肠电刺激能使肠节律紊乱正常化。Shafik 等以结肠无力的患者为研究对象，在结肠黏膜上埋置起搏电极，以高于自发性起搏电压频率 15% 的脉冲率（波宽 200ms，波幅 5mA）给予刺激，发现无自发性的起搏电压产生；在健康对照组，刺激位置远端的自发性起搏电压的频率、振幅和速度有明显增加。早期也有研究显示胃大部切除胃空肠吻合术后的患者，肠电起搏（波宽 50ms，波幅 15mA）不能够产生肠慢波。小肠正向起搏可以控制自身慢波，高于小肠慢波固有频率 10% 的频率电刺激可以加速肠道对固体和液体的排空。而逆向起搏可以减慢小肠传输，引起逆向推进性小肠收缩，促进小肠吸收。

目前研究证实骶神经根电刺激可以降低结肠和直肠的易激惹性，增加肛管的压力，并且这种作用可能是通过抑制肛管 - 皮质通路起作用的，但是其对结肠传输的作用仍然不确定。所以还需要更进一步的实验来研究其对结肠动力的影响。

3. 电刺激的临床疗效

尽管已经有很多关于结肠电刺激的基础研究，但是缺乏合适的可植入性设备、电极置入的侵袭性限制了其临床应用。可得到的资料均为骶神经根电刺激治疗慢性便秘的临床报道。两项早期的研究显示，对 8 名慢性便秘患者分别进行为期 3 周的骶神经根电刺激治疗，结果有 2 例获得症状缓解。另外，对 10 名慢性便秘患者进行 7 日的短期刺激，结果显示患者排便困难症状明显缓解、排便时间显著缩短。随后，有研究报道 4 例顽固性便秘患者保守治疗失败正考虑外科手术治疗时，对其进行 8 个月的骶神经根电刺激治疗后，所有患者排便频率均增加、粪便易于排出，并且与便秘相关的一系列腹部症状如腹痛、腹胀均获得缓解，生活质量也得到提高。最近，一项多中心、前瞻性、连续队列研究针对便秘病程在 1 年以上，泻药、栓剂、灌肠及生物反馈等治疗均失败的 65 名慢性便秘患者行骶神经根电刺激，显示骶神经根电刺激治疗慢性便秘的成功率为 73%，65% 患者疗效保持至实验结束。另一项有关骶神经根电刺激治疗便秘的成功率为 48%，但患者生活质量均得到不同程度的提高。一项正在意大利人群中进行但是结果仍然未发表的数据资料显示骶神经根电刺激治疗慢性便秘的成功率为 38%。总之，骶神经根电刺激是治疗慢性便秘的有效手段，但是有关疗效的长期有效性仍需要更进一步的研究证实。

4. 作用机制

有关电刺激的作用机制报道不多。有研究发现串脉冲结肠电刺激促进结肠传输可能是通过氮能神经通路而非胆碱能神经通路介导的。长波宽长时程脉冲低频电起搏调节慢波可能是通过作用于局部神经肌肉完成。也有研究显示，它能促进肠道肌间神经丛 5- 羟色胺、P 物质、乙酰胆碱的释放，给予相应的受体拮抗药后电起搏调控慢波的作用可以被部分阻断，表明 5- 羟色胺受体、胆碱能受体和神经通路等均参与了长脉冲电起搏对肠道慢波的调控。此外，研究还发现长脉冲电起搏对肠道症状的改善可能与胆碱能神经的兴奋有关，并且其作用可能是由中枢神经系统所介导。骶神经根电刺激治疗慢性便秘的作用机制目前还不十分清楚，可能通过不同的神经通路起作用，包括运动、感觉和中枢神经通路，而不仅仅是通过刺激传出神经而使蠕动增加的结果。总之，电刺激的作用机制是复杂的，可能涉及多种因素的共同参与，其具体机制还有待继续深入研究。

综上所述，电刺激经由不同的作用方式介导产生促肠动力作用，对肠慢波、肠收缩、肠传输等产生影响，越来越多的应用于慢性便秘的临床治疗中，由于缺乏可长期植入的设备、放置电极的侵袭性和不良反应限制了肠电刺激的临床应用，所以肠电刺激的研究尚处于发展阶段，这些问题的解决可能是肠电刺激广泛应用的关键契机。

（二）针灸疗法

针灸疗法是中医学中一种重要而又独具特色的治疗疾病的方法，已有几千年的历史，并且越来越广泛的被全世界的医生和患者所接受。电针术（electroacupuncture，EA）是将针灸针连接到一个电脉冲发生器上，将针灸和电流刺激结合在一起，通过电脉冲刺激针灸穴位的方法。电针术的效果更加一致，具有更好的可重复性，在研究中应用更加普遍。电针也可以被认为是电刺激的一种变术，电刺激信号是通过针灸针刺激穴位传导到胃肠道。经皮穴位电刺激（transcutaneous electrical acupoint stimulation，TEAS）或经皮神经电刺激（transcutaneous elecrical nerve simulation，TENS）是通过在针灸穴位或神经区放置皮肤表面电极进行电刺激，将特定的低频脉冲电流输入人体以达到治疗作用的电疗方法，是近些年来发展起来的一种神经刺激疗法。由于针灸穴位很多是沿着神经区域分布的，人们发现通过皮肤电极刺激可以产生与电针相同的针刺效果。它刺激人体经络腧穴，通过人体经络腧穴的反射传导，使经络通畅、气血调和、脏腑功能平衡，从而达到行滞通便、恢复健康的目的。

1. 分类

常用的有体针、耳针和穴位注射三种方式。

(1) 体针：常用的穴位有天枢穴、中脘穴、足三里及内关穴等。根据穴位、经络施灸，每日 1 次。经常针刺以上穴位可以达到调整肛肠功能，防治慢性便秘的目的。

(2) 耳针：穴取直肠、耳尖前、大肠等，用中等强度刺激，留针 30min。

(3) 穴位注射：取双侧神门穴、咳肛穴（尺泽下 2～3cm 处），用生理盐水在穴位注射，每穴注入 2～3ml，平均每 2～3 天注射 1 次。

2. 针灸对肠道运动功能的影响

Iwa 等研究报道电针刺激大鼠双侧后肢足三里穴可显著加快结肠传输，并可明显增加远端结肠的运动幅度。国内也有研究报道低频刺激（3Hz、15Hz）对结肠影响不明显，而高频刺激（100Hz）可使脑、脊髓释放胆囊收缩素（CCK），并与存在于中枢的 CCK-A 受体结合引起结肠的长暴发棘波（long spike burst，LSB）明显增加，促进结肠动力。陈兰等亦报道高频电针（100Hz，3mA）刺激足三里穴对大鼠结肠推进运动及结肠传输有明显的促进作用。Luo 等通过测压法发现，电针足三里能显著提高末端结肠收缩，并证明了这种刺激性作用是通过调节胆碱能神经通路实现的。同样对正常大鼠肠动力研究中发现，电针足三里能增加结肠传输。在对应激性大鼠肠动力的研究中发现，电针抑制应激所引起的结肠传输的加速，此种抑制作用是通过调节交感神经通路实现的，从而说明在不同的生理、病理状态下，特定频率电针可以通过不同的神经机制来调节结肠运动。

3. 针灸的临床疗效

针灸治疗便秘首见于《黄帝内经》，至今已积累了丰富的治疗经验，对慢性便秘治疗安全有效。Jin 等对 52 例慢性便秘患者行电针治疗，结果显示电针治疗 1 个月后 3 名患者痊愈、6 名患者非常有效、23 名患者有效、20 名患者基本无效。有研究显示艾灸和针刺联合应用对慢性便秘的疗效优于单纯针刺治疗。但是 Klauser 等研究显示低频电针刺激（10Hz）对慢性便秘患者的排便频率和结肠传输时间没有明显影响。

研究报道在慢性便秘患者中，经皮电刺激治疗能明显改善排便并能促进结肠传输，缓解焦虑和压力，从而提高慢性便秘患者的生活质量。Chase 等对患有慢性便秘、经药物和行为治疗均失败的 8 名儿童进行经皮电刺激治疗，经过 1 个月的腹部以及平脐相对应的后背（$T_9 \sim L_2$）刺激，结果显示排便次数均增加。另有研究显示 3 名长期依赖逆行灌肠的小儿患者在经皮神经电刺激治疗后有 2 名获得症状缓解。一项随机对照试验评估经皮电刺激对 40 名慢性便秘患儿的疗效，发现经皮电刺激后肠道传输速度增加，且能提高生活质量，但对排便频率无影响。当电刺激频率和时间增加（每日 1h）时，排便频率也随之增加。一项针对便秘儿童的研究结果显示，经过经皮电刺激（每日 1h）治疗，多名患儿排便显著增加。

4. 作用机制

针灸疗法有一定的促进结肠传输的作用，对慢性便秘有疗效，对由其他疾病引起的便秘有辅助通便之功效，但是这种效应机制目前仍然不十分清楚。

有资料显示，针灸可以使大肠蠕动减弱的患者蠕动增强，加速对粪便的推进作用，此效应是通过提高副交感神经的兴奋性而实现的。Iwa 等认为这种刺激形式是通过骶骨副交感传出神经加快结肠传输。李瑞午等在研究针刺对大鼠肠道肌间神经丛一氧化氮能神经元的影响，发现针刺足三里有利于肠道动力的恢复。有研究在对大鼠电针双侧足三里穴 50min 后，发现肠壁神经结构（黏膜下神经丛和肌间神经丛）内脑啡肽免疫反应性（ENK-IR）明显降低，而 P 物质免疫反应性（SP-IR）明显升高，提示电针足三里穴调整肠道功能可能有肽类递质参与，P 物质在脑干的基因表达增加，结肠 P 物质含量显著增高，以促进肠道运动。

综上所述，针灸疗法对慢性便秘的良性调节作用不仅在动物研究中得到了证实，而且在人体研究及临床疗效也突显出其独特的优越性，从而给慢性便秘的治疗带来前景。今后需要更多的证据和更好的实验设计来评估其对慢性便秘的临床疗效、阐明其疗效机制。

（文俏程　肖志刚　郑建勇　杨关根　李春雨）

参 考 文 献

[1] 贾增增，徐月姣，李吉，等. 功能性便秘与肠道菌群的关系及其微生态治疗研究进展 [J]. 医学综述，2019, 25(8): 1577-1581.

[2] 李铭，李延青. 慢性便秘的微生态观点与临床治疗 [J]. 中华医学杂志，2014, 94(28): 2232-2233.

[3] Attaluri A, Jackson M, Valestin J, et al. Methanogenic

flora is associated with altered colonic transit but not stool characteristics in constipation without IBS[J]. Am J Gastroenterol, 2010, 105(6): 1407-1411.

[4] Scully P, Macsharry J, O'Mahony D, et al. Bifidobacterium infantis suppression of Peyer's patch MIP-1α and MIP-1β secretion during Salmonella infection correlates with increased local CD4+CD25+ T cell numbers[J]. Cell Immunol, 2013, 281(2): 134-140.

[5] Joyce SA, MacSharry J, Casey PG, et al. Regulation of host weight gain and lipid metabolism by bacterial bile acid modification in the gut[J]. Proc Natl Acad Sci USA, 2014, 111(20): 7421-7426.

[6] King TS, EliaM, Hunter JO. Abnormal colonic fermentation in irritable bowel syndrome[J]. Lancet, 1998, 352(9135): 1187-1189.

[7] Cammarota G, Ianiro G, Cianci R, et al. The involvement of gut microbiota in inflammatory bowel disease pathogenesis: potential for therapy[J]. Pharmacol Ther, 2015, 149: 191-212.

[8] YamaguchiT, Ohyama S, Furukawa H, et al. Sigmoid colon diverticula perforation associated with sevelamer hydrochloride administration: a case report[J]. Ann Med Surg(Lond), 2016, 10: 57-60.

[9] Anderson RC, Cookson AL, McNabb WC, et al. Lactobacillus plantarum MB452 enhances the function of the intestinal barrier by increasing the expression levels of genes involved in tight junction formation[J]. BMC Microbiol, 2010, 10: 316.

[10] Ojetti V, Ianiro G, Tortora A, et al. The effect of Lactobacillus reuteri supplementation in adults with chronic functional constipation: a randomized, double-blind, placebo-controlled trial [J]. J Gastrointestin Liver Dis, 2014, 23(4): 387-391.

[11] Wu RY, Pasyk M, Wang B, et al. Spatiotemporal maps reveal regional differences in the effects on gut motility for Lactobacillus reuteri and rhamnosus strains[J]. Neurogastroenterol Motil, 2013, 25(3): e205-e214.

[12] Favretto DC, Pontin B, Moreira TR. Effect of the consumption of a cheese enriched with probiotic organisms(Bifidobacterium lactis Bi-07) in improving symptoms of constipation[J]. Arq Gastroenterol, 2013, 50(3): 196-201.

[13] Kim SE, Choi SC, Park KS, et al. Change of fecal flora and effectiveness of the short-term VSL#3 probiotic treatment in patients with functional constipation[J]. J Neurogastroenterol Motil, 2015, 21(1): 111-120.

[14] Dimidi E, Christodoulides S, Fragkos KC, et al. The effect of probiotics on functional constipation in adults: a systematic review and meta-analysis of randomized controlled trials[J]. Am J Clin Nutr, 2014, 100(4): 1075-1084.

[15] Barichella M, Pacchetti C, Bolliri C, et al. Probiotics and prebiotic fiber for constipation associated with Parkinson disease: a RCT[J]. Neurology, 2016, 87(12): 1274-1280.

[16] Sakai T. Kubota H, Gawad A, et al. Effect of fermented milk containing Lactobacillus casei strain Shirota on constipation-related symptoms and haemorrhoids in women during puerperium[J]. Beneficial Microbes, 2015, 6(3): 253-262.

[17] Yeun Y, Lee J. Effect of a double-coated probiotic formulation on functional constipation in the elderly: a randomized, double blind, controlled study[J]. Arch Pharm Res, 2015, 38(7): 1345-1350.

[18] Borody TJ, Khoruts A. Fecal microbiota transplantation and emerging applications[J]. Nat Rev Gastroenterol Hepatol, 2011, 9(2): 88-96.

[19] Zhang F, Luo W, Shi Y, et al. Should we standardize the 1,700-year-old fecal microbiota transplantation?[J]. Am J Gastroenterol, 2012, 107(11): 1755-1756.

[20] Brandt LJ, Aroniadis OC, Mellow M, et al. Long-term follow-up of colonoscopic fecal microbiota transplant for recurrent Clostridium difficile infection[J]. Am J Gastroenterol, 2012, 107(7): 10791087.

[21] Silverman MS, Davis I, Pillai DR. Success of self-administered home fecal transplantation for chronic Clostridium difficile infection[J]. Clin Gastroenterol Hepatol, 2010, 8(5): 471-473.

[22] Youngster I, Russell GH, Pindar C, et al. Oral, capsulized, frozen fecal microbiota transplantation for relapsing Clostridium difficile infection[J]. JAMA, 2014, 312(17): 1772-1778.

[23] Ge X, Tian H, Ding C, et al. Fecal microbiota transplantation in combination with soluble dietary fiber for treatment of slow transit constipation: a pilot study[J]. Arch Med Res, 2016, 47(3): 236242.

[24] Tian H, Ding C, Gong J, et al. Treatment of slow transit constipation with fecal microbiota transplantation: a pilot study[J].J Clin Gastroenterol, 2016, 50(10): 865-870.

[25] 田宏亮，丁超，马春联，等 . 粪菌胶囊治疗慢传输型便秘 15 例临床疗效分析 [J]. 中国实用外科杂志，2016, 36(4): 430-432.

[26] 张发明，范志宁，季国忠 . 粪菌移植的概念、历史、现状和未来 [J]. 中国内镜杂志，2012, 18(9): 930-934.

[27] 李宁，田宏亮，马春联，等 . 菌群移植治疗肠道疾病 406 例疗效分析 [J]. 中华胃肠外科杂志，2017, 20(1): 40-46.

[28] 刘巧云，张松，曹海超，等 . 粪菌移植对顽固性功能性便秘患者临床疗效及生活质量的影响 [J/CD] 中华消化病与影像杂志 (电子版)，2017, 7(1): 4-8.

[29] 李海龙，陈伟 . 便秘的营养治疗 [J]. 中华全科医师杂志，2018, 17(11): 887-889.

[30] 龚龙波，吕孝鹏，孟良，等 . 便秘术后胃排空障碍及肠内营养支持治疗的应用 [J]. 中华普通外科学文献 (电子版)，2013, (5): 29-31.

[31] MugieSM, BenningaMA, DiLC. Epidemiology of constipation in children and adults: a systematic review[J]. Best Pract Res Clin Gastroenterol, 2011, 25(1): 3-18.

[32] Chu H, Zhong L, Li H, et al.Epidemiology characteristics of constipation for general population, pediatric population, and elderly population in china [J]. Gastroenterol Res Pract, 2014, 2014: 532-734.

[33] ZhangM, YangXJ, ZhuHM, et al.Epidemiological study of elderly constipation in Beijing[J]. World J Gastroenterol, 2015, 21(47): 13368-13373.

[34] Yang XJ, Zhang M, Zhu HM, et al. Epidemiological study: correlation between diet habits and constipation among elderly in Beijing region[J].World J Gastroenterol, 2016, 22(39): 8806-8811.

[35] Hipsley EH. Dietary "fibre" and pregnancy toxaemia[J]. Br Med J, 1953, 2(4833): 420-422.

[36] 朱婧，马姗婕，肖平波，等 . 来源于谷物的膳食纤维对肠道运动及症状影响的 Meta 分析 [J]. 卫生研究，2015, 44(1): 1-7.

[37] Müller-Lissner SA. Effect of wheat branon weight of stool and gastrointestinal transit time: a meta analysis[J]. Br Med J: Clin Res Ed, 1988, 296(6622): 615-617.

[38] Voderholzer WA, Schatke W, Muhldorfer BE, et al. Clinical response to dietary fibret reatment of chronic constipation[J]. Am J Gastroenterol, 1997, 92(1): 95-98.

[39] Basilisco G, Coletta M. Chronic constipation: a critical review[J]. Dig Liver Dis, 2013, 45(11): 886-893.

[40] Bijkerk CJ, Muris JW, Knottnerus JA, et al. Systematic review: therole of different types of fibre in the treatment of irritable bowel syndrome[J]. Aliment Pharmacol Ther, 2004, 19(3): 245-251.

[41] Suares NC, Ford AC. Prevalence of, and risk factors for, chronic idiopathic constipation in the community: systematic review and meta-analysis[J]. Am J Gastroenterol, 2011, 106(9): 1582-1591.

[42] Gibson GR, Probert HM, Loo JV, et al. Dietary modulation of the human colonic microbiota: updating the concept of prebiotics[J]. Nutr Res Rev, 2004, 17(2): 259-275.

[43] KohA, De Vadder F, Kovatcheva-DatcharyP, et al. Fromdietary fiber to host physiology: short chain fatty acids as key bacterial metabolites[J]. Cell, 2016, 165(6): 1332-1345.

[44] Bassotti G, Clementi M, Antonelli E, et al. Low-amplitude propagated contractile ewaves: a relevant propulsive mechanism of human colon[J]. Dig Liver Dis, 2001, 33(1): 36-40.

[45] Lindberg G, Hamid SS, Malfertheiner P, et al. World Gastroenterology Organisation global guideline: Constipation—a global perspective[J]. Journal of clinical gastroenterology, 2011, 45(6): 483-487.

[46] American College of Gastroenterology Chronic Constipation Task Force. An evidence-based approach to the management of chronic constipation in North America [J]. Am J Gastroenterol, 2005, 100(Suppl 1): S1-S4.

[47] 聚卡波非钙协作组，袁耀宗 . 聚卡波非钙治疗便秘型肠易激综合征的随机、双盲、安慰剂对照多中心临床试验 [J]. 中华消化杂志，2007, 27(10): 685-688.

[48] 非比麸临床协作组 . 小麦纤维素颗粒治疗功能性便秘的多中心临床实验 [J]. 中华消化杂志，2009, 29(4): 271-272.

[49] Suares NC, Ford AC. Systematic review: the effects of fibre in the management of chronic idiopathic constipation[J]. Aliment Pharmacol Ther, 2011, 33(8): 895-901.

[50] Chiba T, Kudara N, Sato M, et al. Colonic transit, bowel movements, stool form, and abdominal pain in irritable bowel syndrome by treatments with calcium

polycarbophil [J]. Hepato-gastroenterology, 2005, 52(65): 1416-1420.

[51] Emmanuel AV, Tack J, Quigley E M, et al. Pharmacological management of constipation[J]. Neurogastroenterology and motility : the official journal of the European Gastrointestinal Motility Society, 2009, 21(Suppl 2): S41-54.

[52] Tack J, Müller-Lissner S, Stanghellini V, et al. Diagnosis and treatment of chronic constipation—a European perspective[J]. Neurogastroenterology and motility : the official journal of the European Gastrointestinal Motility Society, 2011, 23(8): 697-710.

[53] Corazziari E, Badiali D, Bazzocchi G, et al. Long term efficacy, safety,and tolerabilitity of low daily doses of isosmotic polyethylene glycol electrolyte balanced solution(PMF-100)in the treatment of functional chronic constipation [J].Gut, 200, 45(4): 522-526.

[54] Cinac R, Chera D, Gruss HJ, et al. Randomised clinical trial: macrogol/PEG 3350 + electrolytes versus prucalopride in the treatment of chronic constipation-a comparison in a controlled environment[J]. Alimen Pharmacol Ther, 2013, 37(9): 876-886.

[55] Belsey JD, Geraint M, Dixon TA. Systematic review and meta analysis: polyethylene glycol in adults with non-organic constipation[J]. Int J Clin Pract, 2010, 64(7): 944-955.

[56] Gwee KA, Ghoshal UC, Gonlachanvit S, et al. Primary Care Management of Chronic Constipation in Asia: The ANMA Chronic Constipation Tool[J]. Journal of neurogastroenterology and motility, 2013, 19(2): 149-160.

[57] Bove A, Bellini M, Battaglia E, et al.Consensus statement AIGO/SICCR diagnosis and treatment of chronic constipation and obstructed defecation(Part II : Treatment)[J].World Journal of Gastroenterology, 2012, 18(36): 4994-5013.

[58] Shin J E , Jung H K , Lee T H , et al. Guidelines for the Diagnosis and Treatment of Chronic Functional Constipation in Korea, 2015 Revised Edition[J]. Korean Journal of Medicine, 2016, 91(2): 114-130.

[59] Bouhnik Y, Neut C, Raskine L, et al. Prospective, randomized, parallel-group trial to evaluate the effects of lactulose and polyethylene glycol-4000 on colonic flora in chronic idiopathic constipation[J]. Alimentary pharmacology & therapeutics, 2004, 19(8): 889-899.

[60] Mueller-Lissner S, Kamm MA, Wald A, et al. Multicenter, 4-week, double-blind, randomized, placebo-controlled trial of sodium picosulfate in patients with chronic constipation[J]. The American journal of gastroenterology, 2010, 105(4): 897-903.

[61] Kamm MA, Mueller-Lissner S, Wald A, et al. Oral bisacodyl is effective and well-tolerated in patients with chronic constipation[J]. Clinical gastroenterology and hepatology : the official clinical practice journal of the American Gastroenterological Association, 2011, 9(7): 577-583.

[62] Dunnick J K, Hailey J R. Phenolphthalein exposure causes multiple carcinogenic effects in experimental model systems[J]. Cancer research, 1996, 56(21): 4922-4926.

[63] 戴宁 , 侯晓华 , 袁耀宗 , 等 . 合理应用刺激性泻剂专家研讨会纪 [J]. 中华消化杂志 , 2013, 33(10) : 708-709.

[64] Ford AC, Suares NC. Effect of laxatives and pharmacological therapies in chronic idiopathic constipation: systematic review and meta-analysis[J]. Gut, 2011, 60(2): 209-218.

[65] Blackett JW, Rosenberg R, Mahadev S, et al. Adenoma Detection is Increased in the Setting of Melanosis Coli[J]. Journal of clinical gastroenterology, 2018, 52(4): 313-318.

[66] Yiannakou Y, Piessevaux H, Bouchoucha M, et al. A randomized, double-blind, placebo-controlled, phase 3 trial to evaluate the efficacy, safety, and tolerability of prucalopride in men with chronic constipation[J]. The American journal of gastroenterology, 2015, 110(5): 741-748.

[67] Tack J, Camilleri M, Dubois D, et al. Association between health-related quality of life and symptoms in patients with chronic constipation: an integrated analysis of three phase 3 trials of prucalopride[J]. Neurogastroenterology and motility : the official journal of the European Gastrointestinal Motility Society, 2015, 27(3): 397-405.

[68] Ke MY, Tack J, Quigley EM, et al. Effect of Prucalopride in the Treatment of Chronic Constipation in Asian and Non-Asian Women: A Pooled Analysis of 4 Randomized, Placebo-controlled Studies[J]. Journal of neurogastroenterology and motility, 2014,

20(4): 458–468.

[69] Tack J, van Outryve M, Beyens G, et al. Prucalopride (Resolor) in the treatment of severe chronic constipation in patients dissatisfied with laxatives[J]. Gut, 2009, 58(3): 357–365.

[70] Camilleri M, Kerstens R, Rykx An, et al. A placebo-controlled trial of prucalopride for severe chronic constipation[J]. The New England journal of medicine, 2008, 358(22): 2344–2354.

[71] Ke M, Zou D, Yuan Y, et al. Prucalopride in the treatment of chronic constipation in patients from the Asia–Pacific region: a randomized, double–blind, placebo–controlled study[J]. Neurogastroenterology & Motility, 2012, 24(11): 999–e541.

[72] 邹多武，柯美云，袁耀宗，等 . 普芦卡必利治疗慢性便秘的中国多中心随机、双盲、安慰剂对照临床研究 [J]. 中华消化杂志 ,2012(12): 847–851.

[73] Camilleri M, Bharucha AE, Ueno R, et al. Effect of a selective chloride channel activator, lubiprostone, on gastrointestinal transit, gastric sensory, and motor functions in healthy volunteers[J]. American journal of physiology. Gastrointestinal and liver physiology, 2006, 290(5): G942–G947.

[74] Johanson JF, Morton D, Geenen J, et al. Multicenter, 4–week, double–blind, randomized, placebo-controlled trial of lubiprostone, a locally–acting type–2 chloride channel activator, in patients with chronic constipation[J]. The American journal of gastroenterology, 2008, 103(1): 170–177.

[75] Fukudo S, Hongo M, Kaneko H, et al. Efficacy and safety of oral lubiprostone in constipated patients with or without irritable bowel syndrome: a randomized, placebo–controlled and dose–finding study[J]. Neurogastroenterology and motility : the official journal of the European Gastrointestinal Motility Society, 2011, 23(6): 544–e205.

[76] Lembo Anthony J, Johanson John F, Parkman Henry P, et al. Long–term safety and effectiveness of lubiprostone, a chloride channel(ClC–2) activator, in patients with chronic idiopathic constipation[J]. Digestive diseases and sciences, 2011, 56(9): 2639–2645.

[77] Barish CF, Drossman D, Johanson JF, et al. Efficacy and safety of lubiprostone in patients with chronic constipation[J]. Digestive diseases and sciences, 2010, 55(4):1090–1097.

[78] Fei G, Raehal K, Liu S, et al. Lubiprostone reverses the inhibitory action of morphine on intestinal secretion in guinea pig and mouse[J]. The Journal of pharmacology and experimental therapeutics, 2010, 334(1):333–340.

[79] Cryer B, Katz S, Vallejo R, et al. A randomized study of lubiprostone for opioid–induced constipation in patients with chronic noncancer pain[J]. Pain medicine(Malden, Mass.), 2014, 15(11):1825–1834.

[80] Chey WD, Drossman DA, Johanson JF, et al. Safety and patient outcomes with lubiprostone for up to 52 weeks in patients with irritable bowel syndrome with constipation[J]. Alimentary pharmacology & therapeutics,2012,35(5):587–599.

[81] Blackshaw LA, Brierley SM. Emerging receptor target in the pharmacotherapy of irritable bowel syndrome with constipation[J]. Expert review of gastroenterology & hepatology, 2013, 7(5 Suppl 1): 15–19.

[82] Lembo AJ, Schneier HA, Shiff SJ, et al. Two randomized trials of linaclotide for chronic constipation[J]. The New England journal of medicine, 2011, 365(6): 527–536.

[83] Rao S, Lembo AJ, Shiff SJ, et al. A 12–week, randomized, controlled trial with a 4–week randomized withdrawal period to evaluate the efficacy and safety of linaclotide in irritable bowel syndrome with constipation[J]. The American journal of gastroenterology, 2012, 107(11): 1714–1725.

[84] Chey WD, Lembo AJ, Lavins BJ, et al. Linaclotide for irritable bowel syndrome with constipation: a 26–week, randomized, double–blind, placebo–controlled trial to evaluate efficacy and safety[J]. The American journal of gastroenterology, 2012, 107(11): 1702–1712.

[85] Yang Y, Fang J, Guo X, et al. Linaclotide in irritable bowel syndrome with constipation: A Phase 3 randomized trial in China and other regions[J]. Journal of Gastroenterology and Hepatology, 2018, 33(5): 980–989.

[86] Ford AC, Moayyedi P, Lacy BE, et al. American College of Gastroenterology monograph on the management of irritable bowel syndrome and chronic idiopathic constipation[J]. The American journal of gastroenterology, 2014, 109(Suppl 1): S2–27.

[87] 王相峰，张四喜，等 . 慢性便秘治疗新药——Elobixibat[J]. 实用药物与临床 , 2019, 22(07): 773–

776.

[88] Jiang C, Xu Q, Wen X, et al. Current developments in pharmacological therapeutics for chronic constipation[J]. Acta Pharmaceutica Sinica B, 2015, 5(4): 300–309.

[89] Acosta A , Camilleri M . Elobixibat and its potential role in chronic idiopathic constipation[J]. Therapeutic Advances in Gastroenterology, 2014, 7(4): 167–75.

[90] Bajor A, Gillberg PG, Abrahamsson H.Bile acids:short and long term effects in the intestine[J]. Scand J Gastroenterol, 2010, 45(6): 645–664.

[91] Gillberg P, Dahlstrom M, Starke I, et al, The IBAT inhibition by A3309–a potential mechanism for the treatment of constipation[J]. Gastroenterol Clin North Am, 2010, 138: S224.

[92] Nakajima A, Seki M, Taniguchi S. Determining an optimal clinical dose of elobixibat, a novel inhibitor of the ileal bile acid transporter, in Japanese patients with chronic constipation: a phase II, multicenter, double–blind, placebo–controlled randomized clinical trial[J]. Journal of gastroenterology, 2018, 53(4): 525–534.

[93] 杜海鹏, 冯福梅, 等 . 阿片类药物引起便秘的治疗进展 [J]. 中国老年保健医学 , 2019, 17(2): 104–108.

[94] Liu M, Wittbrodt E. Low–dose oral naloxone reverses opioid–induced constipation and analgesia[J]. Journal of pain and symptom management, 2002, 23(1): 48–53.

[95] Meissner W, Schmidt U, Hartmann M , et al. Oral naloxone reverses opioid–associated constipation[J]. Pain, 2000, 84(1): 105–109.

[96] Meissner W, Leyendecker P, Mueller–Lissner S, et al. A randomised controlled trial with prolonged–release oral oxycodone and naloxone to prevent and reverse opioid–induced constipation[J]. European journal of pain(London, England), 2009, 13(1): 56–64.

[97] Smith K, Hopp M, Mundin G, et al. Naloxone as part of a prolonged release oxycodone/naloxone combination reduces oxycodone–induced slowing of gastrointestinal transit in healthy volunteers[J]. Expert opinion on investigational drugs, 2011, 20(4): 427–439.

[98] Burness CB, Keating GM. Oxycodone/Naloxone prolonged–release: a review of its use in the management of chronic pain while counteracting opioid–induced constipation[J]. Drugs, 2014, 74(3): 353–375.

[99] Vondrackova D, Leyendecker P, Meissner W, et al. Analgesic efficacy and safety of oxycodone in combination with naloxone as prolonged release tablets in patients with moderate to severe chronic pain[J]. The journal of pain : official journal of the American Pain Society, 2008, 9(12): 1144–1154.

[100] Poelaert J, Koopmans–Klein G, Dioh A, et al. Treatment with prolonged–release oxycodone/ naloxone improves pain relief and opioid–induced constipation compared with prolonged–release oxycodone in patients with chronic severe pain and laxative–refractory constipation[J]. Clinical therapeutics, 2015, 37(4): 784–792.

[101] Mehta V, Alaward S, Kuravinakop S, et al. Effect of a fixed–dose opioid agonist/antagonist on constipation in patients on long–term opioids for non–malignant pain unable to tolerate laxatives[J]. Pain physician, 2014, 17(5): 415–424.

[102] A Sandner–Kiesling, P Leyendecker, M Hopp, et al. Long–term efficacy and safety of combined prolonged–release oxycodone and naloxone in the management of non–cancer chronic pain[J]. International Journal of Clinical Practice, 2010, 64(6): 763–774.

[103] White WB, Kowey P, Diva U, et al. Cardiovascular Safety of the Selective μ–Opioid Receptor Antagonist Naloxegol: A Novel Therapy for Opioid–Induced Constipation[J]. Journal of cardiovascular pharmacology and therapeutics, 2018, 23(4): 309–317.

[104] Webster L, Dhar S, Eldon M, et al. A phase 2, double–blind, randomized, placebo–controlled, dose–escalation study to evaluate the efficacy, safety, and tolerability of naloxegol in patients with opioid–induced constipation[J]. Pain, 2013, 154(9): 1542–1550.

[105] Chey WD, Webster L, Sostek M, et al. Naloxegol for opioid–induced constipation in patients with noncancer pain[J]. The New England journal of medicine, 2014, 370(25): 2387–2396.

[106] Webster L, Chey WD, Tack J, et al. Randomised clinical trial: the long–term safety and tolerability of naloxegol in patients with pain and opioid–induced constipation[J]. Alimentary pharmacology & therapeutics, 2014, 40(7): 771–779.

[107] Crockett SD, Greer KB, Heidelbaugh JJ, et al.

American Gastroenterological Association Institute Guideline on the Medical Management of Opioid-Induced Constipation[J]. Gastroenterology, 2019, 156(1): 218-226.

[108] Hu K, Bridgeman MB. Naldemedine (Symproic) for the Treatment Of Opioid-Induced Constipation[J]. P&T: a peer-reviewed journal for formulary management, 2018, 43(10): 601-627.

[109] Webster LR, Yamada T, Arjona Ferreira JC. A Phase 2b, Randomized, Double-Blind Placebo-Controlled Study to Evaluate the Efficacy and Safety of Naldemedine for the Treatment of Opioid-Induced Constipation in Patients with Chronic Noncancer Pain[J]. Pain medicine(Malden, Mass.), 2017, 18(12): 2350-2360.

[110] Hale M, Wild J, Reddy J, et al. Naldemedine versus placebo for opioid-induced constipation (COMPOSE-1 and COMPOSE-2): two multicentre, phase 3, double-blind, randomised, parallel-group trials[J]. The lancet. Gastroenterology & thepatology, 2017, 2(8): 555-564.

[111] Webster LR, Nalamachu S, Morlion B, et al. Long-term use of naldemedine in the treatment of opioid-induced constipation in patients with chronic noncancer pain: a randomized, double-blind, placebo-controlled phase 3 study[J]. Pain, 2018, 159(5): 987-994.

[112] Candy B, Jones L, Vickerstaff V, et al. Mu-opioid antagonists for opioid-induced bowel dysfunction in people with cancer and people receiving palliative care[J]. Cochrane Database Syst Rev, 2018, 6(6): CD006332.

[113] BS Wong, AS Rao, M Camilleri, et al. The effects of methylnaltrexone alone and in combination with acutely administered codeine on gastrointestinal and colonic transit in health[J]. Alimentary Pharmacology & Therapeutics, 2010, 32(7): 884-893.

[114] Michna E, Blonsky ER, Schulman S, et al. Subcutaneous methylnaltrexone for treatment of opioid-induced constipation in patients with chronic, nonmalignant pain: a randomized controlled study[J]. The journal of pain: official journal of the American Pain Society, 2011, 12(5): 554-562.

[115] Iyer SS, Randazzo BP, Tzanis EL, et al. Effect of subcutaneous methylnaltrexone on patient-reported constipation symptoms[J]. Value in health : the journal of the International Society for Pharmacoeconomics and Outcomes Research, 2011, 14(1): 177-183.

[116] L Webster, E Michna, A Khan, et al. The long-term safety of subcutaneous methylnaltrexone for the treatment of opioid-induced constipation in patients with chronic nonmalignant pain[J]. Journal of Pain, 2011, 12(4): 70.

[117] Rauck R, Slatkin NE, Stambler N, et al. Randomized, Double-Blind Trial of Oral Methylnaltrexone for the Treatment of Opioid-Induced Constipation in Patients with Chronic Noncancer Pain[J]. Pain practice: the official journal of World Institute of Pain, 2017, 17(6): 820-828.

[118] Bharucha AE, Pemberton JH, Locke GR 3rd. American Gastroenterological Association technical review on constipation[J]. Gastroenterology, 2013, 144(1): 218-238.

[119] Park KS, Choi SC, Park MI, et al.Practical treatments for constipation in Korea[J]. Korea J Intern Med, 2012, 27(3): 262-270.

[120] Lindberg G, Hamid SS, Malfertheiner P, et al. World Gastroenterology Organisation global guideline: constipation-a global perspective[J]. J Clin Gastroenterol, 2011, 45(6): 483-487.

[121] Gwee KA, Ghoshal UC, Gonlachhanvist S, etal. Primary care managenment of chronic constipation in Asia: the ANMA chronic constipation tool[J]. J Neuro gastroenterol Motil, 2013, 19(2): 149-160.

[122] Suares NC, Ford AC. Systematic review: the effects offibre in the management of chronic idiopathic constipation[J]. Aliment Pharmacol Ther, 2011, 33(8): 895-901.

[123] 李秀贤, 真岩波, 王昌霞, 等. 生物反馈治疗在功能性便秘患者中的应用 [J]. 中国医疗前沿, 2013, 0(17):38-39.

[124] RaoSS, Valestin JA, Xiang X, et al. Home based versus office based biofeedback therapy for constipation with dyssynergic defecation: a randomized controlled trial[J]. Lacet Gastroenterol Hepatol, 2018, 3(11): 768-777.

[125] RaoSS, Benninga MA, Bharucha AE, et al. ANMS-ESNM position paper and consensus guidelines on biofeedback therapy for anorectal disorders[J]. Neurogastroenterol Motil, 2015, 27(5): 594-609.

[126] Rao SS, Seatonk K, Miller M, et al. Randomized controlledtrial of biofeedback, sham feedback, and standard therapy for dyssynergic defecation[J]. Clin Gastroenterpl Hepatol, 2007, 5(3): 331–338.

[127] Tang J, Huang Z, Tang Y, et al. Efficacy of adaptive biofeedback training in treating constipation related symptoms[J/OL]. Evid Based Complement Alternat Med, 2015, 2015: 959734[2014–08–26]

[128] 李苗苗，叶必星，汤玉蓉，等．慢性便秘患者生物反馈疗法的疗效预测因素分析 [J]. 中华内科杂志，2014, 53(1): 40–43.

[129] 莫平．生物反馈训练治疗慢性便秘的现状和展望 [J]. 国外医学，2000, 20(2): 51–55.

[130] Heymen S, Jones KR, Scarlett Y, et a1. Biofeedback treatment of constipation: a critical review. Dis Colon Rectum, 2003, 46: 1208–1217.

[131] Woodward S, Norton C, Chiarelli Biofeed back for treatment of chronic idiopathic constipation in adults[J]. Cochrane Database Syst Rev, 2014(3): CD008486.

[132] RaoSS, Valestin J, Brown CK, et al. Long–term efficacy of biofeedback therapy for dyssynergic defecation: a randomized controlled trial[J]. AmJ Gastroenterol, 2010, 105(4): 890–896.

[133] Lee HJ, Boo SJ, Jung KW, et al. Long term efficacy of biofeedback therapy in patients with dyssynergic defecation: results of amedian 44 months follow up[J]. Neuro gastroenterol Motil, 2015, 27(6): 787–795.

[134] 宋玉磊，林征，林琳，等．生物反馈治疗联合综合护理干预对功能性便秘患者临床症状及生活质量的影响 [J]. 中华护理杂志，2012, 47(6): 485–487.

[135] Chiotakakou Faliakou E, Kamm MA, Roy AJ, et al. Biofeedback provides long term benefit for patients with intractable, slow and normal transit constipation[J]. Gut, 1998, 42(4): 517–521.

[136] Chiarioni G, Salandini L, Whitehead WE. Biofeedback benefits only patients withoutlet dysfuction, not patients with isolated slow transit constipation[J]. Gastroenterology, 2005, 129(1): 8697.

[137] Zhu L, et al. Multi–centered stratified clinical studies for psychological and sleeping status in patients with chronic constipation in China[J]. Zhonghua yi xue za zhi, 2012, 92(32): 2243–2246.

[138] Huang L, et al. Prevalence and risk factors of chronic constipation among women aged 50 years and older in Shanghai, China[J]. Medical science monitor: international medical journal of experimental and clinical research, 2017, 23: 2660.

[139] Dykes S, S Smilgin–Humphreys, C Bass. Chronic idiopathic constipation: a psychological enquiry[J]. European journal of gastroenterology & hepatology, 2001, 13(1): 39–44.

[140] Werth BL. Epidemiology of constipation in adults: Why estimates of prevalence differ[J]. Journal of Epidemiological Research, 2019, 5(1): 37

[141] Li XJ, et al. Prevalence of depressive and anxiety disorders in Chinese gastroenterological outpatients[J]. World journal of gastroenterology: WJG, 2012, 18(20): 2561.

[142] Hosseinzadeh ST, et al. Psychological disorders in patients with chronic constipation[J]. Gastroenterology and hepatology from bed to bench, 2011, 4(3): 159.

[143] Mody R, et al. Prevalence and risk of developing comorbid conditions in patients with chronic constipation[J]. Current medical research and opinion, 2014, 30(12): 2505–2513.

[144] Jamshed N, ZE Lee, KW Olden. Diagnostic approach to chronic constipation in adults[J]. American family physician, 2011, 84(3): 299–306.

[145] Bet PM, et al. Side effects of antidepressants during long–term use in a naturalistic setting[J]. European Neuropsychopharmacology, 2013, 23(11): 1443–1451.

[146] 熊理守，等．广东省社区人群慢性便秘的流行病学研究 [J]. 中华消化杂志，2004, 24(8): 488–491.

[147] 林征，等．功能性便秘患者社会、心理、行为状况调查及生物反馈治疗效果随访 [J]. 中国临床康复，2005, 9(28): 67–69.

[148] Devanarayana NM, S Rajindrajith. Association between constipation and stressful life events in a cohort of Sri Lankan children and adolescents[J]. Journal of tropical pediatrics, 2010, 56(3): 144–148.

[149] Emmanuel AV, HJ Mason, MA Kamm. Relationship between psychological state and level of activity of extrinsic gut innervation in patients with a functional gut disorder[J]. Gut, 2001, 49(2): 209–13.

[150] Chan AO, et al. Differing coping mechanisms, stress level and anorectal physiology in patients with functional constipation[J]. World J Gastroenterol,

2005, 11(34): 5362-6.

[151] 匡荣光, 等. 老年功能性便秘患者肛管直肠压力的性别差异与心理影响因素研究 [J]. 重庆医学, 2015(4): 472-474.

[152] 丁元伟, 等. 焦虑抑郁状态对老年和非老年功能性便秘患者肛门直肠动力和直肠感觉的影响 [J]. 中华老年医学杂志, 2012, 31(4): 322-324.

[153] 窦迎春, 许倩倩, 孟欣颖. 脑肠肽及焦虑、抑郁在便秘中的研究进展 [J]. 胃肠病学和肝病学杂志, 2017, 26(5): 497-502.

[154] Israelyan, N., et al. Effects of serotonin and slow-release 5-hydroxytryptophan on gastrointestinal motility in a mouse model of depression[J]. Gastroenterology, 2019, 157(2): 507-521. e4.

[155] 崔振华, 等. 心理治疗对功能性便秘患者血清儿茶酚胺水平的影响 [J]. 山东医药, 2016, 56(30): 67-69.

[156] 方秀才. 功能性胃肠病合并精神心理障碍的处理 [J]. 中华内科杂志, 2011, 50(9): 725-726.

[157] Yang L, A Khera, M Kamm. Outcome of behavioural treatment for idiopathic chronic constipation[J]. Internal medicine journal, 2014, 44(9): 858-864.

[158] 中华医学会神经病学分会神经心理学与行为神经病学组. 综合医院焦虑、抑郁与躯体化症状诊断治疗的专家共识 [J]. 中华神经科杂志, 2016, 49(12): 908-917.

[159] 黄伟泽, 方巧. 氟哌噻吨美利曲辛片治疗伴焦虑状态功能性便秘的效果 [J]. 中国当代医药, 2017, 24(11): 146-148.

[160] 赵梦雁, 张冠成, 骆天炯. 老年功能性便秘的中医药治疗进展 [J]. 国医论坛, 2020, 35(3): 67-70.

[161] 梁莉健, 等. 从五脏一体观论治老年功能性便秘 [J]. 中国当代医药, 2020, 27(13): 151-153.

[162] 周嫚, 王敏. 王敏教授运用中医体质辩证治疗慢性便秘浅析 [J]. International Infections Diseases (Electronic Edition), 2020, 9(01): 152.

[163] 孟玉, 等. 便秘的中医药治疗进展 [J]. 中医研究, 2018, 31(12): 69-73.

[164] 于辉瑶, 等. 慢性便秘非药物治疗的研究进展 [J]. 陕西中医, 2017, 38(10): 1487-1488.

[165] 王章标. 中药治疗慢性功能性便秘的疗效 [J]. 中医临床研究, 2016, 8(10): 99-100.

[166] 李树超. 中药治疗慢性功能性便秘的疗效 [J]. 世界最新医学信息文摘, 2016, 16(84): 191.

[167] 白克运, 赵清华. 慢性功能性便秘的中医药治疗进展 [J]. 中国中医药现代远程教育, 2011, 9(21):

145-148.

[168] 王靖思, 刘绍能. 功能性便秘的中医药治疗进展 [J]. 上海中医药杂志, 2011, 45(9): 79-81.

[169] 陈金生. 中医学 [M]. 北京：人民卫生出版社, 2018: 296-297.

[170] 祝礼芸. 温针灸治疗痔疮术后便秘的临床观察 [J]. 中国保健营养, 2020, 30(9): 353.

[171] 崔敏. 耳穴埋豆疗法临床应用研究进展 [J]. 中国民间疗法, 2019, 27(20): 101-103.

[172] 阚希凤. 耳穴埋豆疗法在老年病科运用与体会 [J]. 中西医结合心血管病电子杂志, 2017. 5(9): 97-100.

[173] 刘娟, 田小飞. 埋线疗法治疗便秘 32 例 [J]. 中医外治杂志, 2016. 25(1): 64.

[174] 张雁雁, 郝巧茸, 程燕, 小儿功能性便秘的中医药治疗进展 [J]. 湖南中医杂志, 2015, 31(12): 202-204.

[175] 任晓明. 针刺治疗便秘 160 例 [J]. 中国针灸, 2014. 34(2): 168.

[176] 鞠萍. 摩腹疗法治疗功能性便秘的临床研究 [J]. 光明中医, 2013, 28(12): 2585-2586.

[177] 张永臣. 针刺治疗老年功能性便秘 33 例 [J]. 江西中医药, 2011, 42(6): 53-54.

[178] 林晖, 孙健. 中药灌肠治疗慢性便秘临床研究进展 [J]. 辽宁中医药大学学报, 2010. 12(3): 192-195.

[179] 严基东. 大黄的药理学及临床应用 [J]. 牡丹江医学院学报, 2006(4): 61-64.

[180] 周倩妹, 等. 中药灌肠治疗便秘的 Meta 分析 [J]. 华西医学, 2013, 28(5): 669-674.

[181] 阿木拉. 穴位埋线联合隔姜灸治疗阳虚型便秘 35 例 [J]. 中国中医药科技, 2020, 27(3): 443-445.

[182] 宁厚旭, 孙建华. 慢传输型便秘发病机制研究 [J]. 现代中西医结合杂志, 2012, 21(1): 108-110.

[183] Cliff S, Rohit G, et al. Laparoscopic subtotal colectomy for colonic inertia[J]. Journal of Gastrointestinal Surgery, 2005, 9(6): 803-808.

[184] 黄忠诚. 慢传输型便秘手术的规范与实施 [J]. 中华胃肠外科杂志, 2016, 19(12): 1338-1341.

[185] 王界璇, 蔡伟. 结直肠手术在慢性便秘治疗中的价值 [J]. 中华胃肠外科杂志, 2018, 21(3): 276-280.

[186] 中华医学会外科学分会结直肠肛门外科学组. 2010 便秘外科诊治专家共识 [J]. 中华胃肠外科杂志, 2010, 13(7): 546-547.

[187] 姜军. 金陵术治疗混合型顽固性便秘临床价值及

评价 [J]. 中国实用外科杂志, 2013, 33(11): 935–937.

[188] Schiller LR. New and emerging treatment options for chronic constipation[J]. Rev Castroenterol Disord, 2004, 4(Suppl 2): S43–S51.

[189] Kenefick NJ, Nichlls RJ, Cohen RG, et al.Permanent sacral nerve stimulation for treatment of idiopathic constipation[J]. Br J Surg, 2002, 89: 882–888.

[190] 李文波, 刘诗, 钱伟, 等. 串脉冲和长脉冲结肠电刺激对大鼠结肠传输的影响 [J]. 中华医学杂志, 2006, 86(47): 3370–3372.

[191] Amaris MA, Rashev PZ, Mintchev MP, et al. Microprocessor controlled movement of soldcolonic content using sequential neural electrical stimulation[J]. Gut, 2002, 50(4): 475–479.

[192] Bruninga K, Riedy L, Keshavarzian A, et al.The effect of eletrical stimulation on colonic transitfollowing spinal cord injury in cats[J]. Spinal Cord, 1998, 36(12): 847–853.

[193] Sevcencu C, Rijkhoff NJ, Cregersen H, et al. Propulsive activity induced by sequential electricalstimulation in the descending colon of the pig[J]. Neurogastroenterol Motil, 2005, 17: 376–387.

[194] Yin J, Chen JD. Mechanisms and Potential Applications of Intestinal Electrical Stimulation[J]. Dig Dis Sci, 2010, 55: 1208–1220.

[195] Shafik A, Shafik AA, el–Sibai O, et al. Colonic pacing in patients with consti pation due to colonic inertia[J]. Med Sci Monit, 2003, 9(5): 191–196.

[196] Malouf AJ, Wiesel PH, Nicholis T, et al. Sacral nerve stimulation for idiopathic slow transit constipation[J]. Gastroenterol Clin North Am, 2001, 118: 4444–4448.

[197] Canio E, Masin A, Ratto C, et al. Short–term sacral nerve stimulation for functional anorectal and urinarydisturbances:results in 40 patients[J]. Dis Colon Rectum, 2001, 44: 1261–1267.

[198] Kamm MA, Dudding TC, Melenhorst J, et al. Sacral nerve stimulation for intractable constipation[J]. Gut, 2010, 59: 33–340.

[199] Holzer B, Rosen HR, Novi G, et al. Sacral nerve stimulation in patients with severe constipation[J]. Dis Colon Rectum, 2008, 51: 524–529.

[200] 李文波, 刘诗, 侯晓华, 等. 串脉冲结肠电刺激对大鼠结肠传输的影响及其机制 [J]. 中华医学杂志, 2008, 7(44): 3155–3157.

[201] Shi Liu, JDZ Chen. Colonic electrical stimulation regulates colonic transit via the nitregic pathway in rats[J]. Dig Dis Sci, 2006, 51: 502–505.

[202] 董静武. 胃肠起搏器治疗功能性便秘 180 例 [J]. 中国中西医结合消化杂志, 2006, 14(6):413.

[203] 李文波, 刘诗. 针刺疗法治疗功能性肠疾病的研究进展 [J]. 世界华人消化杂志, 2006, 14:197–200.

[204] Iwa M, Matsushima M, Nakade Y, et al. Electroacupuncture at ST–36 accelerates colonic motilitv and transit in freely moving conscious rats[J]. Am J Physiol Gastrointest Liver Physiol, 2006, 290: G285–G292.

[205] 高荣慧. 电针刺激对大鼠生理功能的影响 [J]. 国外医学·中医中药分册, 2003, 25: 280–282.

[206] 陈兰, 刘诗. 高频电针刺激足三里促进大鼠结肠推进运动 [J]. 世界华人消化杂志, 2006, 14: 2962–2964.

[207] 陈兰, 刘诗. 高频电针刺激足三里穴对大鼠结肠传输功能的影响 [J]. 胃肠病学和肝病学杂志, 2007, 16(5):477–480.

[208] Luo D, Liu S, Xie X, et al.Electroacupuncture at acupoint ST–36 promotes contractility of distal colon via a cholinergic pathway in conscious rats[J]. Dig Dis Sci, 2008, 53: 689–693.

[209] Iwa M, Nakade Y, Pappas TN, et al. Electroacupuncture elicits dual effects:stimulation of delayed gastric emptying and inhibition of acelerated colonic transit induced by restraint stress in rats[J]. Dig Dis Sci, 2006, 51: 1493–1500.

[210] 金淘, 丁义江, 王玲玲, 等. 针刺治疗慢性功能性便秘疗效观察 [J]. 中国针灸, 2010, 30(2):97–101.

[211] 王丽娟, 王玲玲. 麦粒灸结合针刺治疗慢性功能性便秘随机对照研究 [J]. 中国针灸, 2011, 31(4):320–324.

[212] 史宁, 刘诗, 谢小平, 等. 经皮电神经刺激针灸穴位对慢传输型便秘患者的疗效 [J]. 中华医学杂志, 2008, 9(14):947–950.

[213] 迟旭, 鞠琰莉. 经皮神经电刺激治疗慢传输型便秘疗效观察 [J]. 上海针灸杂志, 2009, 28(4):205–206.

[214] Chase J, Robertson VJ, Southwell B, et al. Pilot study using transcutaneous electrical stimulation interferential current)to treat chronic treatment–resistant constipation and soiling in children[J]. J Gastroenterol Hepatol, 2005, 20(7): 1054–1061.

[215] King SK, Sutclif JR, Southwell BR, et al. The antegrade continence enema sucessfully treats idiopathic slow-transit constipation[J]. J Pediatr Surg, 2005, 40(12): 1935-1940.

[216] Clarke MC, Chase JW, Gibb S, et al.Decreased colonic transit time after transcutaneous interferential elecrical stimulation in children with slow transit constipation[J]. J Pediatr Surg, 2009, 44(2): 408-412.

[217] Clarke MC, Chase JW, Gibb S, et al.Improvement of quality of life in childrenwith slow transit constipation after treatment with transcutaneous electrical stimulation[J]. J Pediatr Surg, 2009, 44(6): 1268-1272.

[218] lsmail KA, ChaseJ, Cibb S, et al. Daily transabdominal electrical stimulation at home increased defecation in children with slow-transit constipation:a pilot study[J]. J Pediatr Surg, 2009, 44(12): 2388-2392.

[219] 陈艳, 刘诗 . 电针足三里对胃肠功能性疾病作用的研究进展 [J]. 世界华人消化杂志, 2011, 19(7): 705. 709.

[220] 李瑞午, 李翠红, 郭莹, 等 . 针刺对大鼠胃肠肌间神经丛 NO 能神经元的影响 [J]. 上海针灸杂志, 2002, 21(4): 40-42.

[221] 展淑琴, 赵晏, 郭新奎, 等 . 电针对大鼠脑内 P 物质基础表达的影响 [J]. 山东中医药大学学报, 2007, 31(6): 492-495.

[222] 曹东元, 牛汉璋, 赵晏, 等 . 穴位刺激经初级传入反射引起 SP 释放 [J]. 中国针灸, 2001, 21(10): 623-625.

第 3 章　儿童慢性便秘

便秘是指以大便干燥、排便困难，排便时间间隔久或虽有便意而排不出大便等一系列症状为临床表现的疾病，是儿童时期的常见病与多发病，影响儿童生活质量，给儿童及家长带来痛苦。近年来的广泛研究使我们对儿童慢性便秘的定义、流行病学、临床表现、诊断和管理策略的认识日益提高。

一、定义和诊断标准

便秘（constipation）是以排便障碍为主要表现的一组症状，表现为排便间隔时间延长、粪便干硬、排便费力和排便不尽。儿童功能性便秘（FC）是在排除器质性因素后的便秘，患者无肠道结构异常和代谢障碍，属于功能性胃肠疾病（functional gastrointestinal disorder，FGID）中的一类，是最常见的 FGID。对儿童 FC 的认识是在认识成人便秘的基础上逐渐深入，各国都编制了相应儿童 FC 的诊断标准，目前普遍采用 FGID 罗马标准中对儿童 FC 的解释，而这个标准的不断实践与完善也经历了 20 多年。1999 年颁布的罗马 Ⅱ 标准对儿童 FC 的解释仅基于对成人 FC 的认识，但这引起了业界对儿童 FC 的广泛关注与思考并激发了对该问题认知的探索热情，在 2006 年的罗马 Ⅲ 标准中就有了对儿童 FC 的详细解释，经过 10 年各国学者的广泛实践，2016 年颁布的罗马 Ⅳ 标准关于儿童 FC 的解释更为细化与准确。在罗马 Ⅲ 标准的基础上按照儿童不同年龄段、是否经过排便训练等进行分述，更能体现不同年龄段儿童发育的特点，同时，为使儿童 FC 得到及时处置，将罗马 Ⅲ 标准中便秘持续时间 2 个月修改为 1 个月，然而这个标准的效果仍需要广大医务工作者的广泛实践来验证。儿童 FC 罗马 Ⅳ 标准：基本标准是通过检查和评估不能用其他原因解释、不满足肠易激综合征的诊断标准、症状持续至少 1 个月。由于儿童通常在 2.5 岁左右开始进行排便训练，在罗马 Ⅳ 标准中结合是否经过排便训练的因素将儿童功能性便秘分成 4 岁以下和 4 岁及以上两个年龄段进行描述。对 4 岁以下者除符合以上基本标准，还需具备以下至少 2 项包括每周排便 2 次及以下、有排便疼痛或排便困难史、大便潴留史、有排出大块粪便史和直肠内存在大粪块等，对经过排便训练者还应该满足每周至少发作一次大便失禁和排出可能堵塞厕所的大粪块。对 4 岁及以上的儿童与少年，除符合以上基本标准，还需具备以下至少 2 项，包括每周排便 2 次及以下、每周至少发作一次大便失禁、有排便疼痛或排便困难史、有过度自主憋便或粪便潴留姿势、直肠内存在大粪块、排出可能堵塞厕所的大粪块等。

二、流行病学

小儿便秘以男孩多见，占医院就诊患儿的 3%，占小儿消化门诊的 10%～25%，占心理门诊的 3%～6%。关于正常人群小儿便秘的发生率报道较少，2004 年有文献报道正常人群小儿便秘的发生率为 0.3%～28%，相差幅度较大，主要是由于各地区对便秘诊断标准不同所致。近年来调查显示，小儿便秘男女发生率之比为 2：1，但也有学者认为并无性别差异。排便是人体一系列复杂而协调的生理反射活动。完整的肛门直肠神经感受器、肛门括约肌群、排便反射的反射弧和脊髓中枢的协调控制能力是完成排便必不可少的，其中任何一处发生损伤或中断均可引起便秘。

三、病因和发病机制

（一）病因

引起儿童便秘的病因较多，目前尚无统一分类，常见的原因有饮食不当、食物成分不均衡、精神因素、肠道本身疾病或发育缺陷及结肠外疾病。但研究结果显示，90%～95% 的儿童便秘是找不到明确病因的。另有研究表明，便秘儿童排便习惯异常通常程度较轻，多继发于肠道功能障碍；少数儿童便秘可能与遗传因素有关，如先天性巨结肠（HD）可能与 RET 基因 13 外显子突变有关。

小儿便秘病因可分为器质性和功能性两类，90%～95% 以上的慢性便秘是功能性的。

1. 引起便秘的器质性疾病

引起小儿便秘的器质性疾病主要包括胃肠道先天畸形、神经系统疾病、代谢内分泌疾病等（表 3-1）。器质性疾病引起的便秘又称为继发性便秘。

表 3-1 儿童继发性便秘的病因和危险因素

类 别	疾病和病因
肠道疾病	先天性巨结肠、肛门直肠畸形、肠神经发育不良
神经性疾病	脊髓异常、脊髓创伤、神经纤维瘤、脑病
代谢内分泌疾病	甲状腺功能低下、糖尿病、高钙血症、低钾血症、维生素 D 中毒
药 物	阿片类药物、抗胆碱能药物、抗抑郁药
其 他	神经性厌食、性虐待、硬皮病、囊性纤维化、食物过敏

2. 功能性便秘的病因

小儿功能性便秘涉及多方面因素，在婴幼儿与年长儿童中略有不同。

(1) 婴幼儿功能性便秘的病因

①神经发育与饮食因素：出生至 3—4 月龄时因肠神经系统稳定而排便次数减少、粪便变干，4—6 月龄时添加固体食物的种类和量不恰当、幼儿期饮食成分不当，家长对患儿的排便情况未予以注意。

②排便习惯异常：各种原因致使患儿未建立规律的排便习惯，或健康排便习惯被打乱，包括偶然发生的痛苦排便（如肛裂）和粪便潴留经历。

③家庭因素：父母的人格影响和不良排便习惯。

(2) 儿童、青少年功能性便秘病因

①婴幼儿期功能性便秘的延续。

②饮食成分不当，如糖类、蛋白质、脂肪比例失调及缺乏食物纤维等。

③精神心理因素，包括失眠、疲劳、情绪和家庭等因素使正常排便习惯改变。

④各种因素造成肠道功能失调，如呼吸道病毒感染等。

（二）发病机制

1. 器质性便秘的发病机制是先天性胃肠道发育异常（肛门直肠畸形等）和神经肌肉病变如先天性巨结肠、先天性巨直肠等出现便秘是因为病变损伤了肠道神经肌肉正常功能，导致动力障碍而影响排便，或造成粪便排出口梗阻。其他器质性病因如中枢神经、脊髓和周围神经病变、系统疾病和药物性因素等的发病机制与成人类似。

2. 功能性便秘的发病机制

(1) 神经发育与饮食因素：3—4月龄婴儿肠神经系统逐渐稳定，引起肠蠕动减慢、食物在肠道通过时间延长，可致便秘。4—6月龄婴儿固体食物添加期及以后，因各食物成分比例不当，如婴儿期过多的固体食物，幼儿期食物中蛋白质过量而糖类不足、蔬菜水果摄入过少、饮食中缺少纤维素等，影响了胃肠道正常的消化、吸收、排泄生理，使粪便在肠管内堆积的时间延长、粪便量增加且变得干硬导致便秘。

(2) 排便习惯：部分患儿在1—2岁因种种原因未能养成良好排便习惯。文献报道有20%的婴儿有拒绝在厕所排便的经历。母亲的人格问题导致婴幼儿对如厕对抗。环境因素如入托等使如厕环境改变，父母出差、更换看护人员、患病时情绪、饮食、肠道功能受影响等因素造成憋便和肛裂，此后因惧怕疼痛而憋便，在憋便过程中直肠黏膜进一步吸收粪便中的水分，使粪便变得更大块、更坚硬，排出更困难，从而导致更严重肛裂，患儿因此更加害怕排便，造成粪便潴留，长时间的直肠粪便堆积使直肠扩张致巨直肠，感觉和排便意识消失加重便秘。如此恶性循环。

四、临床特点及分型

儿童慢性便秘根据机制及原因的不同，在临床上分为3型：慢传输型便秘（slow transit costipation，STC）、出口梗阻型便秘（outlet obstructive constipation，OOC）及混合型便秘（mixed constipation，MC）。不同类型便秘各有其临床特点，STC是因减慢的结肠传输作用，导致粪便在结肠中停留时间过长所引起，其临床特点为排便次数少，少便意，粪质坚硬，排便困难，疼痛感明显，不透光标记物试验显示结肠通过时间明显延长。OOC则是由于直肠肛门疾病所致，临床表现为排便费力，量少，排不尽感或下坠感，便意多（如直肠感觉阈值增高则会表现为便意少），指诊检查直肠内泥样粪便或软粪块，结肠通过时间多正常。MC则是两种原因都存在而导致的便秘，临床上兼具有两种便秘的特点。根据大便性质及排便情况，临床上将便秘分为4级，以表示便秘程度的轻重。Ⅰ级，大便干结，肛检有干粪块，每两天排便次数＜1次；Ⅱ级，每周排便1～2次或腹部可扪及粪块；Ⅲ级，每周排便1次，有大粪块阻塞，X线提示大的粪块阴影；Ⅳ级，每月排便1～2次，伴腹胀，X线提示巨直肠、乙状结肠。

便秘不仅影响患儿身体健康，并可对儿童的社会心理发育造成不良影响，导致生活质量下降。儿童便秘最常见的表现为腹痛或排便过程中疼痛，便秘儿童33%存在非特异性腹痛。便秘患儿存在大便失禁，90%以上的儿童大便失禁与便秘有关，通常因为少量粪便污染衣物而被发现。在年长儿童，肛裂可导致出血和排便痛。9%～13%有便秘症状的儿童存在泌尿系统症状。

五、诊断和鉴别诊断

(一)临床表现

1. 排便症状

便秘最常见的症状是排便频率减少、粪便干硬和排便困难。其他表现可有排便疼痛、粪便量大、粪块巨大(堵塞厕所)、干粪擦伤肠黏膜、肛门或产生肛裂而使粪便表面带血、黏液。患儿还可表现出特征性的"憋便"姿势,患儿以脚尖站立并夹紧双腿,通过收缩肛门括约肌和大腿臀部肌肉而迫使粪便退回直肠上部而抑制排便,并保持此姿势至便意消失;有语言表述能力儿童会自述"把大便憋回去就不用拉了"。但此姿势经常被家长误认为患儿在用力排便。其他表现还包括排便不尽、大便失禁。大便失禁是因为坚硬的粪便嵌塞直肠,肠分泌液和粪水自干粪周围溢出。

2. 专科检查

腹部检查可触及粪块,直肠指诊可触及嵌塞粪块。

3. 其他表现

长期便秘患儿可表现精神萎靡、食欲不振、乏力、头晕头痛、营养不良,还可合并精神症状,表现为易怒、哭闹、情绪低落,甚至抑郁等。

4. 临床症状和体征

提示器质性便秘的临床症状和体征见表 3-2。

表 3-2　提示儿童器质性便秘的临床症状和体征

症状和体征	诊断提示
首次排出胎便＞出生后 48h,便块小、发育迟缓、发热、血性腹泻、呕吐胆汁、肛门括约肌紧、触诊直肠空虚、腹部扣及粪块	先天性巨结肠
腹胀、呕吐胆汁、假性肠梗阻	假性肠梗阻
下肢反射或肌张力降低、缺乏肛门反射、出现藏毛凹陷	脊髓异常、脊髓拴系、脊髓肿瘤、脊髓脊膜膨出
疲乏、寒冷耐受不良、心动过缓、发育不良	甲状腺功能低下
多尿、烦渴	多尿症
腹泻、皮疹、发育停滞、发热、反复肺炎	囊性纤维变
食用麸质食物后腹泻	乳糜泻
肛门位置和外观异常	先天性肛门直肠畸形、肛门闭锁、肛门狭窄、肛门前移

5. 婴儿排便困难

罗马 II 标准和罗马 III 标准均指出,婴儿排便困难是＜ 6 月龄,成功排出软便前紧张和哭闹至少 10min,但无其他健康问题。

(二)病史采集和体格检查

详细的病史采集和认真的体格检查是评估慢性便秘儿童的要点,并可以明确大多数功能性便秘的诊断。

1. 病史采集

(1) 排胎便史：胎便排出延迟应考虑短段型先天性巨结肠和肛门直肠畸形的可能性。

(2) 发病时间和相关因素：便秘大多数发生于 2—4 岁，而显著的肠道异常如肛门直肠畸形、肠神经发育不良等常在生后早期就表现便秘。某些患儿症状发生与家庭事件有关，如入幼儿园、更换看护者等。

(3) 排便习惯和排便行为：包括有无相关培训和养成健康的排便习惯，排便间隔、粪便性状，有无憋便姿势，而粪便渗漏内裤提示便秘严重。

(4) 相关症状：包括腹痛、恶心、呕吐等；有些内分泌病与便秘相关，故应注意有无相关表现，如糖尿病的多尿、烦渴、体重下降及甲状腺功能低下的昏睡、学习差和体重不增加等。

(5) 药物：近期药物史，尤其是能导致便秘的药物。

(6) 精神心理因素：心理评估能揭示神经性厌食、抑郁和焦虑。

(7) 家族史：家长的精神心理和排便功能障碍史与儿童便秘发病相关。

2. 体格检查

(1) 身高体重测定：用适合该年龄段的正常百分位表评估，并评估增长速率。

(2) 全身检查：应注意患儿的总体行为举止，相应系统疾病体征，失禁的粪便的气味。

(3) 腹部检查：有无可触及粪块，通常位于左髂窝和耻骨上。

(4) 肛周检查和直肠指诊：主要检查肛门，包括肛裂、赘生物、炎症及位置。直肠指诊评估肛门张力和粪便的存在。内科医师应重视此项检查。

(5) 神经病学检查：此检查可发现便秘的神经病学原因包括脊髓病变。

（三）辅助检查

诊断便秘前应详细询问病史。新生儿若有胎粪排出延迟，应首先考虑先天性巨结肠、直肠肛管畸形如肛管狭窄或异位肛门的可能性。近年来，Keshtgar 提倡患儿及家属应每天记录排便情况，内容包括发病年龄、排便次数、有无排便疼痛或困难、粪便大小和干硬度、污便次数、泻剂应用或经直肠治疗情况、有无大便失禁或反复尿路感染以及患儿的全身情况。但也有学者对这些排便日记的可靠性表示怀疑。有针对性进行辅助检查对诊断小儿便秘是非常重要的。目前临床上应用较多的有以下几种。

1. 组织活检

直肠活检包括直肠黏膜和黏膜下吸引活检和直肠全层活检，是诊断先天性巨结肠的金标准，确诊率高达 100%。出生后 48h 未排胎粪的新生儿便秘，必须行直肠活检，了解肠壁神经元发育情况，以排除先天性巨结肠。当需要与神经节细胞减少或增多症、肠神经发育不良症（IND）等疾病相鉴别时，或直肠黏膜吸引活检无法取到足够量的黏膜下组织时，应在全身麻醉下行直肠全层活检。由于齿状线上存在一段低神经节细胞区，建议婴幼儿在齿状线 1.5cm 以上取直肠后壁肌层活检，或在齿状线 2cm 以上取直肠黏膜活检较为适宜。2005 年有学者回顾了过去 10 年临床资料，IND 患者中，HD 和慢性便秘的发生率分别为 6% 和 2.3%，因此建议对疑似 IND 的患者在齿状线上 8～10cm 处行直肠黏膜活检，如 30 个切面中有 15%～20% 的黏膜下见到含超过 8 个以上神经节细胞的巨大神经节即可诊断为 IND。国内临床研究证实，直肠肛管测压、直肠黏膜活检乙酰胆碱酯酶（AChE）

组化染色和 X 线钡剂灌肠这 3 项联合检查在鉴别诊断先天性巨结肠类缘病（HAD）和 HD 时有重要价值。

2. 放射影像学

(1) 腹部 X 线平片：可观察粪便位于结肠和直肠的程度，但价值有限，准确性主要依赖观察者的经验。如直肠检查已提示大量粪便存在，则无必要进行此检查，对于拒绝直肠指诊或有心理因素患儿可以考虑此项检查。腹部侧位片（腰骶椎正侧位片）可观察椎体和骶骨有无畸形。

(2) 钡灌肠造影和排粪造影：钡灌肠造影对先天性巨结肠和肛管直肠畸形有诊断意义（参见前述先天性巨结肠）。排粪造影对某些适龄儿童排便障碍型功能性便秘的病因诊断有意义。张树成等对 96 例 ≥ 4 岁慢性便秘儿童进行 X 线排粪造影，结果显示耻骨直肠肌痉挛 21 例、肛门外括约肌痉挛 9 例、肠疝 10 例、直肠黏膜脱垂和套叠 8 例、直肠前突 3 例、盆底痉挛 4 例。该方法可作为儿童功能性排便障碍的检查方法。

3. 结肠传输时间测定

结肠传输时间通过不透 X 线的标记物或放射核素闪烁显像进行。可检测全结肠和结肠各节段的传输时间，判断便秘是否为结肠传输延缓所致，Tipnis 等研究 24 例 3—18 岁慢性便秘儿童，19 例为结肠传输延缓，9 例测压异常患儿中 5 例手术、1 例药物治疗，随访疗效良好，提示该检查可作为是否需要行结肠测压的参考。

4. 肛门直肠压力测定

该检查可了解便秘儿童直肠感觉阈值的升高、肛门括约肌张力和排便动力（即是否存在不协调性收缩）。较重要的作用是观察直肠肛门抑制反射的存在与否，据此考虑诊断或排除先天性巨结肠。吴燕等用改良球囊管对 126 例便秘婴儿（55 日龄至 1 岁）行肛门直肠测压，对未出现内括约肌松弛的 76 例随访 1~3 个月后行钡灌肠，70 例显示典型巨结肠征象，手术治疗后排便功能良好；其余 6 例行结肠黏膜活检，4 例无神经节细胞、2 例神经节细胞发育不良，均通过手术治愈。该项检查在正常新生儿，尤其是早产儿中可能会出现类似病变结果，对高度怀疑先天性巨结肠的病例，仍须进行肠黏膜活检。

5. 结肠测压

功能性便秘儿童结肠动力活动减弱，少见的顽固性便秘患儿可见结肠神经肌肉病变。Villrreal 等进行 375 例结肠测压检查，检出 130 例结肠神经病变，15 例结肠肌病。Gertken 检测 173 例便秘儿童，其中 30% 有结肠神经肌肉病变。

6. 其他盆腔超声和肛管超声（endosonography）

可用于检测慢性便秘患儿的直肠横径和肛门括约肌的复合异常。

六、治疗

尽管儿童便秘发生率较高，但目前尚缺乏统一的治疗方案。临床上除结合饮食疗法、排便习惯训练、灌肠治疗外，同时应根据患儿的具体情况综合分析决定治疗方案。

1. 指导与心理暗示

由于家庭环境、生活习惯和精神心理因素对儿童便秘的发生和治疗有很大影响，因此在进行治疗前医生应向患儿及其父母做好解释工作，使其了解所患疾病的病因、病理生理、临床表现、治疗方法和预后，共同商讨制订治疗疾病的方法，同时进行适宜的指导和暗示，激发其积极情绪，鼓励参加社会活动和体育锻炼，尽量避免能诱发和加重症状的因素，正确发挥心理防御机制，从而提高整体疗效。临床上对心理治疗的作用是肯定的，但由于多方面因素影响，国内外尚无统计数据。

2. 药物治疗

在没有形成规律排便前，相当长时期内应选用通便药物。清除肠道潴留粪便是便秘患儿治疗的第一步，可经口服缓泻药物或直接灌肠或两者双管齐下。对于严重便秘患儿，主张先予以灌肠3～4d后，再同时给予口服药物治疗。由于便秘是一种慢性疾病，故建议长期（数月甚至数年）使用泻药，以防止大便潴留和大便失禁发生。一般以容积性泻药（类似膳食纤维）和润滑性泻药（如液状石蜡、镁奶）为主，不主张使用刺激性和副作用较强的泻药（如蓖麻油、酚酞等），后者长期使用会导致肠动力和肠感觉功能障碍。临床研究证实，联合使用两种或两种以上泻药（如番泻叶＋液状石蜡）的疗效（11/19）远远高于单独使用一种泻药（如番泻叶）的疗效（4/18）。Loening等对一组长期使用泻药的便秘患儿进行随访，结果显示，44%的患儿1年后不用药物也能正常排便，而56%的患儿疗效不佳，常见原因可能与药物剂量和使用顺序错误，或者与治疗阶段分析失误有关。另有研究显示，仅用饮食疗法和药物治疗的肠神经发育不良症（IND）患儿，5年后随访，约80%每天排便，14%隔天排便，成功率较高。目前国外学者推荐聚乙烯二醇（PEG）（剂量每日1～1.5g/kg，疗程3～4d），认为是一种安全、有效、无不良反应的灌肠液，但长期使用是否会造成肠黏膜损伤有待进一步随访。另外，药物剂量应根据患儿年龄和病情做具体调整，需要注意的是1岁以下的小儿禁止服用液状石蜡，以防止误吸导致吸入性脂性肺炎，年长儿童长期服用需及时补充维生素AD。

3. 生物反馈治疗

国内学者江米足等对47例4—12岁功能性便秘患儿进行肛门直肠测压，对盆底肌不协调性收缩的患儿进行生物反馈治疗，完成治疗疗程27例，结果显示肛门外括约肌肌电值下降、最大缩窄力增加，治疗总有效率88.9%。提示生物反馈是治疗小儿功能性便秘的有效方法之一。

4. 外科治疗

对于因肠狭窄、肛门狭窄或先天性巨结肠等器质性疾病引起的便秘及神经性便秘如脊髓栓系综合征和脊膜膨出者，应积极手术治疗，从病因上治疗便秘。对其他原因引起的便秘经过以上严格保守治疗失败者，也可考虑行外科治疗。2004年，Keshtgar随访扩肛治疗1年后便秘缓解情况，发现扩肛治疗组（25/29，86%）与对照组（23/31，74%）相比，疗效未见显著差异。一部分学者认为，新生儿及年幼儿在排除先天性巨结肠后，每天使用甘油栓剂即可缓解便秘症状。近年来，因肉毒杆菌毒素局部注射方法安全、简单且可以反复注射，在临床上得到推广，方法是在肛门内括约肌每个象限上注射15～25U肉毒杆菌毒素。2004年，有研究结果显示，76%的患儿3个月内症状缓解，1年内缓解率达到94%，且无1例发生大便失禁。经过以上所有治疗均失败需行永久性结肠造瘘术者，推荐行顺行可控性结肠灌洗术（antegrade continence enema，ACE），以学龄期儿童和青少年为佳，灌肠孔位置通常选择在横结肠或乙状结肠。Marshall等学者认为，ACE对于治疗特发性顽固性便秘，无论是短期还是远期疗效都是非常肯定的，其中约10%的患者经过一段时间后只需口服或完全不需要泻药。而ACE疗效不佳的主要原因是患者依从性差，故选择病例需慎重。

5. 婴儿便秘的治疗

以上治疗方法基本适应于幼儿和更大龄儿童，单纯研究婴儿排便困难（特别是＜ 6 月龄）便秘的报道较少，但很多儿童期便秘起始于婴儿期。VandenBerg 等报道一组 47 例婴儿功能性便秘资料，入选患儿均除外先天性巨结肠等器质性病因，平均发病日龄为 9 日，平均就诊年龄 3.5 月龄，给以缓泻剂乳果糖每日 2ml/kg 或聚乙二醇 0.5g/kg 治疗，治疗 6 个月后随访，病程＜ 3 个月的患儿治愈率为 79%，明显高于病程＞ 3 个月的患儿（32%，$P < 0.002$），表明婴儿便秘早期干预的重要性，也提示应加强对婴儿便秘的重视和深入研究。

6. 顽固性便秘的治疗

对以上常规传统治疗无效的顽固性便秘患儿，应行进一步检查明确排除器质性疾病，积极寻找影响药物治疗效果的原因，有条件时进行肠道传输时间测定、肛门直肠压力测定等检查，了解便秘可能的病理生理机制，并根据检测结果调整药物治疗方案，对存在不协调性排便的较大儿童可考虑生物反馈治疗。

总之，小儿便秘是儿科领域中存在的一个普遍问题，对小儿的身心健康、社会心理发育和远期生活质量均造成了很大影响。发病年龄早（＜ 2 岁）、有家族史、合并大便失禁、病程长、就诊时间晚、与医生接触少、女性患者及治疗不合作等都是影响疗效的不利因素。目前，临床治疗和研究还远远不够，大多数特发性便秘患者进行早期合理的治疗可以缓解症状甚至达到治愈，故应严格掌握手术指征。今后的研究方向应致力于病因和早期治疗研究。

（肖志刚　文俏程）

参 考 文 献

[1] 陈俭红，徐梅．便秘 / 王继山，陈剑红．实用小儿胃肠病学 [M]．北京：北京医科大学中国协和医科大学联合出版社，1997: 154–160.

[2] 方鹤松．便秘胡亚美，江载芳，褚福棠．实用儿科学 [M]．7 版．北京：人民卫生出版社，2002: 1283–1285.

[3] 陈洁．便秘 / 陈洁，许春娣，黄志华．儿童胃肠肝胆胰疾病 [M]．北京：中国医药科技出版社，2006: 93–94.

[4] 王宝西．小儿便秘 / 许春娣．小儿消化系统疾病 [M]．北京：科学技术文献出版社，2007: 266–277.

[5] Rajindrajith S, Devanarayana NM. Constipation in children: novel in sight in to epidemiology, pathophysilogy and management[J]. J Neurogastroenterol Motil, 2011, 1: 35–47.

[6] Mugie SM, Di Lorenzo C, Benninga MA. Constipation in childhood. Net Rev Gastroenterol, 2011, 8(9): 502–511.

[7] 吴晓娟，孙晓毅．便秘和先天性巨结肠问题高峰研讨会纪要 [J]．中华小儿外科杂志，2010, 5: 332–333.

[8] Max J Schmulson, Douglas A Drossman. What Is New in Rome Ⅳ[J]. Journal of Neurogastroenterology and Motility, 2017.

[9] vanden Berg MM, Benninga MA, Di Lorenzo C. Epidemiology of childhood constipation: a systematicreview[J]. Am J Gastroenterol, 2006, 101: 2401–2409.

[10] Chitkara DK, Tally NJ, Weaver AL, et al. Incidence of presentation of common functional gastrointestinal disorders in children from birth to 5 years: acohort study[J]. Clin Gastroenterol Hepatol, 2007, 2: 186–191.

[11] 王宝西，王茂贵，陈军，等．功能性便秘流行病学调查及临床分析 [J]．实用儿科临床杂志，2003, 4: 253–254.

[12] Sabri M, Barksdale E, Di Loorenzo C. Constipation and lack of colonic interstitial cells of Cajal[J]. Dig Dis Sci, 2003, 48: 849–853.

[13] Constipation Guideline Commitee of the North American Society for Pediatric Gastroenterology,

Hepatology and Nutrition. Evaluation and treatment of constipation in infant and children: recommendation of the North American Society for Pediatric Gastroenterology, Hepatology and Nutrition[J]. J Pediatr Gastroenterol Nutr, 2006, 43: el–e13.

[14] Famam A, Rafeey M, Farhang S, et al. Functionl constipation in children: does matermal personality matter?[J]. Ital J Pediar, 2009, 1: 25–29.

[15] Keshtgar AS, Ward HC, Clayden GS. Diagnosis and management of children with intractable constipation[J].Seminars in pediatric surgery, 2004, 13: 300–309.

[16] Angerpointner TA. Updated results on intestinal neuronaldys–plasia (INDB)[J]. J Pediatr Surg, 2005, 40(7): 1215.

[17] 孙晓毅，王果，郭先娥，等.巨结肠类缘性疾病肛管测压、直肠黏膜活检和钡剂灌肠检查的意义 [J].中华小儿外科杂志，2004, 25: 331–334.

[18] 王维林.关注儿童便秘问题 [J].中华小儿外科杂志，2007, 7: 337–339.

[19] 张树成，王维林，张世伟，等.儿童功能性便秘的 X 线排便造影表现及临床意义 [J].中华小儿外科杂志，2008, 9: 529–532.

[20] Tipnis NA, El–Chammas KI, Rudolph CD, et al. Doorol–analtransit marker spredict which chiltren would benefit from colonic manometry studies?[J]. J Pediatr Gastroenterol Nutr, 2012, 54(2): 258–262.

[21] Morais MB, Sdepanian VL, Tahan S. Effectiveness of anorectalmanometryusing the balloon methidtoidentify the inhibitory recto–anal reflex for diagnosis of Hirschsprung's disease[J]. Revassoc Med Bras, 2005, 6: 313–317.

[22] 吴燕，王捍平，王俊，等.婴儿期便秘肛门直肠测压的临床评估 [J].临床小儿外科杂志，2009, 2: 13–14.

[23] Villarreal J, Sood M, Zang T, et al. Colonic diversion for intractable constipation in children: colonic manometry helps guide clinical decision[J]. J Pediatr Gastroenterol Nutr, 2001, 33: 58–591.

[24] Gertken JT, Cocjin J, Pehlivanov N, et al. Comorbidities associated with constipation in children refredfor colon manometry may mask functional diagnosis[J]. J Pediatr Gastrosenterol Nutr, 2005, 41: 328–331.

[25] Bijos A, Czerwionka–Szaflarska M, Mazur A, et al. The usefulness of ultrasound examination of the bowel as a method of assessment off unctional chronic constipation in children[J]. Pediatr Radiol, 2007, 37: 1247–1252.

[26] Keshtga AS, Ward HC, Clayden SS, et al. Thickening of the internal analsphincter in idiopathic constipation in children[J]. Pediar SurgInt, 2004, 20: 817–823.

[27] RemesTrche JM, Chavez Barrera JA, Gonzalez Ortiz B, et al. Guideline for diagnosis and treatment of constipationin Mexico. Evaluation and treatment of constipationin pediatric population[J]. Rev Gastroenterol Mex, 2011, 2: 155–168.

[28] vanderPlas RN, Benninga MA, Staalman CR, et al. Megarectum in constipation[J].Arch Dis Child, 2000, 83: 52–58.

[29] Voskuijl WP, van Ginkel R, Benninga MA, et al. New insights in rectal function in paediatric constipation and functional non–retentive faecalsoiling[J]. Submitted Gut, 2004.

[30] Clayden G, Keshtgar AS. Management of childhood constipa–tion[J]. Postgrad Med J, 2003, 79: 616–621.

[31] 江米足，张雁翼，陈洁，等.生物反馈治疗小儿功能性便秘的疗效研究 [J].中华儿科杂志，2009, 9: 701–704.

[32] Yamauchi K, Kubota A, Usui N, et al. Benign transientnon–organ icileus of neonates[J].Eur J Pediatr Surg, 2002,79: 266–268.

[33] Ciamarra P, Nurko S, Barksdale E, et al. Internal analsphincter achalasia in children[J]. J Pediatr Gastroenterol Nutr, 2003, 37(3): 315–319.

[34] Keshtgar AS, Clayden GS, Ward HC. Doubleblind control ledtrial of botulinum toxin injection and myectomy of internal analsphincter in the treatment of idiopathic constipation in children[J].Presented asaposterin British Association of Paediatric Surgeons internation alcongress, Oxford, 2004, 7: 27–30.

[35] Marshall J, Hutson JM, Anticich N, et al. Antegrade continence enemasin the treatment of slow–transit constipation[J]. J Pediatr Surg, 2001, 36: 1227–1230.

下 篇

慢性便秘研究及诊治进展

第 4 章　慢性便秘基础研究进展

第一节　五羟色胺在胃肠道运动中的作用

五羟色胺（5-HT）在胃肠道中广泛分布于肠神经和肠嗜铬（enterochromaffin，EC）细胞中。在胃肠道中，EC 细胞在十二指肠和直肠的肠黏膜上数量最多，作为信号转换器感受肠内的压力、食物或细菌等肠内容物的刺激。EC 细胞激活后释放出的 5-HT 能够作用于肠黏膜传入神经和肠肌间神经丛的中间神经元的一些受体，引起促分泌反射。这些反射能够引起恶心、呕吐、肠道的分泌和蠕动等活动，严重了甚至会导致腹泻。动物模型中，炎症会通过 T 细胞使黏膜层的 EC 细胞数量和 5-HT 含量增多，同时，炎症因子降低 5-HT 转运体的功能。腹部疾病引起的炎症和继发的胃肠道感染由于 EC 细胞的增多和 5-HT 转运体功能下降两方面原因导致 5-HT 可用性增强。继发于胃肠道感染的肠易激综合征（irritable bowel syndrome，IBS）和腹泻型肠易激综合征都与过量的 5-HT 有关。5-HT$_3$ 受体抑制药对这些相关的腹泻症状有效。5-HT$_3$ 受体抑制药还能控制患者化学治疗后由于 5-HT 增多导致的恶心和呕吐。研究证明，6-OHDA 处理模型大鼠胃动力减弱可能与 5-HT$_4$ 受体蛋白水平下调有关，从而推断 5-HT$_4$ 受体可能与帕金森患者的胃轻瘫发病有关。另一项国内研究证实，动脉应用 5-HT$_3$ 受体拮抗药可有效控制因肿瘤介入治疗而引发的胃肠道不良反应，提升胃癌患者的生存质量。再者，对于抑酸药不敏感的胃食管反流患者，以 5-HT 为靶向，应用受体激动药及选择性 5-HT 重摄取抑制药可能成为新的选择。5-HT 释放不足可能引起便秘型 IBS 或者便秘，5-HT$_3$ 和 5-HT$_4$ 受体激动药可以使便秘症状缓解。

定义一个信号分子的重要性，往往依赖于这种信号分子的抑制药和激动药是否能够在人类身上安全的使用。5-HT 无疑就是这样的一个分子，我们对于 5-HT 的认识迅速扩展得益于使用 5-HT$_3$ 受体抑制药止吐和使用 5-HT$_4$ 激动药治疗便秘。5-HT$_3$ 受体抑制药曾经在临床上广泛使用，很快就证明了它会引起便秘，从而使它被用于一系列的腹泻疾病，包括肿瘤相关的腹泻和腹泻型肠易激综合征等。5-HT$_3$ 受体和 5-HT$_4$ 受体激动药都被证明能够有效地治疗便秘。单胺类神经递质调节药物中，5-HT 受体激动药和拮抗药扮演着重要的角色（表 4-1）。

一、蠕动反射和 5-HT

19 世纪 50 年代末，牛津大学 Edith Bülbring 实验室进行的一系列关于肠蠕动反射的实验，开启了现代肠内 5-HT 的研究。肠蠕动反射是肠道推进运动的基本表现形式，是由肠内压力引起，包括口侧收缩和肛侧舒张两部分。肠蠕动反射最初是在狗活体上观察到的，不久以后证实也发生在豚鼠的活体上。在我国也曾有实验证明，5-HT 受体激动药可促进小鼠肠推进运动并增加大鼠离体肠管

表 4-1　单胺类神经递质调节药物分类

分　类	主要药物
5-HT 受体激动 / 拮抗药	
5-HT$_3$ 受体拮抗药	阿洛司琼、雷莫司琼
5-HT$_4$ 受体激动药	莫沙必利、普芦卡必利
5-HT$_4$ 受体部分激动药	替加色罗
5-HT$_{1A}$ 受体部分激动药	坦度螺酮
SSRI	氟西汀、帕罗西汀、舍曲林、氟伏沙明、西酞普兰
多靶点调节药物	
SNRI	文拉法辛、度洛西汀
NaSSA	米氮平
其他	氟哌噻吨美利曲辛

5-HT. 5- 羟色胺；SSRI. 选择性 5-HT 再摄取抑制药；SNRI. 选择性 5-HT 及去甲肾上腺素再摄取抑制药；NaSSA. 去甲肾上腺素及特异性 5-HT 能抗抑郁药

环行肌的收缩张力。这种神经反射既不由感觉神经节调控也不由中枢神经系统调控，而是由肠壁固有的组成部分所介导。有研究显示，当肠蠕动时，5-HT 从肠黏膜的释放会增加。Bülbring 证明了肠内压力会引起 5-HT 从肠内释放，当肠蠕动反射被激活时 5-HT 也会从肠内释放，而且肠黏膜中由五羟色胺酸内源性合成的 5-HT 会刺激肠蠕动反射。Bülbring 认为肠嗜铬细胞是肠黏膜的压力感受器，能够将 5-HT 分泌到肠壁内，5-HT 在肠壁内刺激黏膜下的初级传入神经元引起肠蠕动反射。有研究显示，在饮食中去除色氨酸喂养的大鼠仍然会有肠蠕动反射，说明 5-HT 可能并不是肠蠕动反射的必要因素，而只是调控肠蠕动反射的一个因素而已。对 5-HT 受体有作用的药物能够治疗肠易激综合征，使得人们对 5-HT 在肠蠕动反射的作用有了新的看法。肠易激综合征是很难治疗的一种疾病，多发于女性，约 1/5 的美国人口受到 IBS 的困扰。阿洛司琼，一种 5-HT$_3$ 受体抑制药被证实对腹泻型肠易激综合征有效。而替加色罗，一种 5-HT$_4$ 受体激动药，可以治疗便秘型 IBS 和慢性便秘。5-HT$_3$ 受体抑制药能够阻止 EC 细胞分泌的 5-HT 作用于肌间神经丛的初级传入神经元，而 5-HT$_4$ 受体激动药能够激活肠蠕动反射。

二、5-HT 能神经元在调控基本胃肠道运动中发挥重要作用

显然，5-HT 的来源无法用外科手术从胃肠道去除，但是可以利用基因手段去除。不同部位负责合成 5-HT 的分子是不一样的。在大鼠和小鼠体内，储存 5-HT 最大的仓库是 EC 细胞和肥大细胞。在这个部位色氨酸羟化酶（tryptophan hydroxylase 1，TPH$_1$）负责 5-HT 的合成。与此相反，在中枢神经系统中，TPH$_2$ 是合成肠神经 5-HT 的限速酶。但 TPH$_1$ 被敲除后，清除了 EC 细胞的 5-HT，并不能干预到基本的胃肠道运动。目前还不能确定蠕动反射是否会在 TPH$_1$ 基因敲除小鼠体内激活，有报道提示，去除肠黏膜之后，蠕动反射也会被激活，提示 EC 细胞可能并不是蠕动反射激活所必需的。如果不需要 EC 细胞，那么在这方面 5-HT 的释放也不是很重要了。但是肠黏膜缺如却依旧

能激活蠕动反射的说法却被质疑了。完全相反的证据表明，蠕动反射的激活必须要有足够的 EC 细胞释放的 5-HT 才能被激活。未来关于 TPH_1 或 TPH_2 基因敲除小鼠的研究会证明肠黏膜上 5-HT 的作用。无论是否是必需的，在 EC 细胞受刺激并分泌 5-HT 后，就会激活蠕动反射，调节胃肠道运动。因此在病态的或压力的条件下释放的 5-HT 就会参与病理性的胃肠道运动。有证据表明，清除 EC 细胞内储存的 5-HT 有利于治疗非便秘型的 IBS。与 EC 细胞相比，5-HT 能神经元看起来更像是正常肠道运动所必需的。与 EC 细胞相比，肠神经系统内的 5-HT 含量可以忽略；但是少不代表不重要。敲除 TPH_2 后，仅限于 5-HT 能神经元的 5-HT 被清除，减慢了肠传输，但是却促进了胃排空。5-HT 对胃排空的作用反映了其在迷走反射的作用，也是由 $5-HT_4$ 受体介导的胃容受性舒张的一部分。此外，TPH_2 被敲除后与 TPH_1 和 TPH_2 都被敲除后相比较，对胃肠运动的作用相同。这更加有力地证明了神经元里的 5-HT 比 EC 细胞中的 5-HT 对于胃肠道运动更重要。

三、5-HT 和胃肠道的运动

空腹时，上消化道除了移行性复合运动（migrating motor complex，MMC）之外基本上处于静止状态。MMC 是一种每 80~120min 循环一次的运动和分泌形式，其作用可能包括排空食物、抑制细菌繁殖甚至有可能是增加饥饿感。

$5-HT_3$ 受体抑制药能够延长 MMC 之间的间隔，但是内源性 5-HT 为什么会具有调控 MMC 的功能还尚不清楚。MMC 的活动可以被 $5-HT_4$ 受体的拮抗作用破坏。$5-HT_{1B/1D}$ 受体激动药舒马曲坦能够延长 MMC 周期。

进食时，胃部容受性扩张接受食物，发生迷走反射。$5-HT_{1A}$、$5-HT_{1B/1D}$ 和 $5-HT_7$ 受体激动药能够增加胃的容量，但是，还不知道 5-HT 受体拮抗药是否会破坏胃的容受性扩张。替加色罗可能会增加胃的顺应性，但是这个药物复杂的药理学特征，让我们很难解释这个作用的机制是否与 5-HT 有关。

消化时，胃部收缩将食物与胃液混合磨碎并排空至十二指肠 $5-HT_3$ 和 $5-HT_4$ 受体抑制药一般不会影响上消化道的运动（除了啮齿类动物和豚鼠）。然而胃排空速度会受到神经和激素反馈回路的调控，这个过程的最后或许会受到 5-HT 的调控。比如说，在胃排空最后阶段，进入肠腔的脂肪在一定程度上会通过 5-HT 激活迷走神经上的 $5-HT_3$ 受体减慢胃排空。

$5-HT_3$ 受体抑制药会使健康的志愿者便秘。抑制药会去除内源性 5-HT 在升结肠减弱分节运动并促进推进运动的作用。另外，5-HT 也在一定程度上调节胃结肠反射，$5-HT_3$ 受体的拮抗作用会减弱进食时结肠的反射。近期有研究表明，$5-HT_{2B}$ 受体抑制药可能也会影响结肠的运动，能够减弱小鼠离体结肠的蠕动和活体大鼠的排泄功能，这可能是通过肠肌间神经丛上的 $5-HT_{2B}$ 受体。此外 $5-HT_7$ 受体抑制药能够在豚鼠回肠蠕动的准备阶段减弱环状肌的容受性扩张。如果这些可以确定的话，在健康的条件下，5-HT 除了通过 $5-HT_3$ 受体还可以通过 $5-HT_{2B}$ 和 $5-HT_7$ 受体来调控结肠功能。下消化道的活动往往不会被 $5-HT_4$ 受体的拮抗作用所影响。有报道称，$5-HT_4$ 受体敲除会使小鼠胃肠活动减弱，随着年龄增长会减少更多的肠神经元，因为 $5-HT_4$ 受体的激活可能会有利于肠神经的存活和发展。一氧化氮合酶（NOS）及 5-HT 免疫反应性增强是慢传输型便秘患者结肠传输减慢的神经病理基础。

毋庸置疑，科学家付出了相当大的努力去了解 5-HT 在胃肠道中的作用，就因为胃肠道是哺乳动物 5-HT 最主要的来源。对于胃肠道中 5-HT 的研究帮助我们确定了 5-HT$_{3/4}$ 受体的作用，解释了很多药物的不良反应，并带领我们研究新的药物，为成千上万的患者带来福音。然而阿洛司琼和替加色罗被报道了很多不良事件之后被限制使用使 5-HT 在胃肠道的作用的研究收到了一定的影响。现在我们应该做的是确定不良事件背后的真正原因，并且开展新的关于 5-HT 的研究。尽管一直以来人们对 5-HT 在胃肠道运动中的研究从未停止，但是仍然有太多的未解之谜存在并且新的问题也不断地出现。现在人们一致认为，5-HT 在许多胃肠道功能中发挥着重要的作用，并且还扮演着从胃肠道传送到中枢神经的信号的角色。并且 5-HT 信号分子的靶向药物可以明显地缓解功能性胃肠道疾病的症状。胃肠道 5-HT 的功能已被证明十分广泛并且远远比之前的预想复杂。基因工具的使用和某些功能缺失的研究颠覆了人们对这个多层面的信号分子的理解。选择性的敲除 TPH 的亚型使来源于 EC 细胞的 5-HT 与来源于神经元的 5-HT 区分开来。现在已经清楚的是 5-HT 可能扮演着一个旁分泌因子或内分泌激素亦或是一个生长因子的角色。它在胃肠道运动、肠神经的形成、黏膜增长和维持、肠炎、骨生成和肝再生中所起的重要作用都会值得人们深入研究。

（史惠文　童卫东）

第二节　DNA 甲基化修饰与胃肠道疾病

早在 1975 年，就有研究者提出脊椎动物 CpG 二核苷酸中胞嘧啶的甲基化是一种表观遗传标志。随着科学研究的推进，表观遗传学在新近的研究中受到了学界越来越广泛的关注，是逐渐发展起来的一门有别于传统遗传学的新兴的遗传学分支学科。表观遗传是指在基因的 DNA 序列不发生改变的情况下，基因的表达水平与功能发生改变，并产生可遗传表型的遗传现象。其主要机制包括 DNA 甲基化、组蛋白共价修饰、非编码 RNA 调控、基因印迹等。其中 DNA 甲基化是研究较多的表观遗传现象。已有大量研究结果提示：DNA 甲基化涉及包括细胞衰老、氧化应激、炎症、肿瘤发生发展在内的多个方面的多项生命事件，并且在这些事件过程中扮演重要角色。

一、DNA 甲基化

DNA 甲基化是指在 DNA 胞嘧啶的 5 位碳原子加上一个甲基基团的过程，是真核生物中常见的一种碱基共价修饰过程。DNA 甲基转移酶（Dnmt）是催化 DNA 甲基化过程的关键酶。Dnmt 根据功能和结构的差异可分为 Dnmt1、Dnmt3a、Dnmt3b、Dnmt3L、Dnmt2。哺乳动物体内，Dnmt1 参与 DNA 甲基化状态的维持，Dnmt3a、Dnmt3b 参与 DNA 的从头甲基化过程。Dnmt3L 的作用可能与 Dnmt3a、Dnmt3b 相同或类似，而 Dnmt2 可能涉及 RNA 的甲基化过程。哺乳动物体内，DNA 甲基化主要发生于 CpG 二核苷酸（图 4-1）。

二、CpG 二核苷酸与 CpG 岛

CpG 是胞嘧啶鸟嘌呤二核苷酸（cytosine and guanine dinucleotide）的缩写，"p" 代表在 DNA 链中连接两者的磷酸盐。哺乳动物体内，CpG 二核苷酸以两种形式存在：一种分散于 DNA 序列

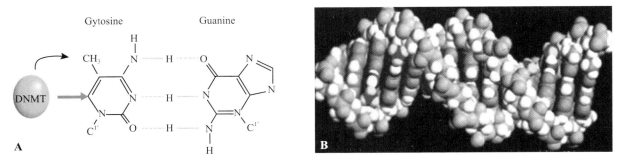

▲ 图 4-1 DNA 甲基化

A. 甲基 CH₃（红色）在胞嘧啶环的 5 位碳的位置（黑箭）的加入不会立体干扰 GC 碱基配对（蓝线）；在甲基转移过程中，DNA 甲基转移酶与碳 6 的位置（绿箭）共价结合；B. 两个自互补 CpG 序列胞嘧啶处 B 型 DNA 甲基化模型；成对的甲基部分（紫色和黄色）位于双螺旋的主凹槽中（此图的彩色版本见书末）

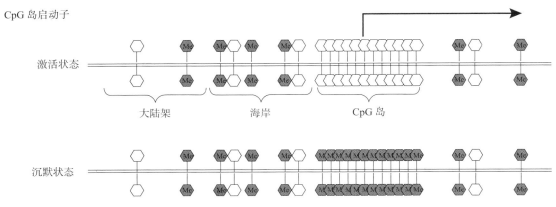

▲ 图 4-2　CpG 岛及其甲基化状态

CpG 岛是高 CpG 密度（＞ 50%）的区域，通常长度为 200bp～2kb；CpG 甲基化存在于大多数人类基因的启动子；该基因的长期沉默可以通过 CpG 岛区域的甲基化来保证；例如，不活跃的 X 染色体上的基因和某些印迹基因就是这样沉默的；此外，在癌细胞中，某些基因会因 CpG 岛甲基化而异常沉默；"海岸"是基因组的区域，距 CpG 岛 2kb，"大陆架"在距离 CpG 岛 2～4kb 的位置（此图的彩色版本见书末）

中，一种呈现高度聚集状态（即 CpG 岛）。早年对于 CpG 岛的定义为：CpG 岛是一段长度不小于 200bp、GC 含量不小于 50%、CpG 含量与期望含量之比不小于 0.6 的区域。之后，Takai 等又对 CpG 岛的标准做了修正，将 CpG 岛定义为：GC 含量到达 55%、CpG 二核苷酸的出现率达到 0.65 且长度至少为 500bp，更趋近于分布在基因 5′ 端区域的 DNA 序列。CpG 岛主要位于第一外显子和基因启动子区域，大约 60% 的人类基因的启动子区存在 CpG 岛。目前，大部分的甲基化研究都针对 CpG 岛展开（图 4-2）。

三、DNA 甲基化与胃肠道疾病

在正常细胞中，CpG 岛通常处于未甲基化状态。已有大量的研究证据提示：CpG 的甲基化状态对基因的表达具有重要的调控作用。例如：当甲基化发生在基因转录调控区域时，甲基化作用通常抑制基因表达；发生在转座元件、重复序列和大多数功能基因的编码区时，甲基化则维持着 DNA 的稳定及影响基因的转录。高甲基化的 CpG 位点与基因沉默相关；相反，低甲基化通常与基因的活化相关联。基因的表达调控与许多疾病的发生发展密切相关，因此，DNA 甲基化在各类疾病中扮演重要角色。本节主要论述 DNA 甲基化在胃肠道肿瘤和功能性胃肠病，包括炎症性肠病和慢性便秘发病中的作用。

（一）DNA 甲基化与胃肠道肿瘤

从基因层面研究肿瘤的发病机制始于 20 世纪 90 年代。此后，DNA 甲基化与肿瘤的相关性一直是全世界研究的热点。大量的研究发现，肿瘤发生过程中普遍存在甲基化失衡的情况，包括全基因组低甲基化和局部 CpG 岛高甲基化。基因组范围内的 DNA 低甲基化会激活原来保持沉默的基因，特别是原癌基因如 ras、c-myc、fos 等。全基因组低甲基化、DNMT 的调节失控和正常非甲基化 CpG 岛的高甲基化是人类肿瘤中普遍存在的现象，启动子区高甲基化导致抑癌基因失活是人类肿瘤所具有的共同特征之一。

1. DNA 甲基化与胃癌

胃癌是我国最常见的恶性肿瘤之一，其病死率在各类肿瘤中居第二位。近年来，越来越多的研究成果表明异常 DNA 甲基化导致抑癌基因失活是胃癌发生的重要原因之一。研究发现基因 CpG 岛异常甲基化参与胃癌的发生发展过程，尤其是启动子区域 CpG 岛高甲基化引起抑癌基因的表达沉默或下调在胃癌细胞的浸润、转移、增殖和凋亡中具有重要作用。基于此，与胃癌发生相关的抑癌基因的甲基化程度检测具有成为评估胃癌预后的一种有效方法的巨大潜力。例如：上皮型钙黏着蛋白基因（CDH1）启动子区的甲基化程度与胃癌发生及患者的预后具有高度相关性；死亡相关蛋白激酶（DAPK）基因在胃癌细胞和组织中发生高甲基化状态的概率很高，可以作为预后诊断的预测标志物；原钙黏着蛋白 10（PCDH10）基因启动子区的甲基化状态与胃癌细胞的增殖、集落形成、转移和侵袭密切相关；Ras 相关区域家族 1A（RASSF1A）基因异常甲基化是该基因失活的重要机制，该基因启动子区 CpG 岛的甲基化状态检测有望成为检测胃肠道恶性肿瘤的新方法。此外还有 B cell CLL/lymphoma 6，member 6（BCL6B）、Dkk-3 等许多基因，都具有成为胃癌诊断和预后评估的新型标志物的巨大潜力。

2. DNA 甲基化与结直肠癌

结直肠癌是全球常见的恶性肿瘤，死亡率在世界范围内居癌症第 4 位，在中国范围内居肿瘤发病率的前 5 位。研究发现，在肿瘤形成过程中，发生了表观遗传学改变，并且这种改变可能早于经典遗传学改变。作为表观遗传学修饰的重要方式，DNA 甲基化是促进结直肠癌发生发展的重要因素，并且与结直肠癌的分期、预后密切相关。如脾酪氨酸激酶（spleen tyrosine kinase，SKY）基因启动子区的甲基化程度与结直肠癌的病理分期密切相关；甲基鸟嘌呤 –DNA 甲基转移酶（O^6–methylguanine–DNA methyltransferase，MGMT）基因启动子区的甲基化程度与结直肠癌的分期及分化程度相关；P16 基因启动子区高甲基化导致 P16 蛋白表达下降，在结直肠癌的发生发展中具有重要作用，并且该基因和蛋白的表达与肿瘤预后存在关联性。

（二）DNA 甲基化与功能性胃肠病

功能性胃肠病（functional gastrointestinal disorder，FGID）是临床常见疾病，其病因和发病机制复杂，目前尚不明确。其诊治指南随着时间的推移也在不断更新。功能性胃肠病目前的定义如下：FGID 是肠 – 脑互动障碍。它是一组疾病，该病由与下列有关异常与胃肠道症状合并存在来分类：动力紊乱、内脏高敏感、黏膜和免疫功能改变、肠道菌群改变和 CNS 处理过程改变。表观遗传的研究结果提示 IBD 和慢性便秘的发病机制可能涉及 DNA 甲基化修饰。

1. DNA 甲基化与 IBD

炎症性肠病（inflammatory bowel disease，IBD）包括溃疡性结肠炎（ulcerative colitis，UC）和克罗恩病（Crohn disease，CD），两者均属于慢性肠道炎性疾病。其发病因素多、病情复杂，发病机制不清。表观遗传学因素特别是 DNA 甲基化可能是 IBD 发展中的主要影响因素。新近的研究结果提示：IBD 的发病机制可能涉及多个基因的异常甲基化状态。例如：IBD 患者结肠黏膜干扰素基因 IFNG 存在高甲基化状态；瞬时受体电位通道家族（transient receptor potential channel family，TRP family）的甲基化修饰影响胃肠道功能；结肠黏膜中瞬时受体电位通道 A_1（transient receptor potential channel subfamily A member1，$TRPA_1$）存在甲基化位点，基因的甲基化程度影响 $TRPA_1$ 的表达，进而引起对疼痛的感知的差异性。

IBD 动物模型的相关研究则从另一方面提示了 DNA 甲基化修饰的作用。DNA 甲基化修饰所需的甲基基团由食物中的 SAM 提供，食物中甲基供应的缺乏可导致 DNA 低甲基化。动物研究结果表明：甲基供给缺乏可能通过 DNA 甲基化异常（低甲基化）引起 IBD，同时甲基供给缺乏还会加剧结肠炎症，而通过补充甲基供体增加甲基化可以改善结肠的炎症反应。

2. DNA 甲基化与慢性便秘

慢性便秘是世界范围内常见的功能性胃肠病的表现形式之一。其病因和发病机制不甚明确。目前的研究提示结肠传输功能障碍、肠道低敏感、肠黏膜感觉功能障碍可能与慢性便秘的发病有关。而表观遗传影响肠感觉功能、进而影响慢性便秘发病的研究迄今未见报道，具有潜在的研究价值，可以作为未来探讨慢性便秘发病机制的一个新的研究方向。

四、总结与展望

表观遗传学研究是目前全球范围内研究的热点。在不断深入的研究过程中，越来越多的可能成为疾病诊断、治疗、预测的新型的生物标志物被发掘出来。DNA 甲基化作为新的生物标志，为疾病的筛查提供了全新的理念和方法，极具开发价值和应用潜力。作为一个新兴的研究对象，DNA 甲基化可以说是机遇和挑战并存。尽管前景广阔，但同时也充满了疑问和不确定性，比如：选取哪些基因能够与特定疾病具有更高的相关性？通过何种途径获取目的基因？能否将实验成果向临床应用转化？等等，这些问题都还需要大量的探索和研究来加以论证。

（肖　磊　童卫东）

第三节　$TRPA_1$ 在结肠动力研究中的作用

1969 年，Cosens 和 Manning 等发现在果蝇突变体中，持续光照射果蝇视网膜后只有瞬时电位产生而无持续的锋电位，推测果蝇视觉系统中存在着一类瞬时受体或通道蛋白，于是将这种蛋白命名为瞬时受体电位（transient receptor potential，TRP）通道。随着技术手段的进步，1989 年克隆出第一个瞬时受体电位通道蛋白，从此研究者对于瞬时受体电位通道蛋白（transient receptor potential channel，TRP）的认识到了新的阶段。TRP 蛋白是一类存在于细胞膜表面的非选择性离子通道，兼有离子通道与受体功能。作为细胞的感受器分子，TRP 参与多种刺激因素的感受，介导感觉信号的传递。瞬时受体电位通道 A₁（transient receptor potential ankyrin subtype1 protein，TRPA$_1$）作为 TRP 家族中的一员，因其特殊的结构，单独划为 TRP 亚家族的一类。

一、瞬时受体电位通道超家族简介

所有瞬时受体电位通道蛋白均为膜蛋白，每个亚基具有 6 个特定的跨膜结构（S$_1$~S$_6$），并且在 S$_5$ 和 S$_6$ 之间存在可渗透阳离子的孔区域，4 个相同或相似的 TRP 亚基组成功能性 TRP 通道。目前为止在哺乳动物体内共发现 28 个 TRP 蛋白（人类 27 个）（图 4-3），依据氨基酸序列的同源性分为 6 个亚家族，分别是 TRPC（canonical，TRPC$_{1-7}$）、TRPV（vanilloid，TRPV$_{1-6}$）、TRPP（melastatin，TRPM$_{1-8}$）、TRPP（polycystin，TRPP$_2$、TRPP$_3$、TRPP$_5$）、TRPML（mucolipin，TRPML$_{1-3}$）、TRPA（ankyrin，TRPA$_1$）。TRP 蛋白的氨基端（N）和羧基端（C）及结构域均位于细胞内，氨基端及羧基端的长度在 TRP 通道亚家族的成员之间显著变化。细胞质内的结构域参与调节通道功能和运输。

TRP 在哺乳动物的多个系统广泛表达，主要介导感觉信号的传递。这些通道可被许多刺激因素

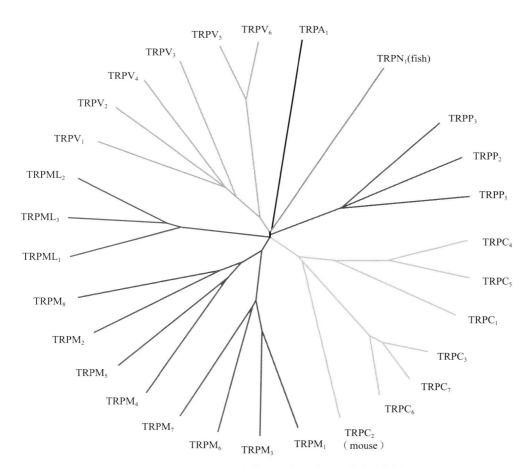

▲ 图 4-3　人类 TRP 通道的系统发育进化树

序列同源性分析表明，所有 TRP 通道均属于 7 个亚家族，这些亚家族包含具有独特通道特性的蛋白质；由于 TRPC$_2$ 是人类的假基因，哺乳动物中不存在 TRPN，因此我们使用了小鼠 TRPC$_2$ 和鱼 TRPN$_1$ 来显示所有亚科之间的关系；TRP 子家族用不同的颜色表示（此图的彩色版本见书末）

所激活，包括各种理化因素如温度、pH、渗透压、机械力，此外一些内源性配体和细菌代谢产物也可激活这些通道。TRP 通过感知理化因素刺激，增减 Ca^{2+}、Mg^{2+} 等阳离子的通透性，造成细胞内外离子浓度的变化，进而激活胞内相应通路信号，引起相应的功能变化。不同的 TRP 通道调节机制各异，而且很多 TRP 通道可接受多种刺激调节。其主要的激活方式有：①受体激活；②配体激活；③温度变化激活；④其他机制如渗透压降低，以及部分 TRP 表现出一定的电压依赖性激活特性。关于其失活的机制知之甚少。TRP 分布于体内多个系统，参与多种病理生理功能的调节，主要包括以下几类：①温度和疼痛感觉；②机械感觉；③味觉；④介导 PLC 依赖的钙内流；⑤维持细胞离子稳态；⑥参与细胞生长调控；⑦调节神经递质释放和激素分泌。

二、TRPA₁ 的特殊结构及其特性

瞬时受体电位通道锚蛋白 1 是一种可渗透 Ca^{2+}、Na^+ 和 K^+ 的非选择性阳离子通道，属于 TRP 家族中的一员，因为其氨基端具有独特的类似弹簧样的 14～18 个锚蛋白重复序列，而其他亚家族只有 3～4 次重复，因而单独将其划为一个亚型。

TRPA₁ 的功能与其结构密切相关。同该家族其他成员一样，TRPA₁ 有 6 个特定的跨膜片段（S₁～S₆），氨基端和羧基端均位于细胞内，S₅ 和 S₆ 之间有一个孔区域（图 4-4）。氨基端重复的 14～18 个锚蛋白序列占到该蛋白质大小的一半，氨基和羧基端部分加起来占到 TRPA₁ 分子量的 80%，这对蛋白质 - 蛋白质相互作用和通道插入质膜非常重要。TRPA₁ 存在很多功能结合位点：氨基端半胱氨酸和赖氨酸残基是 TRPA₁ 亲电激活剂的主要作用靶点，氨基端以外的半胱氨酸有助于通道开放，羧基端的半胱氨酸和组氨酸残基可能与 TRPA₁ 激活剂 Zn^{2+} 结合。由于非常大的氨基端锚蛋白重复结构域，TRPA₁ 可能参与机械感觉，其中氨基端可以作为机械刺激和通道门控的连接。S₅ 和 S₆ 之间是孔区，是 Ca^{2+} 和 Na^+ 进入细胞，K^+ 在流出细胞的通道。跨膜片段 S₅ 和 S₆ 之间的 P 环包含两个螺旋，其中一个螺旋带负电荷，可能吸引阳离子到孔并排斥阴离子。TRPA₁ 的另一个重要结构单位是跨膜片段 S₁ 和 S₂ 之间的细胞外连接物。这种连接物的氨基酸序列在不同的生物物种中有所不同，可能具有独特的生物学功能。在人类 TRPA₁，该连接体可能参与了 TRPA₁ 活性的调节。

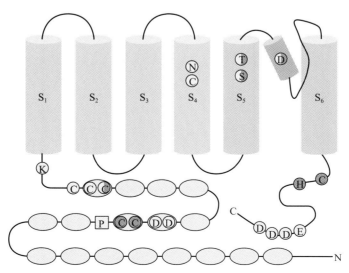

▲ 图 4-4　**TRPA₁ 为同源四聚体蛋白质复合物**（此图的彩色版本见书末）

氨基和羧基端蛋白包含 Ca^{2+} 可能结合位点。

功能性离子通道 $TRPA_1$ 推测为同源四聚体蛋白质复合物，其中每个单体包含 6 个跨膜片段（$S_1 \sim S_6$），具有胞质氨基端和羧基端；S_5 和 S_6 之间是孔区域，允许 Ca^{2+} 和 Na^+ 进入细胞，K^+ 以生理膜电位在向外流动；孔环 Asp918（D）被认为对 Ca^{2+} 选择性至关重要；具有许多锚蛋白重复序列的氨基端（蓝色椭圆形）包含半胱氨酸（C）和赖氨酸（K）残基，它们是亲电子试剂和氧化剂的靶标；氨基端以外的半胱氨酸，例如 Cys856（C，S_4），以及其他氨基酸残基也可能参与 $TRPA_1$ 门控功能的复杂调控；氨基端 Pro394（P）的羟基化降低了常氧状态下人类 $TRPA_1$ 的活性；人 $TRPA_1$ 的 S_4 的 Asn855（N）处的功能获得性突变导致家族性发作性疼痛综合征；薄荷醇是一种非亲电子化合物，它可能通过与人／小鼠 $TRPA_1$ 的 S_5 中的氨基酸残基 Ser873/Ser877 和 Thr874/Thr878（S 和 T）结合而激活 $TRPA_1$；被磷脂酶 C 裂解为二酰基甘油（DAG）和肌醇 1，4，5- 三磷酸（IP3）的磷脂酰肌醇 -4，5- 二磷酸（PIP2）可能通过与羧基端带电残基相互作用来调节 $TRPA_1$ 活性，如针对 $TRPV_1$ 的建议；小鼠 $TRPA_1$ 氨基端和羧基端的半胱氨酸（C）和组氨酸（H）残基是 Zn^{2+} 的假定结合位点，可有效激活 $TRPA_1$；氨基端和羧基端包含可能的 Ca^{2+} 结合位点（D 和 E），可以使人 $TRPA_1$ 敏感或不敏感；人和小鼠氨基酸残基分别显示为黄色和红色，常见残基显示为两种颜色

$TRPA_1$ 孔的大小可以扩张，如 $TRPA_1$ 激活剂存在的情况下，增加 Ca^{2+} 的渗透性，使更大的带电分子通过通道。锚蛋白域是负责通道热敏感性和化学敏感性及其与其他蛋白质相互作用的区域。在锚蛋白结构域和第一跨膜片段之间的区域负责 $TRPA_1$ 的别构调节，由连接物和前 S_1 螺旋组成。这个区域包含主要的残基参与亲电调节剂的结合和导致构象变化和随后的通道激活的化学修饰。

$TRPA_1$ 在中枢神经系统和外周神经系统的感觉神经元上表达，此外在呼吸道、肠黏膜、膀胱和皮肤的上皮细胞也有表达。$TRPA_1$ 可被多种理化因素激活，如低温（低于 18℃），机械压力，天然刺激性植物提取物（芥末、大蒜、肉桂等），而且也能在各种内源性和外源性分子的作用下被激活。目前，对于 $TRPA_1$ 功能的认识主要在以下几方面：①温度敏感性。最初，$TRPA_1$ 通道被认为是一个能够感知生物体低温（17℃）潜在危险的通道。目前已经证实，$TRPA_1$ 的活性可以受温度的调节。②机械敏感性。基于 $TRPA_1$ 重复的氨基端锚蛋白结构域形成类似弹簧样结构，$TRPA_1$ 在许多上皮细胞中表达，介导机械感觉的传递。③化学敏感性。$TRPA_1$ 是体内主要的化学传感器。$TRPA_1$ 可以被一些内源性分子激活，包括前列腺素、内源性 NO、H_2S、H_2O_2 和细胞色素 P_{450} 环加氧酶衍生的代谢物，这些分子可能在脊髓伤害性刺激、神经损伤和神经炎症过程中形成，参与辣椒素周围痛或过敏痛或继发性痛觉过敏。

$TRPA_1$ 因在疼痛感知、内脏高敏感性或相关的炎症性疾病中起到重要作用，参与了多种疾病的进程，包括关节炎、哮喘、皮炎、炎症性肠病和胰腺炎。除了疼痛信号传递外，$TRPA_1$ 阳性初级感觉神经元还参与内脏反射，包括释放乙酰胆碱（ACh）和去甲肾上腺素（NA），参与局部反应的组织损伤。在血管中，这些神经肽引起血管舒张和血管渗漏，引起炎症。三叉神经血管系统 $TRPA_1$ 的激活，可能导致偏头痛和丛集性头痛。在气道中，感觉神经元的激活可以引起支气管痉挛、咳嗽、打喷嚏、充血、流鼻涕和瘙痒。在膀胱和肠黏膜，感觉传导信号的改变在与感觉过度反应相关的疾病中扮演重要角色。

三、TRPA₁ 在结肠动力调控中的作用

肠道的神经支配包括自主神经和肠固有神经。在小鼠的胸腰段 DRG 神经元中已发现有 TRPA₁ 的表达，并且多数通常与 TRPV₁ 阳性神经元共表达，可引起 P 物质和 CGRP 的释放，少数单独表达 TRPA₁，其生理意义暂时还不清楚。在结肠中，TRPA₁ 表达阳性神经纤维较多见于 CGRP 阳性的传入神经。此外，在结肠的非神经源性细胞也有 TRPA₁ 的表达。Nozawa、Kun J 分别在大鼠和人的结肠黏膜中检测到 TRPA₁ 的表达。

结肠传入神经的 TRPA₁ 功能已通过 TRPA₁ 基因敲除小鼠证实。一项研究表明在结肠的传入神经中，TRPA₁ 参与了机械感觉转导和缓激肽诱导的内脏高敏感性。内源性蛋白酶激活受体激活肽 2（PAR2-AP）导致野生型小鼠机械性痛觉过敏，而 TRPA₁ 基因敲除小鼠则没有。这表明 TRPA₁ 在介导结肠炎性疼痛中起到重要作用。TRPA₁ 也被发现参与扩张引起的结肠 CGRP 释放和 VMR 反应。

TRPA₁ 肠道的炎症性疾病的发生发展过程中起到重要作用。许多炎性因子如缓激肽、组胺、前列腺素可间接激活 TRPA₁，促进炎症及痛觉的产生。在 DSS 诱导的小鼠结肠炎模型中，AITC 诱导的脊髓背角神经元 c-Fos 表达增加，TRPA₁ 抑制药 HC-030031 可以阻断 c-Fos 表达。TRPA₁ 阳性传神经中高含量的 P 物质和降钙素基因相关肽释放后，可诱导组织产生神经源性炎症。TRPA₁ 介导 TNBS 诱导的结肠感觉神经元内向电流，促进结肠神经肽（如 P 物质）的释放。这些研究表明 TRPA₁ 促进了炎症性肠病的发生发展。但是 Kun J 等认为在炎症性肠病中 TRPA₁ 起到保护作用。在其研究中建立小鼠结肠炎模型后，比较野生型小鼠与 TRPA₁ 基因敲除小鼠发现，在 TRPA₁ 基因敲除小鼠组疾病活动指数及感染相关性细胞因子均增高，提示 TRPA₁ 可能在结肠炎中起到保护作用。同时，Kojima R 一项研究表明，TRPA₁ 选择性激动药 ASP7663 不仅能抑制结直肠扩张引起的大鼠腹痛反应，而且能改善洛哌丁胺引起的小鼠结肠运输延迟。

尽管在功能性肠道疾病中尚无直接证据表明 TRPA₁ 参与其中，但在肠易激综合征（IBS）中，TRPA₁ 可能参与了 IBS 的免疫神经相互作用。TRPA₁ 抑制药 HC-030031 阻断了 IBS 引起的机械性过敏。

此外，TRPA₁ 参与了肠道动力的调控。最近的研究表明 TRPA₁ 表达于肠黏膜的肠嗜铬（EC）细胞，感受肠腔内的理化因素刺激，促进 EC 细胞释放 5- 羟色胺（5-HT），5-HT 与肠道内相应受体结合，进而调节肠道动力。Kojima 等应用 TRPA₁ 激动药 AITC 在大鼠结肠上观察到了肠道肌肉的收缩也证实了 TRPA₁ 调节肠道动力。也有研究发现 TRPA₁ 可能促进前列腺素 E₂（PEG₂）的释放调节肠道动力。

由于 TRPA₁ 在肠道神经细胞及非神经细胞均有表达，直接参与了肠道从感觉传入到运动调控等一系列生理活动，使之成为研究的热点。同时其众多的功能结合位点，也使 TRPA₁ 成为重要的药物研究靶点，相信随着研究的深入和技术的发展，在抵抗肠道功能性疾病、肠道炎症性疾病及相关慢性疼痛中，选择性 TRPA₁ 激动药或者拮抗药可以带给我们更多的选择。

（张　勇　童卫东）

第四节　TRPV$_1$ 参与胃肠动力调节的研究进展

慢性便秘（chronic constipation，CC），是一类以胃肠动力异常、排便频率降低、大便坚硬、排便不尽感等症状为临床表现的排便障碍性疾病，其发病机制现尚未完全明确，目前研究认为与胃肠动力异常、社会心理、神经内分泌、遗传、饮食等多种因素及其相互作用有关，胃肠动力异常是慢性便秘的主要病理生理学基础。

瞬时受体电位香草素受体亚型 1（transient receptor potential vanilloid 1，TRPV$_1$）作为胃肠道上的重要通道受体，为一种可以感知有害热度（＞ 43℃）、过酸（pH ＜ 5.9）和炎症性疼痛等的多型传感器，其可调节诸多生理功能，如内脏疼痛感觉、运动及分泌等。尤其在胃肠动力调节研究中，近来愈发成为广大研究者关注的热点，并已经成为便秘研究中药理干预的极具吸引力的分子靶点。本文将以 TRPV$_1$ 在胃肠动力调节中的研究进展作一综述。

一、TRP 通道家族

TRP 通道家族存在于人体各类感觉器官及组织中。至今人们发现，TRP 家族拥有 6 个亚家族 TRPM、TRPV、TRPC、TRPA、TRPP、TRPML，共 28 个亚型。它们是位于神经末梢及伤害感受器轴突的非选择性离子通道，可将有害温度（冷或热）、酸碱及机械、化学刺激等各类信号进行转换，以动作电位的形式传递至脊髓及大脑。其中在内脏感觉系统中研究较为广泛的是 TRPV$_1$、TRPA$_1$、TRPM$_8$、TRPV$_4$ 等。

二、TRPV$_1$ 的结构

TRPV$_1$ 也称为辣椒素受体。辣椒素是一种常用的香料，是辣椒中的主要辛辣成分，通过刺激初级传入神经元末梢和细胞膜上的 TRPV$_1$ 受体而产生作用。如今，TRPV$_1$ 已成为 TRP 家族中最重要也是研究最清楚的成员之一。TRPV$_1$ 蛋白具有 6 次跨膜结构（S$_1$～S$_6$），而在 S$_5$ 和 S$_6$ 之间有一内嵌的发卡通道结构。TRPV$_1$ 蛋白本质属于非选择性阳离子通道，主要通过 Ca^{2+}、Na$^+$，少数时可通过 Mg^{2+}、Zn^{2+}、Mn^{2+} 等离子，是外部环境与神经系统之间的中介，可将热刺激、化学刺激、机械刺激转换为内向电流传递至中枢神经系统，引发疼痛或不适感觉。

三、TRPV$_1$ 的活化

TRPV$_1$ 的活化是一个多因素多途径共同参与的复杂机制。有害热度（＞ 43℃）、过酸（pH ＜ 5.9）和部分炎性介质均可以引起 TRPV$_1$ 活化，且多类活化介质相互作用时，TRPV$_1$ 的活化程度会加强。如在过热刺激及炎症介质共同作用下，TRPV$_1$ 对过酸的刺激敏感性明显增高。Sugiura 等利用膜片钳技术测量人胚胎肾来源细胞（HEK293）中过热导致 TRPV$_1$ 活化产生的电流，发现通过缓激肽激活蛋白激酶 C 可使 TRPV$_1$ 活化所需的温度阈值降低，并且呈浓度依赖性。TRPV$_1$ 活化主要通过阳离子内流完成，且对离子选择性较大，通过最多的是 Ca^{2+} 和 Na$^+$。

四、TRPV₁的胃肠道分布

辣椒素敏感的感觉神经元（capsaicin sensitive afferent neuron，CSAN）广泛分布于胃肠道，作为对辣椒素敏感的 $TRPV_1$，表达于 CSAN 的感觉神经末梢及胞体膜上。Matsumoto 等研究表明，$TRPV_1$ 在黏膜、黏膜下层、肌层及肌间神经丛中均可与神经纤维标记物 - 蛋白基因产物 9.5（protein gene product 9.5，PGP 9.5）发生共表达，但在肌间神经丛神经元的细胞体未发现 $TRPV_1$ 免疫反应性。$TRPV_1$ 在结肠传入神经元中的表达已在相关研究中得到了很好的验证，这项研究通过结肠逆行标记传入神经元的方法，发现 82% 的小鼠胸腰椎（TL）和 50% 的腰骶部（LS）的背根神经节（dorsal root ganglion，DRG）神经元中存在 $TRPV_1$ 的表达。在小鼠中，结肠逆行标记的 DRG 神经元比在皮肤和肌肉中具有更高的 $TRPV_1$ 表达。超过 75% 的小鼠结肠脊髓传入神经元是大中型细胞，其中 65% 表达 $TRPV_1$。另有研究通过鞘内输送携带绿色荧光蛋白（green fluorescent protein，GFP）基因的腺相关病毒血清型 8 载体研究了小鼠结肠中 $TRPV_1$ 的分布，免疫荧光结果表明 GFP 与 $TRPV_1$ 在结肠黏膜、黏膜下层和肌间神经丛中存在共定位。这些发现均为研究 $TRPV_1$ 与胃肠动力调节的相关性提供了强有力的解剖学基础。

五、TRPV₁在胃肠动力调节中的作用

$TRPV_1$ 在辣椒素的刺激下，导致辣椒素敏感性传入神经的无髓鞘或稀疏的有髓神经纤维激活。在胃肠道的 $TRPV_1$ 的内脏效应的研究中，辣椒素已被许多研究人员用来激活传入纤维末梢，并确立辣椒素敏感性初级传入神经参与了胃肠道动力的调节。对于 $TRPV_1$ 在胃肠动力调节中的具体作用，研究者的报道有所不同。

在 $TRPV_1$ 与胃动力研究中，多数研究认为小剂量辣椒素可刺激 $TRPV_1$ 活化进而促进胃动力，而大剂量时则对胃动力产生抑制作用。Debreceni 等以 10 个健康受试者作为试验对象，^{13}C 标记的辛酸呼气试验为测量手法，观察一次性口服 400μg 的辣椒素后胃排空的时间，结果显示胃完全排空时间由（150±18）min 下降至（112±15）min，提示一定剂量的辣椒素能明显加快胃排空。而 Takeuchi 等运用置于大鼠胃部的微型气囊连于压力传感器记录胃运动，观察到口服辣椒素（1～30mg/kg）后，剂量依赖性地抑制乙醇诱导的出血性带状病变。在给大鼠 30mg/kg 的辣椒素灌胃后，乙醇诱导损伤的胃黏膜血流量显著减少，大鼠的胃部运动在给药 30min 后，胃电波的收缩幅度抑制 70%，胃部蠕动得到明显抑制，说明辣椒素在胃黏膜损伤时对其有一定的保护作用，且实验前 2 周使用辣椒素预处理后，传入神经元脱敏，会明显减弱这种保护作用。

在肠动力研究中，Makoto Kadowaki 等结合功能运动试验和免疫组织化学实验探究大鼠离体肠管中辣椒素的功能及表达 $TRPV_1$ 的神经纤维的起源。实验发现，辣椒素（1μmol/L）产生了长时间的舒张效应，而用 $TRPV_1$ 拮抗剂辣椒素、河豚素及降钙素基因相关肽（calcitonin gene-related peptide，CGRP）等进行预处理后将会显著减弱舒张效应。另外，他们研究了大鼠空肠的肌间神经丛 $TRPV_1$ 免疫反应性（immuno reactivity，IR）的分布，发现 $TRPV_1$-IR 存在于神经纤维中，而不是在肌间神经元的胞体。这些 $TRPV_1$-IR 神经纤维利用肌间神经节和连接它们的节点进行传递。大多数 $TRPV_1$-IR 的神经纤维均可发现 CGRP-IR。支配空肠的外源性神经在去神经支配后，$TRPV_1$ 阳性神经纤维响应辣椒素的舒张反应则完全消失。这些结果表明，大鼠空肠这些 $TRPV_1$ 阳性神经

纤维起源于外在神经元，另外，神经纤维中 TRPV₁ 的活化至少部分通过 CGRP 的释放，进而产生了大鼠空肠的舒张反应。

Matsumoto 等利用免疫组织化学研究发现 TRPV₁ 在直肠、远端结肠、横结肠及近端结肠中存在分布差异，以及辣椒素在各肠段平滑肌的收缩效果亦存在差异。在免疫组织化学研究中，TRPV₁-IR 在黏膜、黏膜下层、肌层及肌间神经丛中均被发现；在直肠及远端结肠中观察到大量的 TRPV₁-IR 的轴突，而相反的是，在横结肠和近端结肠中确定的 TRPV₁-IR 的轴突分布较为稀疏，TRPV₁-IR 的轴突在直肠和远端结肠中的密度明显高于横结肠和近端结肠。在运动功能的研究中，辣椒素可诱导直肠和远端结肠的平滑肌产生一个快速短暂收缩，紧随其后的是一个较长时间持续存在的剧烈收缩，而在横结肠和近端结肠平滑肌只发现一个快速短暂收缩。实验说明分布于直肠及远端结肠的 TRPV₁ 在大肠的运动功能中发挥着重要作用。

TRPV₁ 参与胃肠动力调节的作用机制非常复杂，其中参与的相关神经胃肠运动病理生理机制，至今仍未完全清楚。有关研究认为肠道中 TRPV₁ 激活后，钙离子通道开放，导致神经递质（如 P 物质、神经激肽 A、CGRP、血管活性肽和一氧化氮）的释放，从而调节胃肠动力。Matsumoto 等研究认为肠道的传入神经不仅发送信号至中枢神经系统，而且通过释放神经递质提供一个局部的类传出神经效应。辣椒素敏感神经纤维含有包括速激肽、降血钙素基因相关肽的神经递质，尤其是包括 P 物质和神经激肽 A 的速激肽对感觉神经上的辣椒素兴奋效应发挥着重要调节作用。神经化学和功能等实验表明，速激肽在外在和内在的初级传入神经中均有表达。他们在实验中发现 P 物质可引起近端结肠和横结肠的快速短暂收缩，而神经激肽 A 则不仅参与了远端结肠和直肠的快速短暂收缩，亦参与了随后的持续存在的长时间剧烈收缩。Bartho 等研究认为，辣椒素敏感性外在传入神经已经被证明在胃肠道中释放如速激肽、CGRP 的等生物活性物质，介导特定的兴奋和辣椒素的抑制作用。他们认为 NO 也是一种感觉神经递质，TRPV₁ 能通过 NO 能使人的肠道环形肌充分放松，包括血管活性肽也可能参与其中。辣椒素敏感传入神经具有交感神经反射的功能，如剖腹手术后或腹膜刺激作用后抑制胃肠动力。

六、展望

目前虽然对 TRPV₁ 在胃肠动力调节中的作用进行了大量的研究，但其有争议的影响因素、作用效果及作用机制尚需进一步探讨。我们团队前期也观察了 TRPV₁ 在去盆腔神经支配后结肠动力适应性恢复中的表达变化，探讨其在胃肠动力改变中的调节机制。另外 TRPV₁ 与瞬时受体电位通道 A₁（TRPA₁）在肠动力调控中的相互协同作用也值得我们关注。所以，深入开展 TRPV₁ 在胃肠动力调节中的研究非常必要，有望为今后 TRPV₁ 作为分子靶点研制新型便秘治疗药物提供重要的理论依据。

（戴飞翔　童卫东）

参 考 文 献

[1] 米新亮，李蕴 . 5HT₃/₄ 受体在内源性多巴胺调节胃动力中的作用 [J]. 首都医科大学学报，2010, 31(2): 217-221.

[2] 李晓丽，许言午，吴博威 . 3 种 5-HT 受体激动剂对胃肠道动力与心功能影响的实验研究 [J]. 中西医结合心脑血管病杂志，2017, 15(22): 2827-2829.

[3] 卢小芳，王悦芬，王彦刚 . 5-HT 通路异常与胃食管反流病 [J]. 国际消化病杂志 , 2014, 34(3): 163-166.

[4] Fujita T, Yokota S, Sawada M, et al. Effect of MKC-733, a 5-HT receptor partial agonist, on bowel motility and symptoms in subjects with constipation: an exploratory study[J]. J Clin Pharm Ther, 2005, 30(6): 611-622.

[5] Camilleri M, Kerstens R, Rykx A, et al. A placebo-controlled trial of prucalopride for severe chronic constipation[J]. N Engl J Med, 2008, 358(22): 2344-2354.

[6] Prather CM, Camilleri M, Zinsmeister AR, et al. Tegaserod accelerates orocecal transit in patients with constipation-predominant irritable bowel syndrome[J]. Gastroenterology, 2000, 118(3): 463-468.

[7] Dorn SD, Morris CB, Hu Y, et al. Irritable bowel syndrome subtypes defined by Rome II and Rome III criteria are similar[J]. J Clin Gastroenterol, 2009, 43(3): 214-220.

[8] Minocha A, Johnson WD, Abell TL, et al. Prevalence, sociodemography, and quality of life of older versus younger patients with irritable bowel syndrome: a population-based study[J]. Dig Dis Sci, 2006, 51(3): 446-453.

[9] Patel BA, Bian X, Quaiserova-Mocko V, et al. In vitro continuous amperometric monitoring of 5-hydroxytryptamine release from enterochromaffin cells of the guinea pig ileum[J]. Analyst, 2007, 132(1): 41-47.

[10] Bertrand PP, Bertrand RL. Serotonin release and uptake in the gastrointestinal tract[J]. Auton Neurosci, 2010, 153(1-2): 47-57.

[11] Bertrand PP, Kunze WA, Furness JB, et al. The terminals of myenteric intrinsic primary afferent neurons of the guinea-pig ileum are excited by 5-hydroxytryptamine acting at 5-hydroxytryptamine-3 receptors[J]. Neuroscience, 2000, 101(2): 459-469.

[12] Hoffman JM, Tyler K, MacEachern SJ, et al. Activation of colonic mucosal 5-HT(4) receptors accelerates propulsive motility and inhibits visceral hypersensitivity[J]. Gastroenterology, 2012, 142(4): 844-854. e844.

[13] Cote F, Thevenot E, Fligny C, et al. Disruption of the nonneuronal tph1 gene demonstrates the importance of peripheral serotonin in cardiac function[J]. Proc Natl Acad Sci U S A, 2003, 100(23): 13525-13530.

[14] Walther DJ, Peter JU, Bashammakh S, et al. Synthesis of serotonin by a second tryptophan hydroxylase isoform[J]. Science, 2003, 299(5603): 76.

[15] Li Z, Chalazonitis A, Huang YY, et al. Essential roles of enteric neuronal serotonin in gastrointestinal motility and the development/survival of enteric dopaminergic neurons[J]. J Neurosci, 2011, 31(24): 8998-9009.

[16] Yadav VK, Balaji S, Suresh PS, et al. Pharmacological inhibition of gut-derived serotonin synthesis is a potential bone anabolic treatment for osteoporosis[J]. Nat Med, 2010, 16(3): 308-312.

[17] Brown PM, Drossman DA, Wood AJ, et al. The tryptophan hydroxylase inhibitor LX1031 shows clinical benefit in patients with nonconstipating irritable bowel syndrome[J]. Gastroenterology, 2011, 141(2): 507-516.

[18] Keating DJ, Spencer NJ. Release of 5-hydroxytryptamine from the mucosa is not required for the generation or propagation of colonic migrating motor complexes[J]. Gastroenterology, 2010, 138(2): 659-670 670.e651-652.

[19] Smith TK, Dickson EJ, Heredia DJ, et al. Controversies involving the role of 5-hydroxytryptamine in generating colonic migrating motor complexes: what is spontaneous?[J]. Gastroenterology, 2010, 138(3): 1213-1214; author reply 1214-1215.

[20] Dickson EJ, Heredia DJ, Smith TK. Critical role of 5-HT$_{1A}$, 5-HT$_3$, and 5-HT$_7$ receptor subtypes in the initiation, generation, and propagation of the murine colonic migrating motor complex[J]. Am J Physiol Gastrointest Liver Physiol, 2010, 299(1): G144-157.

[21] Gershon MD, Tack J. The serotonin signaling system: from basic understanding to drug development for functional GI disorders[J]. Gastroenterology, 2007, 132(1): 397-414.

[22] Faure C, Patey N, Gauthier C, et al. Serotonin signaling is altered in irritable bowel syndrome with diarrhea but not in functional dyspepsia in pediatric age patients[J]. Gastroenterology, 2010, 139(1): 249-258.

[23] Spiller R, Garsed K. Infection, inflammation, and the irritable bowel syndrome[J]. Dig Liver Dis, 2009, 41(12): 844-849.

[24] Spiller R. Serotonin and GI clinical disorders[J].

Neuropharmacology, 2008, 55(6): 1072–1080.

[25] Neal KB, Parry LJ, Bornstein JC. Strain-specific genetics, anatomy and function of enteric neural serotonergic pathways in inbred mice[J]. J Physiol, 2009, 587(3): 567–586.

[26] Tack J, Janssen P, Bisschops R, et al. Influence of tegaserod on proximal gastric tone and on the perception of gastric distention in functional dyspepsia[J]. Neurogastroenterol Motil, 2011, 23(2): e32–39.

[27] Sanger GJ, Lee K. Hormones of the gut-brain axis as targets for the treatment of upper gastrointestinal disorders[J]. Nat Rev Drug Discov, 2008, 7(3): 241–254.

[28] Plaza MA. 5-hydroxytryptamine and the gastrointestinal migrating motor complex[J]. Curr Opin Investig Drugs, 2001, 2(4): 539–544.

[29] Calvert EL, Whorwell PJ, Houghton LA. Inter-digestive and post-prandial antro-pyloro-duodenal motor activity in humans: effect of 5-hydroxytryptamine 1 receptor agonism[J]. Aliment Pharmacol Ther, 2004, 19(7): 805–815.

[30] Tack J, Vos R, Janssens J, et al. Influence of tegaserod on proximal gastric tone and on the perception of gastric distension[J]. Aliment Pharmacol Ther, 2003, 18(10): 1031–1037.

[31] Beattie DT, Smith JA. Serotonin pharmacology in the gastrointestinal tract: a review[J]. Naunyn Schmiedebergs Arch Pharmacol, 2008, 377(3): 181–203.

[32] Bharucha AE, Camilleri M, Haydock S, et al. Effects of a serotonin 5-HT(4) receptor antagonist SB-207266 on gastrointestinal motor and sensory function in humans[J]. Gut, 2000, 47(5): 667–674.

[33] Bjornsson ES, Chey WD, Hooper F, et al. Impaired gastrocolonic response and peristaltic reflex in slow-transit constipation: role of 5-HT(3) pathways[J]. Am J Physiol Gastrointest Liver Physiol, 2002, 283(2): G400–407.

[34] Bassil AK, Taylor CM, Bolton VJ, et al. Inhibition of colonic motility and defecation by RS-127445 suggests an involvement of the 5-HT2B receptor in rodent large bowel physiology[J]. Br J Pharmacol, 2009, 158(1): 252–258.

[35] Fiorica-Howells E, Maroteaux L, Gershon MD. Serotonin and the 5-HT(2B) receptor in the development of enteric neurons[J]. J Neurosci, 2000, 20(1): 294–305.

[36] Tonini M, Vicini R, Cervio E, et al. 5-HT$_7$ receptors modulate peristalsis and accommodation in the guinea pig ileum[J]. Gastroenterology, 2005, 129(5): 1557–1566.

[37] Gershon MD, Liu MT. Serotonin and neuroprotection in functional bowel disorders[J]. Neurogastroenterol Motil, 2007, 19(Suppl 2): 19–24.

[38] 高广周, 郝英霞. 神经递质调节剂在肠易激综合征治疗中的应用[J]. 世界华人消化杂志, 2017, 25(34): 3025–3031.

[39] Van Speybroeck L. From epigenesis to epigenetics: the case of C. H. Waddington[J]. Ann N Y Acad Sci, 2002, 981:61–81.

[40] Gibney ER, Nolan CM. Epigenetics and gene expression[J]. Heredity (Edinb), 2010, 105:4–13.

[41] Li E, Zhang Y. DNA methylation in mammals[J]. Cold Spring Harb Perspect Biol, 2014, 6:a019133.

[42] Esteller M. Epigenetics in evolution and disease[J]. Lancet, 2008: S90–S96.

[43] Takai D, Jones PA. Comprehensive analysis of CpG islands in human chromosomes 21 and 22[J]. Proc Natl Acad Sci U S A, 2002, 99: 3740–3745.

[44] Straussman R, Nejman D, Roberts D, et al. Developmental programming of CpG island methylation profiles in the human genome[J]. Nat Struct Mol Biol, 2009, 16: 564–571.

[45] Miranda TB, Jones PA. DNA methylation: the nuts and bolts of repression[J]. J Cell Physiol, 2007, 213: 384–390.

[46] Jones PA. Functions of DNA methylation: islands, start sites, gene bodies and beyond[J]. Nat Rev Genet, 2012, 13: 484–492.

[47] Deaton AM, Bird A. CpG islands and the regulation of transcription[J]. Genes Dev, 2011, 25: 1010–1022.

[48] Pereira MA, Kramer PM, Conran PB, et al. Effect of chloroform on dichloroacetic acid and trichloroacetic acid-induced hypomethylation and expression of the c-myc gene and on their promotion of liver and kidney tumors in mice[J]. Carcinogenesis, 2001, 22: 1511–1519.

[49] Nishigaki M, Aoyagi K, Danjoh I, et al. Discovery of aberrant expression of R-RAS by cancer-linked DNA hypomethylation in gastric cancer using microarrays[J]. Cancer Res, 2005, 65: 2115–2124.

[50] Egger G, Liang G, Aparicio A, et al. Epigenetics in human disease and prospects for epigenetic therapy[J]. Nature, 2004, 429: 457–463.

[51] Kulis M, Esteller M. DNA methylation and cancer[J]. Adv Genet, 2010, 70: 27–56.

[52] Jones PA, Baylin SB. The epigenomics of cancer[J]. Cell, 2007, 128: 683–92.

[53] Ferlay J, Shin HR, Bray F, et al. Estimates of worldwide burden of cancer in 2008: Globocan 2008[J]. Int J Cancer, 2010, 127: 2893–2917.

[54] 曾瑶, 李晓星, 于君. 胃癌中甲基化的作用及相关预后标志物研究进展 [J]. 新医学, 2014: 71–78.

[55] Otani K, Li X, Arakawa T, et al. Epigenetic-mediated tumor suppressor genes as diagnostic or prognostic biomarkers in gastric cancer[J]. Expert Rev Mol Diagn, 2013, 13: 445–455.

[56] Yamamoto E, Suzuki H, Takamaru H, et al. Role of DNA methylation in the development of diffuse-type gastric cancer[J]. Digestion, 2011, 83: 241–249.

[57] Suzuki H, Tokino T, Shinomura Y, et al. DNA methylation and cancer pathways in gastrointestinal tumors[J]. Pharmacogenomics, 2008, 9: 1917–1928.

[58] Sapari NS, Loh M, Vaithilingam A, et al. Clinical potential of DNA methylation in gastric cancer: a meta-analysis[J]. PLoS One, 2012, 7: e36275.

[59] Reinhold WC, Reimers MA, Maunakea AK, et al. Detailed DNA methylation profiles of the E-cadherin promoter in the NCI-60 cancer cells[J]. Mol Cancer, Ther 2007, 6: 391–403.

[60] Jacinto FV, Esteller M. Mutator pathways unleashed by epigenetic silencing in human cancer[J]. Mutagenesis, 2007, 22: 247–253.

[61] Chan AO, Peng JZ, Lam SK, et al. Eradication of Helicobacter pylori infection reverses E-cadherin promoter hypermethylation[J]. Gut, 2006, 55: 463–468.

[62] Strathdee G. Epigenetic versus genetic alterations in the inactivation of E-cadherin[J]. Semin Cancer Biol, 2002, 12: 373–379.

[63] Leung WK, To KF, Chu ES, et al. Potential diagnostic and prognostic values of detecting promoter hypermethylation in the serum of patients with gastric cancer[J]. Br J Cancer, 2005, 92: 2190–2194.

[64] Yu QM, Wang XB, Luo J, et al. CDH1 methylation in preoperative peritoneal washes is an independent prognostic factor for gastric cancer[J]. J Surg Oncol,

2012, 106: 765–771.

[65] Ben Ayed-Guerfali D, Benhaj K, Khabir A, et al. Hypermethylation of tumor-related genes in Tunisian patients with gastric carcinoma: clinical and biological significance[J]. J Surg Oncol, 2011, 103: 687–694.

[66] Ikoma H, Ichikawa D, Koike H, et al. Correlation between serum DNA methylation and prognosis in gastric cancer patients[J]. Anticancer Res, 2006, 26: 2313–2316.

[67] Graziano F, Arduini F, Ruzzo A, et al. Prognostic analysis of E-cadherin gene promoter hypermethylation in patients with surgically resected, node-positive, diffuse gastric cancer[J]. Clin Cancer Res, 2004, 10: 2784–2789.

[68] Toyooka S, Toyooka KO, Miyajima K, et al. Epigenetic down-regulation of death-associated protein kinase in lung cancers[J]. Clin Cancer Res, 2003, 9: 3034–3041.

[69] Raveh T, Droguett G, Horwitz MS, et al. DAP kinase activates a p19ARF/p53-mediated apoptotic checkpoint to suppress oncogenic transformation[J]. Nat Cell Biol, 2001, 3: 1–7.

[70] Kato K, Iida S, Uetake H, et al. Methylated TMS1 and DAPK genes predict prognosis and response to chemotherapy in gastric cancer[J]. Int J Cancer, 2008, 122: 603–608.

[71] Tang LP, Cho CH, Hui WM, et al. An inverse correlation between Interleukin-6 and select gene promoter methylation in patients with gastric cancer[J]. Digestion, 2006, 74: 85–90.

[72] Chang MS, Uozaki H, Chong JM, et al. CpG island methylation status in gastric carcinoma with and without infection of Epstein-Barr virus[J]. Clin Cancer Res, 2006, 12: 2995–3002.

[73] Schildhaus HU, Krockel I, Lippert H, et al. Promoter hypermethylation of p16INK4a, E-cadherin, O6-MGMT, DAPK and FHIT in adenocarcinomas of the esophagus, esophagogastric junction and proximal stomach[J]. Int J Oncol, 2005, 26: 1493–1500.

[74] Kim WS, Son HJ, Park JO, et al. Promoter methylation and down-regulation of DAPK is associated with gastric atrophy[J]. Int J Mol Med, 2003, 12: 827–830.

[75] Waki T, Tamura G, Sato M, et al. Promoter methylation status of DAP-kinase and RUNX3 genes in neoplastic and non-neoplastic gastric epithelia[J].

Cancer Sci, 2003, 94: 360–364.

[76] Sabbioni S, Miotto E, Veronese A, et al. Multigene methylation analysis of gastrointestinal tumors: TPEF emerges as a frequent tumor-specific aberrantly methylated marker that can be detected in peripheral blood[J]. Mol Diagn, 2003, 7: 201–207.

[77] Yu J, Cheng YY, Tao Q, et al. Methylation of protocadherin 10, a novel tumor suppressor, is associated with poor prognosis in patients with gastric cancer[J]. Gastroenterology, 2009, 136: 640–651 e1.

[78] Li Z, Chim JC, Yang M, et al. Role of PCDH10 and its hypermethylation in human gastric cancer[J]. Biochim Biophys Acta, 2012, 1823: 298–305.

[79] 于正洪，史兆荣，高勇，等. 胃和结直肠腺癌患者血清 RASSF1A 基因启动子异常甲基化检测及其临床意义 [J]. 癌症进展，2011: 555–560+554.

[80] 于正洪，王玉才，马驰原，等. Ras 相关区域家族 1A 基因甲基化与恶性肿瘤关系的研究进展 [J]. 医学研究生学报，2007: 985–989.

[81] Xu L, Li X, Chu ES, et al. Epigenetic inactivation of BCL6B, a novel functional tumour suppressor for gastric cancer, is associated with poor survival[J]. Gut, 2012, 61: 977–985.

[82] Roman-Gomez J, Jimenez-Velasco A, Agirre X, et al. Transcriptional silencing of the Dickkopfs-3 (Dkk-3) gene by CpG hypermethylation in acute lymphoblastic leukaemia[J]. Br J Cancer, 2004, 91: 707–713.

[83] Kobayashi K, Ouchida M, Tsuji T, et al. Reduced expression of the REIC/Dkk-3 gene by promoter-hypermethylation in human tumor cells[J]. Gene, 2002, 282: 151–158.

[84] Yu J, Tao Q, Cheng YY, et al. Promoter methylation of the Wnt/beta-catenin signaling antagonist Dkk-3 is associated with poor survival in gastric cancer[J]. Cancer, 2009, 115: 49–60.

[85] Ferlay J, Soerjomataram I, Dikshit R, et al. Cancer incidence and mortality worldwide: sources, methods and major patterns in GLOBOCAN 2012[J]. Int J Cancer, 2015, 136: E359–386.

[86] Chen W, Zheng R, Baade PD, et al. Cancer statistics in China, 2015[J]. CA Cancer J Clin, 2016，66:115–132.

[87] Sharma S, Kelly TK, Jones PA. Epigenetics in cancer[J]. Carcinogenesis, 2010, 31: 27–36.

[88] 杨祖立，康亮，黄美近，等. 结直肠癌细胞中脾酪氨酸激酶基因甲基化状态和表达的关系 [J]. 中国病理生理杂志，2008:1720–1725.

[89] Yang Z, Huo L, Chen H, et al. Hypermethylation and prognostic implication of Syk gene in human colorectal cancer[J]. Med Oncol, 2013, 30: 586.

[90] Nagasaka T, Sharp GB, Notohara K, et al. Hypermethylation of O6-methylguanine-DNA methyltransferase promoter may predict nonrecurrence after chemotherapy in colorectal cancer cases[J]. Clin Cancer Res, 2003, 9: 5306–5312.

[91] 陈玮莹，沈忠英. 甲基鸟嘌呤甲基转移酶表达调节在肿瘤发生和治疗中的作用 [J]. 生物化学与生物物理进展，2002: 26–30.

[92] Ricci R, Arena V, Castri F, et al. Role of p16/INK4a in gastrointestinal stromal tumor progression[J]. Am J Clin Pathol, 2004, 122: 35–43.

[93] Kawaguchi K, Oda Y, Saito T, et al. Mechanisms of inactivation of the p16INK4a gene in leiomyosarcoma of soft tissue: decreased p16 expression correlates with promoter methylation and poor prognosis[J]. J Pathol, 2003, 201: 487–495.

[94] Gessner C, Liebers U, Kuhn H, et al. BAX and p16INK4A are independent positive prognostic markers for advanced tumour stage of nonsmall cell lung cancer[J]. Eur Respir J, 2002, 19: 134–140.

[95] Hilton DA, Penney M, Evans B, et al. Evaluation of molecular markers in low-grade diffuse astrocytomas: loss of p16 and retinoblastoma protein expression is associated with short survival[J]. Am J Surg Pathol, 2002, 26: 472–478.

[96] Makitie AA, MacMillan C, Ho J, et al. Loss of p16 expression has prognostic significance in human nasopharyngeal carcinoma[J]. Clin Cancer Res, 2003, 9: 2177–2184.

[97] 徐三荣. 功能性胃肠道疾病罗马诊断标准的历史变迁及标准Ⅳ [J]. 中华诊断学电子杂志，2016: 184–190.

[98] Chapman-Kiddell CA, Davies PS, Gillen L, et al. Role of diet in the development of inflammatory bowel disease[J]. Inflamm Bowel Dis, 2010, 16: 137–151.

[99] Lucendo AJ, De Rezende LC. Importance of nutrition in inflammatory bowel disease[J]. World J Gastroenterol, 2009, 15: 2081–2088.

[100] Danese S, Fiocchi C. Ulcerative colitis[J]. N Engl J Med 2011, 365: 1713–1725.

[101] Jenke AC, Zilbauer M. Epigenetics in inflammatory bowel disease[J]. Curr Opin Gastroenterol, 2012, 28: 577–584.

[102] Schaible TD, Harris RA, Dowd SE, et al. Maternal methyl–donor supplementation induces prolonged murine offspring colitis susceptibility in association with mucosal epigenetic and microbiomic changes[J]. Hum Mol Genet, 2011, 20: 1687–1696.

[103] Olszak T, An D, Zeissig S, et al. Microbial exposure during early life has persistent effects on natural killer T cell function[J]. Science, 2012, 336: 489–493.

[104] Takahashi K, Sugi Y, Nakano K, et al. Epigenetic control of the host gene by commensal bacteria in large intestinal epithelial cells[J]. J Biol Chem, 2011, 286: 35755–35762.

[105] Gonsky R, Deem RL, Targan SR. Distinct Methylation of IFNG in the Gut[J]. J Interferon Cytokine Res, 2009, 29: 407–414.

[106] Zielinska M, Jarmuz A, Wasilewski A, et al. Role of transient receptor potential channels in intestinal inflammation and visceral pain: novel targets in inflammatory bowel diseases[J]. Inflamm Bowel Dis, 2015, 21: 419–427.

[107] Vergnolle N. TRPV$_4$: new therapeutic target for inflammatory bowel diseases[J]. Biochem Pharmacol, 2014, 89: 157–161.

[108] Demir IE, Schafer KH, Tieftrunk E, et al. Neural plasticity in the gastrointestinal tract: chronic inflammation, neurotrophic signals, and hypersensitivity[J]. Acta Neuropathol, 2013, 125: 491–509.

[109] Altomare A, Guarino MP, Emerenziani S, et al. Gastrointestinal sensitivity and gastroesophageal reflux disease[J]. Ann N Y Acad Sci, 2013, 1300: 80–95.

[110] Lapointe TK, Altier C. The role of TRPA$_1$ in visceral inflammation and pain[J]. Channels (Austin), 2011, 5: 525–529.

[111] Bell JT, Loomis AK, Butcher LM, et al. Differential methylation of the TRPA$_1$ promoter in pain sensitivity[J]. Nat Commun, 2014, 5: 2978.

[112] Barnett M, Bermingham E, McNabb W, et al. Investigating micronutrients and epigenetic mechanisms in relation to inflammatory bowel disease[J]. Mutat Res, 2010, 690: 71–80.

[113] McKay JA, Waltham KJ, Williams EA, et al. Folate depletion during pregnancy and lactation reduces genomic DNA methylation in murine adult offspring[J]. Genes Nutr, 2011, 6: 189–196.

[114] Chen M, Peyrin–Biroulet L, George A, et al. Methyl deficient diet aggravates experimental colitis in rats[J]. J Cell Mol Med, 2011, 15: 2486–2497.

[115] McKay JA, Wong YK, Relton CL, et al. Maternal folate supply and sex influence gene–specific DNA methylation in the fetal gut[J]. Mol Nutr Food Res, 2011, 55: 1717–1723.

[116] Kominsky DJ, Keely S, MacManus CF, et al. An endogenously anti–inflammatory role for methylation in mucosal inflammation identified through metabolite profiling[J]. J Immunol, 2011, 186: 6505–6514.

[117] Dinning PG, Zarate N, Hunt LM, et al. Pancolonic spatiotemporal mapping reveals regional deficiencies in, and disorganization of colonic propagating pressure waves in severe constipation[J]. Neurogastroenterol Motil, 2010, 22: e340–e349.

[118] Knowles CH, Farrugia G. Gastrointestinal neuromuscular pathology in chronic constipation[J]. Best Pract Res Clin Gastroenterol, 2011, 25: 43–57.

[119] Kaneko Y, Szallasi A. Transient receptor potential(TRP)channels: a clinical perspective[J]. British Journal of Pharmacology, 2014, 171(10): 2474–2507.

[120] Sotomayor M, Corey DP, Schulten K. In search of the hair–cell gating spring elastic properties of ankyrin and cadherin repeats[J]. Structure, 2005, 13(4): 669–682.

[121] Gees M, Owsianik G, Nilius B, et al. TRP channels[J]. Compr Physiol, 2012, 2(1): 563–608.

[122] Nilius B and Owsianik G. The transient receptor potential family of ion channels[J]. Genome Biol, 2011, 12(3): 218.

[123] Owsianik G, D'Hoedt D, Voets T, et al. Structure–function relationship of the TRP channel superfamily[J]. Rev Physiol Biochem Pharmacol, 2006, 156(156): 61–90.

[124] Samanta A, Hughes TET and Moiseenkova–Bell VY. Transient Receptor Potential (TRP) Channels[J]. Subcell Biochem, 2018, 87: 141–165.

[125] Zhu Z, Luo Z, Ma S, et al. TRP channels and their implications in metabolic diseases[J]. Pflügers

Archiv – European Journal of Physiology, 2011, 461(2): 211–223.

[126] Bellono NW, Bayrer JR, Leitch DB, et al. Enterochromaffin Cells Are Gut Chemosensors that Couple to Sensory Neural Pathways[J]. Cell, 2017, 170(1): 185–198.e16.

[127] 韩重阳和王晓良. 瞬时受体电位通道研究进展 [J]. 生理科学进展, 2008, 39(001): 27–32.

[128] Nilius B, Appendino G and Owsianik G. The transient receptor potential channel TRPA₁: from gene to pathophysiology[J]. Pflügers Archiv – European Journal of Physiology, 2012, 464(5): 425–458.

[129] Flockerzi V and Nilius B. TRPs: truly remarkable proteins[J]. Handb Exp Pharmacol, 2014, 222: 1–12.

[130] Nilius B, Prenen J and Owsianik G. Irritating channels: the case of TRPA₁[J]. J Physiol, 2011, 589(Pt 7): 1543–1549.

[131] Chen J, Hackos DH. TRPA₁ as a drug target–Promise and challenges[J]. Archiv für Experimentelle Pathologie und Pharmakologie, 2015, 388(4): 451–463.

[132] Cvetkov TL, Huynh KW, Cohen MR, et al. Molecular Architecture and Subunit Organization of TRPA₁ Ion Channel Revealed by Electron Microscopy[J]. Journal of Biological Chemistry, 2011, 286(44): 38168–38176.

[133] Wang L, Cvetkov TL, Chance MR, et al. Identification of in vivo disulfide conformation of TRPA₁ ion channel[J]. Journal of Biological Chemistry, 2012, 287(9): 6169–6176.

[134] Hu H, Bandell M, Petrus MJ, et al. Zinc activates damage–sensing TRPA₁ ion channels[J]. Nature Chemical Biology, 2009, 5(3): 183.

[135] Gaudet R. A primer on ankyrin repeat function in TRP channels and beyond[J]. Molecular Biosystems, 2008, 4(5): 372–379.

[136] Payandeh J, Gamal El–Din TM, Scheuer T, et al. Crystal structure of a voltage–gated sodium channel in two potentially inactivated states[J]. Nature, 2012, 486(7401): 135–139.

[137] Marsakova L, Barvik I, Zima V, et al. The First Extracellular Linker Is Important for Several Aspects of the Gating Mechanism of Human TRPA₁ Channel[J]. Front Mol Neurosci, 2017, 10: 16.

[138] Sura L, Zíma V, Marsakova L, et al. C–terminal Acidic Cluster Is Involved in Ca2+–induced Regulation of Human Transient Receptor Potential Ankyrin 1 Channel[J]. Journal of Biological Chemistry, 2012, 287(22): 18067–18077.

[139] Banke TG, Chaplan SR and Wickenden AD. Dynamic changes in the TRPA₁ selectivity filter lead to progressive but reversible pore dilation[J]. Am J Physiol Cell Physiol 2010, 298(6): 1457–1468.

[140] Cordero–Morales J F, et al. Cytoplasmic ankyrin repeats of transient receptor potential A1 (TRPA₁) dictate sensitivity to thermal and chemical stimuli[J]. Proceedings of the National Academy of Sciences 2011.

[141] Wilson SR, Gerhold KA, Bifolck–Fisher A, et al. TRPA₁ is required for histamine–independent, Mas–related G protein–coupled receptor–mediated itch[J]. Nat Neurosci, 2011, 14(5): 595–602.

[142] Methylglyoxal activates nociceptors through transient receptor potential channel A1 (TRPA₁): A possible mechanism of metabolic neuropathies[J]. The Journal of biological chemistry 2012.

[143] Andrade EL, Meotti FC and Calixto JB. TRPA₁ antagonists as potential analgesic drugs[J]. Pharmacology & Therapeutics, 2012, 133(2): 189–204.

[144] Bellono NW, Kammel LG, Zimmerman AL, et al. UV light phototransduction activates transient receptor potential A1 ion channels in human melanocytes[J]. Proc Natl Acad USA 2013, 110(6): 2383–2388.

[145] Büch TRH, Sch?Fer EAM, Demmel MT, et al. Functional expression of the transient receptor potential channel TRPA₁, a sensor for toxic lung inhalants, in pulmonary epithelial cells[J]. Chemico–Biological Interactions, 2013, 206(3): 462–471.

[146] Cao DS, Zhong L, Tsung–Han H, et al. Expression of Transient Receptor Potential Ankyrin 1 (TRPA₁) and Its Role in Insulin Release from Rat Pancreatic Beta Cells[J]. Plos One, 2012, 7(5): e38005.

[147] Story GM, Peier AM, Reeve AJ, et al. ANKTM1, a TRP–like channel expressed in nociceptive neurons, is activated by cold temperatures[J]. Cell, 2003, 112(6): 819–829.

[148] Laursen WJ, Anderson EO, Hoffstaetter LJ, et al. Species–specific temperature sensitivity of TRPA₁[J]. Temperature, 2015, 2(2): 214–226.

[149] Paulsen Candice E, et al. Structure of the TRPA$_1$ ion channel suggests regulatory mechanisms[J]. Nature, 2015, 520(7548): 511−517.

[150] Corey D, Garcia-Anoveros J, Holt J, et al. TRPA$_1$ is a candidate for the mechanosensitive transduction channel of vertebrate hair cells[J]. Nature, 2004, 432(7018): 723−730.

[151] Malin S, Molliver D, Christianson JA, et al. TRPV$_1$ and TRPA$_1$ function and modulation are target tissue dependent[J]. Journal of Neuroence, 2011, 31(29): 10516−10528.

[152] Benemei S, Fusi C, Trevisan G, et al. The TRPA$_1$ channel in migraine mechanism and treatment[J]. British Journal of Pharmacology 2014, 171(10): 2552−2567.

[153] Taylor-Clark TE, Ghatta S, Bettner W, et al. Nitrooleic acid, an endogenous product of nitrative stress, activates nociceptive sensory nerves via the direct activation of TRPA$_1$[J]. Mol Pharmacol, 2009, 75(4): 820−829.

[154] Bautista DM, Pellegrino M, Tsunozaki M. TRPA$_1$: A gatekeeper for inflammation[J]. Annu Rev Physiol, 2013, 75: 181−200.

[155] Birder, Lori A. Nervous network for lower urinary tract function[J]. International Journal of Urology, 2013, 20(1): 4−12.

[156] Weller K, Reeh PW, Sauer SK. TRPV$_1$, TRPA$_1$, and CB1 in the isolated vagus nerve—axonal chemosensitivity and control of neuropeptide release[J]. Neuropeptides, 2011, 45(6): 391−400.

[157] Cattaruzza F, Spreadbury I, Miranda-Morales M, et al. Transient receptor potential ankyrin−1 has a major role in mediating visceral pain in mice[J]. Am J Physiol Gastrointest Liver Physiol, 2010, 298(1): G81−91.

[158] Nozawa K, Kawabata-Shoda E, Doihara H, et al. TRPA$_1$ regulates gastrointestinal motility through serotonin release from enterochromaffin cells[J]. Proc Natl Acad Sci USA, 2009, 106(9): 3408−3413.

[159] Kun J, Szitter I, Kemény Á, et al. Upregulation of the Transient Receptor Potential Ankyrin 1 Ion Channel in the Inflamed Human and Mouse Colon and Its Protective Roles[J]. Plos One, 2014, 9(9): e108164.

[160] Brierley SM, Hughes PA, Page AJ, et al. The Ion Channel TRPA$_1$ Is Required for Normal Mechanosensation and Is Modulated by Algesic Stimuli[J]. Gastroenterology, 2009, 137(6): 2084−2095.e3.

[161] Mueller-Tribbensee SM, Manoj K, Mohammad K, et al. Differential Contribution of TRPA$_1$, TRPV$_4$ and TRPM$_8$ to Colonic Nociception in Mice[J]. Plos One, 2015, 10(7): e0128242.

[162] Mitrovic M, Shahbazian A, Bock E, et al. Chemonociceptive signalling from the colon is enhanced by mild colitis and blocked by inhibition of transient receptor potential ankyrin 1 channels[J]. Br J Pharmacol, 2010, 160(6): 1430−1442.

[163] Kojima R, Nozawa K, Doihara H, et al. Effects of novel TRPA$_1$ receptor agonist ASP7663 in models of drug-induced constipation and visceral pain[J]. European Journal of Pharmacology, 2014, 723: 288−293.

[164] Hughes PA, Harrington AM, Castro J, et al. Sensory neuro-immune interactions differ between Irritable Bowel Syndrome subtypes[J]. Gut, 2013, 62(10): 1456−1465.

[165] Yang Y, Wang S, Kobayashi K, et al. TRPA$_1$-expressing lamina propria mesenchymal cells regulate colonic motility[J]. JCI Insight, 2019, 4(9): e122402.

[166] Mearin F, Lacy BE, Chang L, et al. Bowel disorders[J]. Gastroenterology, 2016.

[167] Jordt SE, Tominaga M, Julius D. Acid potentiation of the capsaicin receptor determined by a key extracellular site[J]. Proc Natl Acad Sci USA, 2000, 97(14): 8134−8139.

[168] Basso L, Altier C. Transient receptor potential channels in neuropathic pain[J]. Curr Opin Pharmacol, 2016, (32): 9−15.

[169] Ferrer-Montiel A, Fernandez-Carvajal A, Planells-Cases R, et al. Advances in modulating thermosensory trp channels[J]. Expert Opin Ther Pat, 2012, 22(9): 999−1017.

[170] O'neill J, Brock C, Olesen AE, et al. Unravelling the mystery of capsaicin: A tool to understand and treat pain[J]. Pharmacol Rev, 2012, 64(4): 939−971.

[171] Nagy I, Santha P, Jancso G, et al. The role of the vanilloid (capsaicin) receptor (trpv1) in physiology and pathology[J]. Eur J Pharmacol, 2004, 500(1−3): 351−369.

[172] Ferrer-Montiel A, Garcia-Martinez C, Morenilla-

Palao C, et al. Molecular architecture of the vanilloid receptor. Insights for drug design[J]. Eur J Biochem, 2004, 271(10): 1820–1826.

[173] Cheng W, Yang F, Takanishi CL, et al. Thermosensitive trpv channel subunits coassemble into heteromeric channels with intermediate conductance and gating properties[J]. J Gen Physiol, 2007, 129(3): 191–207.

[174] Sugiura T, Tominaga M, Katsuya H, et al. Bradykinin lowers the threshold temperature for heat activation of vanilloid receptor 1[J]. J Neurophysiol, 2002, 88(1): 544–548.

[175] Vennekens R, Owsianik G, Nilius B. Vanilloid transient receptor potential cation channels: An overview[J]. Curr Pharm Des, 2008, 14(1): 18–31.

[176] Matsumoto K, Kurosawa E, Terui H, et al. Localization of trpv1 and contractile effect of capsaicin in mouse large intestine: High abundance and sensitivity in rectum and distal colon[J]. Am J Physiol Gastrointest Liver Physiol, 2009, 297(2): G348–360.

[177] Brierley SM, Carter R, Jones W, 3rd, et al. Differential chemosensory function and receptor expression of splanchnic and pelvic colonic afferents in mice[J]. J Physiol, 2005, 567(Pt 1): 267–281.

[178] Christianson JA, Mcilwrath SL, Koerber HR, et al. Transient receptor potential vanilloid 1-immunopositive neurons in the mouse are more prevalent within colon afferents compared to skin and muscle afferents[J]. Neuroscience, 2006, 140(1): 247–257.

[179] Tan LL, Bornstein JC, Anderson CR. Distinct chemical classes of medium-sized transient receptor potential channel vanilloid 1-immunoreactive dorsal root ganglion neurons innervate the adult mouse jejunum and colon[J]. Neuroscience, 2008, 156(2): 334–343.

[180] Schuster DJ, Dykstra JA, Riedl MS, et al. Visualization of spinal afferent innervation in the mouse colon by aav8-mediated gfp expression[J]. Neurogastroenterol Motil, 2013, 25(2): e89–100.

[181] Barthó L, Benkó R, Patacchini R, et al. Effects of capsaicin on visceral smooth muscle: A valuable tool for sensory neurotransmitter identification[J]. Eur J Pharmacol, 2004, 500(1–3): 143–157.

[182] Kadowaki M, Kuramoto H, Takaki M. Combined determination with functional and morphological studies of origin of nerve fibers expressing transient receptor potential vanilloid 1 in the myenteric plexus of the rat jejunum[J]. Auton Neurosci, 2004, 116(1–2): 11–18.

[183] 0Matsumoto K, Hosoya T, Tashima K, et al. Distribution of transient receptor potential vanilloid 1 channel-expressing nerve fibers in mouse rectal and colonic enteric nervous system: Relationship to peptidergic and nitrergic neurons[J]. Neuroscience, 2011, 172: 518–534.

[184] Bartho L, Benko R, Holzer-Petsche U, et al. Role of extrinsic afferent neurons in gastrointestinal motility[J]. Eur Rev Med Pharmacol Sci, 2008, 12 Suppl 1: 21–31.

[185] Fernandes ES, Fernandes MA, Keeble JE. The functions of trpa1 and trpv1: Moving away from sensory nerves[J]. Br J Pharmacol, 2012, 166(2): 510–521.

第 5 章　慢性便秘发病机制研究进展

顽固性便秘的诊治，在过去相当长的时期内被人们所轻视，但随着发病率的升高，已引起了越来越多的研究者们的关注。结肠慢传输性便秘（colon slow transit constipation，CSTC）又被称为慢通过性便秘或结肠无力（colonic inertia），是指结肠传输功能障碍，肠内容物通过缓慢所引起的便秘。该病病因不清，症状顽固，影响因素较多。尽管结肠次全（全）切除术对大部分患者取得了较好的效果，但怎样更精确全面地诊断 CSTC，以便选择合适的手术方式从而取得更好的效果；怎样探索 CSTC 的发病机制从而在根本上进行防治仍然是目前这一领域研究的热点。

一、CSTC 的肠动力改变

CSTC 之传输减慢可发生在全结肠或结肠某一段，一般认为结肠传输减慢以左半结肠和直肠多见。但研究发现部分 CSTC 患者不但存在结直肠动力异常，还同时存在食道、胃等上消化道器官的动力异常。Bassotti 对 21 例 CSTC 患者进行了胃、小肠测压，结果 70% 的患者空腹时出现突发非传播性收缩，进食后的肛向动力反应也明显短于对照组。Scott 报道约 1/3 的 CSTC 患者存在空肠神经肌肉功能紊乱，因此部分 CSTC 患者结肠传输功能减慢很可能仅仅是泛发性全肠道功能障碍的一部分。这也许是部分 CSTC 患者全结肠切除后便秘症状不缓解的原因之一。

CSTC 结肠动力的异常主要表现为结肠集团运动的数量和持续时间均明显低于正常组。以往因技术手段的限制，研究主要集中在对乙状结肠和直肠动力的检测上，有研究认为平滑肌的收缩在时间和空间上的不协调可表现为远端大肠的异常兴奋性收缩，导致对近端肠道粪流产生抵制，造成结肠传输减慢。近年来，技术的进步使得近端结肠动力的检测成为可能。研究发现 CSTC 结肠高振幅传播性收缩缺失，或者开始于远端结肠且传播距离明显缩短，另外，对压力负荷的感觉消失，而对痛觉的感觉存在。严重的便秘患者结肠巨大移动性收缩数目明显减少，时相缩短，进食后缺少结肠肌电反应，这种餐后反射的缺乏提示结肠运动的神经体液调控障碍，因此肠神经系统（enteric nervous system，ENS）在 CSTC 发病中的作用越来越引起人们的重视。

（一）结肠移动运动复合体

在许多哺乳动物，存在一个通过神经调节有规律地将粪便推向肛侧的收缩，称为结肠移动性运动复合体（colonic migrating motor complex，CMMC）。最近研究发现，小鼠 STC 模型与 STC 患者行全结肠切除术后的离体结肠均出现持续时间与频率显著降低的 CMMC。结肠总是处于内在神经活动的支配下。在相邻的 CMMC 之间，下行性抑制性神经通路（descending inhibitory nerve pathway，DIP）始终处于活动状态（又称紧张性抑制），保持平滑肌处于抑制性接触电位（inhibitory junction potentials，IJP）；但是，一些抑制性神经元活动降低，同时上行性兴奋性神经通路（ascending excitatory nerve pathway，AEP）被强烈激活，产生去极化，形成 CMMC。DIP 不仅是相邻 CMMC 之间紧张性抑制驱动平滑肌与肌间间质 Cajal 细胞的必要条件，同时对于传播 CMMC 也十分重要。另外，产生 CMMC 的 AEP 激活兴奋性运动神经元（excitatory motor neurons，EMN），EMN 又激活连接纵肌层与环形肌层的肌间间质 Cajal 细胞，间质 Cajal 细胞在 CMMC 缓慢的去极化时相使肌层发生快速震动。从肌间 Cajal 细胞到产生平滑肌动作电位与肌层自主收缩，整个复杂的电生理事件都是在 CMMC 期间完成的（图 5-1）。Heredia 等通过建立的 STC 小鼠模型发现肠道功能障碍是由于 DIP 受到抑制所引起。Spencer 等与 Zarate 等研究发现 STC 患者离体结肠的 CMMC 不但没有往肛侧传播，而且在结肠很长一段距离内同时出现。Spencer 等还发现在 STC 结肠的膨胀刺激诱发出了上行性兴奋性神经反射（过早的 CMMC），而没有出现下行性抑制性神经反射，即肛门舒张。因此，STC 患者 CMMC 传播的缺失可能是由于 DIP 受到抑制所产生的。

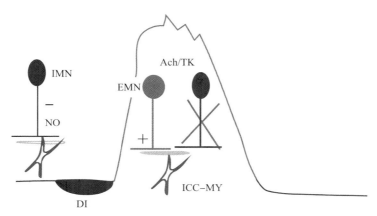

▲ 图 5-1　结肠移动性运动复合收缩

EMN. 兴奋性运动神经元；IMN. 抑制性运动神经元；NO. 一氧化氮；DI. 下行性抑制；Ach/TK. 乙酰胆碱 / 速激肽；ICC-MY. 肌间区 Cajal 细胞（此图的彩色版本见书末）

（二）隐匿性反射

近来，有报道提出一个由结肠延长触发的抑制性反射，称为隐匿性反射（occult reflex），意为从视野中隐藏。因为它没有直接控制平滑肌，而是抑制了蠕动反射环路中的神经元与 CMMC（图 5-2）。结肠延长本是正常结肠生理学的一个组成部分，因为它的整体作用是抑制粪便传输并促进其堆积。Southwell 等通过 X 线钡剂灌肠发现诸多 STC 患者存在横结肠与乙状结肠延长，并认为隐匿性反射可能是 STC 的病因之一。近端结肠延长会激活一个强烈且有主导作用的抑制性反射，一旦产生刺激，就会减少或阻断 CMMC；然而，无论刺激持续多久，远端结肠延长只会激活单一的 CMMC。近端延长激活机械敏感性一氧化氮合酶神经元（neuronal nitric oxide synthase，nNOS）阳性的下行性中间神经元释放 NO，抑制诸多肌间神经元，包括内源性初级传入神经元（intrinsic primary afferent neuron，IPAN），从而抑制了 CMMC，其可能机制是在蠕动神经环路的中间神经元产生了一个抑制性突触后电位。而远端延长激活了机械敏感性胆碱类上行性中间神经元，从而兴奋肌间 IPAN 与其他神经元来产生 CMMC。如果没有隐匿性反射兴奋性的组成部分，结肠可能无法充分排空。NO 作为一个理想的抑制性神经递质，是隐匿性反射的主要抑制性组成部分。当结肠延长时，神经通路的机械敏感性中间神经元便总是持续被激活。由于结肠延长强烈地激活了隐匿性反射，释放的大量 NO，STC 患者与小鼠 STC 模型组的 CMMC 振幅显著降低，排空也显著减慢。

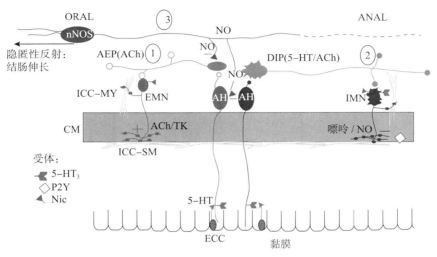

▲ 图 5-2　隐匿性反射的机制

①肠嗜铬细胞（ECC）自发释放的 5-HT 激活了黏膜层后超极化（AH）神经元，这些神经元突触与上行性兴奋通路（AEP）中的上行性中间神经元结合，后者的突出与负责结肠移动性运动复合体（CMMC）的兴奋性运动神经元结合；②粪便通过是肠黏膜环形拉伸或黏膜扭曲，引起肠嗜铬细胞（ECC）释放 5-HT 与粪便周围黏膜层不同的后超极化（AH）感觉神经元上的 5-HT₃ 受体结合，这些神经元突触与下行性抑制通路（DIP）中的下行性血清素中间神经元结合，后者的突触又与抑制性运动神经元结合；③肠管延长激活了机械敏感性下行性中间神经元（神经元型一氧化氮合酶，nNOS-positive），它会释放 NO 抑制上行性中间神经元和后超极化（AH）感觉神经元，从而抑制结肠蠕动（此图的彩色版本见书末）

二、CSTC 的肠神经系统研究

（一）CSTC 的 ENS 组织学研究

因为常规病理学检查无异常发现，CSTC 常被称为"慢性特发性便秘"或"特发性慢传输性便秘"。实际上通过一些特殊的染色可以发现 CSTC 的结肠壁内神经存在着病理改变。嗜银染色可发现 CSTC 结肠肌间丛嗜银性神经元数目减少，残余细胞体积变小、皱缩、染色不均匀。有研究发现 CSTC 结肠壁神经细丝（neurofilament，NF）数目明显减少甚至缺失，蛋白免疫反应性异常增高。NF 属于中间丝的一种，是构成神经细胞骨架的主要成分，可能在大分子轴突输送中起重要作用，对施万细胞和星形胶质细胞等特异地着色，提示 CSTC 肌间丛神经支持组织增生。由此看出，CSTC 很可能与肠神经的病变有关，并非简单的功能性疾病。

（二）CSTC 的 ENS 递质研究

在过去的 10 余年，有关 CSTC 肠神经递质变化的研究有较多报道，人们都基于一种认识，即 CSTC 一定与某些肠神经递质的异常有关，探索这些递质异常变化有可能揭示 CSTC 的发病机制。最早引起人们关注的是血管活性肠肽（vasoactive intestinal peptide，VIP）和 P 物质（substance P，SP）。VIP 也是 ENS 中的一种主要的抑制性神经递质，而 SP 是重要的兴奋性递质。研究发现 CSTC 结肠 SP 含量明显降低，SP 免疫反应性降低，可能是结肠动力减弱的原因之一。但出乎意料的是多数研究发现抑制性的神经递质 VIP 含量降低。有人推测 VIP 含量降低与结肠传输减慢的结果并不矛盾。在结肠巨大移动性收缩向下传播时，必须伴随有远侧肠管的松弛，肠内容物才会向下移动，称之为上行性兴奋，下行性抑制，VIP 含量降低可能是损害了下行性抑制从而导致巨大移动性收缩传播障碍。后来相继有生长抑素、5- 羟色胺、ATP、神经肽 YY、胃动素等多种肠神经递质异常的报道，但很多结果存在一定争议。比较受到关注的是一氧化氮（NO）的作用。NO 是 ENS 中主要的抑制性神经递质之一。NO 在体内必须通过一氧化氮合酶（NOS）的作用才能生成。多数研究发现肌间丛和黏膜下丛 NOS 免疫反应性均明显升高，这至少部分地证实了 NOS 在 CSTC 发病中的作用，其机制可能是神经丛内大量的 NOS 神经元释放 NO 导致结肠推进性收缩受抑制。

有关胃肠神经递质的研究方兴未艾，目前只发现部分神经肽可能与 CSTC 的发病有关，其内在的协调机制却远未阐明。某些神经肽具有神经营养作用，如 VIP、SOM 能促进神经细胞的有丝分裂并增加神经细胞的存活率；而 5- 羟色胺等能影响神经元中表型标记物的合成，继而影响神经细胞的功能。这样看来，CSTC 患者肠神经递质的异常变化，不但影响兴奋与抑制的平衡，也可能影响到神经细胞的发育及其功能的正常发挥，从而出现结肠动力减弱。

三、间质 Cajal 细胞与 CSTC

间质 Cajal 细胞（interstitial Cajal cell，ICC）在胃肠动力调控中的作用正受到越来越多的关注。ICC 是胃肠道慢波的起搏细胞（pacemaker cell）并参与慢波的传播，对肠神经系统非肾上腺非胆碱能神经信息传递具有重要的调控作用。ICC 在 CSTC 发病中的作用也引起了人们的广泛关注（图 5-3）。

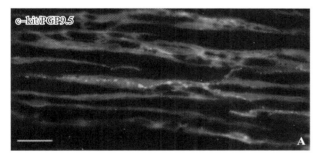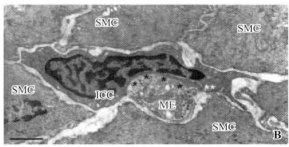

▲ 图 5-3　ICC 在 CSTC 发病中的作用

A. 间质 Cajal 细胞（ICC）荧光显微镜观察：c-kit 与 PGP 9.5 在豚鼠肠道双标染色；B. 间质 Cajal 细胞透射式电子显微镜观察：一个神经末梢（NE）与一个 ICC 密切联系（黑星号），与平滑肌细胞（SMC）形成缝隙连接（白星号）（此图的彩色版本见书末）

Lyford 报道 STC 患者整个结肠 ICC 明显减少，我们观察了 CSTC 乙状结肠 ICC 的分布也证实了这一结论。c-kit 信号途径对 ICC 的表型稳定至关重要，阻断 c-kit 通路可能导致 ICC 表型发生变化从而失去功能。我们最近的研究发现 CSTC 结肠 c-kit 基因和蛋白表达显著降低，提示 ICC 在其发病中有重要作用。CSTC 结肠多种神经递质异常，如 VIP、SP、NOS 等，也有报道蛋白、神经细丝免疫反应异常等。目前的问题是怎样能将这些异常发现整合到一起，提出一个令人信服的病理生理过程。解决这一问题的关键可能在于更深入地探索 CSTC 患者结肠 ICC 减少的机制，以及与肠神经递质异常之间的相互关系。

四、孕激素与孕激素受体

女性激素，尤其是孕激素（progesterone，P）被认为可能是 STC 的潜在致病因素。这一假设得到了流行病学数据的支持，尤其是在妊娠期间。此外，月经周期中黄体期的结肠传输时间比卵泡期的结肠传输时间长；研究发现 P 损害了平滑肌收缩功能。通过对豚鼠注射 P 后发现其环形肌收缩功能受损。所有结果都表明激素会导致 STC 结肠传输功能缓慢。然而，Kamm 等研究发现 STC 女性患者 P 血清水平正常。另外，尽管孕妇血清存在高水平的 P，妊娠期便秘的发生率也仅仅接近25%。因此，推测不同人群对正常 P 血清水平敏感性不同。有研究发现 STC 平滑肌细胞的异常反应与 P 受体的过表达有关。过表达的 P 受体通过引起环形肌层对正常 P 血清水平更加敏感，来损害与刺激结肠基础运动活动。

另外，在黏膜层，STC 患者高水平的 5-HT 这一现象很难解释，因为由肠腔内容物刺激引起的5-HT 释放所诱发的蠕动反射，有助于保持正常的传输时间。Guarino 等研究发现 STC 女性患者结肠上皮细胞 P 受体过表达，同时发现作为黏膜层 5-HT 合成限速酶的色氨酸羟化酶 -1（tryptophan hydroxylase-1，TPH-1）表达水平与对照组相比没有显著差别，而 5-HT 转运体（serotonin transporter，SERT）却显著减少。过表达的 P 受体会引起肠上皮细胞对正常生理水平的 P 更加敏感，使得 STC 患者结肠上皮细胞产生 SERT 减少，致使参与蠕动反射起始的 SERT-5-HT 通路异常，5-HT 灭活障碍。另一方面，STC 患者 5-HT 水平增高可能是针对缩短传输时间而产生的代偿性机制。因为，过表达的 P 受体损伤了环形肌对 5-HT 与 ACh 的反应，STC 患者肠上皮细胞所释放的高水平 5-HT 仍不足以诱发环形肌产生正常收缩。

五、导泻剂与 CSTC

几乎所有的 CSTC 患者都有长期服用导泻剂的病史，常用的导泻剂包括大黄、酚酞、番泻叶等刺激性导泻剂。目前发现的 CSTC 一些病理改变究竟是原发性的还是继发于服用导泻剂，存在争议。

有人用番泻苷和蒽醌喂养大鼠 6 个月，发现降结肠的收缩频率和幅度有降低的趋势。但Fioramonti 测定了饲以番泻苷 6 个月的大鼠结肠肌电，未发现异常肌电。我们给大鼠饲以大黄或酚酞 1～3 个月，模仿 CSTC 患者服用导泻剂的特点，不断增加导泻剂用量以保持半数动物有下泻作用，结果发现大鼠肠道传输明显减慢，结肠慢波频率减慢。

长期应用刺激性导泻剂可能对 ENS 造成一定的损害。Dufour 报道服用番泻苷 4 个月小鼠的结肠超微结构未见异常变化，而服用 1，8 二羟基蒽醌则出现了结肠肌间丛轴突空泡变性明显，溶酶体样物质增多。有人用放射免疫法测定了蒽醌对大鼠结肠壁内神经肽的影响，发现黏膜层、黏膜下层和肌层 VIP、SOM 含量下降，而 SP 无明显改变。我们的研究发现大鼠饲以大黄或酚酞 3 个月，其结肠 ENS 组织形态和一些主要的神经递质（VIP、SP、NOS 等）存在异常改变，而且与 CSTC 结肠 ENS 的改变有相似之处，提示 CSTC 的结肠壁神经病理变化与服用导泻剂有关。刺激性导泻剂在 CSTC 演变过程中具有重要作用，长期服用可能会诱发或加重 CSTC 的结肠病变和功能改变。

（田　跃　童卫东）

参 考 文 献

[1] Scott SM, Picon L, Knowles CH, et al. Automated quantitative analysis of nocturnal jejunal motor activity identifies abnormalities in individuals and subgroups of patients with slow transit constipation[J]. Am J Gastroenterol, 2003, 98(5): 1123–1134..

[2] Bassotti G, de Roberto G, Castellani D, et al. Normal aspects of colorectal motility and abnormalities in slow transit constipation[J]. World J Gastroenterol, 2005, 11(18): 2691–2696.

[3] Daniel EE. Physiology and pathophysiology of the interstitial cell of Cajal: from bench to bedside. III. Interaction of interstitial cells of Cajal with neuromediators: an interim assessment[J]. Am J Physiol Gastrointest Liver Physiol, 2001, 281(6): G1329–1332.

[4] Lyford GL, He CL, Soffer E, et al. Pan-colonic decrease in interstitial cells of Cajal in patients with slow transit constipation[J]. Gut. 2002, 51(4): 496–501.

[5] Tong WD, Liu BH, Zhang LY, et al. Decreased interstitial cells of Cajal in the sigmoid colon of patients with slow transit constipation[J]. Int J Colorectal Dis, 2004, 19(5): 467–473.

[6] Wedel T, Spiegler J, Soellner S, et al. Enteric nerves and interstitial cells of Cajal are altered in patients with slow-transit constipation and megacolon[J]. Gastroenterology, 2002, 123(5): 1459–1467.

[7] Tong WD, Liu BH, Zhang LY, et al. Expression of c-kit messenger ribonucleic acid and c-kit protein in sigmoid colon of patients with slow transit constipation[J]. Int J Colorectal Dis, 2005, 20(4): 363–367.

[8] 童卫东, 张胜本, 刘宝华, 等. 酚酞对大鼠结肠动力及肠神经系统的影响研究 [J]. 中华消化杂志, 2003, 23(12): 661–664.

第 6 章　慢性便秘影像诊断进展

一、动态 MR 排便造影诊断出口梗阻型便秘

出口梗阻型便秘（outlet obstruction constipation，OOC）是慢性功能性便秘的主要类型。它是指直肠内容物因盆底功能障碍无法有效排出而出现肛门下坠、大便不尽、排便困难等症状的一组临床综合征。随着社会节奏加快，人类平均寿命延长，精神、环境等因素，发病率逐年增长。严重者可对其工作、生活造成诸多不便，并可诱发心理及器质性病变。2016 年出版的功能性胃肠病罗马标准Ⅳ将其归为功能性排便障碍（functional defecation disorders）。目前影像学上 X 线排粪造影仍是诊断出口梗阻型便秘的主要方法。但出口梗阻的原因及与直肠肛门周围组织的关系不能明确。

1991 年，Yang 等首次将动态 MR 应用于观测盆底，近年来磁共振快速成像技术的发展，尤其是高分辨率动态功能成像技术的出现，结合其优良的软组织对比度、多方位成像和无电离辐射等优点，使磁共振排粪造影（magnetic resonance defecography，MRD）在出口梗阻型便秘诊断和评估中的作用越来越受到重视。

磁共振排粪造影的原理

盆底（pelvic ploor）又称盆膈，由肛提肌、尾骨肌及覆盖其上、下表面的筋膜构成，呈漏斗形，封闭骨盆下的大部分，仅在其前方两侧耻骨直肠肌（puborectalis，PR）和耻骨阴道肌（男性为前列腺提肌）的前内侧缘之间留有一窄的裂隙，叫盆膈裂孔，由下方的尿生殖膈封闭，男性有尿道通过，女性有尿道和阴道通过，盆膈后部有肛管通过。肛提肌的解剖结构及生理功能十分复杂，肛提肌整体上由许多细小的带状肌束呈叠瓦状相互覆盖、铺展而成的一对四边形的薄片肌，一般由四部分组成即耻骨阴道肌（男性为前列腺提肌）、耻骨直肠肌、耻骨尾骨肌及髂骨尾骨肌。磁共振排粪造影能实时显示直肠肛门的运动和排空情况，同时能清晰显示耻骨直肠肌、肛提肌、肛门内括约肌，以及直肠和肛门周围的软组织，且无辐射，磁共振排粪造影用于排便障碍性便秘的诊断，特别是怀疑有形态结构改变的慢性便秘的诊断具有独特的优势。

（一）磁共振排粪造影的检查前准备

为了更好地完成检查，避免粪便等干扰，一般在检查前 1 天用 15g 番泻叶冲服清洁肠道，检查前 30min 排空膀胱，也可在检查前 2～3h 使用甘油灌肠剂清洁直肠。最常用稀释的超声耦合剂经肛管注入直肠及乙状结肠（超声耦合剂与 60℃温水按体积 1∶3 稀释并轻轻搅拌以驱赶气泡），也可用钆喷酸葡胺注射液 2ml 加入 300ml 的玉米面糊，或者 150～200ml 超声耦合剂和 1.5ml 钆喷酸二甲基葡胺混合剂，总体要求成薄糊状便于灌注、避免混有气泡影响磁共振成像。注入量以受检者有轻度便意为宜，一般在 150～300ml。

扫描设备及参数选择

最常采用美国 GE 公司的 1.5T 双梯度超高场磁共振仪。

经肛管注入对比剂后，盆腹部放置体部线圈，先进行静态序列扫描，使用 SSFSE-T_2WI 序列采集轴位，冠状位和矢状位图像等常规图像。臀下放置塑料便盆，背部及头部垫高与水平约呈 20°角，定位正中矢状位后，进行稳态采集快速成像 FIESTA 序列多相位扫描。FIESTA 序列扫描参数，层厚：4.0mm；层距：1.0mm；TR：5.2ms；TE：最小值；翻转角：70°；矩阵：256×224；NEX：2.0；FOV：33cm×33cm。先进行正中矢状面、冠状面的提肛和力排相扫描（每层扫描 18 个时相，用时 16s）。也可插入自制球囊（囊内注入超声耦合剂，注入量以患者产生轻度便意为准，一般为80～100ml），进行正中矢状面提肛动作像，方法同前，最后扫描正中矢状面力排像（9 个时相，用时 78s），嘱患者尽力将球囊排出。

随着磁共振快速成像序列的不断研发，除了稳态采集快速成像 FIESTA 序列，在磁共振的其他机型上，单次激发快速自旋回波序列 T_2WI、多相位快速扰相梯度同波加权序列 T_1WI 等的成像效果也有很大改善。图像软件（IMAGING OPTION）中选择多相位（MULTI PHASE），在横断位上选取正中矢状位，一般选择 20 个相位进行动态观察，每一次动态观察用时 17s，平均＜1s 的时间就能更新一幅图像，完全符合动态观察的需要。

（二）MR 的诊断标准

测量项目包括肛直角、肛上距、耻骨直肠肌长度、直肠前突深度等。

耻尾线（pubococcygeal line，PCL 线）：耻骨联合下缘与 S_1、S_2 的连线，用于评价盆腔器官的位置及运动。

肛直角（anorectal angle，ARA）：（肛管中线与直肠后壁切线之间的角度）的变化、耻骨直肠肌的收缩舒张情况及排便时直肠前后壁轮廓及直肠黏膜的情况，评估有无会阴下降，膀胱下垂、子宫下垂、盆底痉挛、耻骨直肠肌肥厚、直肠膨出、直肠黏膜脱垂等。

（三）常见异常

直肠前膨出（anterior rectocele，ARC）：直肠前壁向前呈囊袋状突出，深度超过预计正常直肠前壁边界以外垂直距离 2cm。X 线与 MR 有较好一致性，MR 可有效观察直肠突出部的内部结构及毗邻结构的异常改变，表现为力排时直肠前壁向前形成弧形结构并推移直肠阴道隔和阴道后壁一致性变形、前移（图 6-1）。

直肠脱垂（rectal prolapse，RP）及直肠内套叠（rectal intussusception，IRI）：直肠黏膜或肠壁全层内折脱入到直肠或肛管内。直肠内黏膜的形态变化在 X 线排粪造影中能较好显示，在目前的动态 MR 排粪造影的显像效果未见明显优势，还需要不断摸索（图 6-2）。

耻骨直肠肌综合征（puborectal muscle syndrome）：力排时耻骨直肠肌反常收缩，压迹加深，ARA 不大甚至减小，对比剂不排或呈细线状少量排出，盆底肌肉不能放松，盆底不下降反而轻度上升。动态 MR 排粪造影正中矢状位 FIESTA 图像能采集到 X 线排粪造影相一致的"搁架征"，SSFSE 序列轴位（相当于耻骨联合中份层面）可观察耻骨直肠肌在静息与力排时的形态变化，对盆底肌肉功能评价有一定价值（图 6-3）。

盆底疝（pelvic floor hernia）：力排相直肠前壁与阴道后壁分离、深度达直肠阴道隔上 1/3 以下

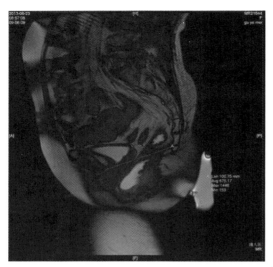

▲ 图 6-1 直肠前膨出

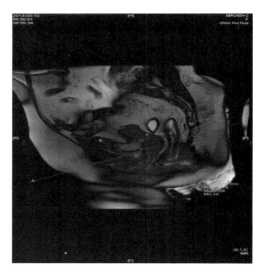

▲ 图 6-2 直肠脱垂

或 Douglas 窝下降达 PCL 以下。X 线排粪造影仅能有所提示，基本无法确诊，而动态 MR 排粪造影可准确显示盆底疝的空间位置、疝内容物的形态大小、内部结构，以及引起的毗邻结构的形态异常（图 6-4）。

会阴下降综合征（descending perineal syndrome）：某个盆腔器官下降。膀胱膨出为力排时膀胱颈下降超过 PCL 以下 1cm。子宫颈或阴道穹窿脱垂为力排时宫颈或阴道穹窿下降超过 PCL 以下；直肠下降为肛直肠连接部（肛管近端与直肠下端后部的耻骨直肠肌压迹中点）力排时下降达 PCL 以下 2.5cm。动态 MR 排粪造影可直观显示盆底形态，器官脱垂范围，完整评价盆底下降程度（图 6-5）。

子宫后倾（uterine retroversiph）：动态 MR 排粪造影可清晰显示子宫形态，及后倾后对直肠前壁的压迫程度，甚至发现子宫的器质性病变，金属节育环的伪影成为目前需要解决的主要问题之一。此外，MR 对子宫附件术后的女性患者的盆底情况有更大帮助（图 6-6）。

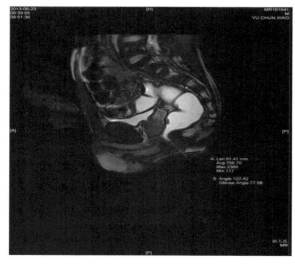

▲ 图 6-3 耻骨直肠肌综合征

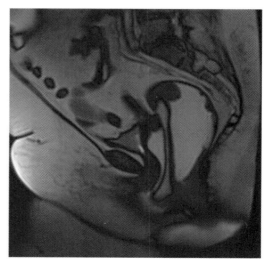

▲ 图 6-4 盆底疝

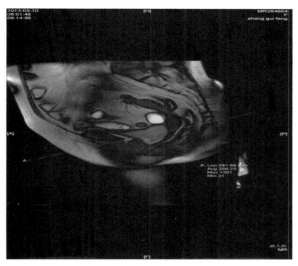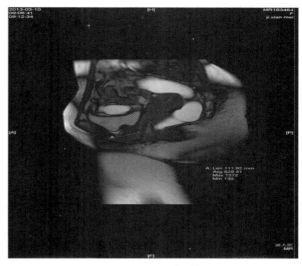

▲ 图 6-5　会阴下降综合征　　　　　　　　　　▲ 图 6-6　子宫后倾

（四）MR 排粪造影的不足与改进

1. 磁共振排粪造影患者处于仰卧位，有时会有空气影位于直肠下前壁，影像了直肠前壁的观察。

2. 仰卧位检查与正常生理排便位置有一定的差异，导致部分患者玉米面糊只充填肛管，不能完全完成排便动作，在实际应用中可以垫高上胸及头颈部，使人体处于半坐位，尽量减少与生理位置的差异而取得患者的合作。

3. 患者采用仰卧位检查，不符合人体正常生理排泄状态，不能很好显示直肠黏膜脱垂。

4. MR 禁忌证较多，如：心脏起搏器植入术、不锈钢支架植入术、幽闭症及早孕患者等，女性患者金属节育环的伪影对观察视野有严重影响。

5. 动态 MR 扫描速度慢，很多患者不易坚持完成达到理想效果，尤其是年龄较大、患有心肺功能性疾病的患者更不易完成。但无电离辐射，MRI 软组织密度分辨率比动态 SCT 高，对盆底各肌细微的形态结构变化具有明显优势。假如缩小了采像窗（＜ 50ms），利用 T_2 加权下盆腔器官与小肠的信号对比，避免了对比剂的使用；引入驱动平衡（driven equilibrium），提高了时间分辨率；引入维纳解调（Wiener demodulation），提高了空间分辨率，或者有开放式超导磁共振扫描仪，使患者在接受 DMRD 检查时可以采用坐位，将会有更好的临床指导价值。

二、胶囊式测压系统在消化道传输功能测定中的应用

胃肠动力障碍是常见的消化系统疾病和病理生理状态，发病机制复杂，症状无特异性，近年随着测压技术的出现和不断发展，人们对胃肠道动力障碍性疾病的认识有了较大的进展和突破。胃肠道压力检测是一种安全、简便、无创、客观、能全面评价胃肠道运动功能的重要检查方法，可准确获取和反映胃肠道腔内基础压力及其变化的频率、幅度、动力指数等，对分析胃肠道运动障碍的病理生理机制有重要价值。

目前临床上应用最多的测压技术是高分辨水灌注测压和金属感受器测压。胃肠道测压技术主要应用于食管、肛门直肠等部位，对胃食管反流病和吞咽困难尤其是贲门失弛缓症、排便障碍、结肠

动力障碍性疾病如功能性便秘的诊断具有重要作用。目前测压技术在结肠和胃中的研究较少见；由于小肠解剖位置的复杂性，测压技术进展更少。

以色列 M2A 无线胶囊内窥镜的成功推动了其他胶囊式诊查系统的研制。胶囊式系统在消化道器质性和功能性疾病诊查方面取得飞速发展。

2006 年获得 FDA 认证的美国 SmartPill 公司研制出采集胃肠道内压力、温度、pH 的胶囊，可连续工作 72h，主要用于检测小肠动力和胃排空时间；国内上海交大与上海市浦东新区人民医院于 2002 年联合研制的 GI-pill 将工作时间延长至超过 200h，并通过体外超声定位，使得胶囊式消化道测压技术应用到全消化道，尤其是慢性便秘超长时间传输的压力检测。

（一）检测原理及参数范围

消化道压力检测胶囊测压系统由一次性使用的口服胶囊、体外数据接收器、数据处理工作站和（或）体外超声定位 4 部分组成；口服的检测胶囊包含电源模块、信号敏感及采集模块、系统控制和信号处理模块及无线通信模块。监测时，检测胶囊由口吞服进入人体消化道，随人体胃肠蠕动前进，直到从肛门自然排出体外，在此过程中，检测胶囊实时通过无线载波，将胃肠道的温度、压力和 pH 数据发送给体外数据记录仪，记录仪可以戴在胸前，也可以挂在腰带上，胶囊在消化道内的位置通过体外超声定位装置确定，近年来，又在探讨磁性轨迹判断检测胶囊的位置。

检测胶囊表层为医用硅胶，在体内不被酸、碱腐蚀和肠蠕动损坏，不影响胃肠道的蠕动功能。Smartpill 的检测胶囊为 11.7mm×26.8mm 大小的圆柱体，与胶囊内镜的外形类似，包含 pH、温度、压力 3 种感应器，感受范围分别为 0.05～9.00、25～49℃、0～350mmHg。上海的 GI-pill 胶囊（图 6-7）直径 10mm，长 20mm，重量＜2.9g，与普通食物重量相似；压力测量范围为 -50～200mmHg，误差≤ ±1% FS；温度范围为 34～42℃，误差≤ ±0.25℃，pH 检测范围为 1～11，测量误差为 ±0.25pH，分辨率为 0.01pH。

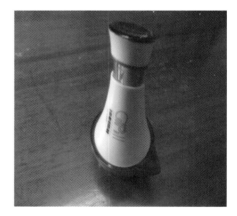

▲ 图 6-7　上海的 GI-pill 胶囊

（二）检测前准备与检测中注意

检查前停用影响胃内 pH 及胃肠动力的药物，其中质子泵抑制药停用至少 7d，H_2 受体拮抗药和影响胃肠动力药物停用至少 3d，抑酸药停用至少 1d。空腹情况下进食 260kcal 的标准餐，按预定时间在医生的指导下用温水送服检测胶囊，部分咽喉部敏感患者可与香蕉等软体食物一起送服，医生在受检者腹部放置超声探头，确认进入胃腔内；佩戴数据接收器，并检查通信指示灯是否正常（图 6-8）。受检者吞入胶囊后继续禁食 6h 以避免影响胃排空时间，检查期间需记录睡眠、进食、排便及胃肠症状，保持日常饮食习惯，避免烟酒，同时避免剧烈运动（如仰卧起坐、俯卧撑及超过 15min 的有氧运动），定时查看数据接收器指示灯是否规律性闪烁；自吞入胶囊后观察每次排便了解胶囊是否已自然排出体外。确认排出后结束检查，向检查医生递交回收胶囊和数据记录仪。

（三）数据分析及结果判断

胶囊通过对 pH 和温度信息综合分析计算出胃排空时间（gastric emptying time，GET）、小肠转

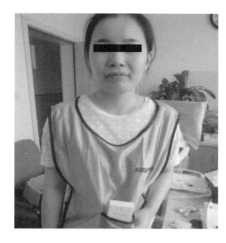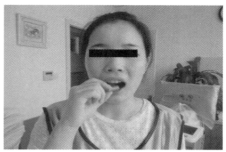

▲ 图 6-8　吞服胶囊和检查数据接收记录装置

运时间（small bowel transit time，SBTT）、结肠转运时间（colonic transit time，CTT）和全胃肠道转运时间（whole gut transit time，WGTT）（图 6-9）。温度的变化是胶囊吞入和排出的时间节点标志，胶囊被吞入后，温度迅速由环境温度升为人体温度（> 36℃），排出时则迅速降为环境温度（为了更好利用温度检测在体时间，检测的开始和结束在室温低于 30℃的环境中进行）。胶囊在胃肠道内运行时则根据不同部位 pH 差异进行定位，胃内平均 pH 为 1.0～2.5，当胶囊由胃进入相对碱性的十二指肠时，pH 至少上升 2 个单位；末端回肠的平均 pH 为 7.5，而结肠环境相对偏酸，胶囊由回盲瓣进入结肠时，pH 下降至少 1 个单位（由于厌氧菌对食物中不被吸收的纤维素成分进行发酵，产生短链脂肪酸所致）。

　　进行 GI-pill 检测的同时，同步进行结肠传输试验，结果见图 6-10。

（四）胃肠道各区域转运时间的测定

　　健康人群的 SBTT 中位值为 3～6h，而 CTT 中位值为 24～60h，SLBTT 数值大致接近 CTT，同时有研究显示 WMC 测得的 SLBTT 与 ROM 测得的 CTT 相关性良好（r = 0.704）。

　　胃排空时间（GET）：WMC 被 FDA 批准用于胃轻瘫、功能性消化不良等胃排空减慢疾病的诊断，美国 Cassilly D 等根据受试者工作特征曲线（receiver operating characteristic curve，ROC 曲线）

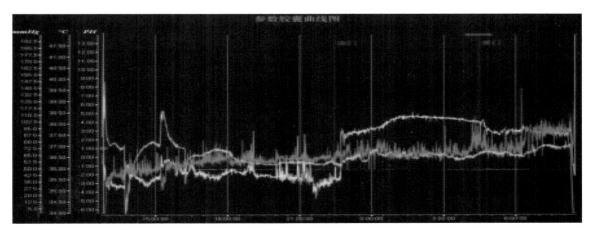

▲ 图 6-9　GI-pill 检测的健康志愿者全消化道压力、温度、pH 监测曲线
蓝色为温度曲线（部分有干扰），粉红色为压力曲线，黄色为 pH 曲线（此图的彩色版本见书末）

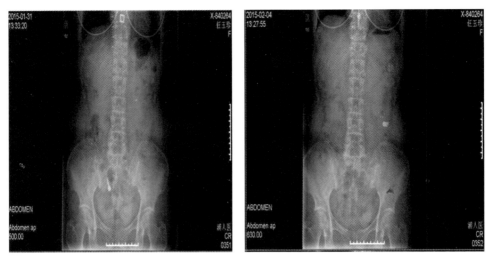

▲ 图 6-10　GI-pill 与结肠传输试验同步检查一致性非常好

提示 GET 的诊断准确性为 0.83，诊断胃轻瘫的最佳界限值为 300min，敏感性和特异性分别为 0.65 和 0.87，与核素胃排空试验相比具有良好的一致性及更高的准确性。

小肠转运时间（SBTT）：健康人 SBTT 的正常值范围为 2.5～6.0h，平均值为 4.1h。WMC 检测 SBTT 的主要缺点是少数受试者 pH 曲线上胶囊由小肠进入大肠的标志点无法准确判别，发生率为 5%～10%。

结肠转运时间（CTT）：WMC 检查中 CTT 的正常范围为 5～59h，已有多项研究证实 WMC 和不透 X 线标志物法（radiopaque marker，ROM）对于 CTT 的检查结果具有良好的一致性，由于 WMC 的最长工作时间为 72h，因此对于慢传输便秘患者往往不能检查到全程的动力变化；上海的 GI-pill 最长工作时间达到了 200h，基本满足大部分慢传输便秘患者的检查而在电能消耗完前排出体外；对于重度慢传输便秘患者有待将来体外无线能量传输技术支持的压力检查胶囊。文献报道 WMC 和 ROM 对于 CTT 的检查结果具有良好的一致性，王永兵等将 GI-pill 与 ROM 同步检测直观地证实了这个结论。Rao 等检测提示 WMC 可有效区别 STC 和 NTC。有时 pH 曲线上胶囊由小肠进入大肠的标志点无法准确判别，这时需要用全肠转运时间（small and large bowel transit time，SLBTT）替代 CTT，理由为健康人群的 SBTT 中位值为 3～6h，而 CTT 中位值为 24～60h，SLBTT 数值大致接近 CTT。

消化道压力检测胶囊随着消化道顺利行进过程中，可记录到所在部位的收缩频率和幅度，压力数据以收缩频率（frequency of contractions，FC）、压力曲线下面积（area under the curve，AUC）及动力指数（motility index，MI）形式表示。便秘患者结肠运动形式的主要改变为以高频率振幅波（high amplitude propagating sequences，HAPC）为主的顺行推进波的减少及结肠生理反射的减弱或缺失，后者提示神经性结肠动力异常。

（五）全面评估胃肠动力的优势

胃肠动力障碍常累及胃肠道多个区域，WMC 可以全面评估胃肠动力，避免分项进行传统动力检查，对可疑多区域动力异常的患者尤为适用。Sarosiek 等的研究显示除 GET 外，胃轻瘫患者的 CTT 及 WGTT 均较健康对照组明显延长，SBTT 无明显差异；有研究显示便秘患者的 GET、CTT

及 WGTT 均长于健康对照组，而对于选择手术治疗的顽固性便秘患者而言，存在消化道动力广泛低下者将明显降低手术疗效，WMC 检查有助于顽固性便秘患者更合理地选择治疗方式。Rao 等同时用 WMC 及传统动力检测法对可疑消化道动力异常的患者进行检测，根据症状部位分为上消化道组（upper gastrointestinal，UGI）和下消化道组（lower gastrointestinal，LGI）。结果改变了 30% UGI 组和 53% LGL 组的治疗计划，对 CTT 结果正常的便秘患者可行肛门直肠测压评估盆底肌协调情况。

优势及不足

自 2001 年以色列 M2A 胶囊内镜成功进入临床以来，胶囊式诊查系统在消化道器质性和功能性疾病诊查方面取得飞速发展。美国 smartpill 公司研制出采集胃内压力、温度、pH 的智能胶囊，可连续工作 72h，用于监测胃瘫患者的胃动力和胃排空时间。在国内，上海交大与浦东新区人民医院的 GI-pill 可持续工作 130～200h，用来长时间监测慢传输便秘的结肠动力。胶囊式全消化道测压检测到的真正意义上的生理压力，而传统的管式测压法具有侵入性，测压部位和测压时间都受到限制，因而无法完整记录 HAPC。

WMC 对于胃肠转运时间测定的准确性已得到多项研究的证实，但其在压力测定方面的应用仍受到较大的限制，与传统压力测定方法相比，WMC 仅有一个压力感受器，且在消化道内不停移动，无法测定移行波，需要新的判断标准以进一步拓展 WMC 的压力测定功能。跟内镜胶囊检查一样，WMC 检查有发生胶囊滞留的可能性，部分受试者存在未知的胃肠道憩室或狭窄可能，增加了胶囊滞留的风险。此外国外 WMC 检查价格较贵，难以在国内广泛开展，有待国产的相同产品尽早推向市场。

（六）禁忌证

和胶囊内镜一样，育龄期女性在检查当日晨需行尿妊娠试验排除妊娠。可能影响胶囊正常通过消化道的疾病均属禁忌证，包括吞咽困难、既往胃石病史、近 3 个月内的胃肠道手术史、可疑消化道狭窄或瘘管、胃肠梗阻、克罗恩病或憩室炎等。胶囊产生的无线电信号可能会与人体植入或携带的电机械装置相互干扰，所以心脏起搏器、输液泵植入等情况也被列为禁忌证，目前 WMC 的使用大多仅限于成人，但也有尝试在 8—17 岁的应用。

（王永兵）

参 考 文 献

[1] Mariya K, Flusberg M, Paroder V, et al. Practical guide to dynamic pelvic floor MRI[J]. J Magn Reson Imaging, 2018, 47(5): 1155-1170.

[2] 丁俞江，王永兵，谢禹昌，等. 动态 M R 排粪造影在出口梗阻型便秘影像学评价中的价值 [J]. 结直肠肛门外科, 2015, 21(3): 165-170.

[3] 李敏，蒋涛，杨新庆，等. MR 排粪造影在女性出口梗阻型便秘研究中的应用价值 [J]. 中华放射学杂志, 2010, 44(11): 1176-1179.

[4] 王永兵，丁俞江，谢禹昌. 不同体位下动态 MRI 排粪造影对出口梗阻型便秘病因诊断的影响 [J]. 结直肠肛门外科, 2013, 19(4): 203-206.

[5] 李敏，蒋涛，彭朋，等. 磁共振排粪造影在女性出口梗阻型便秘中的应用 [J]. 实用放射学杂志, 2015, 31(11): 1802-1806.

[6] 宋维亮，王振军，郑毅，等. 动态 MRI 联合排粪造影在出口梗阻型便秘诊治中的应用 [J]. 中华放射学杂志, 2009, 47(24): 1843-1845.

[7] 曾广正，饶本强，雷雨萌，等. MRI 动态排粪造影在出口梗阻性便秘诊断中的应用 [J]. 世界华人消化杂志, 2019, 27(2): 131-138.

[8] 陈旻湖. 中国慢性便秘专家共识意见 (2019, 广州)

[J]. 中华消化杂志, 2019, 39(9): 577−598.

[9] Ding W, Jiang J, Feng X, et al. Clinical and pelvic morphologic correlation after subtotal colectomy with colorectal anastomosis for combined slow−transit constipation and obstructive defecation[J]. Dis Colon Rectum, 2015, 58(1): 91−96 .

[10] Heinrich H, Sauter M, Fox M, et al. Assessment of Obstructive Defecation by HighResolution Anorectal Manometry Compared With Magnetic Resonance Defecography[J]. Clin Gastroenterol Hepatol, 2015, 13: 1310−1317.

[11] Khatri G. Magnetic resonance imaging of pelvic floor disorders[J]. Top Magn Reson Imaging, 2014, 23: 259−273

[12] 曾广正, 饶本强, 雷雨萌, 等. MRI 动态排粪造影在出口梗阻性便秘诊断中的应用 [J]. 世界华人消化杂志, 2019, 27(2): 131−138.

[13] Li M, Jiang T, Peng P, et al. compartment defects in anorectal and pelvic floor dysfunction with female outlet obstruction constipation (OOC) by dynamic MR defecography[J]. Eur Rev Med Pharmacol Sci, 2015, 19: 1407−1415.

[14] Salvador JC, Coutinho MP, Venancio JM, et al. Dynamic magnetic resonance imaging of the female pelvic floor−a pictorial review[J]. Insights Imaging, 2019, 10(1): 2−16.

[15] Hasler WL, Saad RJ, Rao SS, et al. Heightened colon motor activity measured by a wireless capsule in patients with constipation: relation to colon transit and IBS[J]. Am J Physiol Gastrointest Liver Physiol, 2009, 297: G1107−G1114.

[16] Richard J Saad. The Wireless Motility Capsule: a One−Stop Shop for the Evaluation of GI Motility Disorders[J]. Curr Gastroenterol Rep, 2016, 18(3): 14.

[17] Brinkworth GD, Noakes M, Clifton PM, et al. Comparative effects of very low−carbohydrate, high−fat and high−carbohydrate, low−fat weight−loss diets on bowel habit and faecal short−chain fatty acids and bacterial populations[J]. Br J Nutr, 2009, 101: 1493−1502.

[18] Camilleri M, Thorne NK, Ringel Y, et al. Wireless pH−motility capsule for colonic transit: prospective comparison with radiopaque markers in chronic constipation[J]. Neurogastroenterol Motil, 2010, 22: 874−882.

[19] Brun M, Michalek W, Surjanhata B, et al. Small bowel transit time(SBTT)by wireless motility capsule(WMC): normal values and analysis of pressure profi les in different subgroups of patients with slow SBTT[J]. Gastroenterology, 2011, 140: S865.

[20] Dinning PG, Di Lorenzo C. Colonic dysmotility in constipation[J]. Best Pract Res Clin Gastroenterol, 2011, 25(1): 89−101.

[21] Rao SS, Kuo B, McCallum RW, et al. Investigation of colonic and whole−gut transit with wireless motility capsule and radiopaque markers in constipation[J]. Clin Gastroenterol Hepatol, 2009, 7(5): 537−544.

[22] Farmer AD, Scott SM, Hobson AR. Gastrointestinal motility revisited: The wireless motility capsule[J]. United European Gastroenterol J, 2013, 1(6): 413−421.

[23] Lee AA, Rao S, Nguyen LA. Validation of diagnostic and performance characteristics of the wireless motility capsule in patients with suspected gastroparesis[J]. Clin Gastroenterol Hepatol, 2019, 17(9): 1770−1779.

[24] Aburub A, Fischer M, Camilleri M. Comparison of pH and motility of the small intestine of healthy subjects and patients with symptomatic constipation using the wireless motility capsule[J]. Int J Pharm, 2018, 544(1): 158−164.

[25] Sangnes DA, Softeland E, Bekkelund M. Wireless motility capsule compared with scintigraphy in the assessment of diabetic gastroparesis[J]. Neurogastroenterol Motil, 2020, 32(4): e13771.

[26] Wang YB, Li G, Wang YF, et al. The evaluation of GI−pill gastrointestinal electronic capsule for colonic transit test in patients with slow transit constipation[J]. Int J Colorectal Dis, 2020, 35(1): 29−34.

[27] Green AD, Jaime BG, Surjanhata BC. et al. Wireless motility capsule test in children with upper gastrointestinal symptoms[J]. Clinical TrialJ Pediatr, 2013, 162(6): 1181−1187.

第 7 章　慢性便秘的外科治疗进展

第一节　慢传输型便秘外科治疗进展

顽固性便秘是一种常见的症候群，流行病学调查发现，发病率达 10%～16.5%，且逐年升高。慢传输型便秘（slow transit constipation，STC）是慢性便秘最常见的一种类型。由于对 STC 的发病机制尚不清楚，内科保守治疗长期疗效欠佳，因此外科手术是内科治疗失败后的最后手段。尽管早在 1908 年 Lane 就报道了手术治疗 STC，但直至 1986 年 Preton 首次提出了 STC 的概念，STC 的外科治疗才进入了一个规范化治疗的新时代，本文主要从 STC 的外科手术的进展方面进行综述。

一、慢传输型便秘肠功能检查方法和评估

慢性便秘分为功能性和器质性，功能性便秘又分为 STC 和出口梗阻型便秘（outlat obstructive constipation，OOC）。原则上先排除器质性病变，再考虑功能性原因，患者的病史可提供重要信息，肠功能的检查在 STC 诊断的指导治疗方面具有重要意义。

1. 排除器质性病变

钡剂灌肠检查可明确结肠病变部位和程度，显示结肠全貌；电子肠镜检查可明确结肠有无占位性病变、息肉或憩室，结肠黏膜有无病变、炎症等，是排除结肠器质性病变的有效检查；腹部 CT 检查是排除肠道外器质性病变的主要手段。这些检查本身不是难点问题，难的是每个医生在术前都能认真的完成这些检查。

2. 肠道通过时间

测定肠道通过时间可帮助了解功能性便秘患者的病理生理，以便指导治疗。目前常用的方法有氢呼气试验、核素扫描、不透 X 线标志物法 3 种方法。氢呼气试验方法简便、设备价格不昂贵，是目前较常用的方法，有小肠动力减弱或紊乱时，常合并细菌过度生长，本试验对评估小肠细菌过度生长很有价值；核素扫描多用于胃和小肠的检查，但是患者要接受小剂量的射线照射，而且价格昂贵；不透 X 线标志物测定结肠通过时间方法简单易行，是临床上较为常用的方法，这项检查的难点问题是肠道通过时间测定的结果在健康人也存在个体差异，甚至对同一个体在不同的食物组成、热量及膳食纤维含量的情况下，不同时间的测定结果也不完全一致。因此，实验方法应标准化，对检查方法应作出规定。

3. 直肠 - 肛门运动功能检测

(1) 排粪造影检查：根据统计 40% 左右结肠 STC 患者伴有不同程度 OOC。因此 SCT 患者术前检查排粪造影对 STC 患者正确合理的选择治疗方案有意义。常用的检查方法有 X 线排粪造影和

MR 排粪造影；两种检查手段各有优缺点，但是 X 线排粪造影其简单、方便、价廉，符合生理及高诊断价值等优点，仍然是诊断盆底疾病的金标准。动态 MR 排粪造影作为一种很有前途的诊断便秘的新方法正在研究中，对于 STC 患者该项检查的难点问题是，医生对于 STC 诊断明确的患者往往容易忽略排粪造影检查，因此患者术前必须行排粪造影检查，为手术医生提供准确依据。

(2) 球囊逼出试验：球囊逼出试验是一种简单的，用于评价受试者人工粪便的排出能力。球囊逼出试验多与肛门直肠测压综合应用。一项大型研究表明球囊逼出试验在诊断盆底肌肉不协调收缩患者的敏感度为 88%，阳性预测值为 64%，在排除盆底肌肉不协调收缩的阴性预测值为 97%，提示球囊逼出试验可作为盆底肌肉不协调收缩患者的筛选方法。球囊排出试验的难点问题是许多盆底肌肉不协调收缩患者可正常排出球囊，因此，球囊逼出试验不足以作为诊断依据，需辅以其他检查结果，综合分析。

(3) 肛门直肠测压：临床上通过肛门直肠测压，可了解肛门直肠压力、直肠感觉、肛门节制能力等。据报道，60%～80% 的 STC 患者亦存在盆底肌肉不协调收缩。研究发现存在结肠神经病变的 STC 患者，大多伴有严重的盆底肌肉不协调收缩，肛门直肠测压在外科手术术前评价、手术方式选择、预测术后控便能力、术后疗效评估等方面具有重要意义。新近开展的高分辨率肛门直肠三维测压不仅可以提供功能信息，还可以提供肛门括约肌的解剖信息。肛门直肠测压的难点问题是普通的肛门直肠测压仪测得的压力不稳定，不可重复；高分辨率测压仪的价格较高还不能完全普及。

总之，肠功能检查方法较多，每项肠功能检查各有优缺点，常常需要联合应用，正确选择肠功能检查将对便秘患者的诊断和治疗提供非常有价值的指导信息。肠功能检查除有助于了解发病机制外，还可指导药物种类的选择，手术方式的制订，手术疗效预测及评价治疗效果。

二、STC 的外科治疗

（一）结肠切除类手术

1. 结肠部分切除

早在 1908 年 Lane 就采用结肠切除或全结肠切除治疗便秘的文献报道，当时人们只把便秘作为常见的消化道症状之一来认识，也没有慢传输型便秘的概念，采取手术治疗也是在患者出现腹痛腹胀不能忍受，甚至出现肠梗阻时才进行手术。手术没有明确的标准，主要两种，一种是结肠部分切除（图 7-1），另一种是全结肠切除（图 7-2）。1986 年 Preton 和 Joners 提出了慢传输型便秘的概念，人们开始对 STC 有了新的认识，并提出了结肠切除适用于 STC。

采用结肠部分切除是由于创伤小，手术方法简单,STC 又是良性疾病，而且对 STC 认识的不足，是 20 世纪 80 年代以前的主要术式。早期结肠部分切除多为乙状结肠切除，主要原因是乙状结肠游离，切除比较容易，另外便秘患者造成大便干结易停留在乙状结肠造成肠梗阻或乙状结肠扭转；早期文献报道该术式近期疗效良好，远期疗效差，复发率高，相关文献报道该术式术后便秘复发率高达 50% 以上。1991 年 Wexner SD 就提出了选择性慢传输结肠段的切除，通过对病变结肠段的定位而采取选择性结肠段的切除；该术式主要根据结肠传输试验和结肠压力测定来确定动力障碍局限于某一肠段，进行区段手术切除，由于各种功能检查本身的局限性难以精确发现病变肠段。近年出现闪烁扫描结肠传输试验和全结肠内测压试验用来提高准确定位发生病变的结肠段的概率。2002 年 Lundin 采用这一检查手段进行了 28 例节段肠管切除的文献报道，其中 23 例近期疗效满意，仍无远

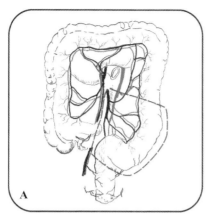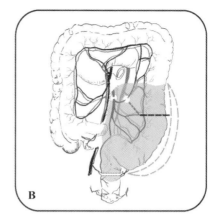

▲ 图 7-1　结肠部分切除术

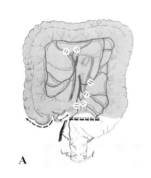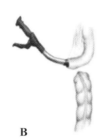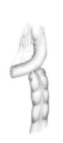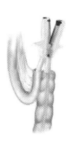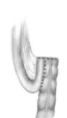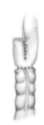

▲ 图 7-2　结肠全切除术
A. 结肠全切除术切除范围；B. 结肠全切除术吻合方式

期疗效报道。结肠部分切除从理论上讲是治疗 STC 最理想的手术方法，但因目前尚缺乏可以精准可靠的确定存在动力障碍的分段结肠检查方法，故该术式不作为结肠慢传输型便秘的常规术式。相信随着人们对 STC 的发病机制的进一步认识，更精准的结肠动力学检查方法的出现，结肠部分切除将是最合理的 STC 手术方法。

2. **全结肠切除**

(1) 全结肠切除回直肠吻合（TAC-IRA）：全结肠切除回直肠吻合术（total colectomy with ileosigmoidal anastomosis，TA-IRA），即切除从回肠末端至直肠上端范围内的结肠行回肠直肠吻合；此术式适用于全结肠动力障碍的 STC 患者。由于该术式切除了导致 STC 的大部分病灶，相对缩短了肠腔内容物的运输时间，使更多的液性粪便进入直肠，可明显改善患者的排便困难症状。这一术式早在 20 世纪初就被应用于临床，至今仍然是 STC 的主流术式。多数研究表明 IRA 术后的结果是良好的，患者满意率在 80%～100%。美国 Mayo clinic 对 110 例患者长达 11 年的随访结果显示：所有患者的症状均有明显改善，83% 的患者不需要药物可保持大便规律，85% 的患者对手术的结果满意。Arebi 分析了 1443 例手术治疗的慢性便秘患者，其中 72% 为 IRA 手术，结果 88%的患者都取得了满意的效果。刘宝华等总结了近 10 年国内外文献报道 IRA 治愈率，国内为 92.5%（75%～100%），国外为 84.9%（65%～100%）。由该术式术后长期有效率高，手术彻底，术后复发率低，使该术式成为最传统有效的外科治疗 STC 的术式，一直被广泛采用。但是该术式的缺点是并发症较多，主要问题为肠梗阻、顽固性腹泻及大便失禁，主要原因是 IRA 手术切除全部结肠手术创伤大，手术切除了回肠末端、盲肠和回盲瓣，回盲瓣的限制和逆蠕动功能丧失。根据刘宝华等总结近 10 年国内外文献统计，IRA 术后肠梗阻发生率：国内为 7.4%（9/121），国外为 11.4%（31/272）；IRA 术后腹泻发生率：国内为 13.2%（16/121），国外为 2.6（7/272）。Hassam 等报道该术式术后有 30% 的患者出现腹泻，10% 出现粘连性肠梗阻。Vaizey 等报道该术式长期有效率为 90%，但有 20% 的患者术后出现腹泻或排便失控。为延缓排空时间，减轻腹泻，2015 年 Wei chen 采用全结肠切除逆蠕动侧 - 侧回直肠吻合手术治疗 STC 的对比研究，短期疗效满意，减少了排便次数，改善了生活质量，但是远期疗效尚无进一步随访。尽管 IRA 手术尚有不尽人意之处，从便秘复发率低的角度来看，全结肠切除术仍然是治疗 STC 的理想术式。

（2）全结直肠切除回肠储袋肛管吻合：该术式主要针对行 TAC-IRA 术后回直肠吻合口瘘，术后便秘复发和手术失败者，不作为 STC 的常规治疗手段，2003 年 Kalbassi 等报道 15 例直肠无力的顽固性便秘患者行全结肠切除回肠储袋肛管吻合，术后并发症高达 80%，再手术率为 33.3%，2 例严重下腹部和盆腔疼痛，尽管储袋正常，仍需切除储袋；5 例肠梗阻，2 例吻合口狭窄，3 例出现储袋阴道瘘。2012 年练磊等报道患者在术后可能会出现排尿障碍，储袋炎症，吻合口瘘等并发症；Southwell 研究发现该术式手术时间长，术后恢复慢，远期的随访中还发现患者存在肛门失禁、腹泻、肠梗阻等并发症，二次手术率高达 10% 以上。近 10 年来，采用全结肠切除回肠肛管吻合术的文献少，而且并发症多，手术创伤大。因此，采用该术式要严格掌握手术适应证。

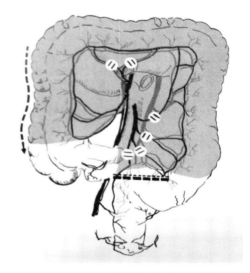

3. 次全结肠切除

IRA 在改善 STC 患者排便困难的症状，缓解大便干结方面有目共睹，而且长期有效率高，复发率低，是一种安全可靠的手术方法。但是由于 IRA 术后腹泻和肠梗阻发生率高，尤其是术后顽固性腹泻给患者和医生都带来了很大困扰，为了解决术后并发症，外科医师开始使用次全结肠切除治疗 STC（图 7-3）。

▲ 图 7-3　次全结肠切除术切除范围

（1）次全结肠切除回肠乙状结肠吻合术（ISA）：为了改善 TAC-IRA 术后腹泻、肛门失禁和肠梗阻的发生，保留乙状结肠的 ISA 应运而生。2008 年 Feng 等报道，45 例接受 ISA 治疗结肠 STC 患者术后 1 年平均每周排粪 15.5 次，腹泻发生率 4.4%，总有效率为 91%。但由于乙状结肠的长度因人而异，所保留的乙状结肠长度又没有客观标准，ISA 增加了术后便秘复发的概率，导致 50% 患者术后需改行结肠全切除术。因此该术式在临床工作及国内外文献中较少应用和报道。

（2）次全结肠切除盲直肠吻合（SCCRA）：SCCRA 手术方法按照肠管吻合方式区分，又可分为顺蠕动盲直肠吻合（SCICRA）（图 7-4）和逆蠕动盲直肠吻合（SCACRA）（图 7-5）。SCICRA 即以升结肠与直肠端 - 端吻合，而 SCACRA 则以盲肠底部于直肠上端行端 - 端和端 - 侧吻合。1955 年 Lillehei 和 Wangensteen 等首先提出了 SCICRA 的手术方式，Perrier 等随后又进行了重新设计。SCICRA 具体的手术方式为保留的回盲部需旋转，升结肠和直肠断端行顺蠕动的端 - 端吻合。然而，这些吻合方式有可能造成术后肠梗阻及血管扭转，基于这些不足，Sarli 等 2001 年首先报道将 SCACRA 应用于 STC 的治疗，与 SCICRA 不同，SCACRA 无须扭转回盲部，盲肠底部和直肠残端直接进行吻合，更加符合生理解剖。2007 年 Marchesi 等对 43 例患者进行了研究发现，患者术后排便明显改善，有效率达 95.3%。2013 年魏东等报道了 40 例，术后 12 个月患者的排便次数 1.7 次 / 天，无排便失禁，便秘症状明显改善，生活质量提高。因此 SCICRA 和 TAC-IRA 相比，SCACRA 可减少术后并发症发生率，提高患者生活质量，具有较高的临床应用价值。

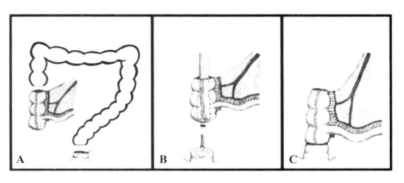

▲ 图 7-4　结肠逆蠕动盲直肠吻合术

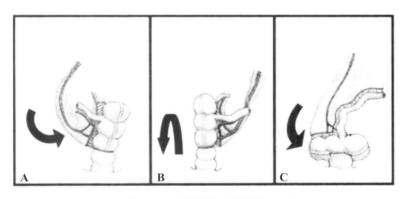

▲ 图 7-5　结肠顺蠕动盲直肠吻合术

　　SCACRA 术后最大的问题是术后的腹痛和腹胀，多项研究报道术后腹痛腹胀发生率高达 26.5%～64.7%。Wei Dong 等通过比较 SCACRA 回盲部保留 10～15cm 升结肠与保留 2～3cm 术后 1 年疗效，发现保留 2～3cm 腹痛、腹胀发生率下降（$P < 0.01$），但他认为 SCACRA 手术保留回盲部不在于保留的长度，而在于保留回盲瓣本身的功能，保留回盲部不易过长。SCICRA 术需扭转肠系膜，有致肠缺血的可能性，这是该手术选择的难点问题，SCACRA 既保留了回盲部和回盲部，又较好地解决了系膜扭转的问题，是近年来国内选择较多的术式，值得长期关注跟踪。

　　根据目前的研究结果 TAC-IRA 和 SCCRA 都有不错的疗效，2013 年刘宝华等报道了对 TAC-IRA 和 SCCRA 两种术式的长期疗效和营养健康状态的影响，术后 2 年大便次数≥ 5 次 / 天的发生率，TAC-IRA 组 12.5%；SCCRA 组 6.3%；TAC-IRA 组和 SCCRA 组的腹痛和腹胀率分别为 12.5% vs. 3.1%，7.5% vs. 3.1%；TAC-IRA 组有 2 例大便失禁，从数据上看 SCCRA 组的腹痛腹胀发生率和并发症的发生率要小于 TAC-IRA。两组手术满意率都很高（TAC-IRA 组 95%，SCCRA 组 96.9%）。因此在选择手术方法时，应根据患者的实际情况个体化的选择，我们的观点是结肠运输试验 24h 内标志物 80% 进入结肠的建议行 SCCRA，反之应选择 TAC-IRA 手术。

4. 改良 Duhamel（金陵术）

临床上求助于外科医师的顽固性便秘有部分属混合型便秘，即患者同时并存 STC 和直肠 OOC 两类病因。基于这种情况，2012 年李宁和姜军等施行次全结肠切除解除 STC 病因，同时行升结肠、直肠（后壁）侧-侧吻合，纠正盆底解剖和功能紊乱，从而解除了 OOC 病因，取得了满意的治疗效果。金陵术需反转升结肠，同时分离盆底游离部分直肠，增加了手术创伤和并发症的风险。

（二）非结肠切除类手术

1. 结肠旷置术

结肠旷置术由于创伤小、手术时间短、恢复快等优点，是治疗合并全身系统疾病的 STC 患者较好的术式。2003 年代全武等首先报道了这种手术方法；2013 年刘宝华等总结了近 10 年国内 13 篇共 186 例文献报道结肠旷置术，治愈率达 93.5%，且并发症少。但是结肠旷置术的缺点也非常明显，因旷置结肠为盲襻，术后腹胀、腹痛的症状仍然存在，影响了手术疗效，部分患者需再次手术。结肠旷置术由于旷置了大部分结肠造成结肠旷置盲襻综合征，影响了术后患者的生活质量，一旦出现结肠综合征患者往往需要定期灌肠或结肠水疗排空粪便，严重者需要再次手术，因此该术式不作为常规术式推广，仅适用于高龄老年合并其他脏器系统疾病的 STC 患者的个体化手术方法。

2. 结肠旷置造口术

结肠旷置造口术，全称次全结肠旷置造口逆蠕动盲直肠端-端吻合术（subtotal colonic bypass plus colostomy with antiperistaltic cecoproctostomy，SCBCAC），是在结肠次全旷置逆蠕动盲直肠端-端吻合术的基础上行乙状结肠造口术（图 7-6 至图 7-8）。便秘患者以老年人为主，70 岁以上的老年患者中常伴有不同程度的心脑血管疾病，不能够承受较大的手术。这些患者因此而被迫放弃手术治疗。但由于常年口服泻药，这类患者对大部分药物都有了耐药性，只能靠定期灌肠解决排粪问题。也有的患者由于不能耐受便秘的痛苦而选择了回肠造口术，极大地影响他们的生活质量。因此该术式不作为常规术式推广，仅适用于高龄老年合并其他脏器系统疾病的 STC 患者的个体化手术方法。次全结肠旷置逆蠕动盲直肠端-侧吻合术（subtotal colonic bypass with antiperistaltic

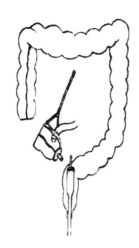

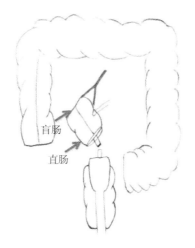

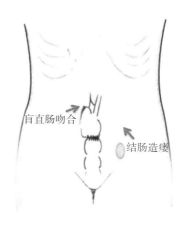

▲ 图 7-6 结肠旷置术　　　　▲ 图 7-7 结肠旷置造口切除范围　　　　▲ 图 7-8 结肠旷置造口吻合方式

cecoprotostomy，SCBAC）是解决老年便秘患者临床症状的有效方法，但是术后腹胀、腹痛的症状发生率高，考虑可能与食物残渣和粪便在结肠旷置盲襻内的存留有关。魏东等报道了腹腔镜下次全结肠旷置造口逆蠕动盲直肠端 – 端吻合术（SCBCAC），通过对比研究发现旷置造口术后无明显腹痛、腹胀，肠功能恢复较早，旷置造口手术患者的腹壁造口愈合良好，因没有粪便排出，造口周围皮肤无糜烂、出血，对患者的日常生活没有影响。腹腔镜结肠旷置逆蠕动盲直肠端 – 侧吻合乙状结肠造口是治疗慢传输型便秘的一种有效方法，它尤其适用于老年、体质较差不适合行结肠次全切除的患者；对于老年患者它的疗效优于单纯次全结肠旷置逆蠕动盲直肠侧 – 侧吻合术。

3. 回肠造口术

回肠造口术对结肠功能损毁大，术后生活质量差，常作为备用术式治疗不能耐受全结肠切除患者，也可用于手术后出现吻合口并发症患者。2005 年 Scarpa 等报道，24 例患者术后并发症发生率高达 45.83%。回肠造口术的难点问题是，患者损失了全部的结直肠生理功能，以及肛门控便排便功能，患者术后并发症较多，生活质量差，因此在临床工作中要综合考虑，慎重选择手术方式。

4. 顺行结肠灌洗术

国外早在 1990 年 Meurette G 等就报道了顺性结肠灌洗术治疗顽固性便秘，包括两种方法：一种是通过阑尾腹壁造口，另一种是将末端回肠切断，近端与升结肠吻合，远端腹壁造口；通过阑尾和远端回肠插入灌洗管至盲肠进行顺行结肠灌洗。该研究结果显示，22 例手术患者随访了 2～100 个月，8 例需要再次手术，手术成功率只有 50%；Rongen 等认为顺行结肠灌洗术创伤小，治疗顽固性便秘临床效果好，但是该术式术后并发症多，再次手术率高。在国内没有该术式临床应用的报道。因此，顺行结肠灌洗术不能作为一种常规手术治疗。

三、腹腔镜在 STC 中的应用及难点问题

STC 是一种良性疾病，患者手术治疗是为了提高生活质量，对手术的创伤、美容和效果要求很高，腹腔镜微创手术最符合 STC 患者的要求（图 7-9）。1994 年 Leahy 等，2008 年 Hsiao 等报道了手助腹腔镜结肠全切除回直肠吻合术，术后取得了良好的效果。2005 年 Kessler 等的研究证实腹腔镜全结肠切除术（LSCICRA）是一种安全可行的治疗 STC 的手术方式；2008 年魏东等报道了 80 例腹腔镜结肠全切除逆蠕动盲直肠吻合术（LSCACRA）治疗 STC 取得了很好的疗效，且具有创伤小、出血少、恢复快、并发症少；2014 年童卫东等首先报道了单孔腹腔镜结肠次全切除术治疗 STC，近期取得了良好效果。由于腹腔镜微创所具备优势，利用腹腔镜治疗 STC 已成

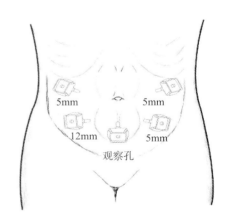

▲ 图 7-9　腹腔镜 Trocar 位置

为多数外科医师的首选（图 7-10 至图 7-12）。但是制约其普及的因素主要有：①腹腔镜结肠全切除和次全切除手术范围大，手术平面多，难度大，尤其是横结肠肝脾区解剖难，易发生脏器损伤；②腹腔镜下组织结构、解剖层次复杂，涉及腹腔内多个视野，需至少多次更换镜头位置，手术时间长；③对手术医生要求高，学习曲线长。相信随着便秘手术方式的进一步合理化及腹腔镜技术的发展，微创外科手术在 STC 治疗中将扮演更重要的角色。

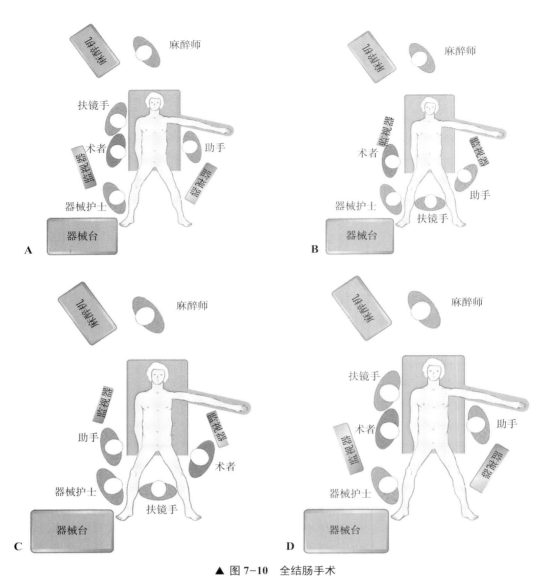

▲ 图 7-10　全结肠手术

A. 全结肠手术第一步；B. 全结肠手术第二步；C. 全结肠手术第三步；D. 全结肠手术第四步

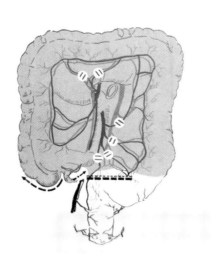

▲ 图 7-11　腹腔镜结肠全切手术

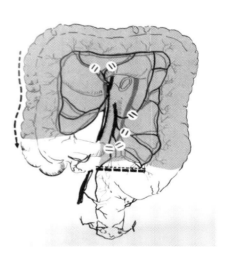

▲ 图 7-12　腹腔镜结肠次全切手术

四、结论

STC 确切的发病机制尚不完全明确，术前缺乏精准定位病变结肠的检查，导致 STC 手术治疗的多样化。而且对于 STC 的手术方案，没有哪一种十全十美的；相信随着外科技术的进步，对 STC 发病机制研究日益深入，以及术前评估手段逐渐完善，将有更多手术创伤小，术后恢复快，术式简单且适合不同患者的个体化手术技术出现，不仅能解决便秘的症状，减少术后并发症，提高患者的生活质量，也能提高我国 STC 的外科治疗整体水平。

（魏　东）

第二节　顽固性混合型便秘的外科创新术式——金陵术

一、设计“金陵术”的背景

外科干预是顽固性便秘患者非手术治疗无效后的最后手段。患者求助于手术治疗是为了提高生活质量，因此，对手术效果期望值较其他疾病高，尤其是手术安全性。由于治疗效果不满意或手术并发症而发生的医疗纠纷也屡见不鲜，严重影响外科医师对该疾病治疗的积极性。究其原因往往并非手术操作技术失误，而多为术式选择不当和围术期处理的缺陷。

结肠切除术应用于治疗慢传输型便秘已有 100 多年的历史，目前普遍认为，只有对确诊为慢传输型便秘、严重影响生活质量且非手术治疗无法改善症状的病例，才可采用结肠次全或全切除手术。出口梗阻型便秘有多种类型，其中直肠前突和直肠内套叠最为常见。各种传统手术方式包括经阴道、会阴、肛门或联合经腹手术，长期疗效不确切，且并发症发生率和术后复发率高。因而，没有一种术式具有显著优势而能够被长期广泛应用，一旦肛门直肠解剖生理被改变而症状无缓解，再次的补救手术也很难施行。经肛吻合器直肠切除术（STARR）是通过切除冗余的直肠组织以期达到改善直肠功能的目的。该术式的优点在于创伤小、易施行和术后疼痛轻，易被患者接受。对于轻症或单纯直肠内脱垂的出口梗阻型排粪困难者，该术式的近期效果较好。但严重的出口梗阻型便秘的病理基础是盆底松弛，直肠黏膜脱垂仅是多种病理解剖改变之一，特别是合并有慢传输型便秘者，该术式疗效有限，复发率高，且较高比例的患者术后可能出现相当严重的并发症（如吻合口瘘、直肠狭窄等）。

东部战区总医院解放军普通外科研究所于 2000 年开始顽固性便秘外科治疗的临床研究。在研究中发现，许多患者在便秘的早期可能仅是慢传输型或出口梗阻型，但随着病程的迁延，慢传输型便秘患者由于结肠运输缓慢，水分在结肠内被过多吸收，粪便干结变硬，需要长时间用力排便，盆腔压力持续升高，导致和加重盆底解剖功能改变，出现诸如直肠前突、黏膜套叠、盆底疝等出口梗阻的病理改变；出口梗阻型便秘患者也因粪便不能顺利排出，长期积存、干结，加之长期应用导泻剂，导致和加剧结肠运输功能损害甚至结肠冗长扭曲，从而出现结肠慢传输的病理改变。这两种便秘类型可互为因果、恶性循环，这种恶性循环往往因治疗不当（特别是滥用泻药）而最终形成顽固性混合型便秘。56.2%～85.3% 顽固性便秘患者合并结肠慢传输和出口梗阻两方面的病理生理改变。

我们前期观察的 1340 例患者中，90.2% 为混合型便秘，只是某些病例以结肠慢传输为主，某些病例以出口梗阻为主。而单独为慢传输型便秘或单独为出口梗阻型便秘而设计的手术对这些患者疗效甚差，或仅在术后短时间得以改善，长期效果欠佳。

基于上述认识，经过慎重的研究与多次的论证，于 2000 年 2 月为第 1 例顽固性便秘患者施行了结肠次全切除联合升结肠 – 直肠大口径侧 – 侧吻合术，获得良效。经过 67 例的临床应用观察后，证实技术可行，并经认真随访，长期效果满意。于是于 2007 年成立顽固性便秘专病治疗组，并将该联合式式命名为"金陵式式"以简化"次全结肠切除，升结肠与直肠后壁侧 – 侧吻合术"这一冗长的手术名称。其后根据实践过程发现的问题，进一步改进，改开腹手术为手助腹腔镜手术、腹腔镜辅助，以及采用机器人手术以保护盆底自主神经；改进吻合方式和吻合器的应用，以减少吻合口的出血和狭窄；更是应用"加速康复外科"的概念，建立围术期临床路径，促使患者康复，治疗的效果得到不断提高，为顽固性便秘患者创新了一种新的安全、有效的手术方式。

2013 年 4 月中华医学会外科学分会、中国中医肛肠学会、中国医师协会外科医师分会、解放军结直肠专业委员会的专家组现场考核，认为该式式设计科学、合理，符合功能性疾病外科治疗的要求，为顽固性混合型便秘的外科治疗提供一种有效的新术式，值得推广应用。目前已经在全国 17 家三级甲等医院开展，取得良好的社会和经济效益。鉴于金陵术的安全性和长期随访的良好疗效，2016 年美国结直肠外科医师协会便秘评价与处理临床实践指南推荐"金陵术"为以结肠慢运输为主导的顽固性功能性便秘外科治疗的有效术式。10 余年来，作者所在单位已经发展成为国内最大的便秘外科治疗中心之一。至 2019 年底，总手术例数达 3000 余例，年平均手术例数 160～170 例，总手术例数及年手术病例均居国内领先。

二、金陵术的手术适应证

①符合罗马Ⅲ便秘诊断标准；②病史较长（＞6 年）且严重影响生活质量的重度便秘（Wexner 便秘评分＞20 分），患者强烈要求手术；③依赖刺激性导泻剂、灌肠协助排便时间＞2 年，生物反馈治疗无效；④存在继发性巨结肠或频发粪石性肠梗阻；⑤排除精神疾病及全身性疾病；⑥经结肠运输试验、钡灌肠和排粪造影和直肠肛门测压等检查符合混合型便秘诊断标准，慢传输型便秘的结肠运输试验阳性标准限定为 96h 结肠内标志物残留＞20%；出口梗阻型便秘的排粪造影诊断结论包括直肠前突、直肠黏膜脱垂、直肠内套叠、会阴下降、内脏下垂和盆底痉挛。

三、金陵术操作技术和步骤

所有患者的手术均由同一专业组医师施行。围术期处理遵循加速康复外科的原则。患者全身麻醉后取仰卧头低足高体位，腹部分别做戳孔置入 4 个套管：① 5mm 的套管置于剑突和脐连线中点，用于放置超声刀和工作钳；② 12mm 的套管置于右侧腹直肌外侧缘；脐上水平 2cm，用于放置电脑反馈控制双板电刀系统（Ligasure 刀）和工作钳；③ 5mm 的套管置于左侧腹直肌外侧缘，脐上水平 1cm；用于放置工作钳；④ 12mm 的套管置于脐下，连接气腹和放置镜头。常规建立气腹，腹内压维持在 12mmHg。首先行结肠次全切除，切除范围见图 7–13A。手术从游离结肠肝曲开始。将全结肠与周围组织分离。用 Ligasure 刀离断结肠血管。游离骶前间隙至尾骨，切断肛尾骨韧带，使直肠能够拉直，直肠前壁不做分离。于腹膜反折上 5cm 切断闭合直肠，保留直肠约 8cm。本手术非全腹腔镜操作，全结肠游离完成后。患者更换为膀胱截石位，于耻骨上 4cm 做 5～7cm 横切口，用于结肠标本的移除和关腹前腹腔冲洗。保留回结肠血管（来自肠系膜上血管）及其供血的升结肠 10～12cm，升结肠远端离断，近端置入 25mm 或 29mm 吻合器的抵针座。常规切除阑尾。扩肛后置入 25mm 或 29mm 吻合器，于齿状线上 2cm 做直肠后壁戳孔引出吻合器中心杆，套入升结肠残端的抵针座，行升结肠 – 直肠后壁侧侧吻合（图 7-13B）。经肛门通过直肠吻合口将 60mm 切割闭合器的两臂分别置入升结肠和直肠残端（图 7-13D），行升结肠前壁 – 直肠后壁大口径侧侧吻合，吻合口位于齿状线上 1.5cm。吻合口口径为 8～9cm。术毕用大量生理盐水冲洗腹腔（100ml/kg 体重），盆腔放置黎氏双套管引流。患者既往若接受过腹部手术可能影响腹腔镜手术的施行，如粘连限于下腹部和盆腔，仍尝试腹腔镜手术，目的是游离结肠肝曲和脾曲，减小手术切口长度。如不成功则改为开腹手术，手术操作步骤同前。

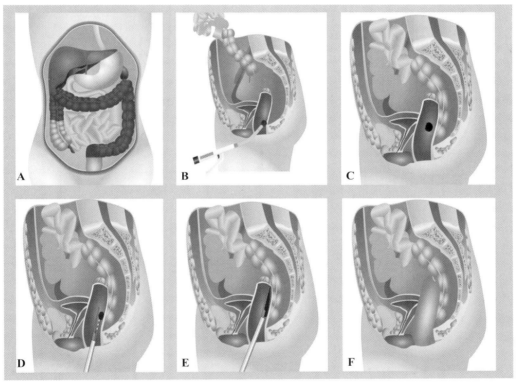

▲ 图 7-13　金陵术手术

A. 黑色为手术切除范围（阑尾、远端升结肠、横结肠、降结肠、乙状结肠和直肠上段）；B. 沿骶前间隙游离直肠至尾骨尖，经肛门置弯形管状吻合器头在直肠后壁齿状线上 2cm 处戳出；C. 升结肠 – 直肠侧侧吻合完毕；D. 经肛门置入 100mm 切割闭合器或 60mm 切割闭合器，一臂置入直肠残腔，另一臂经吻合口置入升结肠；E. 切割闭合器顶端至直肠残端的顶部；F. 直肠 – 升结肠侧侧吻合完毕（此图的彩色版本见书末）

四、金陵术手术后常见并发症及治疗对策

1. 并发症

金陵术术后较为常见的并发症包括吻合口瘘、吻合口出血、尿潴留、性功能障碍、便秘复发、肠梗阻和吻合口狭窄和死亡。随着我们对顽固性便秘外科治疗的经验不断总结，手术方式的不断改

进，并发症的发生率在逐渐降低。我们以手术时间前后为顺序，将1000例病例分为前500例和后500例，结果显示随着手术经验、技巧、围手术期的处理不断改进，手术并发症的发生率明显降低（表7-1）。

表 7-1　金陵术治疗顽固性便秘前 500 例和后 500 例病例的一般资料和手术并发症

一般资料和手术并发症比较	前 500 例组	后 500 例组	*P*
年龄（岁）	43.24（14~76）	46.44（7~79）	0.412
性别			
男	85（17%）	124（24.8%）	
女	415（83%）	376（75.2%）	
手术时间（min）	215（140~345）	195（125~280）	0.358
手术方式			
开腹	166（33.2%）	36（7.2%）	
腹腔镜	334（66.8%）	424（84.8%）	
达芬奇机器人联合腹腔镜	0（0）	40（8%）	
100mm 直线切割闭合器（TLC10）	500（100%） 0（0）	62（12.4%） 438（87.6%）	
60mm 直线切割闭合器 ENDOPATH®）	432	11	
升结肠端 - 直肠侧吻合	68	489	
升结肠侧 - 直肠侧吻合	12.8（6~77）	10.5（6~68）	0.141
住院时间（d）			
并发症	23（4.6%）	19（3.8%）	0.318
手术部位感染	41（8.2%）	18（3.6%）	0.014
吻合口出血（＞200ml）	39（7.8%）	21（4.2%）	0.011
吻合口瘘	48（9.6%）	21（4.2%）	0.005
尿潴留	5（1%）	1（0.2%）	0.109
性功能障碍	2（0.1%）	2（0.1%）	0.68
便秘复发	49（9.8%）	33（6.6%）	0.042
小肠梗阻	27（5.4%）	16（3.2%）	0.059
吻合口狭窄	2（0.4%）	1（0.2%）	0.5
死亡	236（47.2%）	132（26.4%）	＜0.001
并发症总体发生率			

* 以手术时间先后顺序，将 1000 例病例分为前 500 例和后 500 例

2. 治疗对策

(1) 吻合口瘘：本研究所为全国肠瘘治疗中心，对肠瘘具有丰富的临床经验，针对金陵术所致

的吻合口瘘，我们的经验如下。①放置黎氏双套管引流：虽然目前加速康复外科理念下，尽可能减少引流管的放置，但由于金陵术为直肠与升结肠的低位吻合，吻合口瘘的发生率较高，且一旦发生难以补救，因此对于存在营养不良、巨结肠、全身系统性疾病如糖尿病、高血压、免疫内分泌系统性疾病及年龄＞65岁的患者，常规预防性放置黎氏双套管，88.55%的肠瘘患者可通过该方法保守治疗治愈；②早期冲洗引流：约11.45%的引流效果欠佳的吻合口瘘患者，如患者存在全身炎症反应或腹膜炎，则立即手术行腹腔冲洗引流和回肠转流性造口手术；③营养支持：肠内联合肠外营养支持并逐渐过渡至全肠内营养，促进吻合口的早期愈合；④吻合技术的改进：起初应用升结肠端与直肠后壁端－侧吻合，考虑到端－侧吻合口升结肠端粗细不确定加之血供较差容易缺血，容易影响吻合口愈合改为升结肠前壁与直肠后壁侧－侧吻合。

(2) 吻合口出血：术后早期吻合口出血经保守治疗和内镜下止血术均能治愈，同时随着吻合方式的改善，如100mm直线切割闭合器（两排钉）改为60mm直线切割闭合器（三排钉）进行升结肠前壁与直肠后壁全长行大口径侧－侧吻合使出血发生率减少和程度明显减轻。

(3) 盆底神经损伤：统计结果表明，金陵术后尿潴留和性功能障碍发生率为6.91%和0.64%，可能是为由于术中损伤盆底神经丛等自主神经所致，随着术者经验的不断积累，以及微创技术的不断应用，尤其是对于男性患者使用达芬奇机器人的应用对盆底神经有明显的保护作用。

(4) 粘连性肠梗阻：由于结肠次全切除术后，后腹膜创面大，手术涉及范围大，小肠梗阻是近期和远期并发症中发生率较高的并发症，国外文献报道4.5%～71%可发生肠梗阻，其中约50%的患者需再次手术治疗，金陵术肠梗阻的发生率为8.82%，其中21.64%的患者需再次手术治疗，根据我们的经验，手术精细的操作是关键，同时给予100ml/kg体重生理盐水进行腹腔冲洗可明显降低术后肠梗阻的发生，同时术中慎用防粘连材料。

(5) 国外研究报道术后便秘复发率为2%～51%，作者所在中心随访病例中16例患者出现便秘复发，复发率为0.5%，9例经过肠道微生态调节好转，4例需要永久性造口。

(6) 吻合口狭窄：吻合口狭窄是因为吻合口出现瘢痕化所致，造影检查示44例（4%）患者术后1年发生吻合口狭窄，其中29例患者有不同程度的症状，在腰麻下经肛行吻合口扩大成形术，术后症状可明显改善。

(7) 术后早期重症小肠炎：近年来，术后致死性小肠炎的发生率越来越高，尤其是金黄色葡萄球菌性肠炎为著，本中心统计的1768例金陵术患者中，28例出现术后致死性小肠炎，其中4例死亡，早期我们对致死性肠炎的认识不足，患者表现为严重腹泻、腹胀，影像学上表现肠道水肿显著，肠腔明显扩张，但无明显腹腔感染表现，病情进展迅猛，并在24～72h内出现MODS而死亡，行粪便涂片显示球杆比例倒置，10例培养为金黄色葡萄球菌，7例培养为粪肠球菌，5例为金黄色葡萄球菌合并粪肠球菌，4例为大肠埃希菌，2例未见菌群生长。针对致死性肠炎，虽然病因不明，可能与便秘患者术前存在肠道菌群紊乱（我们前期研究已经发现）、围术期应用广谱抗生素和抑酸药有关，我们的经验为：①早期快速诊断是治疗的关键；②早期停用广谱抗生素和抑酸药，诊断后给予肠道和静脉万古霉素，万古霉素效果欠佳者，可考虑给予达托霉素；③慎用止泻药保持肠道通畅、大量应用胶体补液维持内稳态；④肠内营养联合肠外营养支持治疗；⑤肠道微生态治疗，恢复肠道菌群如粪菌移植、益生菌和益生元等。

五、金陵术围术期处理

加速康复外科（enhanced recovery after surgery，ERAS）采用有循证医学证据的围术期处理的一系列优化措施，以减少手术患者的生理及心理的创伤应激，达到减少围术期并发症和快速康复目的。ERAS 是 21 世纪医学一项新的理念和治疗康复模式。预康复理念是近年在加速康复外科理念的指导下产生，旨在通过术前的心肺功能的锻炼、营养状况的改善及心理调节，从而提高对手术应激的耐受性，促进患者恢复。多项研究显示，经过术前 4 周的适度有氧和阻力训练，蛋白质补充饮食，以及心理焦虑调节能明显增加术后行走能力和促进术后康复。但目前的预康复措施重点是增加患者术前体能的储备，从而提高手术的耐受性，而对于胃肠外科来说，除了术前的体能的储备以外，术前肠道功能的改善也至关重要，尤其是对于有肠道功能不全的便秘患者，除常规的 ERAS 措施以外，术前良好的肠道功能是术后肠道功能恢复的重要条件。因此，在这一理念的指导下，结合顽固性功能性便秘的病理生理特点及我们的临床经验总结，我们提出顽固性功能便秘患者需行"以改善肠道微生态为主的肠道预康复"来降低围术期并发症的发生率。

1. 金陵术围术期肠道菌群的调节

大量研究结果显示，口服益生菌能明显改善顽固性便秘患者的临床症状，益生菌可改变结肠内的代谢环境，改变生理活性物质浓度，促进结肠的动力和分泌功能。一项研究发现术前给予益生菌后，胃肠道术后感染并发症的发生率明显低于对照组（23% vs. 53%，$P=0.02$）。因此，我们对于需手术治疗的顽固性便秘患者，需常规在术前 2 周口服益生菌治疗。但由于顽固性便秘患者长时间内已经使用益生菌治疗，因此，此时的益生菌剂量要达常规剂量 2 倍以上。我们一项研究也显示，粪菌移植能明显缓解顽固性便秘患者的症状，这主要是与粪菌移植能重建肠道菌群平衡有关。因此，我们对于肠道功能严重紊乱的顽固性便秘患者，粪菌移植作为一项基础性治疗，在术前 4 周行粪菌移植，重建肠道菌群平衡。如术后患者发生严重肠道菌群紊乱，如致死性小肠炎，粪菌移植也是重要的治疗手段。

2. 金陵术围术期肠道微生态的调节

我们前期一项研究结果显示，顽固性便秘患者结肠粪便短链脂肪酸含量明显降低，肠道短链脂肪酸是肠道的细菌代谢产物，是肠道黏膜的重要营养物质，它能调节肠道免疫屏障的功能。果胶是本中心在国内首次用于治疗顽固性便秘，它是一种可溶性膳食纤维，是一种重要的益生元，它可在结肠内被细胞分解为短链脂肪酸，刺激双歧杆菌和乳酸杆菌等肠道益生菌的生长。我们一项研究结果显示，果胶联合益生菌可明显改善顽固性便秘患者排便评分，同时可降低梭菌数量、增加乳酸杆菌和双歧杆菌的数量。此外，我们初步研究结果还显示，顽固性便秘患者结肠胆汁酸的含量明显降低，且与顽固性便秘程度相关。基于此，我们在金陵术术前 2 周内开始给予口服果胶等益生元。肠道微生态治疗能明显改善金陵术术后发生严重肠炎、肠道菌群紊乱等并发症的发生和进展，同时促进术后肠功能的恢复。

3. 金陵术围术期肠内营养支持治疗

由于慢性便秘患者往往存在全消化道运动功能的障碍。同时，顽固性便秘患者容易并发粪石性肠梗阻、继发性巨结肠、结肠扭转等结肠慢性不全梗阻的病理生理改变，从而影响此类患者的肠道功能，从而导致顽固性便秘患者不同程度的营养不良等代谢综合征。我们一项对顽固性便秘并发巨结肠患者的一项研究结果显示，术前尽可能地恢复肠道功能，行肠内营养支持治疗，可显著降低围术期并发症的发生率，可有效促进肠道功能的恢复。因此，我们在术前常规行营养状况的筛查，中重度营养不良的患者，早期进行营养干预可能对于术前即有结肠功能紊乱的患者获益更为明显。对于存在结肠不全梗阻的患者，我们给予缓泻药、润滑剂及灌肠等恢复肠道通畅性后给予 2 周的肠内营养支持治疗。由于结肠动力障碍的患者，往往伴有胃及小肠功能的异常，因此在术后胃瘫、小肠麻痹性梗阻、腹胀、严重腹泻的发生率较高。术后早期肠内营养支持可改善肠道黏膜屏障功能，降低围术期的并发症发生率已成共识。

六、金陵术相关研究

（一）金陵术治疗顽固性混合型便秘的临床结果

2000—2013 年 12 月完成 1100 例金陵术，通过对术后患者生活质量、排便满意度的长期随访和围术期并发症的观察，来评价其安全性和有效性。

1. 方法

前瞻性收集 2000 年 1 月～2013 年 12 月的顽固性便秘患者的临床资料，共 1347 例，其中 56 例因精神疾病史，68 例因低位吻合，72 例因全身性疾病，23 例因全消化道功能障碍，28 例因其他原因被排除，最终 1100 例患者接受金陵术，纳入本研究。本组患者中，男性 217 例，女性 883 例，年龄为 7～79 岁，中位（45±15）岁。患者便秘病程为 72～768 个月，中位（275±159）个月。本组 1100 例患者中，268 例既往曾行盆底或腹腔手术 596 例次，其中部分结肠切 57 例、回肠造口 20 例次、结肠造口 47 例次、肠粘连松解 28 例次、结肠切开取粪石 59 例次、阑尾切除 43 例次、胆囊切除 52 例次、上消化道手术 16 例次、痔切除 123 例次、妇科手术 76 例次、直肠局部手术（直肠前突修补、经肛门部分直肠切除、直肠固定术等）72 例次、骶神经刺激 3 例次。

顽固性便秘患者数字化登记平台系统，录入患者基本信息及术后随访资料。记录患者手术情况、术后住院天数、术后并发症（包括手术部位感染、吻合口出血、吻合口瘘、尿潴留、性功能障碍、便秘复发、小肠梗阻、吻合口狭窄和病死率）。

胃肠道功能评估：针对顽固性便秘患者外科治疗最终目的为改善患者不适症状、提高生活质量，采用以下 4 项指标评估手术效果。

胃肠生活质量评分：①分值范围为 0～144 分，分值越低，症状越重；② Wexner 评分：分值范围为 0～30 分，分值越低，排便困难症状越轻；③排便满意度：包括非常满意、满意、一般和不满意；④腹泻频率：记录患者各随访点 2 周内平均排便频次及形状，腹泻定义为糊状或水样便，排便频次＞ 3 次 / 日。术后 1 个月和 3 个月门诊随访，6 个月和 12 个月电话或门诊随访。

2. 结果

(1) 手术结果：开腹手术 241 例（包括中转开腹），腹腔镜辅助手术 815 例，达芬奇机器人辅助手术 44 例（图 7-14）。

手术时间为（183±36）min。术后住院时间为（11±4）d。手术部位感染 78 例（4.36%）。60 例（5.45%）发生吻合口出血，其中 4 例经肛门内镜下止血，其余均保守治疗 24～48h 停止。96 例（6%）发生吻合口瘘，其中 11 例需腹腔内冲洗引流和回肠造口手术，1 例患者因严重腹腔内感染死亡，其余均行双套管负压吸引治愈。76 例（6.91%）患者发生尿潴留，行膀胱脱穿刺引流 2～4 周

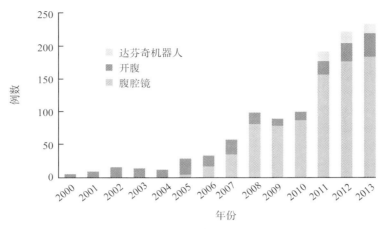

▲ 图 7–14 金陵术年份分布（此图的彩色版本见书末）

后均能恢复排尿功能。7 例（0.64%）男性患者发生性功能障碍，经药物治疗改善。5 例（0.45%）患者术后出现非吻合口狭窄导致的便秘复发。97 例（8.82%）患者出现术后肠梗阻，21 例需行肠粘连松解手术治疗痊愈，其中 1 例小肠系膜间束带形成内疝切除小肠约 200cm，术后行肠康复治疗痊愈。造影检查示 44 例（4%）患者术后发生吻合口狭窄，其中 29 例需在腰麻下行吻合口扩大术。本组共有 3 例患者死亡，1 例死于吻合口瘘导致的严重腹腔感染，2 例死于术后早期难治性金黄色葡萄球菌肠炎。本组共 281 例发生并发症，总并发症发生率为 25.54%。

(2) 随访结果：胃肠道功能（表 7-2，图 7-15）术后第 1、3、6、12 个月随访率分别为 96.73%（1064/1100）、94.36%（1038/1100）、93.00%（1023/1100）、92.55%（1018/1100）。第 1、3、6、12 个月排便满意率分别为 62.50%（665/1064）、72.45%（752/1038）、93.16%（953/1023）、94.70%（964/1018）。询问患者已知术后疗效是否仍愿意选择本术式的调查结果显示，在术后第 1、3、6、12 个月分别有 83.93%（893/1064）、85.07%（883/1038）、94.82%（970/1023）、95.78%（975/1018）的患者仍愿意再次选择本术式。术后第 1 个月，患者 GIQLI 低于手术前（54 ± 12 vs. 45 ± 6），但第 3 个月后高于术前且持续增高。术后第 1 个月，Wexner 评分明显低于术前（21 ± 7 vs. 12 ± 4，$P < 0.05$），且持续降低。术后第 1、3、6、12 个月腹泻发生率分别为 48.78%（519/1064）、39.31%（408/1038）、9.58%（98/1023）、4.13%（42/1018），但随着时间推移，排便次数逐渐减少，术后 1 个月减少为 3～5 次 / 日，经口服蒙脱石粉、复方地芬诺酯或洛哌丁胺等止泻药均能得到控制，且对全身症状及内稳态无明显影响。

表 7-2 1100 例接受金陵术的顽固性便秘患者术后随访率和排便满意度随访结果

术后随访时间（个月）	随访例数（%）	非常满意 [例（%）]	满意 [例（%）]	一般 [例（%）]	不满意 [例（%）]	总满意率（%）	重新选择人愿意接受该手术 [例（%）]
1	1064（96.73）	292（27.44）	373（35.06）	264（24.81）	135（12.68）	62.50	893（83.93）
3	1038（94.36）	360（34.68）	392（37.76）	176（16.96）	110（10.60）	72.45	883（85.07）
6	1023（93.00）	751（73.41）	202（19.74）	47（4.61）	23（2.24）	93.16	970（94.82）
12	1018（92.55）	842（82.71）	122（11.99）	34（3.34）	20（1.96）	94.70	975（95.78）

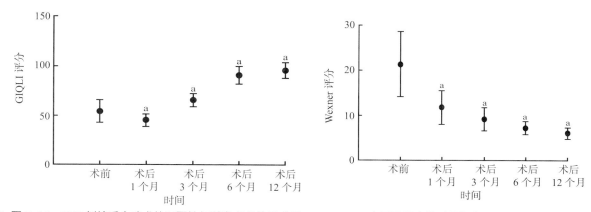

▲ 图 7-15　1100 例接受金陵术的顽固性便秘患者术前及术后 1、3、6、12 个月胃肠功能质量评分（GIQLI，A）、Wexner 评分（B）比较

a. 表示与术前相比，$P < 0.05$

（3）结论：通过本组 1100 例的实践，证实金陵术具有较低的并发症发生率，能有效改善顽固性便秘患者盆底解剖结构和功能的紊乱，改善排便功能和胃肠生活质量，具有较高的随访率和满意率；金陵术是治疗顽固性便秘的安全、有效的术式。随着术者手术技巧、手术器械、加速康复外科理念及围术期处理的不断更新和进步，该术式的安全性和有效性亦不断提高。尽管如此，由于金陵术创伤较大、技术性要求较高，一旦治疗失败，再纠正治疗困难；因此，应周详地检查与判断、严格选择适应证并掌握良好的外科技术和围术期并发症处理能力后方可选择施行。由于本研究无对照组，金陵术与其他手术的优劣还需多中心的随机对照研究。

（二）金陵术治疗顽固性便秘前后的营养观察

金陵术应用于顽固性混合型便秘的治疗，取得良好的疗效。但术后早期患者有不同程度腹泻，我们对患者的腹泻情况、营养指标及电解质水平进行了前瞻性观察。

1. 方法

（1）患者资料：2010 年 1 月—2010 年 12 月，作者所在单位应用金陵术治疗的顽固性混合型便秘患者 99 例，其中男性 20 例，女性 79 例，年龄（38.1±10.1）岁（21—63 岁），进行术前评估和术后 1 个月、3 个月、6 个月、12 个月随访。

（2）术后腹泻频次：记录患者各随访点 2 周内平均排便频次及形状，根据罗马 Ⅲ 标准定义腹泻为糊状或水样便，排便频次 ＞ 3 次 / 日。采用通用毒性标准（common toxicity criteria，CTC）2.0 对腹泻进行分级：3～4 次 / 日为 1 级；5～7 次 / 日为 2 级；7～9 次 / 日为 3 级；＞ 10 次 / 日为 4 级。

（3）机体组成：采用移动式多频生物电阻抗分析仪 InBody S20（BiospaceCo，韩国）完成测定。选取体重（WT，kg）、去脂体重（SLM，kg）、脂肪量（FAT，kg）、蛋白质含量（PM，kg）、无机盐量（MM，kg）、细胞内液（ICF，L）、细胞外液（ECF，L）、机体总水分（TBW，L）、代谢指数（BMI，kg/m²）、基础代谢率（BMR，kcal）、机体细胞量（BCM，kg）等 11 项指标进行分析。

（4）血生化指标：采取静脉血使用全自动生化分析仪（AU680，Beckman Coulter，Inc）测定人血白蛋白（ALB）、转铁蛋白（TRF）、前白蛋白（PA）、纤维连接蛋白（FN）、钾、钠、氯、磷、镁、钙水平。

(5) 数据与分析：所有数据采用 SPSS 17.0 记录和分析，以 $\bar{x}$ false± s 表示，腹泻发生率、机体组成各指标数值、血清蛋白数值使用配对 t 检验进行差异分析；腹泻程度分级采用秩和检验进行差异性分析。$P < 0.05$ 为差异有显著性统计学意义。

2. 结果

(1) 术后腹泻情况：术后 1 个月腹泻发生率 35.71%（35 例），32 例口服蒙脱石粉剂可缓解，3 例需复方地芬诺酯片口服治疗方缓解。术后 3 个月腹泻发生率 23.47%（23 例），口服蒙脱石粉剂治疗均可缓解。术后 6 个月腹泻发生率 7.14%（7 例），需间断口服蒙脱石粉剂治疗。术后 12 个月腹泻发生率 3.06%（3 例），需间断口服蒙脱石粉剂治疗。腹泻程度分布见图 7-16。结果显示术后 3 个月较术后 1 个月的腹泻发生率无显著差异（$P > 0.05$），而术后 6 个月和 12 个月腹泻发生率较术后 1 个月显著降低（$P < 0.05$）。术后各随访点腹泻程度分布差别显著不同（$P < 0.05$），表明随时间迁延，腹泻程度显著减轻。

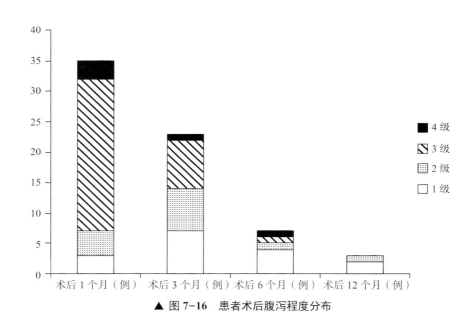

▲ 图 7-16　患者术后腹泻程度分布

(2) 营养状况评估

①术前营养状况：术前机体组成测定显示各项指标基本正常；人血白蛋白、转铁蛋白、前白蛋白、纤维连接蛋白值分别为（49.88±2.32）g/L、（3.71±0.48）g/L、（387.43±23.92）mg/L、（264.25±32.18）mg/L，均在正常范围内。提示顽固性功能性便秘患者术前无营养不良。

②术后营养状况：术后 1 个月机体组成测定各项指标均显著低于术前（$P < 0.05$）；术后 3 个月机体组成测定显示体重、脂肪量、蛋白质含量、基础代谢率仍显著低于术前（$P < 0.05$），其余指标与术前无显著差异（$P > 0.05$）；术后 6 个月机体组成测定各项指标与术前无明显差异（$P > 0.05$）（表 7-3）。

表 7-3　手术前后机体组成差异性分析

	WT	SLM	FAT	ICF	ECF
术前	57.56±8.47	41.80±7.73	13.35±4.17	20.48±3.82	10.17±1.86
术后 1 个月	49.92±6.27[†]	36.28±4.29[†]	10.73±3.70[†]	17.65±1.97[†]	9.39±0.97[†]
术后 3 个月	53.68±6.78[†]	39.89±5.77	11.21±3.88[†]	19.81±3.26	9.69±1.37
术后 6 个月	56.56±8.70	40.54±6.32	13.66±4.05	19.70±3.19	10.44±1.68
术后 12 个月	59.20±6.13	40.62±4.37	14.57±3.22	20.13±2.39	10.03±1.12
	TBW	PM	MM	BMI	BCM
术前	30.64±5.66	11.15±2.06	2.51±0.35	21.49±1.71	31.85±5.74
术后 1 个月	27.07±2.71[†]	9.60±1.35[†]	2.31±0.20[†]	19.32±2.59[†]	26.29±3.41[†]
术后 3 个月	29.51±4.23	9.71±1.67[†]	2.50±0.29	20.03±2.29[†]	29.11±5.01[†]
术后 6 个月	30.12±4.62	10.32±2.05	2.54±0.32	22.18±2.71	30.00±5.13
术后 12 个月	32.02±3.17	11.57±2.19	2.67±0.37	21.96±1.92	32.33±6.28

†. 较术前有显著差异（$P < 0.05$）

98 例患者术后 1 个月人血白蛋白（ALB）、转铁蛋白（TRF）、前白蛋白（PA）水平显著低于术前水平（$P < 0.05$），纤维连接蛋白（FN）无显著差异（$P > 0.05$）；术后 3 个月人血白蛋白、前白蛋白显著低于术前水平（$P < 0.05$）、6 个月、12 个月各血清蛋白水平较术前均无明显差异（$P > 0.05$）（表 7-4）。

表 7-4　手术前后血清蛋白差异性分析

	Alb（g/L）	TRF（g/L）	PA（mg/L）	FN（mg/L）
术前	49.88±2.32	3.71±0.48	387.43±23.92	264.25±32.18
术后 1 个月	38.37±4.35[†]	3.09±0.68[†]	265.26±33.51[†]	276.68±43.41
术后 3 个月	42.68±5.17[†]	3.64±0.61	315.22±26.37[†]	265.33±29.19
术后 6 个月	46.18±4.45	3.39±0.25	389.62±24.36	272.37±28.58
术后 12 个月	50.35±3.86	3.46±0.53	387.59±23.12	268.16±26.39

†. 较术前有显著差异（$P < 0.05$）

表明术后 1 个月患者有营养状况的下降，术后 6 个月恢复正常，至术后 12 个月无明显改变。

③电解质水平：98 例患者中 2 例术前有电解质紊乱：1 例为低钾血症（3.4mmol/L）、低磷血症（0.7mmol/L）；1 例为低磷血症（0.6mmol/L）。术后 1 个月，7 例患者有电解质紊乱：2 例同时有低钾血症（3.2mmol/L、3.4mmol/L）、低磷血症（0.7mmol/L、0.7mmol/L）、低钙血症（1.9mmol/L、2.0mmol/L），为严重水样泻引起，给予止泻，静脉补液、补磷、补钙治疗后恢复；2 例有低钾血症（3.4mmol/L、3.1mmol/L）、低磷血症，给予口服补钾治疗后恢复；2 例低钙血症（1.9mmol/L、2.0mmol/L），1 例低磷血症（0.6mmol/L），未予特殊处理。术后 3 个月，2 例患者有电解质紊乱，

其中 1 例低钾血症（3.4mmol/L）、低磷血症（0.6mmol/L）；1 例低磷血症（0.6mmol/L）。术后 6 个月，2 例患者有电解质紊乱，1 例低钾血症（3.3mmol/L）、低磷血症（0.7mmol/L）；1 例低钾血症（3.3mmol/L）。术后 12 个月 2 例患者有低磷血症（0.6mmol/L），1 例患者有低钙血症（2.0mmol/L），未予特殊处理。所有电解质存在异常的患者均无临床表现。

3. 讨论

顽固性便秘严重影响患者生理及心理健康，导致生活质量下降，而成年便秘患者是否存在营养问题则鲜有报道。Chao HC 的一项长期随访研究显示儿童便秘会导致体重下降、影响发育。而成年便秘患者是否存在营养问题则鲜有报道。本研究对成年顽固性便秘患者机体组成分析发现，虽然生活质量下降，但并不影响其营养状况，手术治疗的目的在于改善患者生活质量。

随访发现术后 1 个月患者生活质量较术前有下降，问卷调查分析显示，主要与腹泻及胃肠道不适有关。但至 3 个月即较术前明显改善，术后 6 个月进一步提高并趋于稳定。但该术式在改善便秘、提高生活质量同时可能致患者水分吸收和贮粪能力下降，术后排便次数增多，随访结果显示术后 1 个月腹泻发生率为 35.71%、术后 3 个月腹泻发生率为 23.47%，术后 6 个月、12 个月明显改善（7.14% 和 3.06%）；各随访点腹泻程度差异显著，表明腹泻程度随时间迁延而减轻。文献中也有结肠次全或全切除术后相似的结果报道。但关于术后营养及电解质状况的长期随访未见报道。本研究结果显示顽固性便秘患者行金陵术后 1 个月，机体组成指标较术前显著下降，人血白蛋白、转铁蛋白、前白蛋白水平虽在正常范围内，但较术前显著降低，术后 3 个月机体组成部分指标仍存在显著性下降，提示术后早期患者有营养不良的表现，可能与手术创伤和术后胃肠道症状造成的摄入不足或丢失过多相关，Jensen MB 等发现结直肠手术（多数为结直肠肿瘤）后 1 个月患者存在机体组成指标的显著下降。术后 6 个月和术后 12 个月，各项营养学指标较术前均无显著差异，表明至术后 6 个月患者营养状况可恢复至正常水平且长期维持。其随访研究发现，多数患者术后进食较术前增多，有体重增加趋势，但统计结果无显著差异。Pironi L 等将全结肠切除后（溃疡性结肠炎和家族性息肉病）患者在回肠造口 3 个月内、造口还纳 3 个月后和永久性造口 3 个月后的营养状况进行对比，显示回肠造口 3 个月后患者有营养不良，造口还纳 3 个月后营养状况明显改善；Fiorentini MT 等也证实全结肠切除、回肠造口还纳 6 个月后患者营养状况恢复至正常范围。与我们的结果所反映的营养状况恢复周期基本一致。

金陵术后 1 个月的机体组成测定显示机体总水分含量、细胞内外液量显著下降，考虑为结肠次全切除后水分丢失过多所致。但至术后 3 个月即与术前无显著差异，可见小肠已有效代偿结肠吸收水分的功能。电解质的吸收主要在小肠，本研究结果也显示仅少数患者存在无临床表现的钾、磷、钙轻度下降，没有患者出现水电解质的严重紊乱。

由于本研究主要为评估患者的一般营养状况，未关注与结肠功能密切相关的维生素、短链脂肪酸等物质。有研究显示结肠全切除后回肠肛管吻合的患者术后约 10% 出现维生素 D 缺乏、5% 出现维生素 B_{12} 的缺乏，但多无临床异常表现或口服补充可纠正。也有研究发现全结肠切除术后胆汁酸吸收率明显下降，认为与末端回肠的功能障碍有关，金陵术完整地保留了末端回肠，对胆汁酸肝肠循环的影响较小。结肠次全 / 全切除对这些物质代谢的影响也需进一步研究。

4. 结论

作为一种创新的手术方式，金陵术治疗顽固性混合型便秘取得了良好的疗效。通过对患者术后机体组成和内稳态的随访评估，证实其在改善患者生活质量的同时，对机体营养状况无明显影响。

（三）应用排粪造影评价混合型便秘患者出口梗阻病变的研究

本研究采用排粪造影（defecography）技术对比术前、术后盆底结构的形态学及功能学改变，探索金陵术对出口梗阻这类病理变化的纠正作用，以完善该术式的理论基础。

1. 资料和方法

(1) 一般资料：随机选择 2008 年 3 月～2010 年 12 月，检查明确为混合型便秘，经正规保守治疗无效，接受金陵术治疗的患者，共 50 例。其中男 6 例，女 44 例，年龄 18—65 岁［（41.9 ± 13.0）岁］，便秘病程 12～480 月［（157.7 ± 121.6）个月］，发病年龄 0—57 岁［（28.7 ± 13.4）岁］，均有慢传输型便秘及出口梗阻型便秘的临床症状，表现为排便困难，缺乏便意，粪质坚硬，2～10d 排便 1 次，每次排便时间延长，为 10～60min，有明显肛门坠胀感及排便不尽感，便秘严重度评分 10～28 分［（19.9 ± 4.2）分］。结肠慢传输试验、钡灌肠检查有慢传输及结肠冗长，排粪造影、肛管测压有出口异常。

(2) 方法：排粪造影检查方法为分别于术前 1 周及术后 6 个月在同一医院由同一组影像医师行排粪造影检查（图 7-17）。检查前 1～2h 清洁灌肠 2 次，以清洁肠道。检查时用 75% 硫酸钡混悬液 300～400ml 行常规钡剂灌肠后，嘱患者左侧位坐于特制坐便器上，用数字胃肠机在电视透视下观察，使双股骨重叠，与身体成 90° 以上，以显示耻骨联合。摄取静息、提肛、力排时充盈像及黏膜像。检查完成后由同一组影像科医师出具诊断报告。诊断结论包括直肠前突（Ⅰ度、Ⅱ度、Ⅲ度）、直肠黏膜脱垂、直肠内套叠、会阴下降、内脏下垂、盆底痉挛、耻骨直肠肌综合征等。

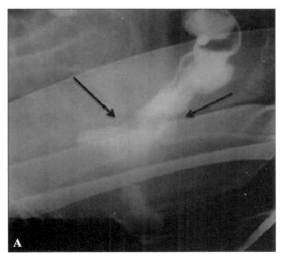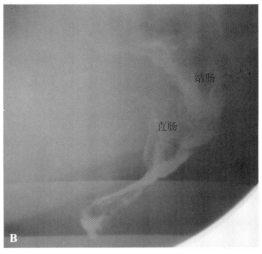

▲ 图 7-17　**A.** 术前排粪造影，箭所指处可见直肠黏膜脱垂，黏膜内套叠，直肠前方可见直肠前突；**B.** 术后排粪造影，可见结肠与直肠吻合口通畅，黏膜纹理清晰，无脱垂，无套叠，无直肠前突；两图对比可见升结肠 - 直肠侧 - 侧吻合后，盆底紊乱的解剖结构得以改善，黏膜纹理清晰，排便顺畅，控便良好

(3) 统计学处理：所以数据采用 SPSS 16.0 统计软件，计量资料以 $\overline{x}$ false±s 表示，行单因素方差分析，F 检验。计数资料以频数和百分数表示，行 Fsher Exact Test 检验。双侧 $P < 0.05$ 定义为有统计学差异。

2. 结果

术前 1 周及术后 3 个月排粪造影结果见表 7-5。

表 7-5 53 例患者术前术后排粪造影比较

	未见异常 (n/%)	直肠前突* (n/%)	黏膜脱垂 (n/%)	黏膜内套叠 (n/%)	内脏下垂 (n/%)	会阴下降 (n/%)	盆底痉挛 (n/%)	耻骨直肠肌综合征 (n/%)	其他# (n/%)
术前	0/0	37/74.0	24/48.0	17/34.0	18/36.0	17/34.0	10/20.0	2/4.0	1/2.0
术后	19/38.0	3/6.0	5/10.0	4/8.0	1/2.0	2/4.0	1/2.0	0/0	3/6.0
P	< 0.01	< 0.01	< 0.01	< 0.01	< 0.05	< 0.01	< 0.05	0.153	0.308

#. 术前 1 例诊断为"乙状结肠迂曲"，术后 2 例诊断为"钡剂残留"，1 例诊断为"直肠炎"；* 其中直肠前突 I 度 18 例（48.7%），II 度 11 例（29.7%），III 度 8 例（21.6%），术后检查直肠前突 I 度 2 例，II 度 1 例

50 例患者术前排粪造影检查有 1～4 项 [（2.36±0.68）项] 异常结果。37 例患者（74.0%）有直肠前突，24 例患者（48.0%）有直肠黏膜脱垂，有黏膜内套叠及会阴下降的患者也均为 17 例（34.0%）。而盆底痉挛、耻骨直肠肌综合征等发病率较低。结肠次全切除、升结肠 – 直肠侧侧吻合术后，有 0～2 项 [（0.85±0.74）项] 异常结果，其中 19 例（35.8%）患者术后 3 个月排粪造影检查未见异常，无存在三项异常结果的患者。而直肠前突、直肠黏膜脱垂、黏膜内套叠发病率分别下降至 5.7%、9.4%、7.5%，均有显著性差异（图 7-18）。

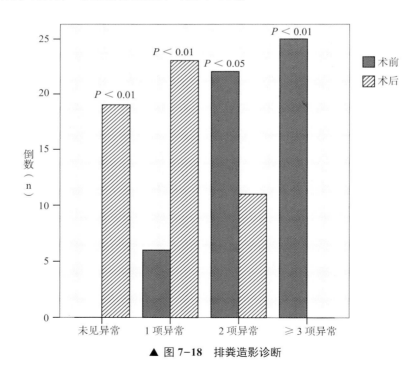

▲ 图 7-18 排粪造影诊断

3. 讨论

排粪造影是对盆底功能障碍及解剖异常有很高诊断价值的检查手段。虽然近年来经肛门超声、动态 MR 盆底成像、内镜等检查手段越来越多的应用于排便功能障碍的诊断中，但排粪造影仍因

它简单、方便、廉价及高诊断价值而广泛运用。它不仅能反映盆底的形态学变化，更能动态的反映排便过程的功能学变化。特别是在有盆底下降、肠疝、直肠黏膜脱垂、直肠套叠等情况下，排粪造影检查诊断价值更高。与 MR 盆底成像相比，采用坐位的检查姿势更接近于正常生理排便过程。

出口梗阻型便秘（OOC）是由于直肠、肛门或盆底解剖或功能异常导致，包括直肠本身的解剖结构异常、盆底解剖结构紊乱、直肠感觉功能损害和直肠运动功能障碍等。表现为盆底、直肠松弛性病变，如直肠内套叠、直肠内脱垂、直肠前突、盆底和会阴下降等及肛管痉挛性病变，如耻骨直肠肌肥厚、耻骨直肠肌或盆底肌痉挛综合征等。

国外文献报道出口梗阻发病率最高的是直肠内套叠（65.5%）、会阴下降（53.7%）及直肠前突（33.3%）。本研究中术前出口梗阻发病率最高的是直肠前突，其次为黏膜脱垂、黏膜内套叠及会阴下降。结果与国外基本相符，表明直肠前突、黏膜内套叠、会阴下降是混合型便秘患者出口梗阻病因中主要的形态学改变。黏膜脱垂严重后必然导致直肠内套叠。长期应用刺激性导泻剂及长时间用力排便将导致直肠动力减退，盆底松弛加重，直肠前突，会阴下降程度加剧，便秘症状加重。在需要手术治疗的顽固性便秘中，这些病理生理改变也更加显著。而术后 6 个月，19 例排粪造影检查无异常发现，直肠前突、黏膜脱垂、黏膜内套叠、会阴下降等主要形态学改善度均有显著差异，与便秘症状改善相符。

分析手术疗效满意的原因，我们认为与手术方式密切相关。升结肠与直肠的大口径侧侧吻合，改变了直肠周围紊乱的解剖结构，使直肠和会阴得到有效固定；改善了直肠前突和会阴下降，直肠内松弛脱垂和套叠的黏膜被拉直；骶前间隙的充分分离及低位的侧侧吻合，改善了耻骨直肠肌综合征、盆底痉挛等病因，使肛门痉挛程度减轻；吻合口位于括约肌上方，未损伤肛门括约肌；无须广泛解剖盆腔，特别是不分离直肠前壁，保留了直肠前壁排便感受区，避免了术后污粪及大便失禁的发生。大口径侧侧吻合避免了吻合口狭窄的发生，形成的储袋发挥了类似于低位直肠切除后 J 形储袋的功能，减少了术后排便次数。这些形态学及功能学改变均在本研究排粪造影影像学资料中得到证实。我们还观察到，那些术前合并有混合痔的患者，术后得到明显改善，甚至在盆底吻合操作完成以后，脱出的痔核能明显回纳，可能与升结肠 - 直肠侧侧吻合拉直了松弛的直肠黏膜，减轻了直肠下端静脉淤血，且术后患者单次入厕时间缩短，痔疮基本不再复发。

总之，排粪造影从形态学及功能学方面显示：金陵术后混合型便秘患者出口梗阻显著改善，与临床疗效相符。

（四）金陵术对顽固性混合型便秘患者直肠肛管功能的影响

金陵术能有效纠正直肠周围紊乱的解剖结构，使直肠和会阴得到有效固定；同时能使直肠内松弛脱垂和套叠的黏膜被拉直，从而改善直肠前突和会阴下降。但在纠正解剖结构紊乱的同时，由于金陵术重建过程中需切断部分尾骨肛管韧带、经肛进行肠管吻合切断 1/3 内括约肌、可能损伤部分盆腔自主神经及术后早期腹泻等因素对直肠肛门的功能可能产生一定影响。但金陵术对直肠肛门的功能究竟产生何种影响目前尚未进行研究。本研究利用高分辨率直肠肛门测压法（HRM-AR）研究顽固性混合型便秘患者行金陵术治疗前后直肠肛管功能的变化，以期阐明金陵术改善顽固性混合型便秘患者排便功能的机制。

1. 材料与方法

(1) 研究对象。选取 2010 年 11 月 1 日～2013 年 11 月 1 日在作者所在医院接受金陵术治疗的 194 例顽固性混合型便秘患者，对检测无禁忌证者进行 HRM-AR 检测。其中男 46 例，女 148 例，年龄为（46.31 ± 15.2）岁。排除标准：①下消化道出血；②感染性腹泻；③女性经期；④直肠肛管术后未满 2 周；⑤近期有脑卒中病史、心脑血管疾病者；⑥昏迷、病情较重不能与检查者交流；⑦对球囊、套膜过敏者。

(2) 研究方法。在术前、术后 1 个月、3 个月、6 个月、12 个月进行高分辨率直肠肛门测压法（HRM-AR）检测运动功能指标包括：肛管静息压（resting pressure，RP）、肛管括约肌长度，也称为肛管高压带（high pressure zone，HPZ）、肛管最大收缩压（maximum squeeze pressure，MSP）、收缩持续时间(duration of sustained squeeze，DSS)；直肠肛管协调运动指标包括：肛管松弛压(residual anal pressure，RAP)、肛管松弛率（anal relaxation rate，ARR）、直肠排便压（inside rectal pressure，IRP）、直肠肛管压力梯度（rectoanal pressure gradient，RAPG）；神经反射指标：直肠肛管抑制反射（rectoanal inhibitory reflex，RAIR）；直肠感觉功能指标包括：直肠初始感觉阈值（sensation）、直肠初始排便阈值（urge）、直肠最大耐受量（discomfort）等指标。随访患者正常饮食，检查前应进行直肠指检明确括约肌张力及吻合口通常情况，同时可让随访患者进行提肛、模拟排便，感受肛管收缩力量、排便时肛管松弛情况、会阴下降的程度。如直肠内有残余粪便需应用磷酸钠盐灌肠液灌肠，排便后 30min 再行检查（直肠肛门测压与分析见图 7-19）。

(3) 统计学处理：所有随访患者的直肠肛管压力数据应用 SPSS 20.0 软件进行统计分析，计量资料以均数 ± 标准差（$\bar{x} \pm s$）表示，术前术后随访比较用配对 t 检验，计数资料用 Pearson 卡方或 Fisher 精确概率法检验；统计学显著差异水平设定为 $P < 0.05$。

2. 结果

(1) 随访一般资料：术后 1 个月随访 188 人，随访率 96.9%，每天排便次数在 3～21 次，术后前两周粪便多为水样便，后逐渐变为稀糊状，伴有肛门坠胀、排便疼痛、排便不尽感等症状，患者自觉生活质量差，测压 162 人（26 人因肛门疼痛、排便带血或月经未行检查）；术后 3 个月随访 185 人，随访率 95.4%，每天排便 1～11 次，多为稀糊状便，粪便不成形，肛门坠胀、排便疼痛、排便不尽感发生比例较术后 1 个月降低，患者自觉生活质量改善，测压 164 人（21 人因肛门坠胀不适或月经未行检查）；术后 6 个月随访 182 人，随访率 93.8%，每天排便 1～6 次，粪便多为散糊状，少数患者恢复成形便，个别患者有肛门坠胀、排便不尽感，患者自觉生活质量明显改善，测压 165 人（17 人月经未检查）；术后 12 个月随访 175 人，随访率 90.2%，每天排便 1～4 次，部分患者恢复成形便，偶有肛门坠胀、排便不尽感，生活质量明显改善，测压 159 人（16 人月经未检查）。

(2) 肛管功能：金陵术后 1 个月和 3 个月 RP 明显低于术前水平（$P < 0.001$），但术后 6 个月逐渐恢复至术前水平，12 个月后略高于术前水平；金陵术对 HPZ 无明显影响；金陵术在术后 1 个月和 3 个月 MSP 明显低于术前（$P < 0.001$），但 6 个月后显著高于术前水平（$P < 0.001$）；金陵术后 1 个月 DSS 明显低于术前水平（$P < 0.001$），但术后 3 个月逐渐恢复至术前水平，12 个月后略高于术前水平（详见图 7-20）。

(3) 直肠肛管协调运动功能：金陵术 1 个月后 RAP 显著低于术前（$P < 0.05$），并持续降低

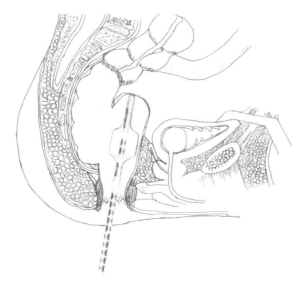

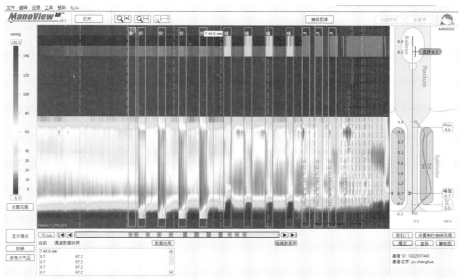

▲ 图 7-19　直肠肛门测压示意及数据分析（此图的彩色版本见书末）

（$P < 0.01$）；IRP 在术后 1 个月和 3 个月轻度下降（$P > 0.05$），6 个月后逐渐高于术前水平，但与术前无统计学差异（$P > 0.05$）；金陵术后 1 个月 RAPG 显著低于术前水平，并持续降低（$P < 0.01$）。ARR 在金陵术后 1 个月明显低于术前，但 3 个月后恢复至术前，并在术后 6 个月后明显高于术前（详见图 7-21）。

(4) 直肠肛管神经反射：RAIR 阳性率由术前 85.2% 降至术后 1 个月的 75.3%（$P= 0.016$）；术后 3 个月 RAIR 阳性率为 78.0%，与术前无明显统计学差异（$P=0.072$）；术后 6 个月 RAIR 阳性率为 86.1%，与术前无明显统计学差异（$P= 0.822$）；术后 12 个月 RAIR 阳性率为 86.2%，与术前无明显统计学差异（$P=0.802$）（详见图 7-22）。

(5) 直肠感觉功能：金陵术后，直肠初始感觉阈值明显低于术前（$P < 0.001$）；直肠初始排便感觉阈值在金陵术后同样明显低于术前水平（$P < 0.001$）。金陵术 1、3 和 6 个月后，直肠最大耐受量明显低于术前（$P < 0.001$），但 12 个月后恢复至术前水平（$P > 0.05$）（详见图 7-23）。

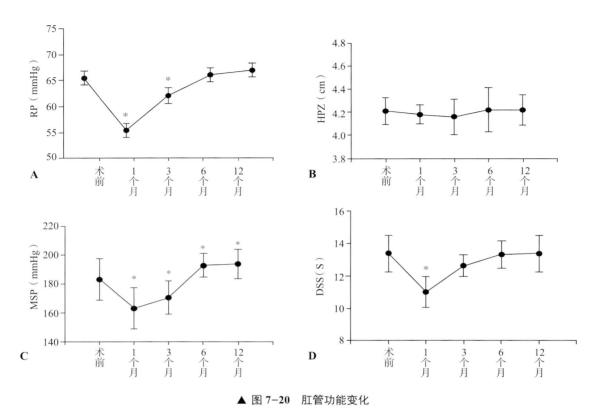

▲ 图 7-20　肛管功能变化

A. 金陵术前后 RP 变化趋势；B. 金陵术前后 HPZ 变化趋势；C. 金陵术前后 MSP 变化趋势；D. 金陵术前后 DSS 变化趋势

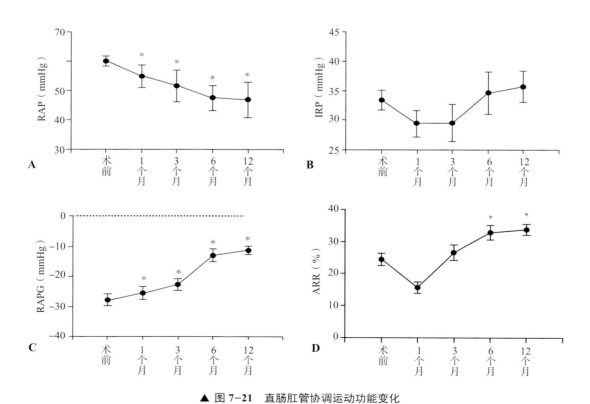

▲ 图 7-21　直肠肛管协调运动功能变化

A. 金陵术前后 RAP 变化趋势；B. 金陵术前后 RP 变化趋势；C. 金陵术前后 RAPG 变化趋势；D. 金陵术前后 ARP 变化趋势

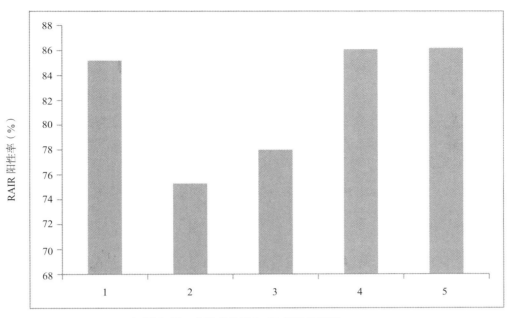

▲ 图 7-22　金陵术前后 RAIR 阳性率变化

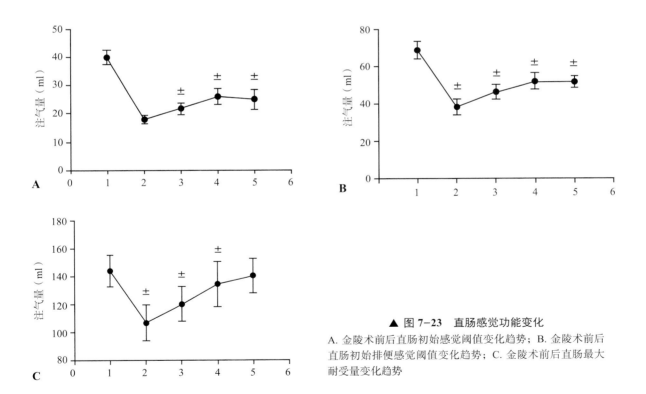

▲ 图 7-23　直肠感觉功能变化
A. 金陵术前后直肠初始感觉阈值变化趋势；B. 金陵术前后直肠初始排便感觉阈值变化趋势；C. 金陵术前后直肠最大耐受量变化趋势

3. 讨论

直肠肛管测压（anorectal manometry，AM）检测直肠和肛管的压力变化，能有效地评估和诊断排便生理及肛肠疾病。通过高分辨率直肠肛门测压法（HRM-AR）研究顽固性混合型便秘患者行金陵术治疗前后直肠肛管功能的变化。结果显示，短期肛管括约肌功能明显减退（RP、HPZ、MSP、DSS 降低，提示收缩无力），括约肌修复后其运动功能逐渐恢复。RP 主要反映内括约肌功能，因术前部分自主神经长期慢性损伤，术后不能完全修复，术后 1 年仍明显低于健康人，但不影响其控便功能。DSS、MSP 主要反映外括约肌功能，术后通过提肛运动锻炼，其收缩功能逐渐恢复，接近健康人（MSP）。术后短期 RP、RAP 降低，ARR 同步降低，提示括约肌松弛障碍；远期 RAP 进一步降低，ARR 升高，提示排便改善后，括约肌舒张功能亦改善。

IRP 主要反映排便时腹内压，术后短期腹部切口愈合过程中不敢用力，IRP 较术前稍降低；远期腹部切口完全愈合后排便时腹内压亦恢复，提示金陵术虽然切断部分腹直肌，并未影响其功能。RAPG 是 IRP 与 RAP 的差值，代表排便动力，术后逐渐增大，虽然仍为负值，已高于正常人，且肛管矛盾收缩的比例明显降低，表明金陵术后腹部、盆底及肛门括约肌的协调运动功能明显改善。金陵术后直肠后壁被纵行切开，肌内神经功能受损，因此术后短期 RAIR 阳性率明显降低，但仍有高达 75% 的患者表现为阳性，且部分全直肠切除患者仍可引出 RAIR，考虑该反射感受器除位于直肠壁内，还可能位于直肠周围的盆底肌肉内。术后 12 个月 RAIR 阳性率逐渐恢复且高于术前水平，与神经再生或新直肠顺应性提高有关；接近于健康人，并没有完全恢复正常。术后短期吻合口炎症、水肿，直肠对刺激敏感，初始感觉及排便感觉阈值降低，吻合口愈合后感觉阈值稍升高，较术前明显改善，接近健康人水平。术后短期因直肠部分切除、吻合口瘢痕挛缩，最大耐受量明显降低，提示升结肠－直肠的储袋功能降低；随控便能力的锻炼、吻合口瘢痕软化，最大耐受量逐渐增大，接近健康人。

本研究结果显示，金陵术后短期肛管运动功能有所减退，表现为收缩无力、舒张障碍，但远期其收缩及舒张功能逐渐趋于术前水平。术后肛管的矛盾收缩较前明显改善，腹部、盆底、括约肌的协调运动功能改善。RAIR 的感受器可能还存在于盆底肌肉内；金陵术后直肠重建，并没有破坏局部神经反射，虽然术后 RAIR 阳性率有所升高，但未能完全恢复消失的反射。术后直肠的感觉功能明显改善，升结肠－直肠的贮袋部分代偿原直肠的贮便功能。

（五）重视金陵术后肠道感染性腹泻的诊断与治疗

由于抑酸药和广谱抗生素的广泛应用，饮食结构和环境因素等综合因素，导致肠道菌群出现严重的紊乱和耐药菌的产生，并带来诸如严重功能性腹泻、便秘、腹胀，以及器质性的肠道病变如伪膜性肠炎、甚至致死性肠炎。尤其是在接受胃肠道手术的患者，由于术前既存的肠道菌群紊乱和耐药菌，加上药物和手术的应激，可加重肠道菌群紊乱而诱发术后严重的肠炎发生。我们临床经验发现，结直肠疾病手术后导致的严重肠道感染患者逐年增加，临床特点表现为重度腹泻、病情进展快，如延误诊疗，患者可迅速出现全身器官功能衰竭而死亡，因此早期的诊断和治疗尤为关键。

1. 病因

(1) 环境因素：环境中抗生素的污染：抗生素是人类伟大的发明，为人类的生存与进化带来了巨大的利益，但当今抗生素也严重危及人类的健康，最近，由中国科学院广州地球化学研究所应光国课题组发布的一项研究结果表明，2013 年中国抗生素使用量惊人，一年使用 16.2 万吨抗生素，约占世界用量的一半，其中 52% 为兽用，48% 为人用，超过 5 万吨抗生素被排放进入水土环境中。上海复旦大学公共卫生学院对江苏、浙江、上海等地 1000 多名 8—11 岁在校儿童进行尿液检验，结果显示：近 60% 儿童的尿液中含有抗生素。随着抗生素在畜牧业的广泛使用，自然环境中已被抗生素污染严重，江河、土壤、食物中残留大量的抗生素，导致自然环境中大量耐药菌的产生，环境耐药菌已经是威胁人类健康的重要因素。环境中的耐药基因可被环境中的细菌摄取或者导致基因突变，导致环境耐药菌（antibiotic resistant bacteria，ARB）和病原耐药菌的产生，这些耐药菌可通过基因水平转移、突变或者直接摄取的方式转移至人类、环境和动物中，导致病原菌进一步增殖和和突变，最后导致疾病的发生和抗生素的耐药。环境中残留的抗生素对环境中的微生物产生选择性压力，从而产生 ARB 和 ARG，这些 ARB 包括放线菌门、变形菌门和拟杆菌门，它们时常有将环境中的 ARB 和 ARG 转移至人类中。自然环境中含有 200～220 种抗生素。地表水和污水中抗生素的含量在 0.01～1.0μg/L。喹诺酮类、氯霉素、磺胺类和大环内酯类似乎是饮用水中检测到的主要抗生素，具有最高的浓度和检测频率，其中环丙沙星的检出浓度最高可达 679.7ng/L。根据现有数据分析，广州市自来水抗生素残留浓度（最高浓度：7.9～679.7ng/L）高于中国其他 42 个城市，中国自来水残留抗生素浓度高于其他国家。土壤中四环素类抗生素的残留水平高于喹诺酮类和磺胺类，中国北方畜禽粪便和土壤中氯氰四环的浓度最高（11.0mg/kg）（Huang 等，2013），而磺胺类药物的检测频率较高（33.33%～100%）。

（2）抑酸药：质子泵抑制药（proton pump inhibitor，PPI）使用量是全世界排名前十的药物。2013 年，奥美拉唑在美国的药物营销中排名第二。PPI 的过度使用已经是全球性问题，导致一系列的不良反应也引起了广泛的关注。研究表明 20%～70% 使用 PPI 的患者无明确的临床适应证。使用 PPI 后，体内胃酸分泌减少，消化道第一道胃酸屏障的丧失导致大量致病菌进入消化道，导致肠道菌群紊乱、小肠细菌过度繁殖、小肠感染进而诱发如 CDI、便秘、腹泻、肠易激综合征（IBS）、功能性腹胀和腹痛等胃肠道性疾病。同时由于 PPI 可导致白细胞功能下降，导致全身免疫力低下而增加肺部感染的发生。一项纳入 23 项研究共 30 万人的 Meta 分析发现，使用 PPI 可使患艰难梭状芽孢杆菌感染性腹泻（clostridium difficile-associated diarrhea，CDAD）的风险率增加 65%。在一项 140 例对 CDAD 的研究中发现，使用质子泵抑制药的患者 CDAD 的再发率可高达 4.1 倍于非质子泵抑制药使用患者。在一项 125 例 CDAD 的患者中，44.8% 的患者接受 PPI 的治疗，PPI 是 CDAD 的独立危险因素。在一项研究中发现，PPI 使用患者，50% 出现细菌过度繁殖。另一项纳入 11 280 患者的 Meta 分析发现，PPI 可增加沙门菌、弯曲杆菌、志贺菌和其他肠道致病菌。Floris Imhann 等的研究发现，PPI 使用者，肠道菌群普 20% 发生变化，口腔菌群和潜在的致病菌在肠道中明显增加。

（3）抗生素：耐药性是目前全球最紧迫的公共卫生问题之一。世界卫生组织在 2014 年发布的报告称，抗生素耐药性细菌正蔓延至全球各地，情况极为严峻。中国抗生素使用量在全世界排名第一，70% 的住院患者和 20% 的非住院患者在使用抗生素，这一使用率是 WHO 预期的 2 倍。在西方发达国家，住院患者和非住院患者抗生素的使用量分别为 30% 和 15%。在中国，每年由于抗生素的滥用而导致中重度的不良反应约 14 738 000 例。目前，抗生素滥用已成为引起肠道菌群失调的重要原因。抗生素对肠道菌群影响及影响的程度，主要取决于抗菌谱、给药途径、肠道内药物浓度等因素。如喹诺酮类对厌氧菌作用弱，无论静脉或口服给药，对肠道菌群影响均很小。氨基糖苷类口服给药时可引起肠道菌群改变，但肠道外给药时，由于主要通过尿液排出体外，肠道内浓度低，对肠道菌群影响小，β- 内酰胺类抗生素经胆道排泄，肠内药物浓度高，对肠道菌群影响明显。克林霉素对厌氧菌作用强，主要通过胆汁排泄，所以对肠道菌群影响显著。在使用广谱抗生素环丙沙星治疗后，健康成年人肠道中多达 30% 细菌的丰度受到影响，包括菌群的数量和种类。有研究报道头孢菌素和克林霉素对肠道菌群组成的影响可达 2 年时间。

(4) 手术应激：术前的机械性肠道准备和术前抗生素的应用均可导致肠道菌群紊乱，手术前疾病本身，如慢性便秘、各种原因导致的肠梗阻、结直肠肿瘤疾病都存在不同程度的肠道菌群紊乱。手术应激将加重其紊乱程度。一项通过448例择期开腹手术的患者的研究中，有69例患者出现肠黏膜、淋巴结和外周血培养阳性，且以大肠埃希菌（54%）居首，这些细菌导致术后41%的患者发生脓毒血症。Correia等研究发现，结肠癌患者肠道菌群的种类、数量、比例、定位和生物学特性在术前就发生了变化，主要表现为以双歧杆菌为代表的厌氧菌显著减少、以大肠埃希菌为代表的需氧菌显著增加，厌氧菌和需氧菌比例倒置，而手术后这些变化更为显著。Ohigashi等对81例结直肠癌患者围术期肠道环境变化的研究发现，术后肠道细菌总数量和益生菌的数量较术前显著降低，而致病菌或者潜在致病菌如肠杆菌、肠球菌、金黄色葡萄球菌和铜绿假单胞菌的数量较手术前明显增加。

2. 诊断

(1) 易感人群：诸多研究已经证实，结直肠肿瘤与肠道菌群紊乱及其代谢产物异常密切相关。Ahn等学者发现CRC患者肠道细菌多样性减少，拟杆菌门（如阿托波菌属、促炎症卟啉单胞菌属）和梭杆菌门（梭形杆菌属）富集，其可诱发结肠炎并增加CRC风险，而厚壁菌门（包括瘤胃球菌属、梭菌属）丰度减少。结直肠癌患者粪便中拟杆菌门（卟啉单胞菌属）和梭杆菌门（梭杆菌属）丰度较高，而厚壁菌门（梭菌属）、毛螺菌属丰度较低。本研究53例严重腹泻患者中，21例为结直肠肿瘤患者，其发生率与肿瘤的分期呈正相关，尤其是发生梗阻的患者，其发生率更高。我们前期研究证实，慢性便秘是一种长期慢性结肠不全性梗阻，尤其是伴有粪石性肠梗阻、结肠扭转和巨结肠的患者，其肠道菌群紊乱更为明显，我们前期1100例慢性便秘行金陵术后2例死于肠道金黄色葡萄球菌感染。随着年龄的增加，其肠道菌群多样性将明显下降，肠道菌群失衡更为明显，肠道菌群失衡的修复能力更差，因此，老年患者行结直肠手术时，更容易发生严重肠道感染性腹泻，本研究53例患者中，大于60岁的患者发生25例，且4例死亡患者中3例为大于60岁患者，因此，年龄越大，发生率越高，病情越严重，死亡率越高。

(2) 临床表现：这类疾病往往发生在术后通气排便后3～5d，无明显诱因突然出现水样泻或者脓血便，粪便中带有肠黏膜样组织为其特征性表现，每日排便次数10～20次，甚至更多，24h排便量可达2000～8000ml，伴有高热症状，明显腹胀，但腹痛不明显，患者可迅速进入循环失代偿表现，严重者可在48～72h内出现全身器官功能衰竭而死亡。

(3) 辅助检查：内镜检查可见全消化道弥漫性黏膜坏死脱落、弥漫性出血及假膜形成；CT检查可见全消化道水肿、扩张、积液，腹腔积液表现。实验室检查：早期可见白细胞、中性粒细胞、降钙素原（PCT）等炎症反应，但严重者可快速出现三系降低的表现，由于肠腔内大量浆液性渗出导致血浆白蛋白的丢失，因此可出现明显的低蛋白血症。

(4) 病原菌检测：21世纪，随着以16s rRNA基因检测为基础的新检测方法的出现，对围术期肠道菌群改变有更深入的认识。但目前16s rRNA检测由于耗时、费用较高，对临床急性疾病的诊断难以普及，目前快速、便捷判断肠道菌群紊乱的方法为大便细菌涂片，根据球杆比的情况，大便涂片革兰染色可见大量的阳性球菌。大便涂片镜检可见真菌菌体、菌丝和孢子。可初步判断是否存在肠道菌群紊乱，随后进行粪便的培养和粪便CDI检测（A/B毒素）。53例病例中38例表现为球杆比例倒置，行粪便培养提示：17例为金黄色葡萄球菌、9例为CDI、8例为大肠埃希菌、7例为屎肠球菌、3 例为产气荚膜杆菌、3 例为铜绿假单胞菌、2 例为白色念珠菌、4 例为阴性。

3. 治疗

(1) 病原微生物治疗：首先停用广谱抗生素。针对性抗生素治疗仍然是严重肠道感染性腹泻的重要治疗手段，在未明确病原菌之前，根据经验性选择抗生素，主要为针对阳性球菌的万古霉素，对于单纯严重腹泻，而循环稳定，全身炎症反应较轻者，仅经肠道给予即可（通过鼻饲或者口服万古霉素），对于轻中度腹泻的患者，也可以通过选择性肠道去污（selective decontamination of the digestive tract，SDD）治疗，诸多研究已经证实，SDD 可缓解肠源性感染的发生。但对于出现严重全身炎症反应，甚至休克患者，除经肠道给予以外，还需要经静脉给予，如果对于万古霉素耐药菌，可更换为达托霉素，达托霉素是由玫瑰孢链霉菌（*Streptomyces roseosporus*）产生的一种新型环脂肽抗生素，达托霉素在体内外对耐药革兰阳性致病菌具有强力杀菌作用，达托霉素也被用于治疗由耐万古霉素肠球菌感染引起的脑膜炎、心内膜炎和尿路感染等。最终根据培养及药敏结果行针对性的抗感染治疗。如果大便涂片镜子检提示为真菌感染，可给予抗真菌治疗，根据既往经验，此类患者主要为念珠菌感染为主，因此轻度症状者可先口服氟康唑（大扶康），如出现休克或休克前期症状者，可使用联合静脉用药，最终根据药敏试验针对性抗真菌治疗。

(2) 抗休克治疗：由于肠腔内大量分泌消化液和吸收功能障碍导致消化液的大量丢失，同时由于肠道黏膜广泛的脱落坏死，肠腔内将大量的浆液性渗出，导致全身有效血容量的锐减。因此，部分重度肠道感染性腹泻患者可出现休克症状，而且此类患者一旦进入休克失代偿期，将表现为难治性的休克表现，因此在患者出现严重腹泻的早期，早期干预至关重要。我们的经验为如患者腹泻量＞2000ml/d、粪便中含有脱落的肠黏膜时，即使患者未出现明显的休克症状，此时也需要补充大量的胶体预防休克失代偿的出现，主要以血浆和白蛋白为主补充由于肠道浆液性渗出所丢失的有效循环容量。抗休克期间，需要血浆≥800ml/d，白蛋白40g/d。由于肠黏膜屏障的破坏，肠道中的细菌可易位至全身器官，肠道的内毒素也可进入血液循环中，因此，在难治性休克患者，可通过连续性血液净化（CRRT）清除全身炎症介质和内毒素。

(3) 保持肠道通畅：由于此类患者并非肠蠕动加快导致的腹泻，而是肠道炎症分泌增多、肠道黏膜坏死脱落后的创面渗出所致。因此，此类患者禁止使用抑制肠蠕动的药物如洛哌丁胺（易蒙停），其将可导致中毒性巨结肠或者小肠麻痹，进而导致肠道内毒素难以排出，加剧肠道炎症和全身中毒症状，但可使用生长抑素类似物如生长抑素或奥曲肽等抑制消化液分泌的药物。

(4) 肠道菌群调节：此类患者根源在于肠道菌群的失衡，导致致病菌增加，益生菌减少。我们前期研究结果显示，围术期给予益生菌和益生元（果胶）可明显降低金陵术后小肠炎症的发生，但对于严重的腹泻，益生菌和益生元效果并不明显，因此我们临床经验发现，对于轻中度的腹泻，可通过给予益生菌和益生元来纠正肠道菌群紊乱，缓解症状，但是对于重度的腹泻，则需要粪菌移植来纠正。菌群移植已经被证实对 CDI 的疗效优于万古霉素，尤其是复发性和难治性 CDI 更为明显。本 53 例病例中，18 例行粪菌移植治疗，腹泻的症状可得到明显的缓解，18 例移植病例中仅 1 例死亡，余 4 例均为未行粪菌移植患者。并通过 16s rRNA 基因检测发现，肠道菌群致病菌减少，肠道菌群多样性逐渐恢复。

(5) 肠内营养支持治疗：本中心前期大量研究证实，肠内营养可修复肠黏膜屏障，促进肠功能恢复、减少肠源性感染的作用。此类患者往往存在肠麻痹和胃排空障碍，因此幽门后喂养更为合理，一旦发生严重肠道感染性腹泻，首先建立鼻肠管的肠内营养途径，从小剂量肠内营养逐渐过渡至全肠内营养，待肠功能完全恢复后恢复经口进食。本53例病例均进行肠内营养支持治疗，5例死亡病例均为难以耐受肠内营养。

4. 预防

(1) 术前病原微生物检测：对于高危患者如高龄、长期使用抗生素和抑酸药，长期慢性结肠不全性梗阻如慢性便秘、巨结肠、中晚期的结肠肿瘤，结肠慢性炎症如溃疡性结肠炎、家族性息肉病等患者，在手术前应行肠道菌群检测，如咽和肛试纸、粪便涂片、培养和药敏试验，对于有条件的单位，可行粪便高通量测序，根据术前的肠道菌群状况，行术前针对性的干预。

(2) 术前肠道预康复治疗：由于胃肠道手术后，胃肠功能的紊乱是最为主要、发生率最高的并发症，与患者的预后息息相关，术前的肠道菌群状况与术后肠道功能紊乱密切相关。因此术前纠正既已紊乱的肠道菌群可明显降低术后胃肠功能紊乱并发症。因此，我们在2016年在国内率先提出加速康复理念下的肠道预康复治疗，并建立了慢性便秘和成人巨结肠术前肠道预康复临床路径。肠道预康复在慢性便秘患者中，手术前2周给予益生菌、益生元（果胶）和肠内营养，对于存在结肠梗阻的患者，如粪石性肠梗阻、巨结肠患者，术前尽可能恢复肠道通畅性，这一策略可明显降低手术后胃肠功能紊乱的发生，降低小肠炎的发生。

(3) 粪菌移植（FMT）在高危患者中的应用：本中心对于慢性便秘患者，部分患者可进行粪菌移植治疗，目前通过粪菌移植治疗慢性变化患者1500余例，有效率为70%，行1～2疗程无效患者，则选择手术治疗，结果发现，220例患者行粪菌移植治疗无效再选择手术治疗的患者，手术后肠炎仅仅发生2例，而且症状均较轻。因此，如果对于明确肠道菌群紊乱患者，术前可通过粪菌移植来纠正。有研究发现，粪菌移植不仅仅可纠正肠道菌群失衡，它可消除肠道抗生素耐药基因。FMT对定植在肠道中的耐碳青霉烯肠杆菌科（CRE）和耐万古霉素肠球菌（VRE）具有祛定植的作用。

(4) 避免抗生素和抑酸药的滥用：手术后广谱抗生素和抑酸药的滥用仍然是术后肠道感染性腹泻的最主要因素，因此手术后应严格掌握抗生素的适应证，避免超长期的广谱抗生素的使用。无胃溃疡病史和应激性溃疡高风险患者，规范抑酸药使用。

(5) 术前肠道准备：目前术前肠道准备尚存在争议，有研究发现，结直肠手术患者术前给予机械性肠道准备和口服抗生素可明显降低手术部位的感染和吻合口瘘的发生。但术前的抗生素的使用势必导致无选择性的杀灭致病菌和益生菌，这可能导致肠道菌群紊乱的发生，由此带来其他更为严重的并发症。因此，术前应根据疾病的特点、术前菌群的检测来决定是否需要行抗生素的肠道准备。我们根据既往研究发现，阳性球菌致病菌或者条件致病菌在便秘患者发生率较高，因此，便秘和巨结肠患者术前可给予1～2次的万古霉素来预防术后阳性致病菌的繁殖。

(6) 提高感控意识：包括耐碳青霉烯肠杆菌科（CRE）和耐万古霉素肠球菌（VRE）在内的高耐药性肠道菌正在全球范围内蔓延，而且这些细菌可在人与人之间传播，因此院内感染也是发生肠道感染性腹泻的重要因素。因此，医护人员需要保持高度的感控意识，做好手卫生，对病房中发生此类患者，需要进行隔离和消毒，切断传播途径。

（姜　军　冯啸波）

第三节 慢传输型便秘合并成人巨结肠的手术治疗

慢传输型便秘是慢性便秘的一种常见类型，涉及多个发病因素，如生活习惯、精神心理、遗传因素、药物因素、器质性病变和功能性病变等，其病理生理过程非常复杂，至今仍处于探索阶段。目前慢传输型便秘的诊断主要参考罗马Ⅳ诊断标准，绝大部分患者采取内科保守治疗，但部分患者症状较重，即使采用多种药物治疗，效果也很差，患者不仅承担较重的经济负担，还严重影响生活质量和身心健康，而手术往往是最后的选择。目前关于慢传输型便秘的手术指征尚无统一标准，结合最新版诊疗指南及相关文献，我们认为主要包括以下几个方面：①符合罗马Ⅳ诊断标准；②反复检查结肠传输试验明显延长（一般超过 72h）；③内科治疗无效，病程在 3 年以上；④排粪造影或盆腔四重造影能够明确有无合并出口梗阻型便秘；⑤钡灌肠或结肠镜检查排除结直肠器质性疾病；⑥肛肠直肠测压和肛肠肌电图测定，能够明确有无耻骨直肠肌痉挛和先天性巨结肠；⑦严重影响日常生活，患者有强烈意愿，无精神障碍因素；⑧排除小肠传输功能障碍。

慢传输型便秘以结肠传输缓慢、进食后高振幅推进式收缩减少为特点，主要表现为排粪次数减少、排粪费力及粪便干硬。传输缓慢可发生在管径正常的肠管，也可发生于慢性的由无神经节细胞或特发性引起的巨结肠。成人巨结肠是指在 10 岁后首次确诊为巨结肠的患者，研究推测其发病率约为 2%。大部分成人巨结肠患者自幼就出现慢性便秘或腹胀，但症状常轻微而未及时诊治，成年后因症状逐渐加重，往往以便秘为首发症状就诊。慢传输型便秘和成人巨结肠均以便秘为主要临床表现，主要以结肠动力减弱、直肠排空功能障碍和直肠低敏感性为特征。慢传输型便秘合并成人巨结肠患者既有功能性便秘特征又有反复发作的不全性肠梗阻表现，形成一种特殊类型的慢性顽固性便秘，严重影响患者生活质量，往往需行手术治疗。但目前由于尚不清楚其确切发病机制，如何确定结肠肠管切除范围仍然是目前手术治疗的难点。随着对慢性便秘机制的认识，以及排粪造影和结肠运输试验等检查的开展，慢传输型便秘合并成人巨结肠的外科手术治疗逐渐受到重视，并成为这类患者的唯一有效治疗手段。

一、诊断标准

慢传输型便秘合并成人巨结肠临床较为少见，临床诊治慢传输型便秘时容易忽略成人巨结肠的存在，在诊治成人巨结肠时漏诊慢传输型便秘，致使临床诊治疗效不满意。结合最新版诊疗指南及相关文献，我们认为慢传输型便秘合并成人巨结肠的诊断需符合以下条件：①符合慢传输型便秘罗马Ⅳ诊断标准；②结肠传输试验提示慢传输，无胃小肠传输功能障碍；③钡灌肠联合排粪造影见肠管狭窄段，其近端结肠扩张、结肠袋消失，24h 复查腹部 X 线片有钡剂潴留，排除排粪障碍型便秘因素（直肠前突、直肠黏膜脱垂、内套叠、盆底疝、会阴下降综合征、耻骨直肠肌综合征等）；④肛门直肠测压检测显示直肠肛门抑制反射消失；⑤术中见结肠高度扩张、结肠袋消失、肠壁肥厚、蠕动功能下降、内有大量积粪或粪石等巨结肠特征性改变；⑥术中狭窄段全层肠壁快速冰冻活检见黏膜下神经丛和（或）肌间神经丛内神经节细胞缺如或稀少；⑦排除药物性便秘及其他器质性疾病所致便秘。

二、术前评估

近年来，湖南省人民医院通过术前详细询问病史和利用结肠传输试验、肛门直肠测压、钡灌肠及排粪造影检查对结肠病变范围进行术前评估，能够较好地预先确定结肠的切除范围，提高病变肠管切除的准确性，减少因肠管切除过多引起术后长期腹泻或肠管切除不完全导致巨结肠、便秘复发的现象。

1. 详细询问病史

外科医师接诊的通常都是经过较长时间内科治疗，效果欠佳的患者。详细询问病史有助于医生对患者的起病因素进行判断，同时评价患者接受的是否为正规的系统治疗，是术前评估中重要的一个环节。由于我国大多数患者是在基层医疗机构接受诊治，不可避免地存在着误诊和误治，或者治疗不正规、不系统及诊疗不足的情况，而通过病史的询问，可基本掌握患者的诊疗情况。对一些病情复杂患者的术前评估，常需与内科医师协作完成。

2. 全面检查

慢传输型便秘合并成人巨结肠是一种特殊类型的慢性顽固性便秘，做好患者的术前评估是判断患者是否具有手术指征的重要环节，不仅对手术方案的制订具有指导意义，同时也为术中肠管病变范围定位提供客观依据。因此，对所有考虑进行外科手术治疗的患者，术前都应行相关体格检查和影像学检查，有助于我们全面了解慢传输型便秘合并成人巨结肠患者结直肠、肛门功能及形态学异常严重程度，同时明确是否存在器质性病变。肛门直肠指检是体格检查中的重点，不仅可了解患者有无肛门直肠肿物等器质性疾病，还可对肛门括约肌和耻骨直肠肌功能进行评估。影像学检查在慢传输型便秘的诊治过程中发挥重要作用，包括结肠传输试验、肛门直肠测压、排粪造影、钡灌肠、球囊逼出试验、肌电图及结肠镜等。国外新开展了闪烁荧光示踪技术，该法能精确提供结肠传输功能的状况，并可定量和分段地对结肠的传输功能做出评价，但因价格昂贵，国内目前难以普及。

笔者通过前期临床研究发现，联合多次结肠传输试验、排粪造影、钡灌肠及肛门直肠测压可对慢传输型便秘合并成人巨结肠肠管病变范围做出精准评估，为术中精准定位结肠肠管切除范围提供客观依据，既可避免因切除范围不足导致的便秘症状无改善，又能减少因过多切除正常肠管导致的腹泻及营养不良等并发症的出现，同时费用低廉，值得临床推广。我们选取 2007 年 10 月—2015 年 2 月期间湖南省人民医院收治的慢传输型便秘合并成人巨结肠手术患者 47 例，所有患者均行 ≥ 2 次结肠传输试验，以及肛门直肠测压、钡灌肠和排粪造影检查，进行术前结肠病变范围评估，尽可能排除人为因素引起的差异。①术前结直肠远切端的评估：肛门直肠测压、钡灌肠联合排粪造影确定成人巨结肠病变部位，初定狭窄段远端为结直肠远段预切断处。②术前结肠近端切断处的评估：根据 ≥ 2 次结肠传输试验检测，72h 摄片时 20% 及以上（剩余数 ≥ 4 粒）标志物在结直肠滞留部位，结合钡灌肠和排粪造影初定该部位近端为结肠近段预切断处。③术中结直肠远端切断处的确定：取狭窄段全层肠壁送快速病理检测（图 7-24）；对于狭窄段位于直肠上段以上者，术中在狭窄段远端结直肠远段预切断处取全层肠壁送快速病理检查，直至可见正常神经节细胞处切断；对于狭窄段位于直肠下端者，应在直肠后壁齿状线处吻合。④术中结肠近段切断处的确定：术中在初定预切断处结合术中所见在结肠蠕动功能良好、结肠袋存在、肠壁无明显肥厚尽可能靠远侧段肠壁增厚处取全层肠壁送快速病理检查确定有无神经节细胞，如可见神经节细胞则切断作为结肠近切端，未见神经节细胞则由该部位向近端 5～10cm 处再取全层肠壁活检，直至可见正常神经节细胞为止（图 7-25）。

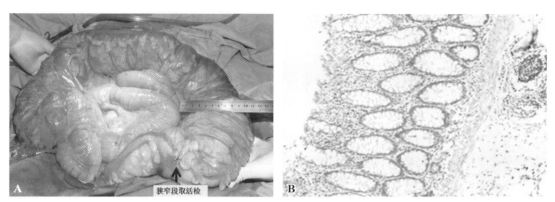

▲ 图 7-24　典型病例术中取狭窄段全层肠壁活检及病理检查
A. 狭窄段取活检；B. 病理检查示神经节细胞缺失（HE，×100）（此图的彩色版本见书末）

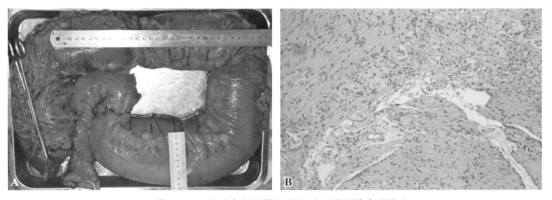

▲ 图 7-25　术后病变肠管标本及近切端肠壁病理检查
A. 病变肠管大体标本；B. 近切端肠壁病理检查可见正常神经节细胞（HE，×100，与图 7-23 为同一患者）（此图的彩色版本见书末）

三、术式选择

慢传输型便秘合并成人巨结肠患者的手术方式目前尚无统一定论。既往手术切除病变结肠主要依靠手术医师的主观判断或术中活检，前者缺乏客观依据，后者的可靠性也依然存在争议。传统手术选择肠管切除范围结肠近切端为结肠无扩张处，有部分患者术后便秘症状并未得到明显改善，在二次手术中证实即使外观没有扩张的肠管，也表现出肠蠕动功能减退等征象。近 10 年来，国内主要选择结肠次全切除盲肠直肠吻合术，结肠病变范围评估尚无统一标准，各研究中心保留回盲部和升结肠的长度也不一，术后容易出现因肠管切除不完全导致便秘复发或肠管切除过多引起术后长期腹泻及不必要的损伤，增加患者痛苦，影响生活质量。慢传输型便秘合并成人巨结肠应结合两种疾病的特点决定手术方式，既要考虑根治切除巨结肠，又要考虑慢传输肠管切除的范围，术中结合病理切片确定手术切除范围达到精准切除的目的。笔者认为较为合理的手术方式为巨结肠根治加慢传输的结肠切除，按巨结肠手术方式进行吻合。术前联合检查可较为准确的定位慢传输结肠段，为术前预切除近端结肠肠管提供客观依据；术中在结肠近段预切断处快速病理检查示神经节细胞无缺如和稀少即作为近端结肠切断处，远端切缘结合钡灌肠、排粪造影和肛门直肠测压检查结果及术中快速病理检查（明确是否存在正常神经节细胞）确定，这样可精准切除病变的肠管，既能达到治疗慢传输型便秘合并成人巨结肠的目的，又可避免过多切除结肠发生术后腹泻并发症或切除结肠范围不够便秘无改善。消化道重建肠管吻合要保证吻合口尽可能大，侧侧吻合的效果往往好于端端吻合。对于慢传输型便秘合并低位成人巨结肠患者，若盲肠无慢传输且神经节细胞正常，可行盲肠与直肠下端改良 Duhamel 吻合，反之则行回肠末端 J-Pouch 储袋与直肠下端改良 Duhamel 吻合，吻合口的后壁一定接近齿状线，否则术后易出现排便困难。混合型便秘除选择适当的结肠切除术式外，还应对其所伴有能通过手术治疗的出口梗阻病变采取同期或分期手术治疗。

笔者通过前期临床研究发现，术前联合检查定位慢传输结肠段与术中所见及快速病理检查结果的符合率为 89.4%，灵敏度为 88.3%，特异度为 93.5%，阳性预测值为 92.1%，阴性预测值为 94.9%，一致性检验 Kappa 值为 0.827，$P < 0.001$。值得注意的是，由于慢传输型便秘合并成人巨结肠患者有功能性肠梗阻因素存在，可能导致结肠传输试验联合钡灌肠、排粪造影结果不准确，因此，需反复多次检查。我们对疑诊为慢传输型便秘合并成人巨结肠的患者行 2 次或 2 次以上结肠传输试验、钡灌肠、排粪造影和肛门直肠测压，以 72h 摄片时 20% 及以上（剩余数 ≥ 4 粒）标志物在直肠内滞留的部位来评估慢传输结肠段，术中结肠近切端根据术前初定预切断处结合术中所见行快速冰冻活检确定有无神经节细胞，最终结肠近段切断处以可见神经节细胞、肠蠕动功能良好、结肠袋存在、肠壁无明显肥厚为准，精准指导手术切除病变结肠，减少因肠管切除过多引起术后长期腹泻或肠管切除不完全导致巨结肠复发。

随着微创外科的发展，腹腔镜下结直肠手术也日趋成熟，与传统开腹手术相比，具有创伤小、恢复快、住院时间短、术后美观等优点，是治疗慢性便秘的理想选择。理论上，凡是能经腹完成的慢传输型便秘合并成人巨结肠手术，均可以在腹腔镜下完成。虽然目前国内相关报道不是很多，且涉及的病例数量有限，但毫无疑问，随着技术的不断成熟，其在临床中将得到广泛应用。近年来，随着国际上多学科协作（MDT）模式的建立与发展，越来越多研究表明，MDT 模式能较全面地反映慢性便秘的临床特点，提高诊治效率和疗效。

（黄忠诚　禹振华　房志学）

第四节　慢性出口梗阻型便秘手术治疗进展

慢性出口梗阻型便秘（outlet obstruction constipation，OOC），又称为梗阻型排便障碍综合征（obstructed defecation syndrome，ODS），是慢性便秘的常见类型之一。此综合征具有以下特异性表现：排便不尽感、排便疼痛、排便费力、排便姿势改变、需要手法辅助排便（包括抠便、按压阴道后壁，以及盆底支持）、需要开塞露或栓剂协助排便等。出口梗阻型便秘的病因常用冰山理论来描述，其病因众多，患者常常合并存在多种致病因素。目前较为公认的因素是：直肠内套叠（内脱垂）、直肠前突、耻骨直肠肌综合征、内括约肌失弛缓症、会阴下降和孤立性直肠溃疡综合征，另外有研究表明心理因素如焦虑、抑郁也在部分病例中扮演重要角色。

保守治疗是 ODS 治疗的首选，手术治疗仅适用于在严格的非手术治疗无效的病例。ODS 的手术适应证参考欧洲制订的标准：经保守治疗无效（包括不少于 1500ml 饮水，高纤维饮食，规律服用缓泻剂以及生物反馈治疗 3 个月）；患者至少具有 3 个或 3 个以上的 ODS 特异性症状，即排便不尽感，排便疼痛，排便费力，排便姿势改变，需要手法辅助排便，需要使用灌肠剂；排粪造影检查需显示直肠黏膜内套叠（＞ 10mm）伴或不伴直肠前突。与此同时，应注意排除结肠慢传输型便秘、心理疾病等情况。

总的来说，外科手术通常适用于直肠内套叠、直肠前突及耻骨直肠肌综合征所致的 ODS，这三种类型可独立存在，也可同时存在。因为至今仍缺少标准、有效的手术方式，所以目前见诸报道的手术方式众多，归纳起来可大致分为经肛、经腹、经阴道手术及电刺激术。

手术方式

（一）经肛手术

1. 传统的经肛门入路直肠前突修补手术

分为开放式修补术和闭式修补术。开放式修补术代表性术式主要为 Sehapayak 术和 Khubehandani 术，其主要原理为通过在直肠前壁齿状线上游离一纵行黏膜瓣或黏膜肌瓣，然后折叠缝合薄弱的直肠阴道隔。在实际应用中，因为开放式修补术存在游离层面不易把握、出血较多、手术时间长等缺点，目前运用越来越少。闭式修补术的代表方法为 Block 术，其原理为在直肠前壁齿线上纵行作连续锁边、深达肌层的缝合折叠修补薄弱的直肠阴道隔。Block 术具有操作简便、出血少的优点，但主要适用于较小的直肠前突，因此其使用较为有限。Bresler 术是一种经肛门用腔镜切割缝合器治疗直肠前突的微创手术方式，由法国学者 Bresler 于 1993 年首先报道。主要的操作步骤为应用腔镜切割缝合器切除病变区域多余的直肠前壁黏膜、黏膜下层及部分肌层，再纵行连续锁边缝合切割线，以达到折叠修补薄弱的直肠阴道隔的作用。从本质来说，Bresler 术综合了传统的经肛门开放式和闭式修补的原理和方法。该法尤其适用于直肠前突导致 ODS 或者重度直肠前突合并轻度直肠内脱垂患者。但是该术式无法对合并的直肠内脱垂进行完全的纠正。

2. Delorme 手术

Delorme 手术是由法国军医 Delorme 首次报道，用于直肠外脱垂的治疗。其手术方法是剥除冗余的直肠黏膜，并对直肠肌层组织进行折叠缝合，最后将剩余黏膜与直肠吻合。之后，这种手术被重新认识并应用于直肠内脱垂的治疗（internal Delorme procedure）。Tsunoda 等和 Liberman 等证明了 Delorme 手术的复发率、并发症发生率很低。Delorme 手术在手术安全性方面具有一定的优势。但值得注意的是，Roman 等认为，Delorme 手术的长期疗效不佳，复发率高。而且存在新发便秘和失禁的风险。

3. 吻合器痔上黏膜环形切除钉合术（procedure for prolapse and hemorrhoid，PPH）

PPH 术式最初由意大利学者 Longo 提出用于痔病的治疗，之后将手术适应证拓展至轻中度直肠黏膜内脱垂及直肠前突所致的 ODS。PPH 通过切除部分直肠脱垂黏膜治疗内脱垂，同时利用吻合器切除黏膜缩小直肠前突的宽度、降低了直肠前壁的顺应性，大大降低了排便不畅的症状。其具有创伤小，操作简便，术后近期效果尚可，但是因其钉仓容积小，切除组织深度和高度不足，导致切除多余直肠壁组织不够，远期疗效欠佳。

4. STARR

基于 PPH 的工作原理，Longo 等于 2003 年首次提出双吻合器经肛门直肠切除术（stapled transanal-rectal resection by sequentially using double circular stapling devices for the procedure for prolapse and hemorrhoid，PPH-STARR）。该术式通过两把 PPH 吻合器分别切除直肠前突及内脱垂组织，以达到恢复其正常解剖结构的目的。因为 PPH-STARR 可全层切除冗余的直肠组织并加强直肠阴道隔，所以在直肠前突和（或）内脱垂所致 ODS 的治疗中取得了满意的临床效果。然而，经长期临床实践发现，PPH 吻合器钉仓容量固定且有限，切除冗余直肠组织的体积有限，因此直肠前突和（或）内脱垂的组织体积不可过大，否则无法达到满意切除。此外，由于 PPH 吻合器的设计特点，PPH 及 PPH-STARR 两种手术技术均无法在术中提供操作者充足的视野，因此其学习曲线较长，对术者要求较高，相关手术并发症发生率较高。为了解决这个不足，Contour-Transtar 及组织选择性经肛门切除技术（tissue selecting therapy-stapled transanal rectal resection，TST-STARR）相继出现并应用。Contour-Transtar 通过一个弧形切割吻合器环形完整切除直肠前突及内脱垂组织。有文献报道显示，此种技术能够完整切除各种脱垂长度的内脱垂甚至外脱垂。但这种技术一般需要多个钉仓才能完成完全切除，因此手术费用较高。TST-STARR 技术则选择了 36mm 环形吻合器，其钉仓容积更大，切除直肠组织体积更多。因此，即使患者同时合并严重直肠内脱垂（长度＞5cm）及重度直肠前突（Ⅲ度），TST-STARR 技术也同样适用。根据众多临床研究的随访结果来看，STARR 手术是一种较为安全有效的 ODS 治疗方式。关于 STARR 手术治疗 ODS 的短期疗效文献报道为 65%～100%。长期疗效则需要更多数据来证实。

STARR 手术的适应证应当包括：①具有 ODS 的特异性症状，包括排便不尽感，排便疼痛，排便费力，排便姿势改变，需要手法辅助排便及需要使用灌肠剂；②影像学检查提示存在直肠黏膜内套叠伴或不伴直肠前突；③经生物反馈等保守治疗无效。2006 年罗马国际会议的 STARR 专家小组达成共识并制订 STARR 手术的指南，提出：排便时间延长或反复排便、排便前后便意频繁、采用手法辅助排便、需使用缓泻或灌肠剂、排便不尽感、如厕时间过长、盆底压迫感、直肠不适感及会阴疼痛是 STARR 的潜在指征。Liu 等也总结认为：在作出诊断前，患者既往 3 个月必须至少有以下症状中的两个（或两个以上），而且这些症状需至少出现 6 个月，这些症状包括：至少有 25% 的排便时间感到费力；至少 25% 的大便性状为块状便或硬便；至少有 25% 的排便有排便不尽感；至少 25% 的排便有阻塞感；至少有 25% 的排便需要手法辅助（如指抠和盆底支持压迫等）；每周排便次数少于 3 次（Liu 等，2016）。以上这些症状指标常被当作 STARR 手术指征的重要组成部分。

ODS 患者在 STARR 术后进行影像学复查的结果也提供了证据支持。94.6% ODS 患者的解剖异常（直肠前突及直肠黏膜内套叠）可被 STARR 术有效纠正。但也有研究显示，部分正常人群也存在直肠前突及直肠黏膜内套叠的情况。所以，目前将直肠前突深度超过 6mm、直肠黏膜内套叠超过 10mm 视为异常。但是更为具体的分级却缺乏统一的"金标准"。牛津脱垂分级标准是其中较广泛使用的标准之一，该标准根据肠套叠套入部顶端相对于直肠膨出和肛门括约肌下降的程度将直肠内脱垂分为 4 个级别。

2006 年罗马国际会议也明确了 STARR 手术的禁忌证，包括直肠外脱垂、会阴部感染、炎症性肠病、直肠阴道瘘、放射性直肠炎、肛门失禁（Wexner 评分＞7 分）、肛门狭窄、肠疝、直肠存在植入物（如补片）、泌尿生殖盆底病变、无明显与 ODS 相关的解剖学或生理学异常、存在术中影响

STARR 完成的因素、明显的直肠或直肠周围纤维化和存在直肠吻合口。直肠外脱垂的脱垂组织较大，笔者认为对于轻度直肠外脱垂，采用大口径经肛吻合器的 TST-STARR 术式足以切除较大体积的脱垂组织。在此方面，笔者已经初步的探索，并取得良好的近期疗效。肠疝的存在会使 STARR 手术损伤肠管等并发症的风险增加，但这并非绝对的禁忌证，我们可以通过一些手术技巧和操作来避免类似并发症的发生。具有 ODS 的特异性症状但无明显相关的解剖学异常则提示 STARR 手术治疗的疗效不佳。这是因为 STARR 本身就是被设计来纠正直肠解剖结构和生理学异常来达到治疗 ODS 的目的。

目前 TST-STARR 手术的实施推荐采用降落伞技术。简要手术步骤如下。

(1) 采取俯卧折刀位，会阴部常规消毒、铺巾，肛门指检判断括约肌张力、直肠黏膜脱垂及直肠前突情况（图 7-26A、B）。

(2) 进行适度扩肛（图 7-26C），插入 36mm 肛门镜并拔除内芯显露脱垂的直肠黏膜组织。使用纱布拖出试验检查脱垂的程度及确定脱垂的顶点（图 7-26D、E）。

(3) 在直肠脱垂组织的顶端分别用薇乔 2-0 缝线于距截石位 1、3、5、7、9、11 点钟共 6 点降落伞缝合，即降落伞技术（图 7-26F）。

(4) 将 6 股牵引线合分成 4 股并于线尾端分别打结。逆时针旋开吻合器的尾翼，待吻合器的钉砧头与吻合器枪身完全松开后，将吻合器的钉砧头置入直肠，钉砧头需超过降落伞缝合处，将 4 股线尾从吻合器侧孔引出，上、下股牵引线合并，左右股牵引线合并后用左手食指和中指适度牵拉线尾来调节直肠脱垂组织的张力，顺时针缓慢旋紧吻合器，待吻合器指示窗的指针显示快进入击发范围后，注意检查女性患者是否有缝住阴道后壁。固定等待 5～10s 后继续缓慢旋紧吻合器至安全范围中间继续等待 20s；用力击发吻合器并保持吻合器平稳，旋开吻合器至钉砧头与吻合器枪身完全分离，分离过程中注意钉砧头不动而让吻合器枪身后退，最后直视下缓缓拔出钉砧头（图 7-26G～K）。

(5) 仔细观察吻合口有无出血，若有活动性出血则用薇乔 3-0 可吸收线行 8 字缝扎止血（图 7-26L～O）。

(6) 仔细观察辨认手术切除后标本的黏膜层、肌层及直肠外脂肪。测量直肠标本的高度及体积后常规送检病理（图 7-26P）。

应注意，上述经肛门微创手术术后均有肛门疼痛、坠胀不适、出血等并发症风险，同时可因损伤肛门括约肌造成患者术后排便急促甚至大便失禁的可能，目前并不推荐作为合并术后肛门失禁风险 ODS 患者外科手术治疗首选。

（二）经腹手术

经腹手术主要为直肠固定术和直肠切除术，是通过复位和固定直肠和（或）切除冗余直肠来纠正解剖异常，主要运用于直肠外脱垂的治疗，之后逐渐应用至直肠内脱垂的治疗。直肠固定术可分为直肠腹侧固定和直肠后固定术。直肠后固定术采用了直肠癌手术分离入路，虽然直肠后固定术能够很好纠正解剖学异常，但术中可能破坏围绕直肠周围分布的自主神经，因此目前被淘汰。比利时学者 D'Hoor 于 2004 年首先报道了其改良的腹腔镜辅助腹侧直肠悬吊术（laparoscopic ventral rectopexy，LVR），该方法仅游离直肠前壁远端后将之用一补片与骶岬悬吊固定，避免了对直肠全

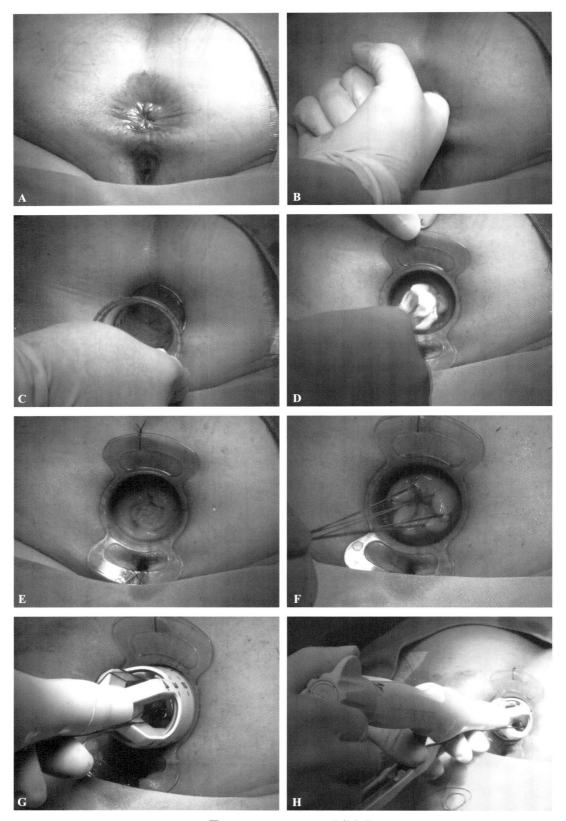

▲ 图 7-26　**TST-STARR** 手术步骤

A. 术前；B. 肛门指检；C. 扩肛；D. 拖出试验；E. 脱垂黏膜；F. 降落伞缝合；G. 置入 TST-STARR 吻合器；H. 旋紧吻合器

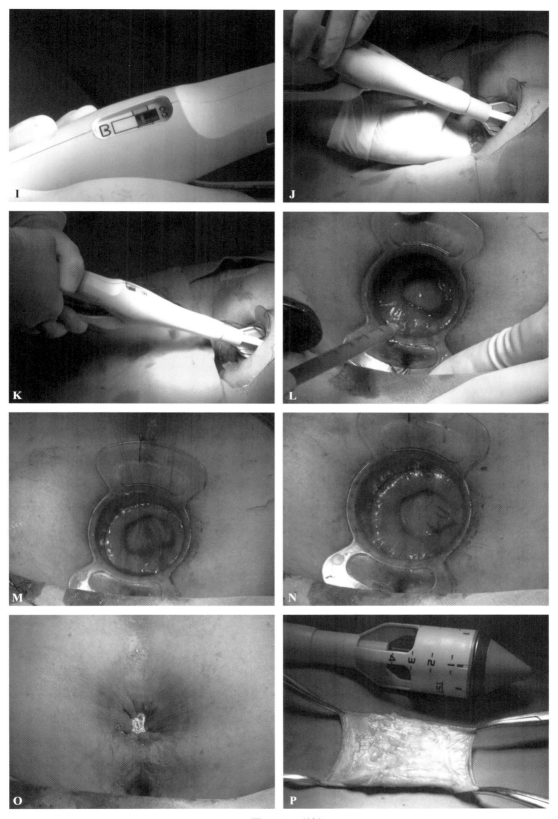

▲ 图 7-26 （续）

I. 显示刻度线；J. 击发吻合器前，检查阴道；K. 击发吻合器；L. 吻合口出血；M. 缝扎止血；N. 再次检查吻合口情况；O. 术后；P. 切除的部分直肠组织

方位游离导致的自主神经损伤。LVR 在直肠外脱垂治疗中获得良好的长期疗效。在直肠内脱垂中也获得与外脱垂类似的良好疗效，75%～80% ODS 患者得到改善。目前 LVR 已经是治疗 ODS 合并肛门失禁患者的首选。LVR 技术作为一种自主神经保留手术，不但纠正了解剖学异常，而且保留了直肠周围相应神经分布，相比其他手术方式具有显著优势。

（三）经阴道入路手术

经阴道入路手术通常为妇产科医师实施，主要用于直肠前突的修补，其最为常用方法为经阴道后壁切开修补术。主要手术步骤是通过先打开阴道后壁的黏膜，然后再缝合薄弱区的阴道黏膜下肌肉组织。此种方法的优点是创伤小，住院时间短，并发症少，缺点是不能同时处理伴随的肛门直肠疾病，术后并发症的发生以阴道狭窄、直肠阴道瘘相对常见，并可能导致性生活困难。经阴道补片植入修补术也可视为一种切开修补术，补片的类型有非常多的研究报道。生物补片因为其组织相容性好等优点被认为是首选的补片。

（四）电刺激术

目前最为常用技术为骶神经刺激术（sacral nerve stimulation，SNS）。SNS 是通过特殊的电刺激装置持续释放低频电刺激作用于骶神经，调节神经传入信号起到治疗的效果。其最初应用于大便失禁、排尿功能障碍。目前已有部分研究尝试使用 SNS 治疗 ODS，作用机制不甚明确。部分研究提示 SNS 能够缓解 ODS 的症状，但是也有研究认为 SNS 治疗重度便秘效果不佳。由于 SNS 治疗 ODS 尚缺乏大样本的数据支持，疗效不确切，因此 SNS 应用于 ODS 的治疗仍需慎重考虑和选择。

（五）耻骨直肠肌综合征外科治疗

耻骨直肠肌综合征是造成出口梗阻的常见病因，主要因耻骨直肠肌增厚肥大致使肛管内压力增大，难以有效开放，从而造成排便困难。在国外，Wasseman 在 1964 年首次报道采用经骶尾后入路行耻骨直肠肌切断术。1969 年 Wallace 报道了第一例耻骨直肠肌部分切除治疗耻骨直肠肌综合征，并完成 33 例成人和 13 例儿童病例，取得良好效果。目前已经报道的手术方式包括耻骨直肠肌后方部分切除术，单侧、双侧切断术，耻骨直肠肌挂线治疗，经直肠内纵切横缝术，内括约肌部分切断术，闭孔内肌移植，小针刀技术等，报道的手术有效率为 63.0%～100.0%。但是目前研究大多数为小样本、单中心、回顾性的研究，总体质量不高。因此缺乏一种标准、有效的手术方式。目前的手术方式存在术后疼痛、出血、感染、手术瘢痕形成造成便秘复发等问题，临床上仍以耻骨直肠肌部分切除术为主要手术方式。

（林宏城）

参 考 文 献

[1] Jun, DW, Park, HY, Lee, OY. et al. A population-based study on bowel habits in a Korean community: prevalence of functional constipation and self-reported constipation[J]. Dig Dis Sci, 2006, 51(8): 1471-1477.

[2] 李迪夫，刘铜军．慢传输型便秘外科治疗的主要术式及疗效 [J]. 中华结直肠疾病电子杂志，2016, 5(1):

68-71.

[3] 黄硕，王湘英．胃肠动力障碍的检测方法及应用 [J]. 中外医学研究，2011, 9: 158-160.

[4] 刘宝华，付涛．慢传输型便秘外科治疗进展 [J]. 第三军医大学学报，2013, 35: 2255-2258.

[5] Pilkimgton SA, Nugent KP, Brenner J, et al. Barium

proctography vs magnetic resonance proctography forpelvic floor disorders: a comparstive study[J]. Colorectal Dis, 2012, 14: 1224-1230.

[6] Pechlivanides G, Tsiaoussis J, Athanasakis E, et al. Stapled transanal rectal resection (STARR)to reverse the anatomic disorders of pelvic floor dyssynergia[J]. World J Surg, 2007, 31: 1329-1335.

[7] Vermeulen J, Lange JF, Sikkenk AC, et al. Anterolateral rectopexy for correction of rectoceles leade to good anatomical but poor functional resulta[J]. Tech Coloproctol, 2005, 9: 35-40.

[8] 沈辉，王卫星，田冰，等. 出口梗阻型便秘影像学诊断 [J]. 中国实用外科杂志，2013, 33(11): 925-929.

[9] 华扬，马秀坤，乔立，等. 肛管直肠压力测定诊断盆底失弛缓综合征的临床研究 [J]. 中国实用外科杂志，2008, 28: 888-889.

[10] Rao SS, Singh S. Clinical utility of colonic and anorectal manom-etry in chronic constipation[J]. J Clin Castroenteriol, 2010, 44: 509-609.

[11] 于永择. 慢传输型便秘外科不同手术方法的疗效观察与评价 [J]. 结直肠肛门外科，2008, 14: 155-159.

[12] Riss S, Herbst F, Birsan T, et al. Postoperative course and long term follow up after colectomy for slow transit constipation—is surgery an appropriate approach?[J]. Colorectal disease, 2008, 11: 302-307.

[13] Lundin E, Karlbom U, Påhlman L, et al. Outcome of segmental colonic resection for slow-transit constipation[J]. British Journal of Surgery, 2002, 89: 1270.

[14] 张东铭. 盆底肛直肠外科理论与临床 [M]. 北京：人民军医出版社，2011: 411.

[15] Arebi N, Kalli T, Howson W, et al. Systematic review of abdominal surgery for chronic idiopathic constipation[J]. Colorectal disease, 2011, 13(12): 1335-1343.

[16] 刘宝华. 慢传输型便秘手术方式及其对疗效影响 [J]. 中国实用外科杂志，2013, 33(11): 986-989.

[17] Hassan I, Pemberton JH, Young-Fadok TM, et al. Ileorectal anastomosis for slow transit constipation: long-term functional and quality of life results[J]. Journal of Gastrointestinal Surgery, 2006, 10(10): 1330-1337.

[18] Vaizey CJ, Kamm MA. Prospective assessment of the clinical value of anorectal investigations[J]. Digestion, 2000, 61(3): 207-214.

[19] Chen W, Jiang CQ, Qian Q, et al. antiperistaltic side-to-side ileorectal anastomosis is associated with a better short-term fecal continence and quality of life in slow transit constipation patients[J]. Digestive surgery, 2015, 32: 367-374.

[20] Kalbassi MR, Winter DC, Deasy JM, et al. Quality-of-life assessment of patients after ileal pouch-anal anastomosis for slow-transit constipation with rectal inertia[J]. Diseases of the colon & rectum, 2003, 46: 1508-1514.

[21] 练磊，沈博. 储袋炎及回肠肛管储袋功能障碍的诊断与治疗 [J]. 中华胃肠外科杂志，2012, 15: 412.

[22] Southwell BR. Colon lengthening slows transit: is this the mechanism underlying redundant colon or slow transit constipation?[J]. The Journal of physiology, 2010, 588: 3343.

[23] Feng Y, Jianjiang L. Functional outcomes of two types of subtotal colectomy for slow-transit constipation: ileosigmoidal anastomosis and cecorectal anastomosis[J]. American Journal of Surgery, 2008, 195: 73-77.

[24] Sarli L, Costi R, Sarli D, et al. Pilot study of subtotal colectomy with antiperistaltic cecoproetostomy for the treatment of chronic slow transit constipation[J]. Dis Colon Rectum, 2001, 44: 1514-1520.

[25] Marchesi F, Sarli L, Percalli L, et al. Subtotal colectomy with antiperistaltic cecorectal anastomosis in the treatment of slow-transit constipation: long-term impact on quality of life[J]. World J Surg, 2007, 31: 1658-664.

[26] 魏东，蔡建，赵艇，等. 腹腔镜次全结肠切逆蠕动盲直肠吻合术治疗慢传输型便秘的长期疗效观察 [J]. 中国实用外科杂志，2013, 33: 954-957.

[27] Wei D, Cai J, Zhao T, et al. A prospective comparison of short term resultsand functional recovery after laparoscopicsubtotal colectomy and antiperistaltic cecorectalanastomosis with short colonic reservoir vs longcolonic reservoir[J]. BMC Gastroenterology, 2015, 15: 1251-1256.

[28] 刘宝华，魏东，杨向东，等. 不同术式对慢传输型便秘患者的疗效、营养和健康状况的影响 [J]. 第三军医大学学报，2013, 35: 2265-2269.

[29] 冯啸波，姜军，丁威威，等. 金陵术与全结肠切除回直肠侧侧吻合术治疗混合性便秘前瞻性对照研究 [J]. 中国实用外科杂志，2013, 33: 945-953.

[30] 代全武，喻家菊，兰明银，等. 结肠旷置术治疗顽固性慢传输型便秘 [J]. 中华胃肠外科杂志，2003,

6: 394–396.

[31] 魏东, 蔡建, 赵艇, 等. 腹腔镜结肠旷置逆蠕动盲直肠吻合术治疗老年慢传输型便秘的临床效果 [J]. 第三军医大学学报, 2013, 35: 2270–2273.

[32] 杨向东, 曹暂剑, 张辉, 等. 选择性结肠切除旷置术治疗重度结肠慢传输型便秘的探讨 [J]. 大肠肛门外科杂志, 2005, 11: 16–17.

[33] Yang Y, Cao YL, Wang WH, et al. Subtotal colonic bypass plus colostomy with antiperistaltic cecoproctostomy for the treatment of slow transit constipation in an aged population: A retrospective control study[J]. World Journal of Gastroenterology, 2018, 24(23): 2491–2500.

[34] 魏东. 慢传输型便秘外科手术方法的治疗进展 [J]. 中华胃肠外科杂志, 2008, 21(3): 357–360.

[35] Scarpa M, Barollo M, Keighley MR. Ileostomy for constipation: long–term postoperative outcome[J]. Colorectal Disease, 2005, 7: 224–227.

[36] Meurette G, Lehur PA, Coron E, et al. Long–term results of Malone's procedure with antegrade irrigation for severe chronic constipation[J]. Gastroentérologie Clinique et Biologique, 2010, 34: 209–212.

[37] Rongen MJGM, Gerritsen A, Baeten CGMI. Cecal access for antegrade colon enemas in medically refractory slow–transit constipation[J]. Diseases of the Colon & Rectum. 2001, 44: 1644–1649.

[38] Hsiao K, Jao SW, Wu CC, et al. Hand–assisted laparoscopic total colectomy for slow transit constipation[J]. Int J Colorectal Dis, 2008, 23: 419–424.

[39] Kessler H, Hohenberger W. Laparoscopic total colectomy for slowtransit constipation[J]. Dis Colon Rectum, 2005, 48: 860.

[40] 魏东, 蔡建, 赵艇, 等. 回盲部保留长度对腹腔镜次全结肠切除逆蠕动盲直肠吻合术疗效的影响 [J]. 中华胃肠外科杂志, 2015, 18: 454–458.

[41] 赵松, 王李, 童卫东, 等. 单孔腹腔镜结肠次全切除联合盲肠直肠逆蠕动吻合术治疗慢传输型便秘 [J]. 中华消化外科杂志, 2014, 13(8): 650–653.

[42] 中国医师协会肛肠医师分会. 便秘外科诊治指南 (2017)[J]. 中华胃肠外科杂志, 2017, 20: 241–243.

[43] 魏东. 慢传输型便秘手术方法治疗进展 [J]. 中华胃肠外科杂志, 2018, 21: 357–360.

[44] 姜军, 冯啸波, 丁威威, 等. 金陵术治疗混合型顽固性便秘的疗效与长期随访结果 [J]. 中华胃肠外

科杂志, 2011, 14(12): 925–929.

[45] 姜军, 陈启仪, 冯啸波, 等. 金陵术治疗顽固性便秘 1100 例疗效分析 [J]. 中华外科杂志, 2016, 54(1): 13–20.

[46] 李宁, 姜军, 丁威威, 等. 金陵术治疗顽固性混合型便秘的操作与效果分析 [J]. 中华外科杂志, 2012, 50(6): 509–513.

[47] 李宁. 重视顽固性便秘外科治疗的术式选择 [J]. 中华胃肠外科杂志, 2011, 14(12): 915–919.

[48] 姜军, 李宁, 朱维铭, 等. 结肠次全切除与改良 Duhamel 联合术式治疗 50 例重度功能性便秘 [J]. 中华胃肠外科杂志, 2007, 10(2): 115–118.

[49] Li N, Jiang J, Feng X, et al. Long–term follow–up of the Jinling procedure for combined slow–transit constipation and obstructive defecation[J]. Dis Colon Rectum, 2013, 56(1): 103–12.

[50] 权斌, 陈启仪, 姜军, 等. 金陵术治疗成人巨结肠的安全性和有效性 [J]. 中华胃肠外科杂志, 2016, 19(7): 763–768.

[51] 刘建磊, 姜军, 丁威威, 等. 直线切割闭合器在金陵术中应用的前瞻性随机对照研究 [J]. 医学研究生学报, 2014, 27(1): 48–50.

[52] Arebi N, Kalli T, Howson W, et al. Systematic review of abdominal surgery for chronic idiopathic constipation[J]. Colorectal Dis, 2011, 13(12): 1335–1343.

[53] 江志伟, 李宁. 结直肠手术应用加速康复外科中国专家共识 (2015 版)[J]. 中华胃肠外科杂志, 2015, 8: 785–787.

[54] Gillis C, Li C, Lee L, et al. Prehabilitation versus rehabilitation: a randomized control trial in patients undergoing colorectal resection for cancer[J]. Anesthesiology, 2014, 121(5): 937–947.

[55] Carli F, Zavorsky GS. Optimizing functional exercise capacity in the elderly surgical population[J]. Curr Opin Clin Nutr Metab Care, 2005, 8(1): 23–32.

[56] Szajewska H. Probiotics and functional gastrointestinal disorders[J]. J Pediatr Gastroenterol Nutr, 2011, 53 Suppl 2: S30–32.

[57] Quigley EM. Probiotics in functional gastrointestinal disorders: what are the facts[J]. Curr Opin Pharmacol, 2008, 8(6): 704–708.

[58] Nomura T, Tsuchiya Y, Nashimoto A, et al. Probiotics reduce infectious complications after pancreaticoduodenectomy[J]. Hepatogastroenterology, 2007, 54(75): 661–663.

[59] Tian H, Ding C, Gong J, et al. Treatment of slow transit constipation with fecal microbiota transplantation: a pilot study[J]. J Clin Gastroenterol, 2016, In press.

[60] Shi Y, Chen Q, Huang Y, et al. Function and clinical implications of short-chain fatty acids in patients with mixed refractory constipation[J]. Colorectal Dis, 2016. 18(8): 803–810.

[61] Linetzky WD, Alves PCC, Logullo L, et al. Microbiota benefits after inulin and partially hydrolized guar gum supplementation: a randomized clinical trial in constipated women[J]. Nutr Hosp, 2012, 27(1): 123–129.

[62] 徐琳, 虞文魁, 姜军, 等. 水溶性膳食纤维治疗慢传输型便秘的临床疗效 [J]. 中华医学杂志, 2014, 94(48): 3813–3816.

[63] 丁威威, 姜军, 冯啸波, 等. 外科手术对顽固性便秘并继发性巨结肠的疗效研究 [J]. 中华胃肠外科杂志, 2014, (5): 453–456.

[64] Lembo A, Camilleri M. Chronic constipation[J]. N Engl J Med, 2003, 349(14): 1360–1368.

[65] Chao HC, Chen SY, Chen CC, et al. The impact of constipation on growth in children[J]. Pediatr Res, 2008, 64(3): 308–311.

[66] Nylund G, Oresland T, Fasth S, et al. Long-term outcome after colectomy in severe idiopathic constipation[J]. Colorectal Dis, 2001, 3(4): 253–258.

[67] Jensen MB, Houborg KB, Nørager CB, et al. Postoperative changes in fatigue, physical function and body composition: an analysis of the amalgamated data from five randomized trials on patients undergoing colorectal surgery[J]. Colorectal Dis, 2011, 13(5): 588–593.

[68] Kuisma J, Nuutinen H, Luukkonen P, et al. Long term metabolic consequences of ileal pouch-anal anastomosis for ulcerative colitis[J]. Am J Gastroenterol, 2001, 96(11): 3110–3116.

[69] Faccioli N, Comai A, Mainardi P, et al. Defecography: a practical approach[J]. Diagnostic and Interventional Radiology, 2010, 16(3): 209–216.

[70] Martellucci J, Naldini G. Clinical relevance of transperineal ultrasound compared with evacuation proctography for the evaluation of patients with obstructed defaecation[J]. Colorectal Disease, 2011, 13(10): 1167–1172.

[71] Murad-Regadas SM, Regadas FS, Rodrigues LV, et al. A novel three-dimensional dynamic anorectal ultrasonography technique (echodefecography) to assess obstructed defecation, a comparison with defecography[J]. Surg Endosc, 2008, 22: 974–979.

[72] Siegmann KC, Reisenauer C, Speck S, et al. Dynamic magnetic resonance imaging for assessment of minimally invasive pelvic floor reconstruction with polypropylene implant[J]. Eur J Radiol, 2011, 80(2): 182–187.

[73] Murad-Regadas SM, Peterson TV, Pinto RA, et al. Defecographic pelvic floor abnormalities in constipated patients: does mode of delivery matter? [J] Tech Coloproctol, 2009, 13: 279–283.

[74] Ashbolt NJ, Amézquita A, Backhaus T, et al. Human Health Risk Assessment (HHRA) for environmental development and transfer of antibiotic resistance[J]. Environ Health Perspect, 2013, 121(9): 993–1001.

[75] Ben Y, Fu C, Hu M, et al. Human health risk assessment of antibiotic resistance associated with antibiotic residues in the environment: A review[J]. Environ Res, 2018, 169: 483–493.

[76] Forgacs I, Loganayagam A. Overprescribing proton pump inhibitors[J]. BMJ, 2008, 336(7634): 2–3.

[77] Janarthanan S, Ditah I, Adler DG, et al. Clostridium difficile-associated diarrhea and proton pump inhibitor therapy: a meta-analysis[J]. Am J Gastroenterol, 2012, 107(7): 1001–1010.

[78] Cadle RM, Mansouri MD, Logan N, et al. Association of proton-pump inhibitors with outcomes in Clostridium difficile colitis[J]. Am J Health Syst Pharm, 2007, 64(22): 2359–2363.

[79] Kim JW, Lee KL, Jeong JB, et al. Proton pump inhibitors as a risk factor for recurrence of Clostridium-difficile-associated diarrhea[J]. World J Gastroenterol, 2010, 16(28): 3573–3577.

[80] Lombardo L, Foti M, Ruggia O, et al. Increased incidence of small intestinal bacterial overgrowth during proton pump inhibitor therapy[J]. Clin Gastroenterol Hepatol, 2010, 8(6): 504–508.

[81] Leonard J, Marshall JK, Moayyedi P. Systematic review of the risk of enteric infection in patients taking acid suppression[J]. Am J Gastroenterol, 2007, 102(9): 2047–2056; quiz 2057.

[82] Imhann F, Bonder MJ, Vich VA, et al. Proton pump inhibitors affect the gut microbiome[J]. Gut, 2016, 65(5): 740–748.

[83] Wang Z, Zhang H, Han J, et al. Deadly Sins of Antibiotic Abuse in China[J]. Infect Control Hosp Epidemiol, 2017, 38(6): 758–759.

[84] 李子艳，刘丽丽，毛艳艳，等. 抗生素与肠道菌群关系研究进展 [J]. 科技导报 , 2017, 35(21): 26–31.

[85] Dethlefsen L, Huse S, Sogin ML, et al. The pervasive effects of an antibiotic on the human gut microbiota, as revealed by deep 16S rRNA sequencing[J]. PLoS Biol, 2008, 6(11): e280.

[86] Jernberg C, Löfmark S, Edlund C, et al. Long–term impacts of antibiotic exposure on the human intestinal microbiota[J]. Microbiology, 2010, 156(Pt 11): 3216–3223.

[87] Correia MI, Liboredo JC, Consoli ML. The role of probiotics in gastrointestinal surgery[J]. Nutrition, 2012, 28(3): 230–234.

[88] Ohigashi S, Sudo K, Kobayashi D, et al. Significant changes in the intestinal environment after surgery in patients with colorectal cancer[J]. J Gastrointest Surg, 2013, 17(9): 1657–1664.

[89] Ahn J, Sinha R, Pei Z, et al. Human gut microbiome and risk for colorectal cancer[J]. J Natl Cancer Inst, 2013, 105(24): 1907–1911.

[90] 孔程，高仁元，黄林生，等. 肠道菌群及其代谢产物在结直肠癌中的研究进展 [J]. 中华结直肠疾病电子杂志 , 2017, 6(5): 421–426.

[91] 陈启仪，冯啸波，倪玲，等. 围手术期肠道微生态治疗对顽固性功能性便秘患者术后并发症及胃肠功能的影响 [J]. 中华胃肠外科杂志 , 2017, (12): 1365–1369.

[92] 姜军. 加速康复外科理念在金陵术围手术期的应用——肠道预康复治疗 [J]. 临床外科杂志 , 2016, (6): 422–424.

[93] 黄忠诚. 慢传输型便秘手术的规范与实施 [J]. 中华胃肠外科杂志 , 2016, 19(12): 1338–1341.

[94] Dinning PG, Zarate N, Hunt LM, et al. Pancolonic spatiotemporal mapping reveals regional deficiencies in, and disorganization of colonic propagating pressure waves in severe constipation[J]. Neurogastroenterol Motil, 2010, 22(12): e340–349.

[95] Bharucha AE, Wald AM. Anorectal disorders[J]. Am J Gastroenterol, 2010, 105(4): 786–794.

[96] Corman ML, 著 . 傅传刚，汪建平，王杉，等译 . 结直肠外科学 [M]. 6 版 . 上海：上海科学技术出版社 , 2016: 499–500.

[97] Miyamoto M, Egami K, Maeda S, et al.

[97] Hirschsprung's disease in adults: report of a case and review of the literature [J]. J Nippon Med Sch, 2005, 72(2): 113–120.

[98] Grover K, Ahlawat SK. Hirschsprung disease in adults[J]. South Med J, 2009, 102(2): 127–128.

[99] Kim HJ, Kim AY, Lee CW, et al. Hirschsprung disease and hypoganglionosis in adults: radiologic findings and differentiation[J]. Radiology, 2008, 247(2): 428–434.

[100] Scott SM, van den Berg MM, Benninga MA. Rectal sensorimotor dysfunction in constipation[J]. Best Pract Res Clin Gastroenterol, 2011, 25(1): 103–118.

[101] 禹振华，刘祺，肖志刚，等. 慢传输型便秘合并成人巨结肠术前结肠病变范围精准评估初探 [J]. 中华胃肠外科杂志 , 2016, 19(9): 1049–1053.

[102] 中华医学会消化病学分会胃肠动力学组，中华医学会外科学分会结直肠肛门外科学组 . 中国慢性便秘诊治指南 (2013 年 , 武汉)[J]. 中华消化杂志 , 2013, 33(5): 291–297.

[103] Ding W, Jiang J, Feng X, et al. Clinical and pelvic morphologic correlation after subtotal colectomy with colorectal anastomosis for combined slow–transit constipation and obstructive defecation[J]. Dis Colon Rectum, 2015, 58(1): 91–96.

[104] 中华医学会外科学分会结直肠肛门外科学组 . 便秘外科诊治专家共识 [J]. 中华胃肠外科杂志 , 2010, 13(7): 546–547.

[105] 徐红艳，曾松涛，黄金狮，等. 术中快速冰冻免疫组化在先天性巨结肠诊断中的应用价值 [J]. 中华小儿外科杂志 , 2012, 33(4): 312–313.

[106] 傅传刚，徐晓东. 巨结肠性便秘及其诊治有关问题 [J]. 中国实用外科杂志 , 2013, 33(11): 910–913.

[107] 刘宝华. 慢传输型便秘手术方式及其对疗效影响 [J]. 中国实用外科杂志 , 2013, 33(11): 986–989.

[108] 魏东，蔡建，赵艇，等. 腹腔镜结肠次全切除逆蠕动盲直肠吻合术治疗慢传输型便秘长期疗效观察 [J]. 中国实用外科杂志 , 2013, 33(11): 954–957.

[109] 黄忠诚，刘祺，李树根，等. 慢传输型便秘合并成人巨结肠 32 例临床诊治 [J]. 中华胃肠外科杂志 , 2011, 14(12): 941–943.

[110] 李志霞. 全结直肠切除回肠储袋吻合方式的选择 [J]. 中华胃肠外科杂志 , 2011, 14(6): 408–410.

[111] 房志学，黄忠诚. 多学科协作模式下慢性便秘的诊治 [J]. 中华胃肠外科杂志 , 2017, 20(12): 1342–1344.

[112] Robson N, Rew D. Collective wisdom and decision

making in surgical oncology[J]. Eur J Surg Oncol, 2010, 36(3): 230–236.

[113] Pescatori M, Spyrou M, Pulvirenti D'Urso A. A prospective evaluation of occult disorders in obstructed defecation using the 'iceberg diagram'[J]. Colorectal Disease, 2006, 8(9): 785–789.

[114] Bove A, Bellini M, Battaglia E, et al. Consensus statement AIGO/SICCR diagnosis and treatment of chronic constipation and obstructed defecation (part II: treatment)[J]. World J Gastroenterol, 2012, 18(36): 4994–5013.

[115] Corman ML, Carriero A, Hager T, et al. Consensus conference on the stapled transanal rectal resection (STARR) for disordered defaecation[J]. Colorectal Disease, 2006, 8(2): 98–101.

[116] Tsunoda A, Yasuda N, Yokoyama N, et al. Delorme's Procedure for Rectal Prolapse[J]. Diseases of the colon & rectum, 2003, 46(9): 1260–1265.

[117] Liberman H, Hughes C, Dippolito A. Evaluation and outcome of the delorme procedure in the treatment of rectal outlet obstruction[J]. Diseases of the colon & rectum, 2000, 43(2): 188–192.

[118] Roman H, Michot F. Long-term outcomes of transanal rectocele repair[J]. Diseases of the colon & rectum, 2005, 48(3): 510–517.

[119] Longo A. Obstructed defecation because of rectal pathologies. Novel surgical treatment: double stapled transanal rectal resection (STARR): Proceedings of the 14th Annual International Colorectal Disease Symposium, Florida, 2004[C].

[120] Wadhawan H, Shorthouse AJ, Brown SR. Surgery for obstructed defaecation: does the use of the Contour device (Trans-STARR) improve results?[J]. Colorectal Disease, 2010, 12(9): 885–890.

[121] Savastano S, Valenti G, Cavallin F, et al. STARR with PPH-01 and CCS30 contour Transtar for obstructed defecation syndrome[J]. Surgical Innovation, 2012, 19(2): 171–174.

[122] 林宏城, 李娟, 周茜, 等. 改良吻合器经肛门直肠切除术联合黄芪汤治疗梗阻性排便综合征 [J]. 广东医学, 2015, 36(14): 2251–2253.

[123] Naldini G, Martellucci J, Rea R, et al. Tailored prolapse surgery for the treatment of haemorrhoids and obstructed defecation syndrome with a new dedicated device: TST STARR Plus[J]. International Journal of Colorectal Disease, 2014, 29(5): 623–629.

[124] Giuseppe, Gagliardi, Mario, et al. Results, outcome predictors, and complications after stapled transanal rectal resection for obstructed defecation[J]. Diseases of the colon & rectum, 2008, 51 (2): 186–195.

[125] Hicks CW, Weinstein M, Wakamatsu M, et al. In patients with rectoceles and obstructed defecation syndrome, surgery should be the option of last resort[J]. Surgery, 2014, 155(4): 659–667.

[126] Corman ML, Carriero A, Hager T, et al. Consensus conference on the stapled transanal rectal resection (STARR) for disordered defaecation[J]. Colorectal Disease, 2006, 8(2): 98–101.

[127] Liu WC, Wan SL, Yaseen SM, et al. Transanal surgery for obstructed defecation syndrome: Literature review and a single-center experience[J]. World Journal of Gastroenterology, 2016, 22(35): 7983–7998.

[128] Arroyo A, Pérez-Vicente F, Serrano P, et al. Evaluation of the Stapled Transanal Rectal Resection Technique with Two Staplers in the Treatment of Obstructive Defecation Syndrome[J]. Journal of the American College of Surgeons, 2007, 204(1): 56–63.

[129] Collinson R, Cunningham C, D'Costa H, et al. Rectal intussusception and unexplained faecal incontinence: findings of a proctographic study[J]. Colorectal Disease, 2010,11(1): 77–83.

[130] Hong-Cheng L, Hua-Xian C, Qiu-Lan H, et al. A Modification of the Stapled TransAnal Rectal Resection (STARR) Procedure for Rectal Prolapse[J]. Surgical Innovation, 2018: 1020315091.

[131] Pescatori M, Gagliardi G. Postoperative complications after procedure for prolapsed hemorrhoids (PPH) and stapled transanal rectal resection (STARR) procedures[J]. Techniques in Coloproctology, 2008, 12(1): 7–19.

[132] Samaranayake CB, Luo C, Plank AW, et al. Systematic review on ventral rectopexy for rectal prolapse and intussusception[J]. Colorectal Disease, 2010, 12(6): 504–512.

[133] D'Hoore A, Cadoni R, Penninckx F. Long-term outcome of laparoscopic ventral rectopexy for total rectal prolapse[J]. Br J Surg, 2004, 91(11): 1500–1505.

[134] Collinson R, Wijffels N, Cunningham C, et al.

Laparoscopic ventral rectopexy for internal rectal prolapse: short–term functional results[J]. Colorectal Disease, 2010, 12(2): 97–104.

[135] Glavind K, Madsen H. A prospective study of the discrete fascial defect rectocele repair[J]. Acta Obstet Gynecol Scand, 2000, 79(2): 145–147.

[136] Hong L, Li H, Sun J, et al. Clinical observation of a modified surgical method: posterior vaginal mesh suspension of female rectocele with intractable constipation[J]. Journal of Minimally Invasive Gynecology, 2012, 19(6): 684–688.

[137] Holzer B, Rosen HR, Novi G, et al. Sacral nerve stimulation in patients with severe constipation[J]. Diseases of the Colon & Rectum, 2008, 51(5): 524–529, 529–530.

第8章 慢性便秘中西医结合诊疗策略及相关进展

第一节 慢性便秘的分度论治与中西医结合诊疗策略

便秘是一种常见病和慢性病，表现为持续排便困难、排便不尽感或排便次数减少。慢性便秘的病程至少为6个月。多数便秘患者就诊于消化科、普外科、肛肠科、中医科等多个学科，若治疗效果不满意或一直失败，则称为顽固性便秘或难治性便秘，顽固性：意指经一般药物及非手术治疗很难奏效，常需手术治疗。

随着饮食结构改变、生活节奏加快和社会心理因素影响，慢性便秘的患病率呈上升趋势，并随着年龄的增长而升高，70岁以上人群慢性便秘患病率达23.0%，80岁以上可达38.0%，在接受长期照护的老年人中甚至高达80.0%，女性患病率明显高于男性（1.22∶1 vs. 4.56∶1）。慢性便秘患者的生命质量显著低于非慢性便秘人群，部分患者由于滥用泻药或反复就医造成沉重的经济负担。慢性便秘由于不同的病因、不同的病变程度，有诸多的治疗方式，包括生活方式的调整、药物治疗、精神心理治疗、生物反馈、粪菌移植、针灸等，外科手术主要针对内科治疗失败后的难治性便秘。作为重要的治疗方式之一，便秘外科治疗已走过111年的发展历程，但一直在争议中艰难前行，成为结直肠肛门外科中公认的难点。通过对便秘外科治疗的难点进行剖析，不难发现目前便秘外科治疗存在的困难主要如下。

一、便秘的定义及诊断缺乏统一的标准

目前最权威、应用最广的罗马Ⅳ：功能性胃肠病将便秘归于C.肠道疾病中的一种：C2.功能性便秘（functional constipation，FC），主要表现为排便困难、排便次数减少或排便不尽感，且不符合IBS的诊断标准，尽管患者可能存在腹痛和（或）腹胀症状，但这些不是主要症状。诊断前症状出现至少6个月，且近3个月内有症状。相比于罗马Ⅲ，定义中删去了"持续的"一词，但在难治性便秘患者中，患者的排便困难症状是持续存在的，中国医师协会肛肠分会发布的便秘外科诊治指南（2016）中仍保留了这一词。美国胃肠病协会（AGA）关于便秘的技术性综述中未使用"FC"一词，因为符合FC症状标准的患者中只有一部分存在结肠慢传输。在对慢传输便秘患者切除的结肠进行病理检查，发现结肠内的神经节数量明显减少或缺失，或是有神经纤维紊乱、神经轴突空泡形成、脂肪变性、水肿、非特异神经丝退化；结肠内的平滑肌存在灶性肌纤维空泡形成或肌纤维消失，环肌纤维萎缩等类似去神经营养的表现，这些微观结构的改变提示便秘并非局限于功能紊乱，这也是

便秘实施外科手术的重要依据，因此外科医师更加愿意采纳便秘分型诊断：结肠无力或慢传输型便秘、正常传输型便秘和盆底或排便功能障碍（出口梗阻型便秘）、混合型便秘，在对便秘患者进行钡灌肠、排粪造影等检查时，亦发现有明显的宏观结构异常，如结肠冗长、结肠扩张、直肠前突、直肠黏膜脱垂等，然而是结构异常引起的便秘，还是便秘导致的结构异常，至今仍无明确的定论，但结构改变和排便功能障碍共存于便秘患者当中却是不争的事实，因此中国便秘联谊会等联合发布的《2017版便秘的分度与临床策略专家共识》对便秘重新进行了定义：便秘是指在多种致病因素作用下，结直肠、肛门的结构和功能发生改变，临床出现排粪困难、排粪量少、排粪次数减少或排粪不尽感及相关不适为主要表现的一类疾病。首次将结构与功能改变纳入便秘的定义中，这更加接近临床特点，赢得越来越多临床医师的接纳、推广。

二、便秘患者普遍存在不同程度的精神心理异常

一项来自全国多中心的调查研究显示，41.5%慢性便秘患者近3个月内感到情绪紧张，38.3%有情绪沮丧，而经常和绝大多数有情绪紧张和（或）情绪沮丧分别为11.3%和9.4%。35.0%的患者认为便秘影响情绪，多数患者便秘症状早于情绪异常，2/3患者认为便秘影响情绪。随着病情的加重，治疗效果不佳，慢性便秘患者长期受疾病的困扰，不能正常生活，变得自卑绝望，有些感到生不如死，甚至产生轻生的念头。我们的研究显示，52%的顽固性便秘患者认为便秘对生活影响很大，32%的患者想结束生命。患者长期的抑郁和焦虑等心理问题引起一系列复杂的生理和生物学变化，导致机体长期处于应激状态，继而通过中枢神经－内分泌调节机制调节迷走神经和交感神经通路，使结肠和直肠的紧张性增高，肠压力增加，胃肠动力失调而加重便秘症状。因此心理问题与便秘互为因果，形成恶性循环。伴有精神症状是外科手术禁忌的基本原则，但便秘患者恰恰有不同程度的精神症状。所以外科医师已脚踏雷区。此类患者风险高、纠纷高、康复难度大而应该慎重，只是简单地认为切除了结肠，排便通畅了，就可以治愈了，这是非常危险的，必须联合精神心理科等建立强大的多学科团队，选择恰当的手术时机，综合治疗才是最佳选择。因此，中国便秘联谊会组织了国内外近百名多学科专家反复讨论后形成专家共识：合并有精神症状的患者属于重度便秘，并根据精神症状的严重程度的不同分为A期和B期，A期：患者存在焦虑、抑郁等精神症状，但症状较轻；自知力完好；社会功能完整，或社会功能轻度受损；生活自理，人际交往正常；工作感到吃力，但尚能胜任，能基本胜任家庭职责；未查及明显精神病性症状，尚处于焦虑症、抑郁症等精神疾病前期。B期：患者存在焦虑、抑郁等精神症状，且症状较重；自知力不全；社会功能严重受损；生活不能自理，不能胜任工作或家庭职责；查及明显精神病性症状；已符合焦虑症、抑郁症、精神分裂症等疾病的诊断。重度便秘必须慎重手术，但不是不能手术，B期患者如果在精神疾病活动期则不宜手术，应先行精神心理治疗，稳定后再考虑开展手术，便秘外科治疗的最佳时机为无精神心理障碍，即中度便秘。

三、便秘手术方式无固定标准

针对结肠慢传输型便秘，有结肠部分切除术、结肠次全切除术、全结肠切除术，其中结肠次全切除术根据保留升结肠长度及吻合方式的不同，有顺蠕动吻合、逆蠕动吻合、金陵术等，针对盆底疝、直肠内脱垂、直肠前突等出口梗阻型便秘，有盆底抬高术、直肠悬吊固定术、STARR、PPH、

直肠前突修补术等。外科手术是内科治疗失败后的最后手段,此时绝大部分患者为混合型便秘,需要同时处理慢传输和出口梗阻问题,亦可选择一期处理出口梗阻,二期再处理慢传输。目前便秘的发生机制仍在探索当中,术前准确判断病变的结肠,术中精准的切除病变的结肠为重中之重,如果判断不准确,切除长度不足,则便秘会复发或术后直接无效,如果切除长度过多,患者会出现顽固性腹泻、大便失禁,严重影响生活质量。基于此,我们主张施行"选择性结肠切除术",该术式的核心是术前全面的完善便秘的症状学、形态学、功能学、心理学检查,从不同的角度寻找依据,相互印证,去伪存真,查明病变结肠的范围及程度,在此基础上确定切除结肠的长度,每个患者病变的程度不一,因而切除的长短也不同,并且在同一手术周期内,应最大程度的解决出口梗阻的病变,力争避免二次手术。真正需要外科手术干预的便秘尚属少数,除少数便秘研究中心外,大多数单位每年实施结肠切除手术治疗便秘的例数屈指可数,因而难以配备相应的专科检查设备,缺乏足够的手术经验,因而难以做到选择性结肠切除术,手术风险系数相对较高,部分结直肠外科医师宁愿选择多切一点也不愿意出现便秘复发情况,因为腹泻可以通过药物控制,并随着时间的推移,小肠能逐步代替结肠吸收水分的功能而缓解腹泻症状,尽管也有专家试图运用全结肠测压、核素结肠传输试验或术中多点取活检明确神经损伤等手段明确病变的肠段,做到精准切除,但仍在探索当中,尚无明确的成果出现。外科手术基本是便秘患者的最后一根救命稻草,一旦手术失败,难有再次手术的机会,因此,在实施手术前,务必完善全面的检查,仔细剖析判断病变的范围及程度,并在有丰富经验的外科医师指导下谨慎决策开展。

四、便秘的手术时机常常被延误

便秘手术的最佳时机是中度便秘,但实际上绝大部分接受手术治疗的却是重度便秘患者。究其原因,主要有两方面,一是患者方面:在大多数患者中,慢性便秘是一种令人烦恼,但并不威胁生命或导致衰竭的疾病,社会舆论甚至部分医务人员都对便秘不以为然,缺乏足够的认识和了解,科普宣教严重不足,患者更多的是从报纸或电视广告上获得便秘的相关知识,而当前的保健品多为含有大黄、番泻叶、芦荟等蒽醌类导泻剂产品,长期服用可加重病情,出现泻剂依赖、结肠黑变病等,此时患者才开始规范的就医治疗,当谈及外科手术治疗时,往往是担心、害怕、犹豫、拒绝、躲避,直到被折磨得无法忍受时才被逼无奈地接受手术,错过最佳时机;二是医生方面:目前便秘的发病机制仍在探索当中,尚无特效药,临床应用的药物及治疗均为对症治疗,并且便秘的病因十分复杂,个体差异大,需要医生有足够的耐心询问病史,适当检查,寻找病因,并在治疗中不断修正方案,尽管如此,仍难以达到患者所期望的疗效,患者复诊概率高,满意度低,医生有挫败感,患者的依从性及对医生的信任也在下降,尽管指南中明确制订了便秘的三级诊疗方案,但临床中实施起来却十分困难,便秘的手术方式也在探索当中,术后复发、顽固性腹泻、肠梗阻等并发症、后遗症发生率仍不鲜见,有丰富便秘外科治疗经验的单位及医生也较少,尽管内科治疗失败后应尽快地外科介入,在当前情况下,内科医师一般不愿意向患者推荐,即使推荐,也常强调手术的风险、费用、并发症、后遗症,让患者知难而退,更加认真的配合内科治疗,患者只有在内科治疗一直失败后才战战兢兢的到外科医师跟前寻求帮助。因此,我们提出基于内外科结合培养便秘专科医师,将便秘列入慢病管理当中,提出慢性便秘的全程服务模式,在选择外科介入的时机上显得更加的合理。

五、便秘术后综合治疗不足

便秘是一个功能性疾病、慢性疾病、心身疾病，手术只能解决解剖学上结构的异常，并不能完全纠正便秘引起的慢性中毒状态、神经内分泌紊乱、精神心理障碍等，手术后患者的消化排便功能需重新建立，应在专业医护人员的指导下，逐步恢复并建立良好的饮食生活规律，培养良好的排便规律，排便通畅后，部分患者通过自身神经内分泌的调节，精神心理症状及便秘慢性中毒状态能得到缓解，但大部分患者在恢复过程中，仍有不同程度的肛门坠胀、腹胀、腹痛、腹部不适、腹泻、睡眠障碍、焦虑等症状，甚至会出现一过性的便秘症状，需要内科、中医、心理等医生的综合治疗，然而，多数内科医师并不赞成便秘实施外科治疗，不情愿进行后续跟进治疗，甚至直接拒绝患者，而外科医师并不擅长内科、中医、心理治疗，这让患者处于一个非常尴尬的境况，部分患者甚至出现自杀、便秘复发或严重的后遗症，这直接制约的便秘外科的发展，因此越来越多的单位开始建立 MDT 模式，我们团队经过不断的探索发展，形成了独树一帜的模式：外科手术为基础，中医中药为保障，精神心理为支柱，康复理疗为辅助，亲情关怀为护航，五驾马车引领下，让便秘外科更加快速、平稳的发展。

综上可见，对于慢性顽固性便秘的治疗，只有多学科协作，采取中西医综合治疗才能达到最佳的效果，这已然成为临床医师的共识。对于需要手术治疗的患者，应在一个专科的有经验的三级医疗中心确立，否则可能会出现令人失望的结果，特别是在有排便障碍的患者中。

六、《2017 版便秘的分度与临床策略专家共识》的特点

由于 2013 年制订的《中国慢性便秘诊治指南》及 2017 年制订的《便秘外科诊治指南》明确提出便秘分为轻度、中度和重度，临床应根据患者病情严重程度进行分级诊断、分层治疗，该内容对指导便秘临床治疗有重要的意义，但分度比较简略，缺乏细化的考量标准及对治疗策略的指导。实际中，不同程度的便秘患者可就诊于结直肠肛门外科、消化内科、中医科、精神心理科、儿科等多个学科中，因此有必要召集多学科专家，共同制订更完善便秘的分度标准和临床策略以更好地指导临床实践。由作者所在医院牵头发起，中国便秘联谊会、中国医师协会肛肠分会、中国民族医药学会肛肠分会、中华中医药学会肛肠分会联合邀请国内外多学科专家，经过深入研究讨论后于 2018 年 3 月发布了多学科共同拟定的《2017 版便秘的分度与临床策略专家共识》。该"共识"具有以下特点。

（一）定义

《2017 版便秘的分度与临床策略专家共识》在便秘的定义中纳入病因学、病理生理学的内容，并对症状学进行拓展，指出导致便秘的病因为多种，病理生理学改变基础是结直肠、肛门的结构和功能发生改变，症状谱中除排粪情况外，增加了"相关不适"，因为真正影响患者生活质量、导致患者就医的主要原因并非排粪的改变，而是由此导致的相关不适，包括精神情绪异常如心情烦躁、焦虑、抑郁、睡眠障碍，不能正常进食，腹胀、肛门坠胀等，并强调便秘可继发精神心理障碍，如抑郁症、焦虑症、精神分裂症、甚至自杀倾向等，在名词术语中将"排便"规范为"排粪"。

（二）检查方法及评估

慢性便秘患者常伴有睡眠障碍、焦虑抑郁情绪,《中国慢性便秘诊治指南》《便秘外科诊治指南》均提出应了解患者的心理状态, 治疗中也有精神心理治疗一项, 并将"无严重的精神障碍"纳入结肠慢传输型便秘手术指征, 但未将精神心理学检查纳入便秘检查内容中, 在便秘分度中也缺少精神心理学的内容, 而便秘症状的长期存在对患者的情绪和睡眠, 以及生活质量产生严重影响, 同时情绪和睡眠障碍又会降低患者症状耐受的阈值, 一项全国多中心慢性便秘患者情绪和睡眠状况的调查发现:便秘程度影响患者情绪、睡眠和就诊次数。《2017 版便秘的分度与临床策略专家共识》将精神心理学检查作为重要内容纳入到便秘的分度标准中, 并明确参考标准为 CCMD-3《中国精神疾病分类及诊断标准》, 符合中度便秘诊断标准, 伴有精神心理障碍者均属于重度便秘;轻度便秘的Ⅰ型和Ⅱ型, 重度便秘的 A 期和 B 期主要由精神心理学评估的结果来区分。

（三）细化便秘的分度标准

《2017 版便秘的分度与临床策略专家共识》依旧将便秘分为轻度、中度和重度, 但进一步细化, 轻度便秘分为 2 型:Ⅰ型和Ⅱ型;重度便秘分为 2 期:A 期和 B 期, 均有明确的标准。在制订标准的过程中, 经过多学科专家的反复讨论, 提炼出 4 条最重要的指标。第 1 条为病程, 采用《罗马Ⅳ:功能性胃肠病 / 脑 – 肠轴互动异常》中功能性便秘的诊断标准, 但病程并非便秘严重程度的主要因素, 症状才是主要的;第 2 条中提出症状和对生活工作的影响应作为重要参考, 即使病程不足亦应诊断;第 3 条为治疗情况, 在药物治疗的基础上, 增加生物反馈及中医非药物治疗等;第 4 条为精神心理学评估, 轻度便秘根据有无精神心理障碍分为Ⅰ型和Ⅱ型, 中度便秘症状较轻度便秘严重, 患者自觉特别痛苦, 在治疗上, 经过多种治疗但效果很差或者无效, 严重影响患者生活质量, 但精神心理评估无异常, 由轻度Ⅰ型发展而来。重度便秘的诊断要点是在中度便秘基础上, 出现精神心理障碍, 或轻度Ⅱ型便秘, 在症状和治疗情况上达到中度便秘诊断, 则可直接转为重度便秘。精神心理障碍的严重程度不同, 在临床策略上有重大区别, 因此重度便秘进一步细化为 A 期和 B 期, 在评估上包括 6 个方面:精神症状、自知力、社会功能、生活自理、人际交往、能否胜任工作及家庭职责, 经评估达到精神疾病诊断者为 B 期, 处于精神疾病的前期为 A 期。

（四）对不同程度便秘的临床策略提出明确建议

《2017 版便秘的分度与临床策略专家共识》中便秘治疗方法遵循《中国慢性便秘诊治指南》《便秘外科诊治指南》, 但有以下更新点:①轻度Ⅱ型便秘增加精神心理治疗内容, 具体参考 2013 版《精神病学》;②中度便秘确诊后建议尽早手术治疗。当中有几个关键点:"确诊"是指经过结肠传输试验、电子肠镜、钡灌肠、排粪造影、盆腔动态多重造影（核磁共振排粪造影）、肛管直肠测压、精神心理评估、球囊逼出试验及性激素、甲状腺激素测定, 必要时行盆底肌电图、全消化道造影、电子胃镜、结肠压力测试等检查, 医生经综合分析, 判断明确导致便秘的结直肠病变范围、程度和类型;"尽早手术"是指明确诊断后, 预估非手术治疗难以治愈, 随着病程的迁延, 病变的范围和程度会进一步加重, 向重度便秘方向发展, 此时建议患者接受手术治疗。便秘是一种良性疾病, 而手术是创伤性治疗手段, 有一定的风险和并发症发生率, 因此外科医师不应要求患者必须接受手术, 但却有责任和义务告知患者真实病情及自己的判断, 并客观分析不同治疗方式能给患者带来的获益和风险；③中度便秘的推荐术式为"选择性次全结肠切除术"，当前治疗便秘的术式有多种，主流术式为次全结肠切除术，切除肠段的长度及吻合的方式有多种，手术治疗成功的关键是找准病变的肠段，尽可能多的切除病理性肠段，减少复发，尽可能多地保留功能性肠段，减少术后顽固性腹泻的发生，因此医生在决策手术方案前，必须通过症状学、形态学、功能学、心理学综合判断，避免误诊、漏诊，根据患者具体情况制订精确的手术方案。

（五）提出合并精神心理障碍的便秘患者亦可接受手术治疗

合并精神心理障碍是外科手术的禁忌，而重度便秘患者恰恰有不同程度的精神心理障碍，并且精神心理障碍与便秘互为因果，形成恶性循环，若不手术治疗，患者病情进一步加重，易诱发患者出现自杀等极端行为，若施行手术治疗，则不符合有关的指南及规范，不受法律保护，此时一旦有医疗纠纷，医方全责，故外科医师承担着极大的风险和压力。既往各种指南都提出便秘患者需慎重手术，但却未说明原因。本共识亦主张慎重为便秘患者实施手术，但慎重并不是不能手术，当具备相应条件也可为有精神心理障碍的便秘患者实施手术，不过手术只能解决结肠的解剖与形态学结构，无法解决便秘继发的精神心理障碍等中毒性损害。重度 B 期患者不宜手术，如需手术，需先行精神心理治疗等综合治疗，待精神疾病处于稳定期，再施行手术治疗。重度便秘的手术治疗应建立多学科诊疗模式，除了具备熟练的外科手术技巧外，还应具备较强的中医临床能力，配置专业的精神心理学评估和干预小组，共同完成整个治疗方案。便秘继发的中毒性损害，除了精神心理障碍外，还有很多难以描述的症状、不适，以及不同程度的睡眠障碍等，部分症状甚至是现代医学无法解析的，但在中医学里有所描述并有具体的辨证分型，通过中医的辨证施治后确有疗效，因此特别强调中医介入的重要性。

七、中西医综合诊疗模式实践

2011 年起，我们团队在国内率先建立便秘专病病区，基于多学科模式组建便秘团队，配备相应的辅助科室及专职人员、设备，进行全方位的基础及临床研究，通过上述"共识"在对慢性顽固性便秘的诊断与分度进行了规范化的明确之后，又总结出了一套中西医综合诊疗模式"内外结合、中西合璧、身心同治、上下兼顾、分度论治"，有效地规范了慢性顽固性便秘的临床诊疗路径，收到良好的临床疗效。

（一）顽固性便秘再评估

在患病初期，患者不良的排便行为、不良的饮食生活习惯、不规范用药等均可导致病情加重；其次，医生对于便秘的认知有局限；最后，便秘的诊疗涉及多个学科，但学科间缺乏沟通和交流。基于此，笔者提出了便秘临床"四能四不"原则：能不用药的，决不用药；能用中药的，决不用西药；能药物的，决不手术；能小手术的，决不大手术。就是对患者的整个诊疗过程再次梳理，仔细分析评估，优先选择简单、方便、低毒、无创、微创的治疗方法，严谨慎重的决策治疗方案。

（二）便秘规范化检查

中西医结合诊疗便秘的基础是中医检查方法与现代检查方法并举。当便秘已对患者的生活质量产生严重影响时，可考虑手术治疗。手术前需全面的检查结肠传输试验、电子肠镜、钡灌肠、排粪造影、盆腔动态多重造影（磁共振排粪造影）、肛管直肠测压、心理评估、球囊逼出试验及性激素、甲状腺激素测定，必要时行盆底肌电图、全消化道造影、电子胃镜、结肠压力测试检查。检查最好由专职人员操作，尤其是放射科和心理科参与。在检查结肠传输试验前必须让患者注意检查前 2 天以上停止口服有助于通便的药物及食物等治疗，确保检查期间患者的排便状态与未治疗期间的便秘状态一致；行肠镜检查当天，不宜同时进行钡灌肠、排粪造影，检查前不予泻剂肠道准备，最大限度地减轻对结直肠的刺激，客观反映结直肠真实的形态学改变。心理评估由专业的精神科医师通过专科问诊结合量表出诊断报告。在此基础上还要详细收集病史资料，明确便秘引起的相关症状，如腹胀、肛门坠胀、失眠、进食差、情绪焦虑等，评估这些症状与便秘的相关性。

（三）中西医综合治疗方案的制订与实施

1. 便秘的分度

我们依据《2017 版便秘的分度与临床策略专家共识》对便秘的分度进行了量化，形成以下分度标准。轻度便秘：指非手术治疗有效的便秘，不管病程长短与年龄大小；中度便秘：经多学科多种非手术治疗无效的便秘，病程通常超过 0.5 年或病程虽然短但患者排便困难所致的痛苦程度严重；重度便秘：多种非手术治疗无效，同时伴有不同程度的精神心理障碍者。中度以上便秘常有结直肠肛门结构的改变，应以手术为主，重度便秘的手术则需极为慎重，因合并有精神心理障碍，术后不仅并发症发生率高，甚至可能诱发严重的医疗纠纷。

2. 手术方案制订

结肠切除手术治疗慢性顽固性便秘始于 1908 年，经过 100 余年的发展，先后有部分肠段切除、全结肠切除、次全结肠切除（顺蠕动、逆蠕动、金陵术）、结肠旷置术等，对于如何选择切除的肠段及吻合方式一直备受争议。我们发现慢性顽固性便秘以混合型为主，结肠动力的缺失主要从远段到近段，升结肠部分功能大部分良好，因此手术方式主要以次全结肠切除术为主，术中应尽可能多的切除病理性肠段，同时又尽可能多的保留功能性肠段，对于升结肠及直肠段的保留及吻合方式则需要进行慎重选择，务必在同期手术内解决慢传输和出口梗阻的问题，采取个体化的综合手术方案。手术尽量选择腹腔镜辅助，具有疼痛轻、创伤小、恢复快、腹部美容效果佳等优势，术中完整保留大网膜，注意保留回结肠动脉及相应动脉弓完整，保证预吻合肠段血供良好，预测吻合肠段的长度，保证吻合口无张力。

3. 术前中西医综合治疗

术前至少治疗 7d 以上，肠道准备：采取促动力药 + 渗透性泻剂 + 高温水灌肠；营养支持：肠内 + 肠外营养支持治疗；精神心理治疗：根据患者的病情选择抗抑郁、焦虑药物口服，常用的有盐酸舍曲林片、富马酸喹硫平片、草酸艾司西酞普兰片、氟哌噻吨美利曲辛片等，助眠药物有艾司唑仑、阿普唑仑片等，必要时进行心理治疗；盆底功能康复：生物反馈治疗等；中医治疗以补虚为主，常用的中药基础方为：济川煎、补中益气汤、十全大补汤、参苓白术散，具体随症加减，伴失眠可加合欢皮、首乌藤，伴纳差可加鸡内金、神曲、炒麦芽、炒稻芽，再配合足三里雀啄灸，早晚锻炼导引术——济川掉阖术 30min，畅通气血经络、调节情志，必要时辅以针刺治疗。

4. 术后中西医综合治疗

术后西医方面进行预防感染、营养支持、化痰等对症及支持治疗，不用止血药，术后 2 周内不控制排便，2周后根据病情酌情使用止泻药。主张早期中医介入，从术后24h开始口服中药，早期以通腑为主，给予中药增液承气汤加减为主，小茴香烫熨腹部，艾灸涌泉及百会穴，腑气通后以健脾开胃为主，给予中药香砂六君子汤加减口服，消肿止痛汤（杨向东经验方）坐浴：芒硝30g，滑石20g，蒲公英20g，野菊花20g，紫花地丁15g，苦参15g，龙胆草15g，连翘15g，桃仁15g，红花15g，明矾15g，冰片10g，硼砂10g，水蛭10g，地龙10g，石膏冰片散与香油调制后涂抹肛门处皮肤，预防粪性皮炎，患者逐步从流质饮食到半流质饮食再过渡至普通饮食，少量多餐（每天6次以上），及中焦脾胃健运后，以温补肝肾为主，给予肠胃康（杨向东经验方）口服：天台乌药30g，枸杞子30g，当归20g，茯苓20g，小茴香15g，香附15g，陈艾15g，肉桂6g。具体视病情随证加减，针刺足三里、三阴交、气海、中脘等穴，耳穴压豆取神门、交感为主，以调畅经络，镇静安眠。后期中医药仍以补虚为主，具体辨证施治。术后20d开始生物反馈联合济川掉阖术治疗，训练新的排便功能及习惯。

5. 术后精神心理专科治疗

显然，手术是慢性顽固性便秘的终极治疗手段，当便秘处于中度时，应为最佳手术时期，重度便秘时，则为手术的高危期，故当慎重手术。但慎重手术并不是不能手术，而是要在具备多学科的综合技术实力的前提下才能开展手术，精神心理专科的辅助治疗应是必备条件。

随着我国步入老龄化社会，便秘的患病率在不断上升，严重威胁着国民健康，而便秘的发病机制尚不明确，诊断及治疗存在分歧，尽管外科手术是重要的治疗方式之一，但在手术方式选择、手术时机把握、手术后跟进治疗等方面仍存在不足，最为重要的是便秘患者中普遍存在不同程度的精神心理障碍，让外科医师置身于雷区当中，顶着极大的风险和压力。全面的专科检查，明确诊断，积极有效地开展MDT协作或在此基础上建立便秘专科是克服难点的关键。而慢性顽固性便秘更是经多种治疗无效或疗效不满意的一类难治性、复杂性疾病，手术是治疗的重要手段之一，治疗全程应采取中西医综合方案。术后患者在功能恢复、精力恢复、生活质量与社会活动各方面均能得到改善。

（杨向东　魏　雨　蓝海波）

第二节　慢性便秘中西医结合诊疗策略及临床实践

一、流行病学

便秘是一类以排便困难为特征的病证，排便困难包括排便费力、排便不尽感、排便费时、排便间隔时间延长及需手法协助排便等。慢性便秘是指便秘的病程超过6个月者。慢性便秘是一种临床常见的病证，据流行病学调查研究统计，世界各地报道的成年人慢性便秘的患病率为2.5%～79%，在北美洲达到了15%～25%，在欧洲则为17.1%。我国成年人慢性便秘的患病率为3.19%～11.6%，随年龄增长而升高，60岁以上人群慢性便秘患病率可高达22%。女性患病率高于男性，男女患病率之比为1：1.22～1：4.56。中西医结合治疗慢性便秘具有一定的特色和优势，并在临床和实验研究中取得了令人瞩目的成就。本文以近10年有关中西医结合治疗慢性便秘的研究为背景，探寻慢性便秘临床研究的方向与道路。

二、中西医认识

中医学对慢性便秘的认识由来已久，《内经》称便秘为"后不利""大便难"，汉代张仲景则称便秘为"脾约""闭""阴结""阳结"，清代《杂病源流犀烛》首见"便秘"病名。依据患者症候群及舌脉，中医学将便秘分为肠胃积热、气机郁滞、阴寒积滞、气虚、血虚、阴虚、阳虚等 6 个辨证分型，在临床实践中证型组合变化又可形成更多的不同辨证分型。

现代医学有关便秘的诊断标准，目前国际上通用罗马 Ⅲ 诊断标准。中华医学会消化病学分会胃肠动力学组、中华医学会外科学分会结直肠肛门外科学组于 2013 年共同制订了《中国慢性便秘诊治指南》，认为慢性便秘可由多种疾病引起，包括功能性疾病和器质性疾病，不少药物亦可引起便秘。在慢性便秘的病因中，大部分为功能性疾病。功能性疾病导致的慢性便秘可分为慢传输型便秘、排便障碍型便秘、混合型便秘、正常传输型便秘。

三、中西医结合诊断策略与进展

（一）基本思路与原则

便秘临床表现各异，致病因素很多，无论中医学还是西医学对便秘的分型分类都较为复杂，而不同分型分类的治疗原则和方法差异较大，这些决定了便秘临床分型分类诊断的重要性，只有对便秘患者的诊断做到准确明细，才有可能选择适宜的治疗方案。

中西医结合诊疗便秘的基础是中医检查方法与现代医学检查方法并举。既要重视中医四诊合参，也要重视现代医学检查全面系统。全面系统的检查对准确评估结直肠肛门功能、形态学异常的严重程度、明确便秘分型诊断具有重要意义。

（二）基本方法与策略

询问病史应注意以下要点，排便困难的表现形式、病程、是否存在便意缺乏、有无腹胀或（和）腹痛等伴发症状、有无手助排便、既往使用导泻剂情况、存在哪些合并疾病等。

肠道动力检查常用的是结肠传输试验，根据吞服标记物后的不同时间点标记物在结肠中的分布情况，了解结肠传输时间和排出率，判断是否存在结肠传输延缓、排便障碍。对考虑手术治疗的慢传输型便秘患者，建议术前重复此检查，并延长检查时间至第 5 天。

肛门直肠功能检查常用的是肛门直肠测压、球囊逼出试验、排粪造影检查等。肛门直肠测压能评估肛门直肠动力和感觉功能，监测用力排便时盆底肌有无不协调收缩、是否存在直肠压力上升不足、是否缺乏肛门直肠抑制反射、直肠感觉阈值有无变化等。对难治性便秘患者，可行 24h 结肠压力监测，如结肠缺乏特异性推进性收缩波、结肠对睡醒和进餐缺乏反应，则有助于结肠无力的诊断。球囊逼出试验可反映肛门直肠对球囊（可用水囊或气囊）的排出能力。球囊逼出试验作为功能性排便障碍的筛查方法简单、易行，但结果正常并不能完全排除盆底肌不协调收缩的可能。当肛门直肠测压和球囊排出试验不能诊断排便障碍时应做排粪造影。排粪造影检查通常采用 X 线法，即将一定剂量的钡糊注入直肠，模拟生理性排便活动，动态观察肛门直肠的功能和解剖结构变化。主要用于与便秘相关肛门直肠疾病的诊断，如直肠黏膜脱垂、内套叠、直肠前突、肠疝（小肠或乙状结肠疝）、盆底下降综合征等。磁共振排粪造影具有能同时对比观察盆腔软组织结构、多平面成像、分辨率高、无辐射等优点。对难治性排便障碍型便秘，排粪造影结果是外科决定手术治疗方式的重要依据。

四、中西医结合治疗策略与进展

基本思路与原则

1. 保守为重，中西合参

导致慢性便秘的病因病理错综复杂，涉及多器官、多系统，因此并非某一种药物或疗法能够彻底解决慢性便秘。慢性便秘的治疗应该是保守为重，中西结合，个体化、综合性、全方位。之所以保守为重，是因为多数慢性便秘患者在经过规范系统的保守治疗后可得到有效缓解，而慢性便秘中真正需外科手术治疗者尚属少数，而且手术的疗效和安全性尚存争议。

保守治疗包括非药物治疗和药物治疗两类。非药物治疗首先是要纠正患者存在的不良饮食习惯和排便习惯，鼓励患者多参加户外体能锻炼，调适心态，保持舒畅心情。不良饮食习惯主要是指饮食过于精细及进食量控制不当。增加粗纤维食物摄入，保证足够量水分补充，可有效改善便秘症状。不良排便习惯主要是指忽视大便，只在有便意时才大便，甚至有便意时强忍不大便，或大便时三心二意，兼做他事，久蹲不起。虽然尚无足够实验证据表明饮食和生活方式的调整可以改善慢性便秘，但其仍被临床工作者接受并推荐为一线治疗方法。非药物保守治疗中的生物反馈治疗、针灸、耳穴贴敷、腹部按摩、气功导引、脐疗、精神心理治疗等治疗方法，对便秘均有不同程度的疗效。药物治疗，无论是西药还是中药，都应注意避免单品种药物长期服用，应间断服药，适当变化用药种类，注意慎用或避免使用含酚酞、蒽醌类的刺激性泻药。动物实验显示，长期使用刺激性泻药可能导致不可逆的肠神经损害，进而加重便秘。保守为重，意在保守为先，保守治疗贯穿慢性便秘的始终。多数慢性便秘在保守治疗下可以得到缓解。

我们在临床中采用以中医辨证施治汤药为基础，加用中医耳穴贴敷、脐疗等综合治疗，同时辅助以容积性泻药如聚乙二醇4000散，治疗期间，容积性泻药仅作为对症用药，大便通畅即停用，而中药的选用以调理脏腑气血功能为法，尽量不用具有苦寒泻下功效的中药。如此中西医结合方案，标本同治，最大限度地减少药物副作用，提高有效率和远期疗效，收到满意效果。

2. 手术治疗，严格甄选

多数慢性便秘患者可以通过保守治疗得到缓解，5%～10%的患者最终需要手术治疗。近年来慢性便秘的治疗又更多地恢复到以非手术治疗为主，对是否应当手术及采用何种手术方式的争议也越来越引起临床外科医师的关注。

经过近30年的实践，国内对手术治疗便秘形成一些共识，如，在严格把握适应证、采用合理手术方式的前提下，手术可以提高便秘患者的生活质量；继发性便秘和伴有精神心理异常的患者不宜行手术治疗等。所以，如何选择适合手术治疗的患者成为临床中至关重要的一个环节。

外科手术治疗便秘应严格把握手术指征，全面完善各项检查，慎重选择手术病例。术前检查包括结肠传输试验、排粪造影、钡剂灌肠造影、肛门直肠压力测定、球囊逼出试验、结肠镜检查，必要时可行盆底肌电图或盆腔多重造影等特殊检查。上述检查为便秘手术适应证的选择提供了重要的依据，但其可靠性仍然存在争议。通过全面检查，对经检查明确显示存在形态和（或）功能异常者，有针对性地选择手术方式。

慢传输型便秘（STC）的手术方式，包括结肠全切除术、结肠次全切除术、结肠部分切除术，在切除全部或部分结肠的同时，切除部分直肠并对盆底进行重建，较好地解决 STC 结肠蠕动无力及盆底功能障碍的问题，临床疗效较好。但存在手术创伤大，并发症较多等问题。尤其是在把握结肠切除长度方面缺乏可靠的预测手段。此外，也可行结肠旷置术或末端回肠造口术。出口梗阻型便秘的手术方式很多，盆底痉挛综合征手术方式包括耻骨直肠肌松解术、中医挂线疗法等，但由于临床有效率低，多建议慎重选择手术治疗。目前国内外文献报道生物反馈疗法用于治疗便秘，其中主要适应证就是耻骨直肠肌痉挛和盆底失弛缓综合征，疗效优于药物和手术治疗，应为首选。盆底松弛性便秘，常选用直肠黏膜纵行折叠术、硬化剂注射、经直肠或阴道修补术、吻合器痔上黏膜环切钉合术（PPH）、经肛吻合器直肠切除术（STARR）、直肠悬吊术、直肠悬吊 + 乙状结肠切除术等，但手术效果，尤其是远期效果文献报道差异性很大。

3. 明辨分型，章法有据

慢性便秘的中西医结合治疗方案制订要根据中医望闻问切四诊所得，及各项肛肠功能检测结果来综合分析判断。总体治疗思路是，在西医辨病的基础上中医辨证，以西医辨病为依据制订方案，以中医辨证为依据制订治则。

一般可将慢性便秘分为出口梗阻型、结肠慢传输型和混合型三型，每一型又可分为轻、中、重三度。

对于出口梗阻型，轻度者予以中西医结合保守治疗，以中医辨证施治汤药为主体的治法，配合中医非药物治疗，辅助以西药对症处理；中度者则应先予中医综合治疗，如效果不明显者，采用经肛手术；重度者予以手术治疗为主，辅以中医综合治疗及心理治疗。出口梗阻型便秘中医辨证可分为气机郁滞型、痰湿阻滞型、阴虚肠燥型和脾虚气陷型。气机郁滞型者治以行气开郁，宽肠通腑，代表方如六磨汤加减；痰湿阻滞型者治以利湿化痰，升清降浊，代表方如蚕矢汤加减；阴虚肠燥型者治以养阴润燥、行气通便，代表方如麻子仁丸加减；脾虚气陷型者治以健脾益气、宽肠润便，代表方如黄芪汤加减。

对于慢传输型便秘，轻度者采用以中医辨证施治汤药为主的综合治疗；中度者采用以中医辨证施治汤药为主的综合治疗，辅助西药治疗；重度者在明确手术指征，排除手术禁忌证，并且经过规范保守治疗而无效者，可选择应用手术治疗，在应用手术治疗的同时，仍应配合应用以中医辨证施治汤药为主的综合治疗及心理治疗。慢传输型便秘中医辨证可分为气阴两虚型、脾肾阳虚型。气阴两虚型治以益气养阴，润肠通便，代表方如黄芪汤合增液汤加减；脾肾阳虚型治以温补脾肾，润肠通便，代表方如济川煎加减。

混合型便秘的治疗策略可遵循上述原则。

综上所述，慢性便秘是一种多因素、复杂性病症，治疗难度大，不同个体的病因、病理差异性较大，除疾病本身的复杂性外，患者自身的精神心理状态等对治疗结果也有较大的影响；需要综合病因、临床表现、症状严重程度、治疗方案的疗效和风险等多方面的因素选择恰当的治疗方案，才有可能取得较好的临床效果。便秘首选治疗应为非手术治疗，无论是否手术都应注重综合治疗。在严格把握适应证，采用合理的手术方式的前提下，手术可以提高便秘患者的生活质量。中西医结合是我国医务工作者长期临床实践的重要经验，是我国治疗慢性便秘的主要特色和优势。中西医结合不仅可以减少长期服用药物带来的不良反应，而且可以获得更好的临床疗效。目前对慢性便秘诊治方法仍存在较大争议，进一步规范检查手段和诊断标准，开展大样本多中心的前瞻性研究，是慢性便秘临床研究的当务之急。

五、中医辨治老年性便秘的临床实践

老年性便秘属常见病、多发病。据我国相关流行病学资料显示，老年人慢性便秘患病率为11.5%～20.39%，且女性患病率显著高于男性。我国已经进入老龄化社会，可以预见，我国老年性便秘的患病率会逐步上升。相比年轻人群，便秘对老年人具有更大危害，有可能诱发或加重心脑血管疾病。现代医学治疗本病多采用对症治疗，虽短期疗效明确，但容易复发，易产生耐药性，而且还有可能出现腹痛、腹泻、营养不良、电解质紊乱，甚至大肠黑变病等不良反应。传统医学治疗老年性便秘注重整体观念和辨证论治，具有独特的优势。本文基于传统医学经典文献对于老年性便秘的认识，结合临床实践，探讨升阳固本法治疗老年性便秘的治疗思路，现阐述如下。

（一）病因病机

1. 中阳亏虚

人体衰老的生理过程多始于脾胃功能衰退。《素问·上古天真论》曰："五七，阳明脉衰，面始焦，发始堕。"脾胃为人体气机升降枢纽，主升清降浊，饮食水谷入于胃，其中精微者由脾气升散输布全身，糟粕者则承胃气之降而入肠道，最终排出体外。《素问·灵兰秘典论》言："大肠者，传导之官，变化出焉，上受胃家之糟粕"，大肠"传导变化"的功能实际上是胃降浊功能的延伸。故老年性便秘虽病位在于大肠，实则与脾胃升降功能失调密切相关。胃和大肠皆属六腑，以通降下行为生理特点。《素问·阴阳应象大论》曰："清阳出上窍，浊阴出下窍。"人体阴阳升降是对立统一的关系，肠腑浊阴欲降，需清阳得升。正如《素问·六微旨大论》所云："高下相召，升降相因，而变作矣。"若脾胃升降功能失常，中阳不升，则胃浊不降，肠道糟粕内停。因此老年性便秘病机多责之中阳亏虚，升降失司。临床表现多为"虚坐努责"，即：排便费劲或无力、排便不尽感、肛门坠胀感，但大便不一定干硬。

2. 肾气不足

《杂病源流犀烛·大便秘结源流》曰："大便秘结，肾病也。"肾为先天之本，主二便。老年人天癸日竭，肾中精气渐为亏虚，故老年性便秘病机多为肾气不足。肾为命门，亦为气之根，肾气是脏腑生理活动的原动力。大肠的传导功能亦与肾气的温煦功能息息相关。大肠得肾中阳气温煦，才能传导有力，燥化有度，传导糟粕下行。若肾阳不足，大肠失于温养，则传导无力，魄门不畅，从而出现排便困难。《素问·水热穴论》有言："肾者，胃之关也。"肾主水，人体津液的运化转输，依赖于肾中精气的蒸腾气化。肾气充足，命门火旺，方能蒸化津液，以滋润肠道，大便排泄得以通畅。若肾气亏虚，气化无力，肠道失于濡润，则大便干燥难下。故老年性便秘多因肾气不足，大肠传导无力，或肠道失于濡润，无水行舟。临床表现为大便困难。

老年性便秘患者常常中阳亏虚与肾气不足并见，但两者可有所偏重，且相互影响。中阳运化无力，则无以滋养肾中精气；肾气不足，则无力温煦中阳。随着病情变化，两者还可相互促进、相互转化。一般，肾气不足表现越突出病情越重且复杂，反之则病情较轻。临床治疗时应详辨中阳亏虚与肾气不足孰轻孰重，抓住疾病的主要矛盾遣方用药。

（二）诊治思路

1. 升阳降浊　益气通幽

老年性便秘治疗应避免攻伐泻下，此类药物虽取效迅捷，但存在损伤中阳，有加重病情之虞。治疗需以升促降，以升促通，旨在恢复脏腑气机的正常升降。升降得序，气机得畅，腑气乃和，则肠腑自通。临床以升阳降浊，益气通幽为法。常重用黄芪、白术。黄芪乃补气圣药，补而不腻，《医灯续焰·卷七》记载："黄芪汤，年高便秘宜服。"白术归脾胃经，具有健脾益气之功效，有药理研究表明，大剂量白术有促进胃肠蠕动的功能。同时加用升麻、柴胡，升举脾胃中阳，化生津液。以上诸药共启益气升阳之功。正如《石室秘录》所言："启其上孔则下孔自然流动。"治疗还需兼顾浊气不降之标，少佐理气之品，如厚朴、木香等，使升中有降，符合脏腑气机运动规律。诸药合用气机运动有序，清升浊降，肠腑则通。

2. 益肾固本　调理阴阳

老年性便秘治疗应以益肾固本，增水行舟为法。《兰室秘藏》言："肾主大便。大便难者，取足少阴。"肾为先天之本，主五液。若肾阳充足，肠道得以温养，则传导有力。若肾阴充足，肠道润泽有源，则大便调和。临床常用肉苁蓉、锁阳，以补肾益精，润肠通便。两者质地柔润，补而不峻，无燥烈之害。同时还需加用生地黄、麦冬、熟地黄等药物，启肾水以滋肠燥，水道溢则舟行通畅。此外，佐用牛膝，滋补肝肾，引诸药直入下焦，气血畅达则肠道功能如常，大便得解。仁类药物滋润多脂，滑利通便而不损伤人体正气，故可加用瓜蒌仁、火麻仁、郁李仁等仁类药物。诸药合用以补助排，共奏益肾固本、润肠通便之功。

3. 调护得宜　病不得复

研究表明，老年性便秘与不良的饮食习惯、生活习惯、精神状态密切相关。因此，应指导患者培养合理的饮食习惯和正确的排便习惯，鼓励患者积极参加运动锻炼，保持良好的精神和情绪状态，才能有效地防止病情反复。

4. 病案举隅

患者贾某某，男性，78岁，2018年4月22日初诊。主因"反复排便困难5年余"就诊。症见大便排出困难，乏便意，常需借助番泻叶、果导片、开塞露等辅助排便。大便4～5天1次，时有肛门坠胀、腹胀、腹痛、便后不尽感，便质干燥呈球状。乏力、自汗、腰膝酸软、纳食差，眠可。舌暗，苔少、燥，脉弦细。诊断：便秘。辨证：中阳亏虚，肾气不足证；治以升阳降浊，益肾固本；处方以自拟升阳固本汤加减。具体方药如下：炙黄芪20g，生白术30g，当归12g，玄参12g，麦冬15g，生地黄15g，肉苁蓉20g，瓜蒌仁15g，升麻3g，柴胡12g，陈皮9g，厚朴15g，枳实15g，川楝子10g，桃仁10g，怀牛膝12g，甘草6g。7剂，每日1剂，水煎服。

2018年4月29日二诊：患者诉症状较前有改善，服药期间已停用其他通便药物。排便较之前费力程度明显减轻，大便2～3天1次，便质较前软，乏力、自汗、腰膝酸软明显减轻，肛门坠胀、腹胀、腹痛也略有减轻，矢气较前增加，但仍有便后不尽感，纳差。舌脉同前。原方去川楝子，加生槟榔10g、知母10g，继服7剂。

2018年5月5日三诊：患者诉排便通畅，大便1～2天1次，便质成形质软，乏力、自汗、肛门坠胀感消失，腰膝酸软明显减轻，饮食较前明显好转，偶有轻度腹胀及便后不尽感，舌淡，苔燥，脉细数。原方加银柴胡12g，继服7剂，大便基本如常，停药观察。嘱患者适量运动，定时排便，日常饮食适当增加富含膳食纤维的新鲜蔬菜水果。2个月后随访患者，患者诉停药期间，未服用其他通便药物，患者排便通畅，大便1～2天1次，便质成形质软。对治疗效果非常满意。

按：患者为老年男性气血渐衰，又常借助番泻叶、果导片等药物辅助排便，这类通便药以苦寒泻下为主，有损伤中阳之虞。同时患者时有肛门坠胀感，腹胀腹痛、便后有不尽感，纳食差，故属中阳亏虚、升降失司之症。患者腰膝酸软，便质干燥呈球状，排便艰涩，为肾气不足，阴液匮乏，无水以行舟。故本例辨证为中阳亏虚，肾气不足证。治疗当以调节脏腑气机升降、恢复脏腑阴阳平衡为旨，以升阳降浊、益肾固本为法。患者病程较长，正所谓"久病多瘀"，加之患者舌质暗，故可少佐理气活血之药。方中炙黄芪、白术、升麻、柴胡健脾益气升阳；玄参、麦冬、生地黄、肉苁蓉、当归、瓜蒌益肾滋阴润肠；陈皮、厚朴、枳实、川楝子、桃仁、川牛膝行气活血降浊。全方启升阳降浊、益肾通幽之功。

六、中医治疗直肠前突型便秘的临床实践

直肠前突是造成女性出口梗阻型便秘的常见原因之一。其发病率占顽固性便秘的30.6%～81%，现代医学主要采取通便药及外科手术的方法，但长期使用通便药可引起大肠黑变病等不良反应；外科手术临床疗效尚不确切，存在复发率高、并发症多，现有的检查手段很难预测手术治疗效果等问题。因此，目前临床中对于直肠前突型便秘的治疗颇为棘手。现将我们运用升提固本法治疗直肠前突型便秘的临床经验总结如下。

1. 中阳虚陷、肾气不固为本病的核心病机

通过长期临床观察和实践，我们认为中阳虚陷、肾气不固是直肠前突型便秘的核心病机。

(1) 中阳不足，升降失衡：直肠前突系排便过程中直肠前壁薄弱松弛，并在外力的作用下呈囊袋样向前突出的病变，多伴有不同程度的直肠黏膜松弛。直肠前突型便秘在发病机制上与中医"脱肛证"有类似之处，因此，中气不足，中阳虚陷是其核心病机之一。脾气主升，胃气主降，为气机升降的枢纽，气机升降有序，则大肠传导正常，中气不足，升降失常，则大便排出不畅。中阳之气具有升举固托内脏的功能，中阳之气充足则内脏能够维持相对恒定位置而不下移。中阳不足，则五脏之气虚，难以保持位置恒定，表现在直肠则为直肠黏膜松弛、直肠前突等。《诸病源候论》云："肛门，大肠候也，大肠虚冷，其气下冲者，肛门反出，亦有因产用力努偃，气冲其肛，亦令反出也。"因此，中阳虚陷，升降失衡，肛门直肠膨出则致直肠前突型便秘。

(2) 肾气不固，魄门不畅：直肠前突型便秘高发人群为中老年女性，这一人群多处于更年期和更年后期，普遍存在阳气渐衰、肾气不足等病理生理变化。《诸病源候论·大便难候》云："邪在肾亦令大便难"，《兰室秘藏·大便结燥》云："肾主大便，大便难者，取足少阴。"《杂病源流犀烛·大便秘结源流》云："大便秘结，肾病也"。肾藏真阴真阳，司二便。大肠传导排泄糟粕，全赖阳气的推动，而大肠的阳气根源于肾阳的温煦。肾之阳气充足，则大肠气机顺畅，传导有力，燥化有度。魄门的启闭与肾的气化功能息息相关。肾中精气充足，气化功能正常，则魄门开合有度，反之则关门不利。肾气虚，二阴不固，加之中阳虚陷，则易表现为直肠壁松弛，下移膨出，大便困难。直肠前突型便秘患者虽存在排便困难，但大便多数并不干结，排便无力，欲便不得，手助排便是其临床

特征，而且许多直肠前突型便秘患者同时伴有腰膝酸软，张力性尿失禁，这一临床特点符合肾气不固的病机特点。因此，肾气不固是直肠前突型便秘的核心病机之一。

中阳不足，肾气不固共为直肠前突型便秘的核心病机，两者之间相互影响，如李东垣在《脾胃论》中所言，"元气之充足，皆由脾胃之气无所伤，而后能滋养元气"。两者之间在不同的患者，可有不同侧重，有的以中阳不足为主，有的则以肾气不固为主。

2. 升提固本法为治疗本病的大法

针对直肠前突型便秘的核心病机，提出升提固本法为治疗直肠前突型便秘的大法，认为在治疗直肠前突型便秘时应注意固本为主，兼顾其标，调理五脏，平衡阴阳的基本原则。

(1) 升提固本，兼顾其标：我们认为，中阳虚陷、肾气不固为直肠前突型便秘病机根本所在，升提固本即是抓住问题的主要矛盾，从根本上对直肠前突型便秘进行调理的治疗大法。升提即升阳举陷之法，临床以张锡纯《医学衷中参西录》中升陷汤为基础配伍用药，重用炙黄芪，补气升阳，唯其性稍热，故以知母之凉润济之；加用具有升提功效的柴胡、升麻、桔梗，共达升阳举陷之功效。固本即补益肾气之法，重用肉苁蓉，补肾润肠，加用生地黄、何首乌、益智仁，共达益肾固脱之功效。直肠前突型便秘常同时存在浊气不降，气机不利，血虚津亏的病机改变，此为本病之标，治疗在升提固本的同时，兼顾其标，配合应用宽肠下气、养血润燥之品，使清升浊降，气机顺畅，肠润得通。常用药物如厚朴、枳实、木香、当归、麦冬、瓜蒌等。

(2) 调理五脏，平衡阴阳：直肠前突型便秘病位在直肠肛门，但由于人体是一个有机整体，五脏均对直肠前突型便秘的形成和发展起着重要作用，故《素问·五脏别论》曰："魄门亦为五脏使，水谷不得久藏"。五脏之中脾气升提作用和肾气固摄作用对直肠前突型便秘的影响在前面已有论述，同时肺、肝、心三脏的作用也不容忽视。肺与大肠表里相合，肺气充足，则大肠传导顺畅，若肺气虚弱或宣降失常，可致浊气不降，大肠传导失常而大便困难。肝主疏泄，调畅气机，有助于脾胃之气升降，肝失疏泄可致大肠肛门气机不利，出现排便障碍。心为"五脏六腑之大主"，大肠传导、肛门开合均在心的主宰下进行心血不足，大肠肛门失养，心气不足，大肠肛门血行不畅均可导致排便障碍。治疗直肠前突型便秘应注意调理脏腑功能和气血阴阳的偏胜偏衰，根据临床辨证，在升提固本治法的基础上，配合应用宣通肺气、疏肝理气、补血养心等法，改善患者脏腑功能，平衡阴阳，提高临床疗效。

3. 临证原则

(1) 辨病辨证合参，力求准确全面：直肠前突型便秘有其显著的自身特点，如果仅仅从患者欲便不能，肛门有堵塞感、坠胀感等症状表现，很容易将其病机制解为气机郁滞，而忽略其中阳虚陷的核心病机所在。中阳虚陷既可以表现为脱出肛门之外的脱肛证，也可以表现为直肠壁内在的松弛和膨出所致的直肠内脱垂及直肠前突。直肠前突常常合并有不同程度的直肠黏膜内脱垂，两者在病因病机上具有很大的相关性。叶宇飞等报道了一组 321 例直肠黏膜内脱垂患者，所有患者均同时伴有直肠前突。当内脏的松弛与膨出发生后，局部的气机必将因之而郁滞不畅，但其所出现的气机郁滞症状只是标，而中阳虚陷才是本。我们通过直肠指诊、排粪造影等检查明确直肠前突的存在，对我们深刻理解直肠前突的病机根本具有非常重要的意义。事实上，通过借助现代医学的检查手段是对传统中医四诊的重要补充。因此，诊治直肠前突型便秘要辨病辨证合参，在明确直肠前突诊断的基础上，才能够准确辨证，抓住矛盾的主要方面，制订出切中要害的治疗原则。

(2) 便秘重在治本，切忌一味通腑：对于直肠前突型便秘的治疗不能一味"通便"，应兼顾脏腑阴阳气血之偏胜偏衰，尽力恢复机体主动排便的功能，获得持久的疗效。我们认为，很多临床医师片面理解"六腑以通为用，六腑以降为顺"的治疗原则，治疗直肠前突型便秘以苦寒泻下药物为主，虽可解决患者一时之苦，但存在进一步损耗中气，加重病情之虞。尤其长期使用含蒽醌类成分的泻药，可致肠壁神经元损伤，肠道动力也进一步下降，形成"便秘—服泻药—疗效下降—加量服泻药—便秘加重"恶性循环。按照中医理论，"峻下"之法仅适合阳明腑实证的短期治疗，不符合慢性便秘的长期用药原则，长期应用徒伤人体正气。诚如《谢映庐医案·便闭》中所言"治大便不通，仅用大黄、巴霜之药，奚难之有？但攻法颇多，古人有通气之法，有逐血之法，有疏风润燥之法，有流行肺气之法，气虚多汗，则有补中益气之法，阴气凝结，则有开冰解冻之法，且有导法、熨法，无往而非通也，岂仅大黄、巴霜已哉。"我们认为，治疗直肠前突型便秘应针对其病本进行治疗，提出"升提固本"为治疗关键，和"纠正升降失衡，以升促降"的治疗理念。我们进一步完善和发展了"六腑以通为用，以降为顺"的理论思想，认为"通"在生理上是指六腑之气连续贯通，传导输送正常；在病理上强调腑气不通，传导输送功能障碍，甚至不降反逆；在治疗中在于恢复六腑之气的传导输送能力。认为"降"在生理上是指与升清相对应的降浊功能，降与升相辅相成；在病理上，无升则无降，无降则无升，升清功能异常必将导致降浊功能异常，反之亦然；在治疗中以升促降，以升促通。我们认为直肠前突常常合并有直肠黏膜松弛、会阴下降、张力性尿失禁等盆底松弛改变，伴有脾胃气虚、肾气不固等证候。通过长期临床观察和研究，总结出直肠前突型便秘的核心病机为中气下陷、肾气不固，治则以"升提固本"之法，以求脾胃复健，肾气固摄，升降有常，气血充足，肠道得润，传导有力，从而有效缓解直肠前突型便秘。补益肾气甚为重要，是提高疗效，减少复发的关键。

(3) 提出"畅舟通便"，指导临床用药：我们受"增液行舟"中医治疗思想的启发，结合自己多年的临床经验提出"畅舟通便"观点。我们认为舟行水中，有几方面因素决定舟行是否顺畅，一是看舟之动力是否强劲，二是看水流是否充足，三是看舟行之河道有无暗礁阻隔，四是看舟之形态材质是否滑利。以此寓意排便，道理依然，亦可从此四方面分析排便能否顺畅，一是看肠蠕动是否正常；二是看肠道津液是否充足；三是看肠道本身是否存在器质性病变；四是看粪便是否过于干结。以此论述慢性便秘的治疗也应由此四方面考虑，一是要补益中气和肾气，调理脏腑气机，增强肠道的蠕动功能；二是要养阴润燥，养血润肠，增加肠道的滑润度；三是要排除肠道本身的器质性病变，必要时采用外科方法解决；四是通过纠正不良饮食习惯和生活习惯，改变大便质地。我们治疗直肠前突型便秘，临床用药多以《医学衷中参西录》之升陷汤加益肾药合麻子仁丸加增液汤化裁而成的基础方——升提固本汤。对照畅舟通便观点可将升提固本汤的用药分为三组，第一组为升阳举陷药加益肾药为君药，意在增加动力，改善功能；第二组为养阴润燥药为臣药，意在增加肠道滑润度；第三组为宽肠理气药为佐药，意在改善气郁气滞，辅助推进肠动力改善。临床用药 4 周为 1 个疗程（服药 3 周，停药 1 周），此后根据患者症状改善情况，逐步延长患者停药时间，直至完全停药，以图根治。

4. 典型病例介绍

患者郭某，女，69 岁，河北省临漳县人，市民。门诊号 3529171，2013 年 5 月 2 日初诊，以"排便困难 5 年，加重 4 月"为主诉就诊于我院肛肠科门诊，症见排便困难，用力努挣觉粪便至肛门口而便不出，须使用手按压肛门周围，经常加用开塞露方能排出大便，便质不干，蹲厕时间长达

30min 左右，便时肛门堵塞坠胀感，便后大便不尽感明显，伴见乏力，气短，纳呆，口干，腰膝酸软，活动时偶有遗尿发生，舌淡，少苔，脉细，肛门指诊：直肠前壁松弛向前膨出约 4cm。结肠传输试验结果示：72h 无标记物存留。排粪造影示：直肠前突（膨出囊长径约 4cm）、直肠黏膜内脱垂。诊断：直肠前突型便秘，辨证：中气下陷，肾气不足证，治以益气升提，补肾养阴，行气润肠，方用升提固本汤（自拟）加减，具体方药为：炙黄芪 20g，生白术 30g，柴胡 12g，升麻 3g，山药 15g，桔梗 12g，当归 12g，肉苁蓉 20g，陈皮 9g，厚朴 15g，枳实 15g，苦杏仁 9g，火麻仁 15g，郁李仁 15g，玄参 12g，麦冬 15g，生甘草 6g。服药 1 周后随诊，大便较前顺畅，蹲厕时间缩短至 10 余分钟，无须使用开塞露，但仍需手助排便。之后随症状变化加减用药，继续服药 3 周，排便困难症状明显好转，无须手助排便，体力较前好，饮食好转，之后间断服药 6 个月，排便如常，其他症状也明显缓解，遂停药。每 3 个月随访一次，至 2015 年 4 月 3 日共完成 5 次随访，患者排便均顺畅，无特殊不适，直肠指诊：直肠前壁松弛较前减轻，直肠前壁向前膨出约 1cm，在正常值范围，达临床治愈。

七、中西医结合治疗盆底松弛型便秘的临床实践

盆底松弛综合征（relaxed pelvic floor syndrome，RPFS）型便秘是出口梗阻型便秘（ODS）的一个类型，是一类多因素、复杂性病症。RPFS 型便秘治疗难度大，不同个体的病因、病理差异性较大，除疾病本身的复杂性外，患者自身的精神心理状态等对治疗结果也有较大的影响。

在中老年妇女便秘患者中，RPFS 型便秘非常常见，据文献报道约见于 20% 的成年女性。研究发现，RPFS 是女性 ODS 常见的类型，占 ODS 的 75%～81%。RPFS 型便秘患者常感到欲便不能，便意强烈但排便费力，或用不上力，排便不尽感，肛门及会阴区坠胀，严重者排便时会在会阴区出现包块隆起，需借助手的挤压按揉协助排便，即手助排便。本病给患者带来极大痛苦，具有缠绵难愈、反复发作的特点，严重影响患者的生活质量和社会生活，还可能引发心理和精神问题。

对于 RPFS 型便秘的治疗，目前尚处于探索阶段。保守治疗方法无法解决解剖异常的问题，手术治疗疗效不确切，目前没有哪一种方法被作为金标准。针对直肠前突直肠前壁的修补分为开放式和闭合式两种。开放式的修补是将直肠前壁切开并部分切除，行肌层的缝合加固，由于术野的狭小，直肠黏膜的丰富血供都给手术带来一定困难，再者缝合横径过大，或间断缝合时缝合组织的不均，有可能造成直肠狭窄或直肠远端狭窄、近端宽大的漏斗形，极易造成直肠内的粪便积存而感染。Arnold 等发现 22% 的患者术后出现阴道狭窄、性生活障碍等并发症，对于中青年女性，尤其是还有生育任务的女性，选择此术式应慎重考虑。闭合式的修补目前多采用吻合器操作的 PPH 和 STARR，由于吻合钉的残留容易造成患者术后肛门下坠、吻合口炎症、吻合口狭窄等术后并发症，甚至肛门失禁、大出血，以及肛门周围疼痛感强烈的症状等较严重的术后并发症。STARR 手术的有效率并不是很高，有研究表明，利用 STARR 术治疗直肠前突患者，在随后的 17 个月的随访中，有效率保持在 65%～83.4%。经腹手术目前开展较少，远期疗效尚需观察。

（一）思考与探索

1. 来源于中医结扎疗法悬吊结扎术

结扎疗法是中医传统治疗肛肠疾病的重要技术。结扎法最早见于《五十二病方》"牡痔居窍旁，

系以小绳，剖以刀"；宋代《太平圣惠方》中就有记载："用蜘蛛丝缠系痔，不觉自落"；明代《外科正宗》中用芫花、壁钱与白线同煮至汤干；清代《外科大成》用芫花根、雷丸、蟾酥、草乌煮生丝线药汁尽被丝线吸收，等等。RPFS 型便秘属于中医气虚下陷，升举无力下脱的病证，治疗当以升提固脱为法。我们将中医治疗直肠脱垂所采用的结扎固脱技术——悬吊结扎术用于治疗 RPFS 型便秘，经过长期临床实践验证了其良好的疗效。

2. 来源于中医药的消痔灵注射技术

消痔灵注射液是中国中医科学院肛肠病专家史兆歧教授依据祖国传统医学中酸可收敛，涩可固脱理论原则，选用酸涩药物明矾和五倍子的有效成分研发的。长期以来，消痔灵注射技术在混合痔、直肠脱垂等领域广泛应用，取得了引人瞩目的成就，为国内外肛肠界所公认，已经成为中医肛肠学科的重要特色技术。我们长期应用消痔灵注射治疗直肠脱垂和 RPFS 型便秘，并积累了丰富经验。

3. 综合手术方案的优势

RPFS 型便秘长期以来都是临床研究的热点，20 世纪 90 年代经历了一段手术治疗包括 RPFS 型便秘在内的出口梗阻型便秘热潮后，由于手术的疗效问题、并发症问题、复发率高等问题，使得热潮快速降温。我们通过长期的临床实践观察发现，RPFS 型便秘之所以手术治疗效果不理想的重要原因就是治疗方法过于单一。大量临床研究表明，RPFS 型便秘绝非单一病理改变，大部分 RPFS 型便秘存在多种解剖缺陷。Heymen 曾做过便秘患者大样本排粪造影观察，结果显示仅 23% 为直肠前突单独存在，而合并 IRI 却占 55.3%。直肠前突和直肠黏膜内脱垂的共同病理特点有：①直肠变膨大及冗长，黏膜松弛、堆积；②直肠肠腔感受器敏感性、顺应性下降，排便反射迟缓；③直肠阴道隔受损及附近筋膜组织松弛。因此，无论是仅仅解决直肠前突还是仅仅解决直肠黏膜内脱垂都无法达到理想的治疗效果。我们提出直肠前突型便秘临床疗效不佳的原因在于治疗方法单一。

（二）临床实践

我们长期致力于 RPFS 型便秘的中西医结合治疗方法研究，并形成了以二联术（直肠前壁瘢痕支持固定术、直肠黏膜下消痔灵注射术）为主的治疗方案，取得满意疗效，现将临床研究的初步总结报告如下。

1. 资料与方法

(1) 一般资料：纳入 2017 年 2 月—2019 年 12 月中国中医科学院西苑医院肛肠科收治的并采用二联术治疗的 26 例女性 RPFS 型便秘患者为研究对象。年龄 41—75 岁，41—50 岁 8 例，51—60 岁 15 例，61—75 岁 3 例，（52.2±9.6）岁；便秘病程 3～10 年，其中＜5 年者 10 例，5～8 年者 13 例，＞8 年者 3 例，（6.3±1.2）年；直肠前突深度 3.3～5.4cm，（4.5±1.2）cm；直肠黏膜松弛分度：Ⅰ度 4 例，Ⅱ度 21 例，Ⅲ度 1 例；中医辨证分型：属脾虚气陷证 17 例，气阴两虚证 9 例。

(2) 纳入与排除标准。

纳入标准：①符合罗马Ⅲ慢性功能性便秘诊断标准；②便秘病程在 6 个月以上；③年龄 18—75 岁；④直肠指诊可触及直肠前壁有囊袋样膨出，直肠腔有松弛黏膜堆积；⑤排便不畅，肛门有堵塞感、排便时间延长、排便不尽感、肛门坠胀；⑥排粪造影检查结果显示，同时存在直肠前突、直肠黏膜内脱垂（或描述为松弛）者；⑦经规范保守治疗两个月以上，效果不显著；⑧患者均对治疗方法相关事宜明确知晓。

排除标准：①合并有其他肛门直肠疾病需要手术治疗；②妊娠期或哺乳期患者；③合并有严重心脑血管、肝、肾和造血系统、消化性溃疡等原发性疾病者；④合并精神疾病患者；⑤过敏体质者。

(3) 方法。

①术前准备：术前 2 天开始流质饮食，术前晚 20:00 口服聚乙二醇电解质散等渗溶液 2L。术前晚 22:00 后禁食禁饮，术晨清洁灌肠。

②药物准备：消痔灵注射液（吉林省集安益盛药业生产，批准文号：国药准字 Z22026175，规格：10ml×1 支）。消痔灵稀释液配制方法：取消痔灵注射液原液与 1% 利多卡因注射液按 1∶1 进行配制。

③手术方法：取膀胱截石位或左侧卧位，常规消毒铺巾。

第一步为直肠前壁瘢痕支持固定术（图 8-1）：碘伏消毒直肠黏膜，肛门镜下显露直肠前壁，取组织钳钳夹 12 点钟位松弛黏膜，退出肛门镜，另一把组织钳在第一把组织钳稍上方钳夹黏膜，调整第一把组织钳位置使被钳夹的直肠黏膜下至齿状线上约 0.5cm，上至齿状线上 5.5cm。取弯血管钳将被夹持黏膜纵行钳夹。取备用的消痔灵液，注射于被钳夹黏膜的黏膜下层，使其饱满、色苍白。用血管钳反复夹闭，使注射后的黏膜呈扁片状。取圆针 7 号丝线，于钳下将被钳夹黏膜分为上、中、下 3 等分进行贯穿缝扎。缝扎完毕，检查直肠前壁修复后状况，轻者处理一个点位即可，中度者常需加一个点位，一般选择 11 点钟位或 1 点钟位，重度者常需增加两个点位，一般选择 11 点钟位和 1 点钟位。选择增加点位的位置的依据是，根据指诊了解到的松弛部位而定。

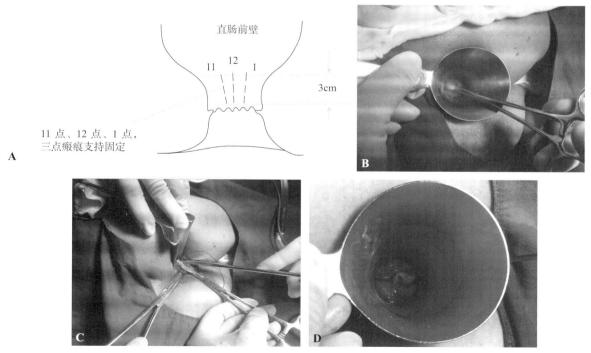

▲ 图 8-1　直肠前壁瘢痕支持固定术

A. 瘢痕支持固定缝扎位置分布（该图为作者绘制）；B. 钳夹松弛直肠前壁黏膜；C. 纵行钳夹，分段缝扎松弛黏膜；D. 完成瘢痕支持固定术第二步为直肠黏膜下间隙硬化剂注射术(图8-2):采用三点三平面直肠黏膜下注射。更换手套,重新消毒直肠黏膜。取长度为15cm特制喇叭筒直肠镜,进镜至直乙交接部。取消痔灵液,注射器佩戴规格为7号、长度为10cm的注射针针头,选择接近直乙交接部的第一平面做点状黏膜下层注射,每个平面注射3个点位,每个点位注射2～3ml,以黏膜隆起泛白为度。同上法注射第二平面和第三平面。平面之间间隔3～4cm。注射时注意,注射点位分布均匀,每个平面注射前均需以碘伏液消毒。注射完毕,以食指轻柔按揉注射部位,使药液充分弥散。肛内置入橡胶排气导管,敷料覆盖包扎,手术完毕。

④术后处理:术后应用单一广谱抗生素静脉滴注,每日2次,共2d;禁食不禁饮3d,第4天后改普食;肠外营养支持;术后留置尿管,控制大便5d;卧床4d。

(4)疗效观察指标及观测时点。

① 主要疗效指标:参考中华人民共和国中医药行业标准《中医病证诊断疗效标准》制订疗效评价标准如下。治愈,指症状及体征消失,大便通畅,短期无复发;好转,指症状及体征改善,但大便欠畅;未愈,症状及体征均无变化。术后1个月进行疗效评价。

② 次要疗效指标。

便秘评分系统(constipation scoring system,CSS)评分,在术后一个月时测定。

手术时间:以"min"为单位,记录每例手术开始至结束时间。

术中出血量:以"ml"为单位,记录每例手术中出血量。

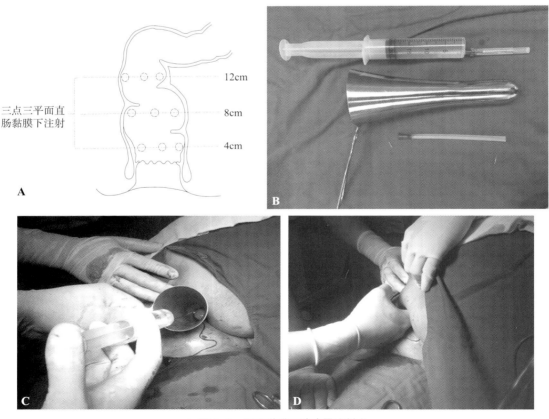

三点三平面直肠黏膜下注射

12cm

8cm

4cm

▲ 图8-2 直肠黏膜下消痔灵注射术
A.三点三平面分布示意图;B.器械准备;C.黏膜下注射;D.注射后按揉局部

术后并发症：记录术后 1 个月内是否发生大出血、直肠黏膜下感染、肠梗阻和尿潴留等并发症。

(5) 术后随访：对治愈或好转患者进行术后随访，随访方式，首选预约复诊随访，次选电话随访。术后 3 个月、6 个月、12 个月各随访 1 次。CSS 总积分大于治疗后 1 个月所测值时，计算之间的差，当差值与基数值（治疗后 1 个月时所测值）的比率 ≥ 50% 时，判定为复发。

(6) 统计学分析：选用 SPSS 19.0 统计学软件对数据进行处理。计量资料以（$\bar{x} \pm s$）表示，计数资料采用 [n （%）] 表示。治疗前后 CSS 各症状积分不满足正态检验，进行配对样本 Wilcoxon 符号秩和检验（中位数，四分位间距计算）。以 $P < 0.05$ 为差异有统计学意义。

2. 结果

(1) 术后疗效评价：术后 1 个月疗效评价，观察病例共 26 例，治愈率 88.5%（23/26），好转率 7.7%（2/26），未愈率 3.8%（1/26）。

(2) 治疗前后 CSS 评分比较：经 Wilcoxon 符号秩检验，治疗后患者排便频率、排便费力、腹痛、排便不尽感、每次如厕时间、排便辅助方法、空排次数、粪便性状评分均较术前减少，差异均有统计学意义（$P < 0.05$）。见表 8-1。

表 8-1　治疗前后 CSS 评分比较

症　状	术前评分 $M(Q)$	术后评分 $M(Q)$	P
排便频率	2（2）	1（1）	＜ 0.05
排便费力	2（2）	1（1）	＜ 0.05
腹痛	1（1）	0（1）	＜ 0.05
排便不尽感	2（1.25）	1（1）	＜ 0.05
每次如厕时间	2（1）	1（0）	＜ 0.05
排便辅助方法	2（1）	1（1）	＜ 0.05
空排次数	1（1）	0（1）	＜ 0.05
粪便性状	2（1）	1（1）	＜ 0.05

(3) 手术时间及术中出血量：26 例患者手术时间 23～42min，（36.5 ± 11.3）min；术中出血量 2～10ml，（4.9 ± 1.8）ml。

(4) 术后并发症：术后未发生大出血、直肠黏膜下感染、肠梗阻等并发症，有 3 例出现术后尿潴留，其中 2 例经保守治疗症状解除，1 例留置导尿管后症状解除。

(5) 术后随访：术后 6 个月有 1 例复发。术后 12 个月失访 1 例，失访原因为多次电话联系，无人接听。

3. 讨论

(1) 背景：RPFS 型便秘的主要临床表现为排便困难，同时还可伴有肛门坠胀、小便不畅等。可同时存在多种病理改变，如直肠前突、直肠黏膜松弛（内套叠）、会阴下降等，临床以直肠前突合并直肠黏膜松弛最为多见。针对直肠前突合并直肠黏膜松弛的手术治疗，以经肛门入路手术方式为主。如 Bresler 术式、Block 术式、STARR 术式等，不同的手术方式各有利弊。Bresler 术式可有效减除直肠膨出组织和松弛黏膜，但对于直肠黏膜松弛较严重的患者无法达到理想的效果。Block 术式可促进直肠阴道隔强度增加，促使直肠前突的宽度逐渐缩小，同时有助于前突囊袋尽早消失，操作简便，对手术设备的要求不高，具有较高的推广价值。对于轻中度直肠前突 Block 术较为适宜，但对于重度直肠前突，尤其是合并直肠黏膜松弛者，Block 术式效果并不理想。STARR 可有效切除直肠前后壁病变组织，具有同时减少内脱垂和前突组织的作用，而这对于消除梗阻解剖因素，降低直肠容积及提高顺应性具有重要意义。但对于直肠前突程度较严重或存在明显纵向前突者无法获得满意疗效。同时部分患者可能因横向切除组织过多出现直肠阴道瘘，此外肛门疼痛和坠胀不适现象亦较为普遍，严重影响术后生活质量和手术满意度。

(2) 创新思路及前期基础：我们认为，引起 RPFS 型便秘的因素很多，常常是多种病理改变同时存在。临床应针对存在的主要病理改变采用综合方法进行治疗。通过长期临床探索提出二联术治疗盆底松弛型便秘的治疗方法。二联术包括两部分治疗技术。一为直肠前壁瘢痕支持固定术，二为直肠黏膜下消痔灵注射术。直肠前壁瘢痕支持固定术是笔者治疗完全性直肠脱垂的三联术其中的一种治疗技术。瘢痕支持固定术，是在肠壁上形成纵行瘢痕，不仅能阻止肠壁内翻套叠，而且能加固肠壁，消除肠壁向外膨出形成的囊袋样改变。直肠黏膜下消痔灵注射术是韩宝教授提出的治疗直肠黏膜内脱垂所引起便秘的治疗技术。直肠黏膜下消痔灵注射治疗，可以较好地解决松弛黏膜与肠壁基层的粘连固定，改变因黏膜松弛造成的直肠黏膜堆积问题。笔者通过跟随韩宝教授学习，掌握了此项技术，并在临床长期应用。基于以上实践经验和思考，笔者团队从 2015 年起，应用直肠前壁瘢痕支持固定术加直肠黏膜下消痔灵注射术的二联术治疗 RPFS 型便秘。

(3) 本项研究的初步结论：通过本项临床观察的 26 例中，仅有 1 例疗效评价为未愈。此例为 63 岁女性患者，同时合并有子宫脱垂、张力性尿失禁等病症。分析未愈原因，可能与病理改变较为复杂有关。

治疗前后 CSS 积分比较结果表明，除腹痛项和粪便性状项的治疗前后数据差异无统计学意义外，其他症状项比较差异均有统计学意义。说明通过二联术的治疗，可以有效减轻患者的临床症状。

二联术仅行缝扎和注射处理，所以术中损伤很小、出血量很少。手术操作相对比较简单，所以手术时间较短。

本项临床观察，术后未发生严重并发症，仅有 3 例术后尿潴留，一方面与手术干扰较小有关，另一方面与重视术前准备，给予充分的肠道准备，重视术中无菌操作，严格术后处理等有关。术后复发 1 例，此例患者术后 3 个月复查疗效评价仍属好转，但其在术后 5 个月余因患急性胃肠炎而出现腹泻，腹泻治愈后，大便变得越来越困难，术后 6 个月随访，疗效评价为复发。

我们认为，本术式采用综合手术方式，消痔灵注射术与瘢痕支持固定术相结合，有针对性地对盆底松弛型便秘的核心病理改变进行纠正，从而产生良好的临床疗效。此两种手术方式具有非常好的互补性，消痔灵注射具有升提固脱作用，可以有效地改善直肠黏膜内翻下移的问题。消痔灵注射全覆盖，多平面多点位注射，完全符合直肠黏膜内脱垂病位广泛的特点，对提高疗效起到关键作用。瘢痕支持固定术通过缩窄和在直肠前壁形成多条纵行瘢痕带，起到加固直肠前壁、消除前突囊袋的作用。多点位、纵行加固直肠前壁，类似于栅栏效应，可以提高加固直肠前壁的作用。

综上所述，采用直肠前壁瘢痕支持固定术加直肠黏膜下消痔灵注射术治疗 RPFS 型便秘，具有鲜明中西医结合特色的治疗方法，是在传统中医基础上结合现代新技术的创新和发展。此术式突破既往单一术式治疗的局限，创新性地提出直肠前壁瘢痕支持固定术和直肠黏膜下消痔灵注射术的结合，有效提升了升提固脱的作用，提高了临床治疗效果。通过本项临床研究可以看出，二联术治疗 RPFS 型便秘疗效满意，并发症少，术后复发率低，有进一步研究和推广应用价值。

八、首荟通便胶囊治疗便秘的临床实践

首荟通便胶囊由鲁南厚普制药有限公司历时 12 年于 2015 年成功研发上市。其组方来源于长期临床实践的经验方，由何首乌、芦荟、决明子、枸杞子、阿胶、人参、白术、枳实八味中药组成，具有泻浊通便、养阴益气的功效，临床主要用于治疗功能性便秘（气阴两虚兼毒邪内蕴证）出现便秘，腹胀，口燥咽干，神疲乏力，五心烦热，舌质红嫩或淡，舌苔白或白腻，脉沉细或滑数等症的治疗。该方疗效确切，起效快，不良反应小，对由毒邪内蕴、阴液亏虚所致的便秘具有良好的治疗作用。

（一）治疗老年功能性便秘的临床实践

随着年龄的增长，老年人代谢缓慢、免疫力日益下降，发生便秘的可能性日益增加。功能性便秘的临床症状主要表现为排便次数减少，伴排便困难或排便不尽感，粪便干结，引起患者腹痛、腹胀、食欲缺乏，严重的导致情绪失常，严重影响老年人的生活质量。

周佳宝等通过选取 98 例老年功能性便秘患者，随机分为观察组和对照组，每组 49 例；两组患者治疗期间均注意饮食，以摄取膳食纤维为主，多饮水，保持一定的运动，避免长期卧床，对照组服用乳果糖口服液，每次 15ml，每日 2 次，连续治疗 4 周；观察组在对照组基础上加服首荟通便胶囊，2 粒 / 次，每日 3 次，连续治疗 4 周。依据临床体征变化判断疗效，并对自主排便频率、排便困难程度及腹痛、腹胀、排便不尽感进行评分，统计患者停药后 4 周复发情况，观察首荟通便胶囊辅助治疗老年功能性便秘的临床疗效。该研究临床疗效显示，对照组显效 16 例（32.7%），无效 12 例（24.5%），总有效率达到 75.5%；观察组显效 19 例（38.7%），总有效率达到 91.8%，远高于对照组，而无效仅 4 例（8.2%），远低于对照组，两组比较差异有统计学意义（$t=3.722, P < 0.05$）；临床症状评分显示，治疗后对照组自主排便频率降为（1.05±0.58）分，高于观察组的（0.66±0.35）分；对照组腹胀、腹痛、排便不尽感评分降为（1.37±0.89）分，高于观察组的（0.78±0.55）分；而排便困难程度评分显示，对照组排便比观察组困难；停药后 4 周统计复发情况显示，对照组有 4 例，复发率为 8.2%；观察组 1 例，复发率仅为 2.0%。

研究表明，首荟通便胶囊可以有效提高功能性便秘的治疗效率，降低治疗无效的发生率，有效缓解患者排便疼痛程度，减少排便时间，降低患者便秘的复发率，效果显著，值得临床推广。

（二）治疗肿瘤化学治疗后便秘的临床实践

化学治疗是肿瘤患者临床上有效治疗方法之一，但由于化学治疗药物的影响，胃肠蠕动减慢，以及不合理饮食，患者多食用高蛋白、高脂肪，缺少高纤维食物的摄取，引起便秘，因此便秘是肿瘤化学治疗常见并发症。便秘不仅影响化学治疗药物正常发挥疗效，而且增加了患者的病痛，使患者生活质量降低，还会诱发心脑血管疾病，严重者危害健康。

高春会等选取 63 例化学治疗患者，随机分为两组，其中治疗组 32 例，对照组 31 例。治疗组

在化学治疗第 1 天开始服用首荟通便胶囊，对照组仅进行饮食调理。统计两组便秘的发生率，对临床疗效评价，观察并记录不良反应发生情况。结果显示，治疗组便秘发生率为 5%，对照组便秘发生率为 65%，两组便秘的发生差异性有统计学意义（$P < 0.05$）；且用药期间患者未出现腹痛、腹泻、恶心、呕吐等不良反应。研究表明，首荟通便胶囊预防性使用对预防便秘有显著疗效，值得推广。

徐经芳将 80 例化学治疗后出现便秘的肿瘤患者分为两组，A 组口服首荟通便胶囊，B 组口服酚酞片。对两组患者便秘症状恢复的效果统计总有效率。结果显示，A 组首荟通便胶囊治疗便秘总有效率为 95.5%，B 组酚酞片治疗便秘总有效率 77.5%，两组总有效率差异有显著性。结果表明，运用首荟通便胶囊治疗肿瘤化学治疗后便秘总有效率明显高于对照组，值得临床推广应用。

张树彬等将 80 例老年肝胆胰恶性肿瘤化学治疗患者，按照随机数字表法随机分为对照组和观察组，每组 40 例。对照组口服乳果糖口服液，观察组在对照组基础上加服首荟通便胶囊。治疗 14d 后，比较 2 组的临床疗效。中医病症临床疗效观察显示，对照组总有效率达到 75%；观察组总有效率达到 90%，两组比较差异有统计学意义（$P < 0.05$）。临床症状评分观察显示，对照组总有效率达到 77.5%；观察组总有效率达到 92.5%，两组比较差异有统计学意义（$P < 0.05$）。排便评分（VAS 评分）观察显示，治疗后对照组排便间隔时间和每次排便时间均长于观察组，两组 VAS 评分比较，差异均有统计学意义（$P < 0.05$）。研究表明，首荟通便胶囊可以有效预防肝胆胰恶性肿瘤化学治疗后的便秘，有效缓解患者排便疼痛程度，减少排便时间，效果显著，值得临床推广。

（贾小强）

参 考 文 献

[1] 中国医师协会肛肠分会. 便秘外科诊治指南 (2016) [J]. 中华胃肠外科杂志, 2017, 20(3): 241–246.

[2] 中华医学会消化病学分会胃肠动力学组，中华医学会外科学分会结直肠肛门外科学组. 中国慢性便秘诊治指南 [J]. 中华消化杂志, 2013, 33(5): 291–297.

[3] 喻德洪. 慢性非特异性便秘诊治的若干问题 [J]. 中华胃肠外科杂志, 2002, 5(4): 301–303.

[4] 刘智勇，杨关根，沈忠，等. 杭州市城区便秘流行病学调查 [J]. 中华消化杂志, 2004, 24(7): 435–436.

[5] Chu H, Zhong L, Li H, et al. Epidemiology characteristics of constipation for general population, pediatric population, and elderly population in China[J/OL]. Gastroenterol Res Pract, 2014, 2014: 532734[2014–10–16].

[6] 柯美云，王英凯. 老年人慢性便秘的流行病学和研究进展 [J]. 实用老年医学, 2010, 24(2): 92–94.

[7] Fleming V, Wade WE. A review of laxative therapies for treatment of chronic constipation in older adults[J]. Am J Geriatr Pharmacother, 2010, 8(6): 514–550.

[8] Gallegos-Orozco JF, Foxx-Orenstein AE, Sterler SM, et al. Chronic constipation in the elderly[J]. Am J Gastroenterol, 2012, 107(1): 18–25.

[9] Vazquez Roque M, Bouras EP. Epidemiology and management of chronic constipation in elderly patients[J]. Clin Interv Aging, 2015, 10: 919–930.

[10] 熊理守，陈旻湖，陈惠新，等. 广东省社区人群慢性便秘的流行病学研究 [J]. 中华消化杂志, 2004, 24(8): 488–491.

[11] 郭晓峰，柯美云，潘国宗，等. 北京地区成人慢性便秘整群、分层、随机流行病学调查及其相关因素分析 [J]. 中华消化杂志, 2002, 22(10): 637–638.

[12] Wald A, Scarpignato C, Kamm MA, et al. The burden of constipation on quality of life: results of a multinational survey[J]. Aliment Pharmacol Ther, 2007, 26(2): 227–236.

[13] Mohaghegh Shalmani H, Soori H, Khoshkrood Mansoori B, et al. Direct and indirect medical costs of functional constipation: a population–based study[J]. Int J Colorectal Dis, 2011, 26(4): 515–522.

[14] 方秀才，侯晓华，译. 罗马 IV C2 功能性便秘 // 罗

马Ⅳ功能性胃肠病肠 – 脑互动异常 [M] . 北京：科学出版社 , 2016: 642–653.

[15] Bharucha AE, Pemberton JH, Locke GR. American Gastroenterological Association technical review on constipation. Gastroenterology, 2013, 144: 218–238.

[16] 中国便秘联谊会 , 中国医师协会肛肠分会 , 中国民族医药学会肛肠分会 , 等 . 2017 版便秘的分度与临床策略专家共识 [J]. 中华胃肠外科杂志 , 2018, 21(3): 345–346.

[17] 朱丽明 , 方秀才 , 刘诗 , 等 . 全国多中心慢性便秘患者情绪和睡眠状况的调查 [J]. 中华医学杂志 , 2012, 92(32): 2243–2246.

[18] 张郭莺 , 杨向东 . 顽固性便秘和痔患者患病行为比较研究 [J]. 中华胃肠外科杂志 , 2011, 14(12): 985.

[19] 杨向东 , 魏雨 . 便秘的分度标准与临床策略 [J]. 中华结直肠疾病电子杂志 , 2015, 4(2): 182–184.

[20] 杨向东 , 蓝海波 , 魏雨 . 中西医结合治疗慢性顽固性便秘的体会 [J]. 中国中西医结合杂志 , 2017, 37(12): 1427–1428.

[21] 李宁 . 重视顽固性便秘外科治疗的术式选择 [J]. 中华胃肠外科杂志 , 2011, 14(12): 915–919.

[22] 曹吉勋 . 新编中国痔瘘学 [M]. 成都 : 四川科学技术出版社 , 2015: 303–318.

[23] DROSSMAN D A. 罗马Ⅳ : 功能性胃肠病 / 脑 – 肠轴互动异常 [M]. 方秀才 , 侯晓华 , 译 . 北京 : 科学出版社 , 2016: 642–643.

[24] 贾小强 . 慢性便秘中西医结合诊治策略 [J]. 中国中西医结合杂志 , 2015, 35(4): 497–499.

[25] 龚文敬 , 蓝海波 , 杨向东 , 等 . 结肠传输试验、钡灌肠及便秘症状学研究进展 [J]. 结直肠肛门外科 , 2012, 18(4): 272–276.

[26] Fam WC, Huang CC, Sung A, et al. Laparoscopic total colectomy with transretal specimen extraction and intraabdominal ileorectal anastomosis for slow-transit constipation(with video)[J]. J Visc Surg, 2016, 153(4): 309–310.

[27] 刘宝华 . 慢传输型便秘手术方式及其对疗效影响 [J]. 中国实用外科杂志 , 2013, 33(11): 986–989.

[28] 高峰 , 徐明 , 吴伟强 , 等 . 结肠次全切除及盲肠直肠端侧吻合治疗慢传输型便秘 [J]. 中华胃肠外科杂志 , 2014, 17(7): 680–682.

[29] Li N, Jiang J, Feng X, et al. Long-term follow up of the Jinling procedure for combined slow-transit constipation and obstructive defecation[J]. Dis Colon Rectum, 2013, 56(1): 103–120.

[30] Drossman DA. The functional gastrointestinal disorders and the Rome Ⅲ process[J]. Gastroenterology, 2006, 13(5): 1377–1390.

[31] Mugie SM, Benninga MA, Di Lorenzo C. Epidemiology of constipation in children and adults: a systematic review. Best Pract Res Clin Gastroenterol, 2011, 25(1): 3–18.

[32] Higgins PD, Johanson JF. Epidemiology of constipation in North America: a systematic review[J]. Am J Gastroenterol, 2004, 99(4): 750–759.

[33] Tack J, Müller-Lissner S. Treatment of chronic constipation: current pharmacologic approaches and future directions[J]. Clin Gastroenterol Hepatol, 2009, 7(5): 502–508.

[34] Peppas G, Alexiou VG, Mourtzoukou E, et al. Epidemiology of constipation in Europe and Oceania: a systematic review[J]. BMC Gastroenterol, 2008, 8(5): 1–7.

[35] 向国春 , 龙庆林 , 刘利 , 等 . 重庆市人群便秘患病率流行病学研究 [J]. 重庆医学 , 2004, 33(10): 1541–1541.

[36] 唐伟 , 王巧民 , 李明忠 , 等 . 六安市慢性便秘流行病学调查 [J]. 安徽医药 , 2008, 12(5): 426–429.

[37] 周佳宝 , 周锦花 . 首荟通便胶囊治疗老年功能性便秘的疗效观察 [J]. 中国全科医学 , 2019, v.22(S2): 155–157.

[38] 阚志超 , 姚宏昌 , 龙治平 , 等 . 天津市成年人慢性便秘调查及相关因素分析 [J]. 中华消化杂志 , 2004, 24(10): 612–614.

[39] 叶飞 , 王巧民 . 慢性便秘的流行病学研究进展 [J]. 中国临床保健杂志 , 2010, 13(6): 665–667.

[40] 熊理守 , 陈旻湖 , 陈惠新 , 等 . 广东省社区人群慢性便秘的流行病学研究 [J]. 中华消化杂志 , 2004, 24(8): 488–491.

[41] 中华医学会消化病学分会胃肠动力学组 , 中华医学会外科学分会结直肠肛门外科学组 . 中国慢性便秘诊治指南 [J]. 胃肠病学 , 2013, 18(10): 605–612.

[42] 张树彬 , 刘炫廷 , 张贞喜 , 等 . 首荟通便胶囊预防肝胆胰恶性肿瘤化疗后便秘的疗效观察 [J]. 世界中医药 , 2020, 15(5): 764–767.

[43] Camilleri M, Bharucha AE. Behavioural and new pharmacological treatments for constipation: getting the balance right[J]. Gut, 2010, 59(9): 1288–1296.

[44] Paré P, Bridges R, Champion MC, et al. Recommendations on chronic constipation (including constipation associated with irritable bowel syndrome) treatment[J]. Can J Gastroenterol, 2007, 21(Suppl B): B3–22.

[45] 童卫东，张胜本，刘宝华，等．酚酞对大鼠结肠动力及肠神经系统的影响研究 [J]．中华消化杂志，2003, 23(12): 723–726.

[46] 傅传刚，高显华．便秘外科治疗的争议和共识 [J]．中国实用外科杂志，2012, 32(1): 61–62.

[47] 傅传刚．便秘的手术治疗指征和手术方式选择 [J]．中华胃肠外科杂志，2007, 10(2): 109.

[48] 中华医学会外科学分会结直肠肛门外科学组．便秘外科诊治指南 (草案)[J]．中华胃肠外科杂志，2008, 11(4): 391–393.

[49] 刘宝华．便秘外科手术治疗 [J]．临床消化病杂志，2013, 25(4): 218–221.

[50] 中华医学会消化病学分会胃肠动力学组．中国慢性便秘诊治指南 (2013, 武汉)[J]．中华消化杂志，2013, 33(5): 605.

[51] 袁亮，贾菲，李琦，等．老年性便秘的中医辨证思路探讨 [J]．中国中医药信息杂志，2016, 23(10): 112.

[52] 田华，汪和明，黄艳春，等．大肠黑变病的临床及内镜特征分析 [J]．现代消化及介入诊疗，2014, 36(1): 49.

[53] 李宇飞，王晓锋，李华山．习惯性便秘临证经验 [J]．中医杂志，2014, 55(4): 344.

[54] 魏志军，张悦，张小惠，等．重用生白术治疗虚证便秘的临床及实验研究 [J]．中国中医药科技，2003, 10(4): 196.

[55] 杨怡．饮食干预对功能性便秘疗效维持的影响 [D]．北京中医药大学，2016.

[56] 曹吉勋，皮皓月，汪丽娜．经阴道后壁修补术治疗直肠前突症的临床观察 [J]．中国中西医结合肛肠病杂志，2010, [增刊]: 251.

[57] 芦美菊．直肠前突的治疗和护理 [J]．医学信息，2015, 28(1): 164.

[58] 邓长生，余细球．便秘高危人群及其特殊发病原因 [J]．医学新知杂志，2003, 13(4): 187–189.

[59] 叶宇飞，曹科，徐慧岩，等．直肠黏膜内脱垂 321 例诊疗体会 [J]．人民军医，2015, 58(4): 431–432.

[60] 张东铭．盆底与肛门病学 [M]．贵阳：贵阳科技出版社，2000: 300–305.

[61] Pescatori M, Spyrou M, Pulvirenti d'Urso A. A prospective evaluation of occult disorders in obstructed defecation using the iceberg diagram[J]. Colorectal Dis, 2007, 9(5): 452–456.

[62] Thornton MJ, Lam A, King DW, et al. Laparoscopic or transanal repair of rectocele? A retrospective matched cohort study[J]. Diseases Of The Colon And Rectum, 2005, 48(4): 792.

[63] Boccasanta P, Venturi M, Stuto A. Stapled transanal rectal resection for outlet obstruction: a prospective,muhicenter trial[J]. Diseases of the Colon & Rectum, 2004, 47(8)；1285–1296.

[64] Gagliardi G, Pescatori M, Altomare DF, et al. Results,outcome predictors,and complications after stapled transanal rectal resection for obstructed defecation [J]. Diseases of the Colon & Rectum, 2008, 51(2): 186–195.

[65] Lau C W , Heymen S , Alabaz O , et al. Prognostic significance of rectocele, intussusception, and abnormal perineal descent in biofeedback treatment for constipated patients with paradoxical puborectalis contraction[J]. Diseases of the Colon & Rectum, 2000, 43(4): 478–82.

[66] 罗马委员会．功能性胃肠病的罗马 III 诊断标准 [J]．现代消化及介入诊疗，2007, 12(2): 137–140.

[67] Murad-Regadas SM, Regadas FS, Rodrigues LV, et al. Management of patients with rectocele, multiple pelvic floor dysfunctions and obstructed defecation syndrome[J]. Arq Gastmenterol, 2012, 49(2): 135–142.

[68] 江从庆，宋惊喜，丁召，等．改良 Bresler 手术治疗女性出口梗阻型便秘 [J]．中华外科杂志，2012, 50(4): 373–375.

[69] Roman H, Darwish B, Bridoux V, et al. Functional outcomes after discexcision in deep endometriosis of the rectum using transanal staplers: a series of 111 consecutive patients[J]. Fertil Steril, 2017, 107(4): 977–986.

[70] 刘洁，沙巴义丁·吐尔逊，付靓，等．STARR 术式和 Block 术式治疗直肠前突患者临床疗效的比较 [J]．中国临床保健杂志，2019, 22(2): 267–269.

[71] 刘福，万亮，龙惠珍，等．直肠前突与出口梗阻型便秘关系的探讨 [J]．中华胃肠外科杂志，2013, 16(9): 903.

[72] Hong L, Li HF, Sun J, et al. Clinical observation of a modified surgical method : posterior vaginal mesh suspension of female rectocele with intractable constipation[J]. J Minim Invasive Gynecol, 2012, 19(6): 684–688.

[73] 贾小强．直肠无力性便秘中医诊治策略与思路 [J]．中医杂志，2017, 58(24): 2104–2106.

[74] 贾小强，曹威巍，赵卫兵，等．三联术治疗 28 例 II ～ III 度完全性直肠脱垂的临床效果分析 [J]．结

直肠肛门外科, 2019, 25(4): 412-416.

[75] 韩宝, 聂广军. 对便秘的认识及治疗体会 [J]. 中国医药导报, 2006, 3(30): 112-113.

[76] 周佳宝, 周锦花. 首荟通便胶囊治疗老年功能性便秘的疗效观察 [J]. 中国全科医学, 2019, 22(12): 149-151.

[77] 高春会, 梁平, 史淑萍, 等. 首荟通便胶囊预防肿瘤化疗所致便秘的临床观察 [J]. 中国老年保健医学, 2019, 17(4): 86-87.

[78] 徐经芳. 首荟通便胶囊治疗肿瘤化疗后便秘的疗效观察 [J]. 临床研究, 2016, 25(10): 141-142.

第9章 慢性便秘生物反馈与电刺激研究进展

第一节 排便功能障碍型便秘的生物反馈治疗进展

排便（或盆底）功能障碍型便秘是功能性便秘的常见亚型之一，临床症状表现为排便费力、排便不尽感、肛门直肠梗阻或堵塞感，严重者甚至需要手助排便。临床上患者多合并精神心理症状。

一、排便功能障碍型便秘的诊断和分型

排便功能障碍型便秘的诊断除依靠询问病史、查体等临床信息的采集，更多地需要详细的盆底便秘生理学和影像学检查确诊。天津市人民医院盆底中心常规行三维肛门直肠测压检测（图9-1），球囊逼出试验（图9-2），排粪造影（图9-3），钡灌肠（图9-4），结肠传输试验（图9-5），盆底表面肌电图检测和全结肠高分辨测压（图9-6）。通过排粪造影检测鉴别是否存在直肠前突、会阴下降、内套叠和直肠内脱垂等解剖形态的改变，决定是否行手术治疗；通过钡灌肠、全结肠高分辨测压和结肠传输试验鉴别是否合并结肠慢传输、结肠冗长或巨结肠等结肠形态或功能的改变；通过三维肛门直肠测压检测，球囊逼出试验和盆底表面肌电图检测来鉴别排便障碍型便秘的亚型。

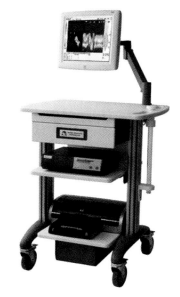

▲ 图 9-1 三维高分辨肛门直肠测压仪

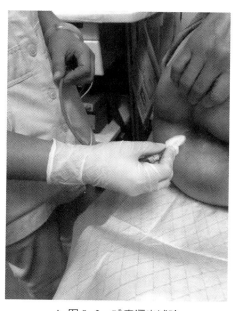

▲ 图 9-2 球囊逼出试验

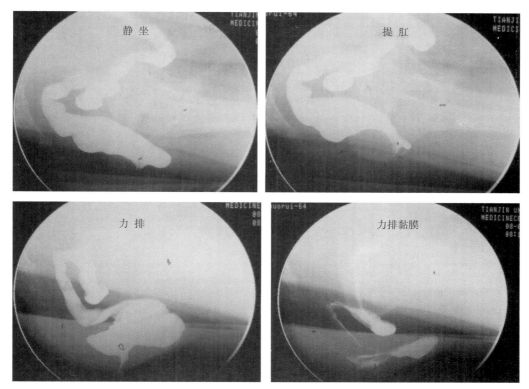

▲ 图 9-3　排粪造影检查（静坐、提肛、立排和力排黏膜）

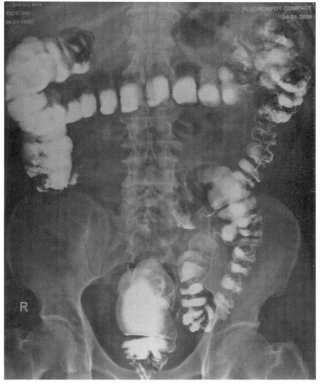

▲ 图 9-4　钡灌肠

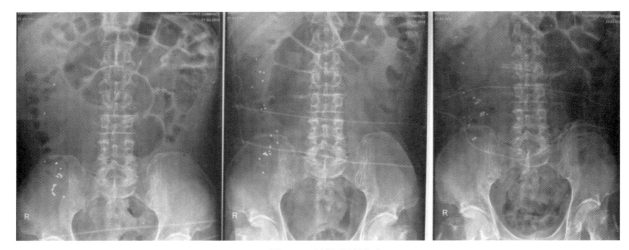

▲ 图 9-5　结肠传输试验

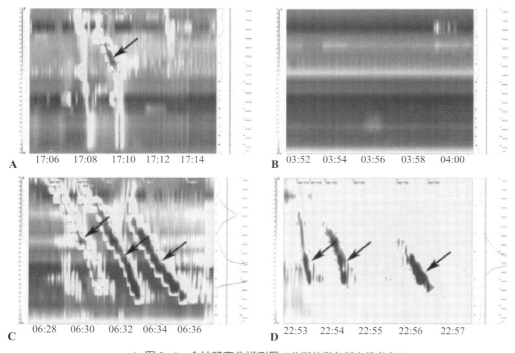

▲ 图 9-6　全结肠高分辨测压（此图的彩色版本见书末）

　　根据肛门直肠测压显示出的推动力和括约肌收缩的类型，我们的盆底中心将排便功能障碍型便秘分为四型：1 型，患者可以增加足够的腹内压，但肛门括约肌压力反常增加；2 型，患者不能产生足够的直肠内压力，同时肛门括约肌压力反常增加；3 型，患者可以产生足够的腹内压，但肛门括约肌不能松弛或松弛不完全；4 型，患者无法产生足够的推动力，同时肛门括约肌无法松弛或松弛不完全。特别是耻骨直肠肌痉挛患者，在模拟排便状态下，由于耻骨直肠肌不能放松或是反常收缩，可见特征性的高压区域（图 9-7）。根据以上情况会给予患者生物反馈治疗和电刺激治疗。

二、排便功能障碍型便秘的生物反馈治疗

　　生物反馈治疗是采用模拟的声音或视觉信号反馈正常或异常的盆底肌肉活动状态，以增强盆底

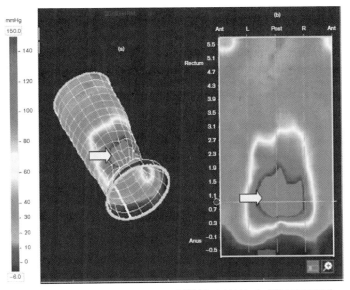

(a) The three-dimensional pressure morphology of anorectum in patients with PPS during simulated defecation. (b) The landscape plots of instantaneous 3D-HRM anorectal pressure in patients with PPS during simulated defecation. Yellow arrow indicates a characteristic high pressure area in the distal posterior wall of anorectum in patients with PPS during simulated defecation. Ant, anterior; HRM, high-resolution manometry; PPS, paradoxical puborectalis syndrome; Post, posterior.

▲ 图 9-7　耻骨直肠肌综合征的肛门直肠测压表现（此图的彩色版本见书末）

肌肉张力和收缩力，控制膀胱，达到康复盆底肌肉、治疗尿失禁、盆腔器官脱垂的目的。仪器有阴道压力计、阴道哑铃、生物反馈刺激仪等。生物反馈刺激仪是将电极置入阴道或直肠内，检测盆底肌肉的电信号活动，将模拟的声音或视觉信号反馈给患者和医生，帮助医生通过反馈的信息了解患者的肌肉状态，让患者在反馈信号的指导下，学会正确自主控制盆底肌的收缩和舒张。很多患者不能正确进行盆底肌肉锻炼，没有收缩盆底肌肉群，而是错误的收缩腹部肌肉和臀大肌，这样不仅起不到治疗作用，反而会加重病情。因此，盆底肌肉锻炼不能盲目，如何正确收缩盆底肌，而不使用其他辅助肌肉，才是重中之重。简单地说，生物反馈训练是一种不断学习，"认识自我"和"改变自我"的过程。

　　天津市人民医院对临床确诊的排便障碍型便秘的患者会给予生物反馈治疗，所有生物反馈治疗前需做 Wexner 便秘评分、生活量表评分和抑郁评分，客观的治疗前检测手段为表面肌电介导的 Glaze 评估：放松阶段：60s 前基线测试，评估静息状态下盆底肌肉功能（图 9-8）；快速收缩阶段：5 次快速收缩，评估盆底快肌功能（图 9-9）；持续收缩阶段：5 次持续收缩和放松，评估盆底快慢肌协调功能（图 9-10）；耐受测试阶段：60s 持续收缩，评估盆底慢肌功能（图 9-11）；再次放松阶段：60s 的后基线测试，再次评估静息状态下盆底肌肉功能。生物反馈治疗采用经典的 Kegel 模板（图 9-12），需要盆底中心的治疗师的全程指导，训练时间为 1 次 / 天，每次 30min，5 次 / 周，整个治疗的疗程为 20 次 1 个疗程，常规治疗 2～3 个疗程，同时需要配合药物、理疗和家庭训练，治疗前后的评估和随访，定期盆底表面肌电评估。对于经济条件好的患者，我们盆底中心在医院短期强化治疗后，由患者自行购买家用生物反馈训练器根据医生制订的方案在家训练，并定期随访。患者的依从性是便秘治疗的关键之处，要求患者回家后盆底功能训练每周至少 3 次 30min 的治疗，治疗方案更加个体化。天津市人民医院盆底中心生物反馈和带刺激治疗的适应证还包括尿失禁、盆腔器官脱垂、大便失禁、盆底痛、性功能障碍、外伤、术后和神经系统疾病。

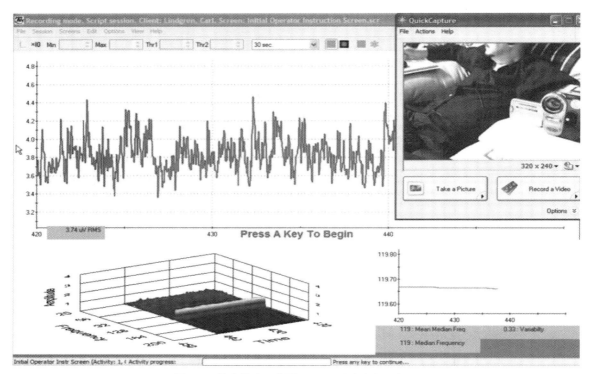

▲ 图 9-8　静息状态肌电图（此图的彩色版本见书末）

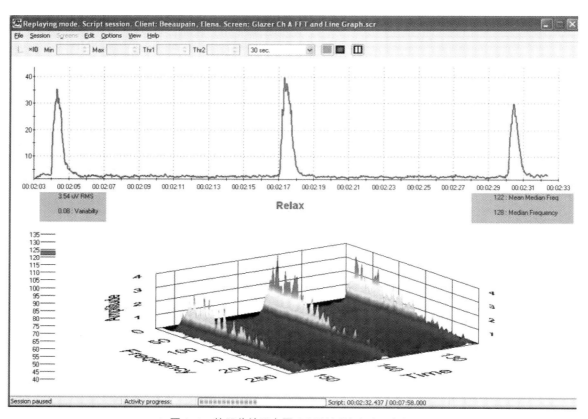

▲ 图 9-9　快肌收缩肌电图（此图的彩色版本见书末）

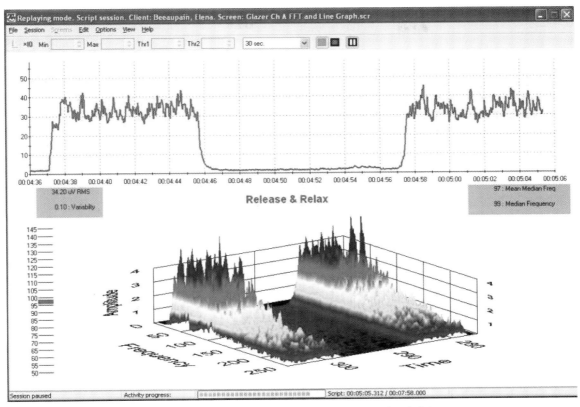

▲ 图 9-10　混合肌收缩肌电图（此图的彩色版本见书末）

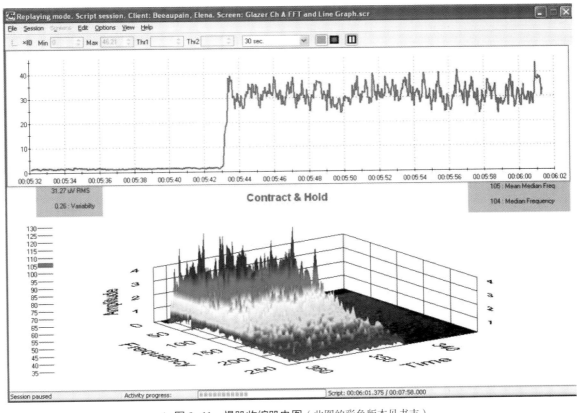

▲ 图 9-11　慢肌收缩肌电图（此图的彩色版本见书末）

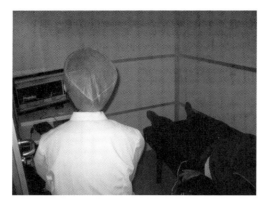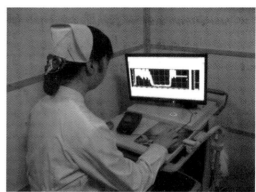

▲ 图 9-12　生物反馈治疗

三、排便功能障碍型便秘的电刺激治疗

盆底肌肉群的收缩包括主动运动（盆底肌肉锻炼）及被动运动，电刺激治疗属于后者。虽然主动运动效果良好，但是对于无法正确、有效进行 PFMT 的患者，电刺激可以提供帮助。神经的活动（兴奋、抑制和神经传导）、肌肉收缩和神经兴奋与肌肉收缩的偶联都是以电活动为基础。电刺激是指用特定参数的脉冲电流，刺激组织器官或支配它们的中枢神经或外周神经，从而引起组织器官的功能发生改变。

天津市人民医院盆底中心开展骶神经电刺激治疗排便障碍型便秘（图 9-13），通过经 S_3 植入电极，给予 S_3 神经的传入纤维电刺激调控整个控便的神经回路，缓解便秘症状，手术分两部分：临时电极植入和永久起搏器植入。为配合生物反馈治疗便秘，我们盆底中心同时开展肌电触发电刺激，将患者主动肌肉收缩引发的肌电信号转化为反馈电流，再次刺激肌肉收缩促进肌肉功能恢复。主要适应于低张力的便秘。同时我们开展阴部神经临时的电刺激治疗（图 9-14），治疗方案为每周 3 次，每次 45min，对于便秘和慢性盆腔痛的治疗效果肯定。

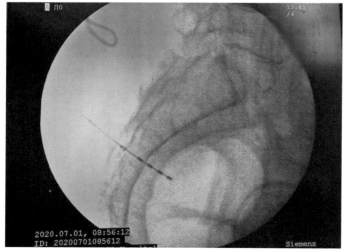

▲ 图 9-13　骶神经电刺激治疗排便障碍型便秘

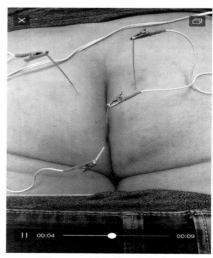

▲ 图 9-14　阴部神经电刺激治疗

（李玉玮）

第二节　慢性便秘骶神经调节治疗

慢性功能性便秘是临床常见的疾病之一，是指排除器质性疾病、病程超过半年的排便相关性疾病。随着针对慢性便秘发病机制的不断深入，慢性便秘相互相关的消化道和盆底结构、大脑神经系统功能异常、结构异常、微小病变疾病的总和。引起慢性便秘的病因很多，包括不合理的生活习惯、器质性或功能性疾病、精神性、神经性、药物性、内分泌异常及代谢性疾病等。骶神经是维系盆腔脏器正常生理功能的重要一环。因此除了传统药物、手术等治疗方法外，生理调节治疗对慢性便秘的治疗作用逐步得到重视。

骶神经调节术（sacral neuromodulation，SNM）又称骶神经刺激术（sacral nerve stimulation，SNS）是神经电刺激术的一种，是指通过外科手段在体内埋藏电极，通过外接脉冲发生器，将一种短脉冲刺激电流连续施加于特定的骶神经，以此剥夺神经细胞本身的电生理特性，人为激活兴奋性或抑制性神经通路，干扰异常的骶神经反射弧，进而影响和调节骶神经效应器官的功能紊乱，从而达到治疗目的的微创手术方法。因其具有疗效肯定、后期可调控、不良反应少、微创等优点，被誉为对传统治疗方法的革新。

一、SNM 的发展史

1954 年 Boyce 首次通过膀胱壁内植入电极，外接电刺激来治疗尿失禁，成为现代电刺激技术的开端；1963 年 Caldwell 使用埋藏式电极对女性压力性尿失禁和大便失禁的治疗进行了有益尝试。1982 年，加利福尼亚大学在心脏起搏器的基础上，进行了首例 SNM 手术，对脊髓损伤的尿潴留患者，取得初步成效。1990 年，Schmidt 等利用选择性神经切除术和特定骶孔电极刺激，促使膀胱完全排空。这一研究发现，开启了 SNM 技术成熟的大门。1990 年，MacDonagh 等对 12 例完整圆锥上脊髓病变患者进行了骶前神经根刺激治疗，6 例患者获得完全排便，其余 6 人也获得不同程度的好转。1995 年，Matzel 等对 3 例大便失禁患者进行了 SNM 治疗，发现有效增加肛门括约肌的功能。1995 年德国外科医师 Matzel 等对排粪失禁患者进行了 SNM 治疗，治疗效果满意。针对植入式 SNM，经过 1998 年 Shaker 等用于顽固性急迫性尿失禁患者及 1999 年 Schmidt 等通过 18 个月的观察，证明骶神经刺激治疗难治性尿激尿失禁安全有效。结合和多家医学中心的研究报告，其临床疗效得以确认，得到美国食品药品监督管理局（FDA）及国民健康局（NIH）的临床治疗许可，在作用机制未明的情况下，明确指出该方法可以用于胃肠道和泌尿外科的治疗。

二、SNM 的机制研究

骶神经效应器官主要是盆底器官包括下泌尿系统、下消化系统及性生殖系统，多为管（囊）腔器官。其功能活动可分为贮存与排泄两种形式，并进行着周期性的转换。这两种功能的正常，依赖于众多的神经反射（兴奋性和抑制性）。包括器官的内在反射、脊髓反射、脊髓脑桥反射和大脑的意识控制等。骶神经包括随意性的躯体纤维与自主性的副交感纤维。副交感是内脏感觉（痛觉、扩张、便急等）的主要神经，传入纤维起自 $S_2 \sim S_4$ 后根神经节。副交感传出纤维是盆底器官平滑肌的主要运动支配者，抑制时平滑肌松弛，兴奋时平滑肌收缩。躯体神经起自骶段（$S_2 \sim S_4$）前角奥奴弗罗维奇核（Onufrowicz nucleus），支配尿道外括约肌、肛门外括约肌和其他盆底横纹肌。躯体传入纤维起自 $S_2 \sim S_4$ 后根神经节，主要存在于阴部神经中，传导盆底皮肤感觉和性冲动。骶神经中的自主神经在骶前形成盆丛，对盆底器官的功能起到非常重要的作用。盆丛又称下腹下丛，由腹下神经、骶交感干的分支和盆内脏神经构成。盆内脏神经由 $S_2 \sim S_4$ 组成，以 S_3、S_4 最为主要且恒定。支配盆底三大系统的平滑肌、腺体和血管。一般认为盆丛仅含自主神经系统。

SNM 可以利用特定参数的电流，对神经通路活动的产生影响，调节盆底器官的功能性和神经性疾病，对于异常感觉也有治疗效果。Juenemann 发现，起自 S_2 和 S_3 的一些躯体神经纤维，却与盆内脏神经走行靠近，从盆腔内部下降，支配肛提肌和尿道膜部的横纹肌；同时肛提肌和尿道外括约肌也接受盆外阴部神经的分支支配。因此 SNM 不仅对自主性的平滑肌有作用，对于随意性的横纹肌也有作用。

由于骶神经构成的复杂性，导致 SNM 究竟通过哪种机制发挥作用，还缺乏研究证实。目前认为它可能通过多种传导通路发挥生理效应。早期对 SNM 认识，仅考虑 SNM 是通过传出神经，改善盆底括约肌复合体的横纹肌功能发挥作用。随着研究的深入，目前认为 SNM 利用盆底神经交错的特性，对下泌尿道、生殖系统和直肠、肛门等盆腔器官的传出和传入神经发生影响，起到综合调节的作用。

除了作用于骶神经控制区域的盆腔器官外，SNM 还被发现对于盆腔外脏器及大脑中枢发生调节作用。Binnie 等观察到 SNM 能刺激左半结肠运动。Patton 等通过全结肠测压，发现 SNM 可能通过改变结肠运动，特别是通过增加左半结肠的逆行蠕动波来改善节制和急迫性便失禁。Dinning 等研究显示慢传输型便秘患者中，超感觉性 SNM 增加结肠顺行蠕动波的频率，而无感觉性 SNM 刺激不增加结肠顺行蠕动波的频率。Takano 等在大便失禁患者身上发现无感觉 SNM 刺激能够增加结肠逆蠕动波，50% 的失禁患者的传输时间正常化，超感觉性 SNM 对于便失禁患者也能够减少他们的肠道传输时间。这种在双向调节作用的机制仍未被阐明，考虑可能是通过肠神经系统或者是脊髓低级反射通路实现。此外还有通过刺激盆丛副交感神经的传出神经，达到对结肠功能的影响。但令人尴尬的是，并没有研究可以排除 SNM 刺激对交感神经没有影响。Gourcerol 等通过荟萃分析考虑，SNM 通过躯体 – 内脏反射，调节传入信息的感知，达到治疗效果，并认为 SNM 在大便失禁患者中的作用机制取决于脊髓和（或）椎上传入输入的调节。1998 年，Fowler 等的研究表明，传入通路在神经调节中起着肯定的作用。它可能通过脊髓—延髓—脊髓通路上行至脑桥排尿中枢进而进行神经调节。1999 年，Lavelle 等发现 SNM 可导致脊髓内躯体感觉神经传入纤维的抑制。即 SNM 可以通过作用于传入神经达到调节目的。2011 年，Giani 等还通过测量脑白体感觉诱发电位潜伏期的方法，发现 SNM 治疗成功的患者，脑白体感觉诱发电位潜伏期显著延长。Griffin 等通过大鼠实验，发现 SNM 可以增加 50% 大脑皮层神经细胞黏附分子密度。这些研究表明 SNM 还可能通过作用脑皮质功能，发挥作用。

三、SNM 的刺激神经选择

Varma 通过 5 例脊髓损伤患者研究了刺激 $S_2 \sim S_4$ 前根对直肠—肛管的动力学影响。5 例患者的直肠基础压平均为 2.44kPa（18cmH$_2$O），刺激 S_2 直肠压力上升至 35cmH$_2$O，刺激 S_3 上升至 55cmH$_2$O，刺激 S_4 上升至 30cmH$_2$O，即存在 $S_3 > S_2 > S_4$ 的关系，对乙状结肠的测压研究也得到了相似的结果。S₂ 刺激引起孤立的低压结肠收缩，S₃ 刺激引发高压结肠运动活动，表现为蠕动。重复刺激蠕动增强，这种反应似乎与频率有关，可以增加结肠和直肠张力。由 S₂ 到 S₄ 刺激，外括约肌活动相应强度。MacDongh 对 12 例患者的研究，发现对结直肠的运动支配，存在着 S₃ > S₄ > S₂ 的关系。可见 S₃ 对乙状结肠和直肠的运动起着主要的支配作用，单独提供了约 60% 的腔内压力。Schurch 通过 10 例患者的研究，发现对肛门外括约肌的支配，以 S₃ 最为重要（10/10），其次为 S₄（8/10），而 S₂ 的贡献很小（2/10）。Tanagho 等发现逼尿肌神经支配以 S₃ 为主，其次 S₂；尿道括约肌神经支配以 S₂ 为主，其次 S₃。侯春林等通过对犬的动物实验发现骶神经对盆腔器官的支配效能，存在着右侧神经根大于左侧的特点。综上所述，骶神经刺激理论上在 S₂～S₄ 任何一侧均有效，但是一般在右侧 S₃ 效果最好。临床鉴别刺激电极植入部位，除了 X 线骶孔定位外，还可以观察神经根受刺激后表现来定位。一般刺激 S₂ 神经表现为会阴抽动、脚踝内旋或整条腿外旋，同时伴有脚趾的收缩；刺激 S₃ 神经表现为肛提肌"钳子状"运动（盆底的升降而造成肛门收缩和放松，即 bellows 反应）和同侧大跗指趾屈；刺激 S₄ 神经表现为肛提肌收缩和会阴部"波纹状"运动，不伴有腿和脚的运动。

四、SNM 的操作方法

有些学者双侧植入骶神经刺激器，这在理论上是可行的，但很少有数据表明双侧刺激明显优于单侧刺激。另外一些学者行骶骨椎板切除术，并在双侧骶神经根放置包绕骶神经根的袖套式电极，该方法需要特殊的袖套式电极，并且因需行骶骨椎板切除术而变得更加复杂，未得到广泛使用。最初的电极需要固定到骶骨骨膜上，这为电极拆除带来不便。现在美敦力公司出品的自固定刺激电极带有倒刺，安置后不易活动，拆除也较容易，较好地解决了电极固定和拆除问题。早期的 SNM 先经过试验刺激后，去除试验电极，对比刺激和去除时症状变化，症状变化在 50% 以上，再行二次手术安置永久性刺激器。目前最常使用的是两个阶段植入刺激器，该方法的主要优点是在试验刺激过程中避免了电极的移位，同时很可能因为电极类型的不同而产生更好的刺激效应。FDA 已经正式批准了被称为"Two Stages"的 SNM 测试方法。该方法主要包括两个步骤：2～3 周的周围神经刺激评估测试和永久性刺激器的移植（图 9-15）。

患者在术前、术后要求记录排便或排尿日记 2～3 周，记录排泄次数，所用时间，有无不尽感、腹胀、腹痛等。可以采取电话、问卷或来院复查等形式进行随访。在试验阶段，采取局麻下进行，患者取俯卧位，下腹部放置 1～2 个枕头。骶尾部常规碘酒酒精消毒，触诊确定恰当的骶骨标志，选择合适的骶神经孔，一般选择一侧 S₃，如果穿刺不成功或者未达到刺激点，可以换对侧，或者 S₂、S₄ 神经孔。1% 利多卡因局麻后，将穿刺针与体表呈 60° 角，针尾与中线平行，刺入神经孔。一般针尖再入 3～4cm，即达要求平面。接通体外调节器电源，调节刺激频率与强度，观察相应的骶神经刺激反应，确认穿刺位置。然后拔出针芯，更换植入性刺激电极，以 S₃ 为例，在 C 形臂 X 线机的引导下见植入性刺激电极的第三节位于第二或第三骶孔入盆腔处，对四个电极点进行测试刺激，并观察其反应。测试满意后，固定电极，拔出导引器套管。于右侧臀部局部浸润麻醉，取一长约 5cm 切口，将外接电源线与植入性电调节外接头连接，将其包埋至皮下，经皮下隧道并将外接电源线的起始部置于左侧臀部，缝合右侧皮肤切口。刺激器的参数通常波宽为 210μs，频率为 10～15Hz，电压强度根据个体进行调整，调整幅度从 0.1～10V，一般小于 3V 时获得感觉时效果

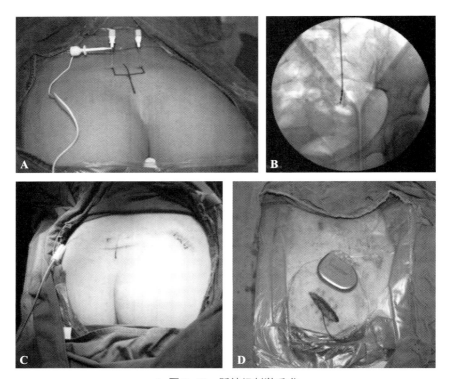

▲ 图 9-15　骶神经刺激手术
A. 穿刺定位；B. 植入电极定位；C. 体外刺激试验；D. 埋入永久刺激器

最佳。

对于排尿困难或失禁，记录 3～7d 的排尿日记，并与术前排尿日记作比较或关闭刺激器后的排尿日记状态作比较，如果急迫性尿失禁、尿频、尿急症状有 50% 的客观改善，以及主观症状明显改善，残余尿明显减少，表明 SNM 有效，考虑永久性植入起搏器。

对于便秘，经过临床 2～3 周的试验观察，如果患者能够达到以下指标：在不用泻药、灌肠和手助排便的情况下，患者自觉症状明显改善；每周的排便次数 ≥ 3 次，和（或）排便费力的次数减少 ≥ 50%，和（或）排便不尽感的次数减少 ≥ 50%。则可以考虑安置永久性刺激器。

对于大便失禁，试验观察 2～3 周，如果患者大便失禁次数或 1 周内的大便失禁天数减少 50% 以上，认为试验有效，即可考虑将临时完结刺激器更换为永久刺激器。

植入手术前患者必须完全了解该方法可能带来的好处与危险，以及刺激器电池 6～10 年的有限寿命。孕妇不适宜该方法，因为目前尚不知道神经刺激是否对胎儿产生影响；另外，MRI 检查也是神经刺激器植入的相对禁忌证。

更换永久刺激器的方法是扩大原右侧臀部切口，将外接电源连接线与植入性电极外接头断开，抽出外连接电源线，将骶神经调节器与植入性电极连接，并将调节器包埋至皮下，缝合臀部皮肤切口即完成手术。

五、SNM 治疗慢性便秘进展

慢性功能性便秘是临床常见的疾病之一，引起慢性便秘的病因很多，因此，通过临床观察，单纯的内科和外科治疗慢性便秘效果均有不足之处。随着对慢性便秘发病机制的不断研究，除了传统药物、手术等治疗方法外，生理调节治疗对慢性便秘的治疗作用逐步得到重视。从最初的生物反馈治疗到 SNM，其疗效已经得到多项临床研究支持。

2001 年 Jonas 等进行了一项前瞻性随机多中心试验中研究，评估 SNM 治疗特发性尿潴留的长期疗效，发现 SNM 对合并便秘症状的患者，改善了他们的便秘程度。2002 年，Kenefick 等首次报道 SNM 治疗成人难治性特发性便秘，3 周的短期观察效果良好。2010 年 Kamm 等在五个欧洲网站的前瞻性研究中，对 SNM 对慢性便秘的治疗效果进行了 28～55 个月的中期随访，发现 87% 的受试者便秘症状明显改善。同年，Dinning 等研究认为，SNM 可以诱发全结肠产生顺行蠕动波，促进粪便传输，从而治疗功能性便秘。Koch 等实验证明，SNM 可以提高直肠的敏感性，增加便意，从而改善便秘。Sharma 等在 2011 年发表了一项回顾性研究，11 例慢传输便秘患者接受 SNM 治疗，34 个月的随访观察，大便频率从平均每周 1 次增加到每周 4 次，其中 8 人完全停止了导泻剂的使用。2012 年，Govaert 等对 SNM 治疗便秘进行了最长 6 年的疗效和可持续性观察，虽然调节能量随时间有所增加，但是在随访期（中位数 37 个月）中持续改善，并且发现 SNM 对 STC 和 OCC 均有效。2013 年，Thomas 等临床研究也认为骶神经刺激是一种治疗便秘的有效方法。它同时被认为对慢运输型便秘和直肠排空障碍型便秘均有效，有效率高达 87%。2014 年，Ratto 等进行了为期 3 年的随访，显示接受 SNM 治疗的便秘患者症状均有所改善，健康状况提高显著，同时认为 SNM 对 OCC 效果更加显著。多项研究表明刺激骶神经可以提高直肠压力和乙状结肠压力，增强结直肠运动。笔者于 2013 年将该项技术在国内应用于慢性便秘和大便失禁的治疗，通过多年临床实践也发现骶神经刺激治疗可有效缓解便秘症状，对自发排便次数、排便时间和便秘症状评分具有显著改善，我们的发现 SNM 对各种类型的便秘都有治疗效果。

通过文献和我们的临床经验，SNM 不仅对慢性便秘有效，对大便失禁、盆底疼痛也有较好疗效。多项研究表明，SNM 对括约肌肌力不足，甚至是括约肌受到损伤导致完全无收缩功能的大便失禁均有效。对先天性肛门闭锁术后的大便失禁也有效果。SNM 对直肠顺应性也有影响。可以减少直肠顺应性的疾病，如硬皮病、放射性直肠炎和炎症性肠病引起的遗便。接受过结肠切除、前切除术或直肠脱垂手术的患者也曾因 SNM 而获得成功。但是，SNM 的效果是否长期有效性，就要考虑患者个体的生理和形态学改变。到目前为止，还无法在术前准确预测出接受 SNM 治疗的大便失禁患者，是否长期有效。

近年来，慢性盆底疼痛患者逐渐增多，多为肛肠术后出现的无阳性检查结果的持续性疼痛，推测盆腔疼痛综合征可能由组织缺血引起。由于 SNM 通过增加流向盆底、膀胱和肠道的血流量或直接抑制脊髓水平的疼痛通路可以减轻症状。有一些关于 SNM 在盆腔疼痛综合征治疗中成功的临床案例报道，包括间质性膀胱炎、慢性肛肠疼痛、睾丸疼痛以及外阴 / 阴蒂疼痛。但是有一部分慢性盆底痛患者，具有严重的心理疾患，对于这类患者，SNM 有可能促使抑郁状态的出现。由于对于该项疾病的治疗经验较少，其治疗效果还有待研究。

六、SNM 安全性

SNM 属于微创手术，一般不会有严重并发症，当出现不良事件后，可以去除刺激电极，患者返回术前状态，具有可逆性。目前尚无神经损伤的报道，主要问题有：电极移位、局部感染、局部疼痛、自主神经紊乱导致的头晕、恶心等并发症，但多不严重，拔除后即可消失。对神经刺激也有相关基础研究，发现长期植入该刺激电极后，光学显微镜下见植入组植入处骶神经根神经细胞结构保存良好，轴突无明显变性，无炎症细胞浸润及胶质瘢痕形成；透射电镜下观察，植入组髓鞘排列紧密，无脱髓鞘现象，神经元无核萎缩、核凹陷和异染色质增多等现象。免疫组织化学染色显示，与对照组相比，植入组植入处神经根中胶质纤维酸性蛋白、Bax、Bcl-2 和 Caspase-3 蛋白表达差异无显著性意义。后根神经纤维变性，骶神经根周围纤维结缔组织增生。电镜显示神经轴突正常，部分髓鞘有松散，粗面内质网和胶原分泌旺盛，提示纤维细胞增生。建议在达到治疗目的后，尽可能选择低电压和低频率的电刺激模式，减小对骶神经根的刺激强度。

综上所述，SNM 治疗顽固性便秘虽然机制不清，但其疗效确切，操作简单，具有可逆性，安全可靠，对患者的不良影响较小，具有良好的应用前景。结合我们自己的经验，考虑 SNM 的治疗设备是国外产品，价格昂贵是制约 SNM 临床推广的重要因素，因此要对 SNM 机制研究进一步深入，开展多中心研究，扩大临床病例数，关键是实现设备的国产化，降低医疗成本。目前国内也有通过中医电针疗法，通过深刺八髎穴也能收到一定的 SNM 效果。相信神经电调节技术在临床适应范围还会更广，一定会成为慢性难治性、功能性疾病治疗的重要一环。

（郑建勇　张　波）

第三节　盆底功能失调型便秘的生物反馈治疗

功能性便秘是消化系统的常见疾病之一，由于病因多样，发病机制复杂，传统医疗模式下其总体疗效欠佳，严重影响患者的生活质量。不同于慢传输型便秘，盆底功能失调型便秘患者具有正常的结肠传输功能，由于直肠肛门感觉异常或外括约肌、耻骨直肠肌在排便过程中的反常收缩导致的直肠排空障碍，临床表现为排便困难，如排便费力、便后不尽感及手助排便等。目前根据其病理特点分为两大类：第一类为盆底松弛综合征，包括直肠膨出、直肠黏膜内脱垂、直肠内套叠、会阴下降、肠疝、骶直分离、内脏下垂等；第二类为盆底痉挛综合征，包括耻骨直肠肌综合征、内括约肌失弛缓症等。盆底功能失调型便秘是一种常见的慢性功能性便秘。

盆底功能失调型便秘的传统治疗方法包括耻骨直肠肌切除术和肉毒杆菌毒素注射，有效率分别为 22%～25% 和 56%，并发症率为 25%～56% 和 28%，并有手术创伤，易导致肛周感染；前者需进行麻醉而后者每 8～12 周需重复注射 1 次，过量注射易致肛门失禁。新兴的生物反馈治疗方法是目前治疗盆底功能失调型便秘的主要手段。生物反馈治疗不仅有较高成功率（70%～89%）的同时没有任何并发症，已经成为盆底功能失调型便秘治疗的首选方案。

生物反馈疗法是根据操作性条件反射的原理建立起来的一种心理治疗方法，它是利用仪器将患者在通常情况下意识不到的与心理生理过程有关的某些生物信息，如肌电活动、直肠压力变化等反映出来，以视觉或听觉的方式显示给患者，训练患者通过对这些信息的认识，学会有意识地控制自身心理生理活动，调整机体功能、防治疾病。便秘生物反馈疗法是通过纠正不协调的排便行为，教会患者正常的排便动作，在排便时放松肛门外括约肌，协调肛门直肠的相互运动，促使盆底肌放松。经过反复训练和逐步提高训练的强度，同时配合心理护理及饮食护理，最终达到治疗的目的。

　　生物反馈治疗主要有肌电图生物反馈和压力介导的生物反馈两种方式，两者对于改善耻骨直肠肌矛盾收缩引起的症状和肛直肠功能有相同的疗效。患者对治疗的依从性和能否完成疗程是影响疗效的主要因素，而与是否合并其他盆底病变无关。Gilliland 通过对 194 例便秘患者的治疗发现，疗程长短及患者是否能坚持治疗与疗效密切相关，完成 2～4 次治疗者成功率仅 18%，而治疗 5 次以上的成功率达 44%，坚持整个疗程者的成功率为 63%。而与患者的年龄、性别、病程长短、会阴下降的程度、有无直肠膨出或肛直肠套叠无关，也与肛直肠静息压、缩榨压、肛管高压带的长度、感知阈或最大耐受量无关，影响生物反馈疗效的唯一重要因素就是患者能否坚持治疗。

一、临床评估

　　所有患者均详细记录治疗前后的粪便性状、排便次数和伴随症状，并进行评估；治疗后每月随访 1 次，连续≥ 3 个月。①粪便性状：根据 Bristol 大便性状图谱分型。1 型为分离的硬团，2 型为团块状，3 型为干裂的香肠状，4 型为柔软的香肠状，5 型为软的团块，6 型为泥浆状，7 型为水样便，其中 4、5 型为正常，其余为异常。②排便次数：每日 1～2 次或每 2 日 1 次为正常排便次数。③伴随症状：包括腹痛腹胀、排便费力、排便不尽、肛门坠胀、肛门阻塞感及肛周疼痛等。④肛管直肠压力测量：测定患者直肠感觉阈值、最大耐受容量、直肠肛门抑制反射、盆底肌收缩等。

　　盆底功能失调型便秘诊断标准：①符合罗马Ⅳ便秘诊断标准；②经过钡灌肠和（或）肠镜检查排除结、直肠和肛门器质性疾病；③经排粪造影和结肠传输实验证实为盆底功能失调型便秘；④排除全身性疾病对胃肠道功能的影响。

　　适应证：符合盆底功能失调型便秘诊断标准，愿意配合治疗者。

　　禁忌证：月经期，妊 3～5 个月以上；肛裂，肛周脓肿，不可回纳的直肠脱垂，骨盆创伤和肛门直肠术后 1 周左右；急性肠道感染以及左半结肠病变，潜在穿孔危险者；偏瘫，脊髓损伤，精神异常等不能合作的患者。

　　生物反馈治疗仪，见图 9-16。

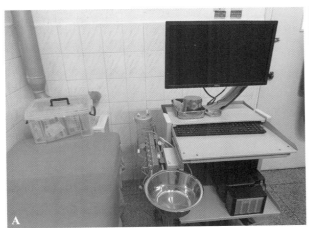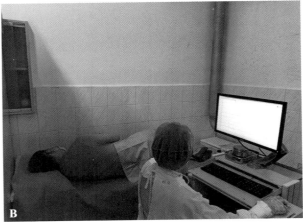

▲ 图 9-16　生物反馈治疗仪

　　治疗方法：患者左侧卧位，将"地线"捆在患者右侧大腿上 1/3 处，清洁肛区，在 3 点钟和 9 点钟位置使用 2 个表面电极；将导管表面涂润滑油后缓慢插入肛门 10cm 左右。Polygram Nettm

生物反馈治疗应用软件评估于肛门直肠功能并通过生物反馈模式显示开始前，要求患者保持放松 5min 时间，适应导管或插管插入状态，尽量避免咳嗽和说话等影响记录质量的动作。校正仪器后连接主机，采用压力 – 肌电模式，让患者观察屏幕，在医师指导下收缩和放松肛门肌肉，使自身肌电活动处于屏幕显示的正常肌电活动轨迹范围，依据视图进行肛门括约肌松弛和收缩的训练。患者每次治疗 60min 左右，第 1 周每天 1 次，第 2 周开始每周 2～ 3 次，1 个疗程 10 次；当患者连续 2 次生物反馈治疗中不观察屏幕做排便动作时可做到 10 次肛门外括约肌松弛，即可结束治疗，在家中继续训练。

二、心理和饮食辅助治疗

治疗前了解患者的心理活动及顾虑，通过沟通解除患者的心理负担，保持乐观的精神状态，耐心向患者解释生物反馈治疗目的、方法和注意事项，使患者有充分心理准备，治疗时协助患者摆好体位，使之尽量放松。治疗过程中应停止一切辅助通便药，调节饮食及排便习惯，增加饮食中粗纤维、维生素（如蔬菜、瓜类、麦麸等）多饮开水，每天定时排便。

三、疗效评估

排便次数及粪便性状疗效。①临床治愈：治疗后大便次数及性状恢复正常。②显效：治疗后大便次数及性状两者之一恢复正常。③有效：治疗后在大便次数及性状未恢复正常，但较前有所改善。④无效：不能脱离泻药，治疗后大便次数及性状均无改善。

便秘伴随症状疗效。①临床治愈：症状消失。②显效：症状明显改善。③有效：症状有改善。④无效：症状无改善。

肛门直肠测压评估。①有效：治疗后肛门直肠测压结果在正常范围内。②无效：治疗后肛门直肠测压结果无改善。

一项通过对我院与省内一家医院共同进行的对 46 例盆底功能失调型便秘患者进行生物反馈治疗，近期疗效满意。治疗后排便次数、粪便性状、伴随症状较治疗前有显著改善。治疗后患者每周自主排便次数由治疗前的平均 0.7 次 / 周增加到 6.3 次 / 周（$P < 0.05$）。44 例中 35 例患者每天可自主排便，大便性状均为柔软的香肠状或软的团块，达到临床治愈标准，治愈率 79.6%（35/44）；4 例患者排便情况症状显著改善，显效率为 9.1 %（4/44）；2 例有所改善，有效率为 4.5%（2/44）；3 例无效，无效率为 6.8%（3/44），总有效率 93.2%。便秘伴随症状变化疗效评估：44 例患者治疗前后多种便秘伴随症状均有明显改善，症状缓解总有效率为 79.5%～90.9%。便秘患者治疗后 3 个月行肛门直肠压力测定。结果显示，与治疗前比较，治疗后的直肠静息压、肛管静息压、直肠最大收缩压、初次排便感的直肠容量均有明显降低（$P < 0.05$），并且有 35 例（79.6%）盆底肌运动由反常收缩变为正常收缩。

Nehra 等报道在排便障碍和便秘患者中有 65% 存在心理障碍，说明功能性便秘具有重要的心理因素，心理辅助治疗在生物反馈治疗中占有重要的地位。广东、北京等地的调查也发现工作压力大，精神紧张，心理压力等是便秘患病的危险因素，可见精神减负势在必行。事实上，生物反馈训练本质上也是一种行为和心理治疗。此外，取得满意的治疗效果，良好的心理护理具有重要的地位和作用。通过心理护理建立护患之间的信任感，针对不正确的生活习惯，进行科学的生活方式指导，帮助患者早日摆脱便秘的困扰。综合有关文献和本组患者的治疗情况，笔者认为盆底功能失调型便秘的生物反馈治疗是一种新兴的生物行为治疗方法，其近期疗效满意。与传统手术治疗相比，具有相对非侵入性，易忍受，费用低，无须住院等优点，具有良好的社会效益，值得推广。

（黄忠诚　王勇帮　周　轲　罗维珍　张　玲　王爱明）

参 考 文 献

[1] 郑建勇, 张波, 李世森, 等. 骶神经调节术治疗顽固性便秘的应用进展 [J]. 中华结直肠疾病电子杂志, 2015, 4(2): 8–10.

[2] 卫中庆. 排尿功能障碍治疗的新亮点——骶神经调节 (排尿起搏器) 治疗技术 [J]. 中华医学信息导报, 2005, 20(13): 15.

[3] Patton V, Wiklendt L, Arkwright JW, et al. The effect of sacral nerve stimulation on distal colonic motility in patients with faecal incontinence[J]. British Journal of Surgery, 2013, 100(10): 1396–1405.

[4] Dinning PG, Hunt LM, Arkwright JW, et al. Pancolonic motor response to subsensory and suprasensory sacral nerve stimulation in patients with slow-transit constipation[J]. British Journal of Surgery, 2012, 99(7): 1002–1010.

[5] Takano S, Boutros M, Wexner SD. Sacral nerve stimulation for fecal incontinence[J]. Diseases of the Colon & Rectum, 2013, 56(3): 384–384.

[6] Gourcerol G, Vitton V, Leroi A M, et al. How sacral nerve stimulation works in patients with faecal incontinence[J]. Colorectal Disease, 2011, 13(8): e203–e211.

[7] Knowles CH, Thin N, Gill K, et al. Prospective randomized double-blind study of temporary sacral nerve stimulation in patients with rectal evacuatory dysfunction and rectal hyposensitivity[J]. Annals of Surgery, 2012, 255(4): 643–649.

[8] Kohli N, Patterson D. Interstim therapy: a contemporary approach to overactive bladder[J]. Reviews in Obstetrics & Gynecology, 2009, 2(1): 18–27.

[9] Giani I, Novelli E, Martina S, et al. The effect of sacral nerve modulation on cerebral evoked potential latency in fecal incontinence and constipation[J]. Annals of Surgery, 2011, 254(1): 90–96.

[10] Griffin KM, Pickering M, O'Herlihy C, et al. Sacral nerve stimulation increases activation of the primary somatosensory cortex by anal canal stimulation in an experimental model[J]. British Journal of Surgery, 2011, 98(8): 1160–1169.

[11] 王佐超. 脊髓损伤后选择性骶神经根电刺激对逼尿肌和括约肌作用的实验研究 [D]. 天津医科大学, 2002: 1–49.

[12] 侯春林, 张世民, 徐瑞生, 等. 骶神经根对盆底器官的选择性支配电刺激实验研究 [J]. 中国临床解剖学杂志, 2000, 18(3): 244–247.

[13] 刘明轩, 侯春林, 袁鸿宾, 等. 骶神经对下尿路的支配及功能影响的实验研究 [J]. 第二军医大学学报, 2016, 20(5): 298–300.

[14] 廖利民, 石炳毅. 骶神经刺激和神经调节治疗排尿功能障碍 [J]. 中华泌尿外科杂志, 2002, 23(10): 637–639

[15] 范振, 牛朝诗, 傅先明. 神经电刺激关键技术及其在神经外科中的应用 [J]. 立体定向和功能性神经外科杂志, 2014, 27(03): 185–189.

[16] 廖利民. 骶神经调节: 一种治疗排尿功能障碍的革新方法 [J]. 中国康复理论与实践, 2002. 8(5): 56–59.

[17] Ratto C, Fparello L. Sacral nerve stimulation is a valid approach in fecal incontinence due to sphincter lesions when compared to sphincter repair[J]. Diseases of the Colon & Rectum, 2010, 53(3): 264.

[18] Santoro GA, Infantino A, Cancian L, et al. Sacral nerve stimulation for fecal incontinence related to external sphincter atrophy[J]. Diseases of the Colon & Rectum, 2012, 55(7): 797.

[19] Maeda Y, Morten Høyer, Lundby L, et al. Temporary sacral nerve stimulation for faecal incontinence following pelvic radiotherapy[J]. Radiotherapy & Oncology, 2010, 97(1): 108–112.

[20] Holzer B, Rosen HR, Zaglmaier W, et al. Sacral nerve stimulation in patients after rectal resection-preliminary report[J]. Journal of Gastrointestinal

Surgery Official Journal of the Society for Surgery of the Alimentary Tract, 2008, 12(5): 921–925.

[21] Jonas U, Fowler CJ, Chancellor MB, et al. Efficacy of sacral nerve stimulation for urinary retention: results 18 months after implantation[J]. Journal of Urology, 2001, 165(1): 15–19.

[22] Kenefick NJ, Nicholls RJ, Cohen RG, et al. Permanent sacral nerve stimulation for treatment of idiopathic constipation[J]. British Journal of Surgery, 2002, 89(11): 882–888.

[23] Kamm MA, Dudding TC, Melenhorst J, et al. Sacral nerve stimulation for intractable constipation[J]. Gut, 2010, 59(3): 333–340.

[24] Govaert B, Maeda Y, Alberga J, et al. Medium-term outcome of sacral nerve modulation for constipation[J]. Diseases of the Colon & Rectum, 2012, 55(1): 26–31.

[25] Ratto C, Ganio E, Naldini G. Long-term results following sacral nerve stimulation for chronic constipation[J]. Digestive & Liver Disease, 2015, 17(4): 320–328.

[26] Varma JS, Binnie N, Smith MAN, et al. Differential effects of sacral anterior root stimulation on anal sphincter and colorectal motility in spinally injured man[J]. British Journal of Surgery, 2010, 73(6): 478–482.

[27] Kamm MA, Dudding TC, Melenhorst J, et al. Sacral nerve stimulation for intractable constipation[J]. Gut, 2010, 59(3): 333–340.

[28] Fassov JL, Lundby L, Laurberg S, et al. A randomized, controlled, crossover study of sacral nerve stimulation for irritable bowel syndrome[J]. Annals of Surgery, 2014, 260(1): 31–36.

[29] Fassov J, Brock C, Lundby L, et al. Sacral nerve stimulation changes rectal sensitivity and biomechanical properties in patients with irritable bowel syndrome[J]. Neurogastroenterology & Motility, 2014, 26(11): 1597–1604.

[30] 张波, 郑建勇, 崔露, 等. 骶神经刺激对慢性功能性便秘自主神经功能影响观察[J]. 中华结直肠疾病电子杂志, 2018, 7(6): 552–556.

[31] Ganio E, Masin A, Ratto C, et al. Short-term sacral nerve stimulation for functional anorectal and urinary disturbances: results in 40 patients: evaluation of a new option for anorectal functional disorders[J]. Diseases of the Colon & Rectum, 2001, 44(9): 1261–1267.

[32] Dinning PG, Lubowski DZ, Cook IJ. Sacral nerve stimulation induces pan-colonic propagating pressure waves and increases defecation frequency in patients with slow-transit constipation[J]. Colorectal Disease, 2010, 9(2): 123–132.

[33] Koch SMP, Gemert WGV, Baeten CGMI. Determination of therapeutic threshold in sacral nerve modulation for faecal incontinence[J]. British Journal of Surgery, 2010, 92(1): 83–87.

[34] Sharma A, Liu B, Waudby P, et al. Sacral neuromodulation for the management of severe constipation: development of a constipation treatment protocol[J]. International Journal of Colorectal Disease, 2011, 26(12): 1583–1587.

[35] Dudding TC, Thomas GP, Hollingshead JRF, et al. Sacral Nerve Stimulation: an effective treatment for chronic functional anal pain?[J]. Colorectal Disease, 2013, 15(9): 1140–1144.

[36] Dudding TC. Future indications for sacral nerve stimulation[J]. Colorectal Disease the Official Journal of the Association of Coloproctology of Great Britain & Ireland, 2011, 13(Supplement s2): 23–28.

[37] Liberman D, Singh R, Siegel SW. Neuromodulation for Pelvic Pain and Sexual Dysfunction[J]. Current Bladder Dysfunction Reports, 2016, 11(2): 187–193.

[38] Kenefick NJ, Vaizey CJ, Cohen CRG, et al. Double-blind placebo-controlled crossover study of sacral nerve stimulation for idiopathic constipation[J]. British Journal of Surgery, 2002, 89(12): 1570–1571.

[39] Yan P, Yang X, Zheng W, et al. Prolonged electrical stimulation causes no damage to sacral nerve roots in rabbits[J]. Neural Regen Res, 2014, 9(12): 1217–1221.

[40] 闫鹏, 郑伟东, 张季凯, 等. 长期置入骶神经根刺激电极的兔组织学变化及其安全性[J]. 中国组织工程研究, 2013(37): 6587–6593.

[41] 王诗波, 侯春林, 雷波, 等. 长时间电刺激后骶神经根的结构观察及临床意义[J]. 中华显微外科杂志, 2004,(4): 31–33+86.

[42] 张波, 郑建勇, 沈云天, 等. 非植入性骶神经刺激和电针八髎穴治疗慢性便秘的效果比较[J]. 结直肠肛门外科, 2019, 25(5): 506–512.

[43] 房志学, 黄忠诚. 多学科协作模式下慢性便秘的诊治[J]. 中华胃肠外科杂志, 2017, 20(12): 1342–1344.

[44] 黄忠诚, 刘祺, 苏冀, 等. 成人型巨结肠与慢性便秘 [J]. 腹部外科, 2011, 24(3): 142-143.

[45] 黄忠诚. 从转化医学的理念谈便秘的诊治 [C]. // 第六届全国便秘基础研究与临床诊治新概念专题论坛论文集. 2012: 1-6.

[46] 中华医学会消化病学分会胃肠动力学组. 我国慢性便秘的诊治指南 (草案)[J]. 中华胃肠病学杂志, 2002, 7(5): 306- 308.

[47] Longstreth GF, Thompson WG, Chey WD, et al. Functional bowel disorder[J]. Gastroenterology, 2006, 130(5): 1480-1491.

[48] 周吕, 柯美云. 神经胃肠病学与动力 [M]. 北京 : 科学出版社, 2005: 816.

[49] Lau CW, Heymen S, AlabazO, et al. Prognostic signifi-canceofrectocele intussusception and abnormalperinealde-scentin biofeedback treatmentfor constipated patients withparadoxicalpuborectaliscontr action[J]. Dis Colon Rectum, 2000, 43(4): 478-482.

[50] 黄忠诚, 刘祺, 罗维珍等. 盆底功能失调型便秘的生物反馈治疗 [J]. 中国普通外科杂志, 2007, 16(12): 1184-1187.

[51] Nehra V, Bruce BK, Rath Harvey DM, et al. Psychological disorders in patients with evacuation disorders and constipationin a tertiary practice[J]. Am J Gastroenterol, 2000, 95(7): 1755-1758.

[52] 郭晓峰, 柯美云, 潘国宗, 等. 北京地区成年人慢性便秘流行病学调查及相关因素分析 [J]. 基础医学与临床, 2001, 21(增刊): 106-108.

[53] 王爱明, 黄忠诚, 唐佳新, 等. 盆底肌功能失调型便秘的生物反馈治疗及护理 [J]. 结直肠肛门外科, 2007, 13(2): 93-95.

第 10 章　肠道菌群与慢性便秘关系的研究进展

一、肠道菌群概述

肠道菌群是肠道内微生物群落的总称，是近年来生物学、医学、生物信息学等领域的研究热点之一。肠道菌群是维持人体生命健康所必需的重要环境因素。人体肠道内携带约 1.5kg 的共生细菌，超过数千种不同的菌群，密度达到 $10^{11} \sim 10^{12}$/ml，其中以细菌为主，占 90% 以上。肠道菌群成分复杂，主要由 4 种细菌门类构成，其中以厚壁菌门为主（占 50%～75%），其次是拟杆菌门（占 10%～50%）、放线菌门（占 1%～10%）和变形菌门（常少于 1%）。它的组成受年龄、饮食、环境、性别、种族和微生物群落与其寄主之间共同进化的影响。人体内肠道菌群与宿主互利共生，为宿主健康提供多种益处。

肠道菌群可以为宿主提供营养和能量。它能够分解食物中的糖类和难消化的低聚糖，合成丁酸、丙酸和乙酸盐等短链脂肪酸（short-chain fatty acid，SCFA），为肠道上皮提供丰富的能量。肠道菌群可以合成必需的维生素（B 和 K）、烟酸、生物素和叶酸，并完成胆汁酸的肠肝循环。

肠道菌群可以促进免疫系统的成熟。与常规饲养的小鼠相比，无菌小鼠表现出严重的肠道免疫系统发育受损：由于杯状细胞数量的减少，无菌小鼠的上皮内淋巴细胞数量大大减少，派伊尔斑和隐斑的大小和数量减少，隐窝结构改变，并且黏液厚度减小。微生物群定植可以修复免疫系统的缺陷和异常，诱导无菌小鼠免疫系统的成熟，例如丝状分枝杆菌（segmented flamentous bacteria，SFB）可以在肠黏膜表面黏附，诱导 IgA 的产生，促进 Th17 细胞的分化，刺激黏膜免疫应答的成熟。另外肠道菌群及其衍生物能通过模式识别受体（pattern recognition receptor，PRR）诱导黏液及抗菌肽等分子表达；表明肠道菌群能促进肠道免疫系统的发育。

肠道菌群可以调节肠道免疫系统的先天和适应性免疫反应。微生物相关分子模式（microbial-associated molecular pattern，MAMP）可以被肠上皮细胞和固有层中的髓样细胞所识别，进而诱导多种反应，其中包括组织修复和产生抗菌肽。病原相关分子模式（pathogen-associated molecular pattern，PAMP）被先天免疫细胞和肠道上皮细胞所表达的 PRR 所识别，包括 Toll 样受体（toll-like receptor，TLR）和的 Nod 样受体（nucleotide-binding oligomerization domain-like receptor，NLR），激活核转录因子 NF-κB，调控细胞因子分泌，上调免疫细胞协同刺激因子的表达和增强抗原提呈功能。肠道菌群的特定组分例如 SCFA、脂多糖（lipopolysaccharide，LPS）和鞘脂可以刺激 B 细胞转换为产生 IgA 的浆细胞，诱导 T 细胞分化为 Th17 细胞，并促进调节性 T 细胞（regulatory T cell，Treg）增殖和分化。研究发现结肠中绝大部分的 Treg 可以识别来自梭菌、拟杆菌和乳杆菌的抗原，而抗生素饲喂清除肠道菌群、减少梭菌属成员，能够显著降低 Treg 细胞的数量并改变其 T 细胞受体（TCR）谱的多样性。抗原提呈细胞（antigen-presenting cell，APC）也依靠微生物群来组织免疫反应。另外，肠道菌群还有助于宿主防御病原体，它通过产生抗菌因子并发挥定植抗性，拮抗潜在的病原菌的营养和受体来阻止其生长。

在肠道微生物失衡的情况下，肠道会发生营养不良，并显示菌群不足和致病细菌的流行，从而诱发或加重许多慢性疾病，包括慢性便秘。

二、慢性便秘中肠道菌群的改变

肠道菌群失调可能是便秘发生的一种可能的病理机制。据报道，慢性便秘患者肠道微生物的结构和组成发生了变化，便秘和非便秘个体之间肠道菌群的结构和功能也有所不同。例如，与健康对照组相比，患有功能性便秘的成年人中双歧杆菌和乳杆菌的数量明显减少，而拟杆菌的数量却增加了。Mancabelli L 等发现，慢性便秘患者的肠道菌群中的拟杆菌、罗斯菌和粪球菌已被消耗掉，但是参与产氢、甲烷生成和甘油降解的菌群却表现出很高的丰度。然而，Ren 等发现，在"门"的水平上，便秘小鼠的微生物组显示出厚壁菌门的丰度增加而拟杆菌门和变形菌门的丰度降低。在"科"的水平上，便秘小鼠中的乳杆菌科和双歧杆菌科丰度增加，S24-7 菌群和普雷沃菌减少。其中 Prevotella 9 是便秘患者中特征性减少的细菌。这些改变可能通过改变肠道中可获得的生理活性物质的数量和肠道代谢环境，影响肠道蠕动和肠道的分泌功能。

三、慢性便秘中肠道菌群代谢产物的变化

肠道菌群可以代谢宿主自身无法代谢的物质，并参与宿主代谢而产生一系列代谢产物，例如胆固醇和胆汁酸代谢及激素代谢。一些代谢产物在维持肠道中水和电解质的平衡、肠道菌群的正常结构，甚至抗炎，肠道功能和免疫调节方面起着关键作用。益生菌可以在肠道内生成有机酸、修复和促进肠道的功能，降低肠腔的 pH 值，调节肠道的神经肌肉活性，增强肠道的蠕动，进而促进肠道消化和吸收功能；同时能有效抑制肠道内腐败菌的生长，改善肠道环境，使得粪便松软而利于排泄。越来越多的证据表明肠道菌群失衡与慢性便秘的发生密切相关。因此，有必要探索肠道微生物群代谢物的变化与宿主疾病之间的关系，以改善慢性便秘的预防和治疗。肠道菌群与宿主相互作用产生许多代谢产物，例如 SCFA、胆汁酸、胆碱代谢物、酚、酚衍生物、萜类化合物、多胺、脂质、维生素和激素。短链脂肪酸和甲烷对便秘患者的胃肠（GI）运动有直接的调节作用。但是，只有少数研究报道了与慢性便秘有关的可能代谢物，以及它们之间的因果关系和机制。Bhattarai Y 等发现细菌代谢物色胺通过激活近端结肠中的 5- 羟色胺受体 4（5-HT$_4$R）来增加阴离子依赖性液体的分泌并加速宿主胃肠道的转运。肠道细菌产生的饱和长链脂肪酸（saturated long-chain fatty acid，SLCFA）也增强了大鼠结肠的收缩并增加了大便的频率。

四、慢性便秘菌群改变的机制

由于便秘患者的粪便在肠道内滞留时间较长，致使肠道菌群的数量和种类有所改变；而细菌的代谢分子短链脂肪酸和甲烷在慢性便秘的发病过程中起着重要的作用。1989 年，Binder H J 等通过小鼠实验，发现短链脂肪酸中的丁酸可以刺激结肠对水的吸收使粪便干硬，同时，丁酸还可以抑制结肠平滑肌收缩而引起慢传输型便秘。粪球菌和柔嫩梭菌均可有共同的代谢产物丁酸。产甲烷菌主

要是史氏甲烷短杆菌，其在粪便中的比例与呼出的甲烷含量呈正相关。越来越多的动物研究发现，用甲烷体外处理肠道组织后，肠道蠕动速度明显减慢，推测甲烷可引起肠道非推进性收缩，减慢近端肠道运动。Attaluri 等及 Sahakian 等的研究均表明肠道菌群的甲烷排泄会减慢肠道蠕动速度，从而引起便秘性肠易激综合征。亦有多项研究肯定了产甲烷菌与便秘型肠易激综合征的关联。2011 年，De Filippo 课题组为了揭示饮食对肠道菌群的影响，比较了非洲农村地区儿童（以素食为主）和欧洲城市儿童（以非素食为主）的肠道菌群。结果显示欧洲儿童体内普雷沃菌组显著下降，从而推测出，普雷沃菌的丰度与饮食中纤维含量成正相关。而纤维素的缺乏正是便秘的发病机制之一，因此，普雷沃菌的丰度下降侧面反映了便秘患者的病因。益生菌的减少也会直接引起便秘。由于益生菌可以在肠道内生成有机酸，具有修复和促进肠道的功能，同时，益生菌可调节肠道的神经肌肉活性，增强肠道的蠕动，进而促进肠道消化和吸收功能；此外，益生菌还能改善肠道环境，使得粪便松软而利于排泄。如双歧杆菌是人肠道的优势生理性菌，该菌具有促进营养物质吸收、增强机体免疫力、清除内毒素、润肠通便等作用。双歧杆菌能酵解寡糖等产生乳糖和醋酸，它们可促进肠道运动，使粪便连续不断地推向肛门，最后排出体外。当肠道微生物群受到破坏，双歧杆菌等常住厌氧菌数量下降，难消化的寡糖在大肠中堆积，就会出现腹胀、腹痛、便秘等症状。侯翔宇等研究表明长期肠道传输缓慢，引起肠道细菌繁殖，正常菌群比例失调，有益菌的比例失调，影响营养代谢，导致肠道动力下降，加重便秘症状。

五、脑 – 肠 – 菌群轴与慢性便秘的发生

最新研究表明，肠道菌群的变化可能会影响大脑的生理、行为和认知功能。目前，肠道菌群与大脑之间的确切沟通机制尚未完全理解和阐明。一般来说，肠道菌群不仅通过神经系统对大脑产生影响，而且还通过内分泌系统、免疫系统和代谢系统发挥作用。肠道和大脑之间的双向沟通被称为肠 – 脑轴。肠 – 脑轴和肠道菌群的相互作用被称为脑 – 肠 – 菌群轴（brain–gut–bacteria axis，BGBA）。2013 年，美国启动了一项关于 BGBA 的特别研究项目。从那时起，这一领域，特别是肠道菌群与大脑之间的相互作用，逐渐成为神经科学的焦点。肠道菌群的种类、数量紊乱可以影响肠神经系统（ENS）和中枢神经系统（CNS），脑代谢性疾病及精神障碍也可导致肠道菌群失衡，从而表明存在 BGBA。

BGBA 包括中枢神经系统、神经内分泌 – 神经免疫系统、自主神经系统、肠神经系统和肠道菌群。中枢神经系统是胃肠道功能调控的高级神经中枢，能够接收内外环境变化时传入的各种刺激，将各种刺激整合后通过自主神经系统和神经内分泌系统的下丘脑 – 垂体 – 肾上腺轴（hypothalamic-pituitary-adrenal，HPA）将其调控信息传递给肠神经系统，或直接作用于胃肠道效应细胞，从而对胃肠平滑肌、腺体、血管起调节作用。胃肠道腺体、免疫细胞在以上神经调控作用下分泌胃肠激素、细胞因子，改变肠道环境，致使肠道菌群组成及功能变化。肠道菌群的变化又可以反过来引起神经系统和肠功能的改变。由于肠道菌群可以作为一个独立变量，并有意识地进行改变，因此目前的研究更多地关注微生物在 BGBA 中的作用。

1. 肠道菌群对神经系统的影响

肠道菌群在脑 – 肠轴调节中发挥关键作用，会对宿主的应激反应、焦虑、抑郁和认知功能产生重要影响。中枢和肠神经系统的生长、发育、活性及神经递质的释放均受肠道菌群的影响，肠道菌

群可影响人体应激系统（如 HPA 轴）的成熟与活性，可导致胃肠功能的紊乱。肠道菌群失调可能引发包括多发性硬化症、帕金森病和自闭症等多种中枢神经系统疾病。而中枢和肠神经系统、应激系统也可反向调节肠道菌群的平衡，最终影响结肠的功能，甚至引发功能型便秘。

(1) 肠道菌群影响脑神经细胞的生长和发育：神经系统的生长发育直接或间接与肠道微生物及其代谢产物有关，但肠道菌群如何影响脑功能的机制目前仍不明确。细菌的代谢产物短链脂肪酸（SCFA）可能是影响神经系统生长发育的途径之一。研究发现，大脑神经元中存在 SCFA 受体 GPR41 和 GPR43，双歧杆菌可增加肠道 SCFA 的产生，并促使大脑中 SCFA 的含量明显增加。有研究发现，功能型便秘患者结肠中的 SCFA 和 SCFA 受体明显降低。因此在治疗功能型便秘时，给予果胶（水溶性膳食纤维，经结肠细菌分解为 SCFA）联合粪菌移植，可明显改善功能型便秘的症状。目前，也有研究者开展粪菌移植联合果胶对中枢神经系统的影响的基础研究，以期为临床功能型便秘合并精神心理障碍疾病的患者的治疗提供一定的理论依据。

(2) 肠道菌群对肠神经系统的影响：研究发现，在无菌的大鼠中，肠神经元明显降低，肠道动力下降，传入神经元的兴奋性衰减；而给予移植正常大鼠粪便后，可逐渐增加其神经元的数量和传入神经元的兴奋性，增强肠道动力。同时，在无菌大鼠中，肠神经胶质细胞的发育及其进入肠道黏膜的能力均明显受损；给予恢复无菌大鼠肠道菌群后，肠神经胶质细胞的密度将恢复正常。如肠道菌群在出生 3 天后仍未建立，肠道神经元的数量将下降。肠神经系统的生长、发育及活性受细菌的代谢产物如肠道 SCFA、肠道胆汁酸以及肠道 Toll-like 受体（TLR）所影响。可见肠道菌群及其代谢产物对于肠道神经系统的生长、发育与活性具有重要的作用。

(3) 肠道菌群对 HPA 轴的影响：目前，HPA 轴对胃肠道作用的研究主要集中在肠易激综合征中，尚无功能型便秘患者 HPA 轴的相关研究。已有研究发现，给予无菌大鼠双歧杆菌治疗后，HPA 轴对应激的高反应可明显降低。共生菌可影响出生后大鼠的 HPA 应激反应的成熟。肠道菌群失衡可导致全身免疫炎性反应的失衡，明显增加机体 HPA 轴对应激的反应。另有最新研究发现，通过大鼠移植功能型便秘患者的菌液 3 周后，血浆中促肾上腺皮质素（ACTH）和皮质酮明显增加，结肠运动功能明显受损。由此间接推测，功能型便秘患者存在 HPA 轴的异常，肠道菌群可影响 HPA 轴的活性。

(4) 肠道菌群对神经递质的影响：神经营养因子 5- 羟色胺酸（5-HT）及其受体的改变胃肠道动力障碍性疾病及诸多神经精神性疾病的共同发病机制。人体约 95% 的 5-HT 在肠道中合成，产芽孢菌属是结肠和血液中 5-HT 的重要生产者。肠道中特定菌群可以通过影响色氨酸羟化酶 Tph2 的表达，调控宿主肠道 5-HT 的合成，从而影响结肠动力。研究报道，肠道细菌尤其是肠道菌群的代谢产物肠道短链脂肪酸，可促进肠上皮内源性嗜铬细胞分泌 5-HT。大脑中 5-HT 的功能和症状也受肠道菌群的影响，如在抑郁症患者中，5-HT 水平明显降低与肠道另枝菌属（拟杆菌属）增加有密切联系；另枝菌属可影响 5-HT 前体色氨酸的生成。而肠道双歧杆菌可增加色氨酸的水平，从而影响中枢 5-HT 的生成和转运。通过给予正常大鼠移植功能型便秘患者的粪便后发现，大鼠结肠粪便菌群出现明显失调，结肠 Caco-2 细胞 5-HT 转运体（SERT）的表达升高，结肠运动功能明显降低。5-HT 也具有反向调节胃肠道的功能，大脑中 5-HT 可调节胃肠道电解质的吸收和转运，维持液体平衡，改变胃肠道动力和胃肠道黏膜的通透性。也有研究报道，5-HT 转运蛋白（5-HTT）的异常同样可影响肠道菌群的平衡。

2. 神经系统对肠道菌群的影响

中枢神经系统可通过交感和副交感神经调节肠道和肠神经系统，也可通过 HPA 轴、交感 – 肾上腺轴和下行单胺能通路来影响胃肠道的功能。此外，中枢神经系统还可通过宿主神经元及神经内分泌信号包括儿茶酚胺、5-HT、强啡肽、γ- 氨基丁酸和细胞因子，通过神经元、免疫细胞和肠嗜铬细胞释放到肠腔，影响肠道环境。常见方式如下。①儿茶酚胺：不同的应激可增加肠腔儿茶酚胺的浓度，体外研究证实，儿茶酚胺可改变一些病原菌的增殖活性；②影响迁移性运动复合物损伤：导致细菌过度繁殖，改变胃肠道的微生态环境，从而影响小肠的运动功能；③影响肠黏膜的厚度及黏膜层的质量：调节肠黏膜分泌功能；④影响肠道免疫系统：直接调节如肠道巨噬细胞和肥大细胞等免疫细胞对肠道细菌的反应，进而间接影响肠上皮细胞功能。研究报道，在应激状态下，肠上皮细胞通透性改变、更易出现细菌易位和诱导肠黏膜的免疫炎性反应。在慢传输型便秘患者中，自主神经可降低巨大移动波的形成，而在腹泻患者中，自主神经可增强结肠巨大移动波。

3. 脑功能异常与功能性便秘的关系

精神紧张、心理压力大是功能性便秘的病因之一，其机制可由 BGBA 概念解释。精神紧张引起交感神经兴奋，从而抑制肠神经系统活动。肠神经系统可分泌抑制性神经递质，如一氧化氮、血管活性肽，进而引起胃肠运动减弱、黏膜分泌减少，促使慢传输型便秘的发生。胃肠运动减弱亦可导致肠道菌群繁殖加快、向上移位。细菌代谢产生更多的一氧化氮等抑制性神经递质，加重便秘的进展。另一方面，便秘患者的粪块积滞于结直肠，可引起神经反射性症状，如腹胀、食欲减退、恶心、头晕、疲乏等，这些也是肠神经系统反馈至中枢神经系统的体现。

目前已有较多的研究证实，精神性疾病患者由于疾病本身及药物所致的功能型便秘发生率较高，结肠腔内菌群明显失衡。已有报道精神障碍症状包括以下几种情况。

(1) 抑郁和焦虑：2012 年我国一项多中心调查研究显示，全国慢性便秘患者中近 3 个月来存在情绪沮丧的人群占 38.3%，经常或绝大多数时间感到情绪低落的人群占 9.4%。抑郁症患者合并功能性便秘的患者达 27%～60%。

(2) 睡眠障碍：约 46.83% 的功能性便秘患者存在明显的睡眠障碍，睡眠障碍可加重焦虑和抑郁情绪，影响便秘患者的生活质量，睡眠障碍可进一步影响胃肠功能。

(3) 躯体化障碍和强迫症：便秘患者大脑半球的前脑存在不对称的活动异常，可以导致躯体化障碍和强迫症。

(4) 认知功能障碍：功能性便秘还可导致视觉传输和信息处理过程的异常，从而导致认知功能的障碍。功能性便秘与脑功能异常间的因果关系需要加以鉴别，不同的因果关系，其治疗的侧重点必定具有差异。因此功能性便秘的诊疗过程中，不仅需关注结肠本身，同时需要关注脑功能状态。

六、慢性便秘的微生态治疗

便秘微生态治疗是一种新兴的治疗理念，是通过改善肠道菌群平衡，促进自发性肠蠕动、减弱粪便酶活性，从而有效的解决便秘问题。多数研究表明，便秘患者的有益菌减少、肠道菌群物种丰富度降低。如 Dimidi E 等的研究发现，与对照组相比，患有功能性便秘的成年人中双歧杆菌和乳杆菌的数量明显减少，而拟杆菌的数量却增加了。黄林生等的研究发现慢性功能性便秘患者肠道菌群丰度显著低于健康人群，肠道菌群在门水平上放线菌门丰度显著增加、变形菌门丰度显著降低，在属水平上发现 20 个菌属存在显著差异。

肠道菌群的改变可能导致了便秘和便秘的相关症状，因此对肠道菌群的调节对肠道功能性疾病的治疗有积极作用。诸如益生菌、益生元、合生元和粪便微生物群移植等微生态疗法可用于调节肠道菌群。

（一）益生菌

益生菌是指能促进肠道内菌群平衡、对人体起到有益作用的菌类制剂。王育光等对 98 例功能性便秘患者的治疗研究发现，与单纯应用一般治疗相比，联合应用复方嗜酸乳杆菌（益君康）可以明显提高治疗效果，且患者的治疗满意度高，具有较高的临床实践价值。Wang 等的研究发现，便秘小鼠用双歧杆菌 CCFM 669 和 667 处理后，乳酸菌的相对丰度增加，梭菌的相对丰度降低。该益生菌可通过增加丁酸和丙酸的浓度并黏附肠上皮细胞来缓解便秘症状。Whorwel 等的研究表明婴儿双歧杆菌可以缓解便秘型肠易激综合征妇女的便秘症状。

1. 商品名称：**美常安**

通用名称：枯草杆菌二联活菌肠溶胶囊

生产企业：北京韩美药品有限公司

英文名称：Live Combined Bacillus Subtilis and Enterococcus Faecium Enteric-coated Capsule

主要成分：本品为复方制剂，其主要组成成分：每粒（250mg）胶囊中含粪肠球菌 R-026（4.5×10^8 个）、枯草杆菌 R-179（5.0×10^7 个）共活菌 5 亿个。

适应证：治疗肠道菌群失调（抗生素、化学治疗药物等）引起的腹泻、便秘、肠炎、腹胀，消化不良、食欲缺乏等。

药理毒理：本品含有两种活菌——粪肠球菌和枯草杆菌，这两种菌是健康人肠道中的正常菌群成员。服用本品可直接补充正常生理活菌，抑制肠道内有害细菌过度繁殖，调整肠道菌群。临床研究显示，本品对成人急、慢性腹泻有一定的治疗作用。

2. 商品名称：**金双歧**

通用名称：双歧杆菌乳杆菌三联活菌片

英文名称：Live Combined Bifidobacterium and Lactobacillus Tablet

主要成分：长型双歧杆菌、保加利亚乳杆菌和嗜热链球菌。三种活性成分均按批准的制造及检定规程自行生产得到。

适应证：用于治疗肠道菌群失调引起的便秘、腹泻、慢性腹泻及抗生素治疗无效的腹泻。

药理毒理：金双歧含长型双歧杆菌、保加利亚乳杆菌及嗜热链球菌，双歧杆菌通过磷壁酸与肠黏膜上皮细胞相互作用，紧密结合，与其他厌氧菌结合共同占据肠黏膜表面，形成一个生物膜屏障，阻止致病菌及条件致病菌的定植及入侵。其代谢过程中产生大量的乳酸和醋酸，有利于抑制致病菌生长。维持肠道菌群平衡；双歧杆菌能合成多种维生素，增加人体营养；激活机体吞噬细胞的吞噬功能，提高机体免疫力。金双歧可直接补充人体肠道内正常的生理性细菌，调整肠道菌群平衡；抑制并清除肠道中对人体有潜在危害的菌类甚至病原菌。

3. 商品名称：**复方嗜酸乳杆菌片（益君康）**

通用名称：复方嗜酸乳杆菌片

英文名称：Compound Eosinophil-Lactobacillus Tablet

主要成分：本品为复方制剂，每片含嗜酸乳杆菌 5×10^6 个。辅料为：淀粉、蔗糖。

适应证：用于肠道菌群失调引起的肠道功能紊乱，如便秘、轻型急性腹泻等。

药理毒理：本品是由中国株嗜酸乳杆菌、日本株嗜酸乳杆菌、粪链球菌和枯草杆菌等四种菌粉组成的复方片剂。为肠道菌群调整药，可分解糖类产生乳酸，提高肠道酸度，从而抑制肠道致病菌繁殖。

4. 商品名称：丽珠肠乐

通用名称：双歧杆菌活菌胶囊

主要成分：每粒含青春型双歧杆菌活菌 0.5 亿，辅料为乳糖、硬脂酸镁。

适应证：主要治疗肠道菌群失调引起的急慢性腹泻、便秘，也可用于治疗急慢性肠炎、肠易激综合征，以及辅助治疗因肠道菌群失调所致内毒素血症和胃肠功能紊乱。

药物毒理：双歧杆菌活菌能在肠道内定植，与肠上皮细胞特异性结合，占据肠黏膜表面，构成生物学屏障，阻止各种致病菌和条件致病菌的定植和入侵，产生醋酸，降低肠道内的 pH，重新建立和增强肠道内有益菌群的优势，纠正菌群失调，减少肠源性毒素的产生和吸收。

（二）益生元

益生元是指一些不被宿主消化吸收却能够选择性地促进体内有益菌的代谢和增殖，从而改善宿主健康的有机物质。益生元在结肠被有益菌发酵产生大量的短链脂肪酸，可降低肠道 pH 并提高肠道内渗透压，使肠道内容物大量吸收，从而增加粪便体积和含水量，同时还会刺激肠道蠕动，促进排便，起到缓解便秘的作用。比较常用的益生元有低聚果糖（FOS）、低聚半乳糖（GOS）、菊粉、人乳低聚糖、抗性淀粉、膳食纤维，以及具有调节肠道菌群作用的非碳水化合物。不同的益生元因结构、组成、聚合度、糖苷键及干预剂量的不同，功能也会存在差异。如郝红伟等对菊粉、低聚异麦芽糖、低聚半乳糖改善肠道健康的作用进行了比较，结果发现，3 种益生元均可不同程度地改善肠道健康，其中低聚异麦芽糖的效果更佳。Antic 等研究了菊粉对便秘患者的影响，结果发现，通过每天 12g 连续 4 周的菊粉干预后，患者的排便频率明显增加，同时粪便软化，慢性便秘和肠道功能紊乱得到了改善。Costabile A 等的研究发现，干预剂量为 8～20g 的聚葡萄糖能够有效的缓解便秘。Huang P 等发现用乳果糖治疗产后便秘患者后，便秘症状的改善明显优于对照组，如缓解时间增加，无便秘天数延长和排便时间减少。Vandeputte D 等的研究发现，菊粉型果聚糖对人类肠道菌群（尤其是双歧杆菌、厌氧菌和嗜酸性菌）表现出选择性作用，并改善了便秘相关的生活质量指标。

1. 商品名称：奘灵水苏糖

主要成分：是利用生物技术从植物中提取的功能性双歧因子，功能性成分由水苏糖及少量棉籽糖组成，其中水苏糖含量大于 80%，棉籽糖含量为 8%～10%。

适应证：便秘、肠炎、腹泻腹胀、肠易激综合征等。

作用机制：奘灵水苏糖被称为"新一代超强双歧因子"。其能被双歧杆菌选择性的酵解利用而以 40 倍递增的速度增殖人体肠道内的双歧杆菌等有益菌，抑制有害菌的产生，调节肠道微生态平衡，能迅速改善人体消化道内环境。

功效：解决便秘，止腹泻，预防结肠炎。

2. 商品名称：低聚果糖益生元

主要成分：低聚半乳糖（3%）、低聚果糖（3%）、聚葡萄糖（2%）、抗性糊精（37%）、麦芽糊精、草莓水果粉、二氧化硅。

作用机制：低聚果糖能够改善肠道内菌群环境，它能促进肠内双歧杆菌等有益菌的增殖，抑制有害菌的生长；减少或抑制肠内腐败物质的产生，抑制有害细菌的生长，调节肠道平衡。低聚果糖调节肠道菌群，刺激肠道蠕动，增加粪便湿润度，并保持一定的渗透压，从而防止便秘。

3. 商品名称：菊粉

功效：菊粉是一种天然的水溶性膳食纤维，几乎不能被胃酸水解和消化，只有在结肠被有益微生物利用，从而改善肠道环境。Raes 团队的研究表明，菊粉对肠道微生物组成有温和影响，特异性增加双歧杆菌属，使粪便变蓬松，缓解便秘。

（三）合生元

合生元又称合生素，是将益生菌与益生元同时合并应用的一类制剂，强调的是活的有益菌与其特异的选择性底物之间的协作效应，由于选择性底物益生元的存在，益生菌才能在经过胃和小肠后，在大肠内竞争性快速生长并定植成为优势菌。黄林生等的研究表明，24 名慢性功能性便秘患者服用谊畅合生元制剂后，排便次数增加，腹胀等症发生率降低，而且肠道菌群结构发生了改变。Waitzberg 等的研究发现，通过补充主要成分为双歧杆菌和低聚果糖的合生元能够显著改善慢性便秘妇女的排空参数和便秘强度，便秘的 AGACHAN 评分明显增高。Yu T 等研究结果发现，由低聚果糖（FOS）和益生菌组成的合生元在干预便秘患者后，有效调节了肠道菌群，并改善了大便次数、大便稠度和便秘相关症状。

1. 商品名称：菩萨心肠 DeSlim 益生菌纤维

主要成分：益生菌（长双歧杆菌）、益生元（菊粉）、膳食纤维（蔬果粉）、百香果粉、乳糖等。

适应证：通过改善肠道环境，调节身体功能，促进体内毒素清除，调理便秘、清理肠胃等。

作用机制

益生菌（长双歧杆菌）：活细菌和酵母菌对健康有好处，可有效抑止有害的生物并改善消化系统及营养摄取。

益生元（菊粉）：增殖长双歧杆菌，调节肠道菌群。有助于降低胆固醇，并促进血液健康。

膳食纤维（蔬果粉）：能刺激肠道的收缩和蠕动，加快大便排泄，起到治疗便秘的作用。

2. 商品名称：Life-Space / 益倍适成人 / 幼儿益生菌固体饮料

主要成分：水溶性膳食纤维（抗性糊精），聚葡萄糖，乳酸菌粉（鼠李糖乳杆菌 HN001）发酵乳杆菌 CECT5716，乳酸歧杆菌 Bi-07，乳双歧杆菌 1709，短双歧杆菌 M-16V。

适应证：调节肠胃、改善便秘等。

功效：产品中添加的活性益生菌和一些益生元，能够起到快速补充益生菌的作用，可以调理肠道的健康，能够很好地解决便秘和腹泻等肠道疾病。此外，益生菌可以直接作用于人体的免疫系统，也可以修复好肠道系统的屏障，所以能够让人体的免疫力处于正常的状态，能够正常的对抗外界的细菌和病毒，也能够比较好地适应外界的环境变化。

（四）粪菌移植

菌群移植（fecal microbiota transplantation，FMT）即将健康人粪便中的功能菌群，通过一定方式移植到患者的肠道内，调节肠道菌群失衡，重建具有正常功能的肠道微生态系统，为治疗肠道内及肠道外疾病提供帮助。菌群移植于 2013 年，被列入美国临床医学指南，推荐用于复发性难辨梭状芽孢杆菌感染（clostridium difficile infection，CDI）的治疗。近年来，累计超过 1000 例的研究报道菌群移植技术有较好的治疗效果，疾病范围涵盖多种肠道功能障碍性疾病及代谢性疾病。

近年来开展的慢性便秘患者肠道粪便及黏膜菌群的基线研究明确发现，肠道菌群与粪便性状及硬度有明确相关性。我国现代标准的 FMT 开始于 2012 年张发明等对"粪菌移植"的翻译和推介，现以李宁教授为核心的肠道微生态诊疗团队将 FMT 进一步推广。李宁团队从 2013 年开始专注于 FMT 治疗便秘的研究与应用，陆续开展了 FMT 菌液治疗慢传输型便秘、FMT 口服胶囊质量控制、FMT 联合益生元（果胶）治疗慢传输型便秘等临床研究。李宁等通过对 276 例接受 FMT 治疗的 FC 患者进行回顾性分析发现，FC 的临床缓解率和治愈率分别达 67.4% 和 40.2%。Tian 等对 24 例慢传输型便秘患者进行粪菌移植 3 天，第 12 周时临床缓解率稳定在 37.5%，每周排便次数增加 1.8 次。2017 年 Tian 等发表的 FMT 治疗慢传输型便秘的随机对照研究结果显示，FMT 组临床治愈率和改善率分别达 36.7% 和 53.3%，远高于当前常用的新型肠道促动力药（普芦卡必利）疗效，为 FMT 治疗便秘提供了高质量的证据支持。Ge X 等采用 FMT 联合可溶性膳食纤维治疗慢传输型便秘，在 12 周随访期间记录临床改善和缓解率、每周排便次数、结肠传输时间、PAC-SYM 评分和 GIQLI 评分，在研究结束时，便秘患者的临床改善和缓解分别达到 66.7% 和 42.9%，患者的排便次数、结肠传输时间和生活质量评分较前都有明显改善。刘巧云等采用 FMT 联合聚乙二醇电解质散剂治疗顽固功能性便秘 35 例，治疗后便秘患者治愈率和缓解率分别为 37.1% 与 77.1%，随访 3 个月后，便秘患者治愈率和改善率分别为 34.3% 与 71.4%，且均未出现严重不良反应，说明 FMT 治疗是有效、安全可靠的。

针对临床实践过程中发现的介入移植途径不良反应多，以及患者需要反复多次移植的问题，李宁团队还研制出了可以口服的耐酸羟丙甲纤维素胶囊壳包裹的肠道全菌谱干粉活菌胶囊，结合真空冷冻干燥技术，设计出的 FMT 胶囊具有较高活菌量，同时兼具耐酸性及稳定性，临床应用效果良好，深受广大患者欢迎，创建了菌群移植临床治疗新路径。

与传统治疗相比，FC 微生态治疗具有效果好、并发症少等优势，但不可忽视安全性问题。FMT 存在的不良反应可以分为短期和长期，其中短期不良反应又可以分为移植途径引起的以及 FMT 自身引起的；长期不良反应包括 FMT 相关的病原体传播及肠道菌群改变引起的相关疾病。相对于 FMT 临床应用的快速发展，目前安全性评估的研究仍相对滞后。另外，由于缺乏供体选择、粪便筛选、粪便样本处理和移植途径建立等操作流程的统一标准，FMT 过程带来未知病原体感染的风险仍较大，其远期预后及总体利弊目前还不完全明确。但是，随着研究的不断深入，以及该领域行业标准和相关方法学的不断完善，在卫生监管部门与临床医师的共同努力下，FMT 疗法今后或许会从全粪便移植发展为使用特定菌株或菌群的移植，使得 FMT 的临床应用更加安全和人性化，造福更多患者。

七、小结

　　总体而言，便秘是一种发病率很高的胃肠道疾病，肠道菌群在便秘的发病机制中起着至关重要的作用。肠道菌群及其代谢产物通过多种途径影响疾病发病机制和病理过程，其中包括肠消化吸收，肠胃蠕动和分泌物，肠道免疫系统激活和炎症，以及脑 - 肠轴等方面。便秘患者肠道菌群改变的主要特征是益生菌相对减少，例如乳酸杆菌和双歧杆菌，潜在的病原体相对增加。近年来，越来越多的临床和实验研究表明，针对便秘患者的微生物治疗方法，如益生菌、益生元、合生元和粪菌移植，证实了从肠道菌群入手缓解慢性便秘的可能性，但是，其安全性和有效性还需通过进一步研究加以验证。

（刘　欣　陈晖娟　高春芳　郭宇冰　龚　慧　韩　静　楚治良）

参 考 文 献

[1] Zhang YZ, Li YY. Inflammatory bowel disease: pathogenesis[J]. World J Gastroenterol, 2014, 20(1): 91–99.

[2] Ungar B, Kopylov U. Advances in the development of new biologics in inflammatory bowel disease[J]. Ann Gastroenterol, 2016, 29(3): 243–248.

[3] Geremia A, Biancheri P, Allan P, et al. Innate and adaptive immunity in inflammatory bowel disease[J]. Autoimmun Rev, 2014, 13(1): 3–10.

[4] Sheehan D, Moran C, Shanahan F. The microbiota in inflammatory bowel disease[J]. J Gastroenterol, 2015, 50(5): 495–507.

[5] Ramakrishna BS. Role of the gut microbiota in human nutrition and metabolism[J]. J Gastroenterol Hepatol, 2013, 28 Suppl 4: 9–17.

[6] Leblanc JG, Milani C, De Giori GS, et al. Bacteria as vitamin suppliers to their host: a gut microbiota perspective[J]. Curr Opin Biotechnol, 2013, 24(2): 160–168.

[7] Morowitz MJ, Carlisle EM, Alverdy JC. Contributions of intestinal bacteria to nutrition and metabolism in the critically ill[J]. Surg Clin North Am, 2011, 91(4): 771–785.

[8] Deplancke B, Gaskins HR. Microbial modulation of innate defense: goblet cells and the intestinal mucus layer[J]. Am J Clin Nutr, 2001, 73(6): 1131S–1141S.

[9] Smith K, Mccoy KD, Macpherson AJ. Use of axenic animals in studying the adaptation of mammals to their commensal intestinal microbiota[J]. Semin Immunol,

2007, 19(2): 59–69.

[10] Macpherson AJ, Mccoy KD. Standardised animal models of host microbial mutualism[J]. Mucosal Immunol, 2015, 8(3): 476–486.

[11] Lin L, Zhang JQ. Role of intestinal microbiota and metabolites on gut omeostasis and human diseases[J]. BMC Immunol, 2017, 18(1): 2.

[12] Becattini S, Taur Y, Pamer EG. Antibiotic–induced changes in the intestinal microbiota and disease[J]. Trends Mol Med, 2016, 22(6): 458–478.

[13] Ichinohe T, Pang I K, Kumamoto Y, et al. Microbiota regulates immune defense against respiratory tract influenza A virus infection[J]. Proc Natl Acad Sci U S A, 2011, 108(13): 5354–5359.

[14] Britton RA, Young VB. Role of the intestinal microbiota in resistance to colonization by clostridium difficile[J]. Gastroenterology, 2014, 146(6): 1547–1553.

[15] Blaser M, Bork P, Fraser C, et al. The microbiome explored: Recent insights and future challenges[J]. Nat Rev Microbiol, 2013, 11(3): 213–217.

[16] Favretto DC, Pontin B, Moreira TR. Effect of the consumption of a cheese enriched with probiotic organisms (Bifidobacterium lactis Bi–07) in improving symptoms of constipation[J]. Arq Gastroenterol, 2013,50(3): 196–201.

[17] Parthasarathy G, Chen J, Chen X, et al. Relationship between microbiota of the colonic mucosa vs feces and symptoms, colonic transit, and methane production

in female patients with chronic constipation[J]. Gastroenterology, 2016,150(2): 367–379.

[18] Dimidi E, Christodoulides S, Scott SM, et al. Mechanisms of action of probiotics and the gastrointestinal microbiota on gut motility and constipation[J]. Adv Nut, 2017, 8(3): 484–494.

[19] Mancabelli L, Milani C, Lugli GA, et al. Unveiling the gut microbiota composition and functionality associated with constipation through metagenomic analyses[J]. Sci Rep, 2017, 7(1): 9879.

[20] Ojetti V, Petruzziello C, Migneco A, et al. Efect of Lactobacillus reuteri (DSM 17938) on methane production in patients afected by functional constipation: a retrospective study[J]. Eur Rev Med Pharmacol Sci, 2017, 21(7): 1702–1708.

[21] Ren X, Liu L, Gamallat Y, et al. Enteromorpha and polysaccharides from enteromorpha ameliorate loperamide–induced constipation in mice[J]. Biomed Pharmacother, 2017, 96: 1075–1081.

[22] Huang LS, Kong C, Gao RY, et al. Analysis of fecal microbiota in patients with functional constipation undergoing treatment with synbiotics[J]. Eur J Clin Microbiol Infect Dis, 2018, 37(3): 555–563.

[23] Kashyap PC, Marcobal A, Ursell LK, et al. Complex interactions among diet, gastrointestinal transit, and gut microbiota in humanized mice[J]. Gastroenterology, 2013, 144(5): 967–977.

[24] Soret R, Chevalier J, De Coppet P, et al. Short–chain fatty acids regulate the enteric neurons and control gastrointestinal motility in rats[J]. Gastronterology, 2010, 138(5): 1772–1782.

[25] Bhattarai Y, Williams BB, Battaglioli EJ, et al. Gut microbiota–produced tryptamine activates an epithelial G protein–coupled receptor to increase colonic secretion[J]. Cell Host Microbe, 2018, 23(6): 775–785.

[26] Zhao L, Huang Y, Lu L, et al. Saturated long–chain fatty acidproducing bacteria contribute to enhanced colonic motility in rats[J]. Microbiome, 2018, 6(1): 107.

[27] Singh S, Heady S, Coss–Adame E, et al. Clinical utility of colonic manometry in slow transit constipation[J]. Neurogastroenterol Motil, 2013, 25(6): 487–495.

[28] Binder HJ, Mehta P. Short–chain fatty acids stimulate active sodium and chloride absorption in vitro in the

[29] Squires PE, Rumsey RDE, Edwards CA, et al. Effect of short–chain fatty acids on contractile activity and fluid flow in rat colon in vitro[J]. Am J Physiol, 1992, 262(5 Pt 1): 813–817.

[30] Kim G, Deepinder F, Morales W, et al. Methanobrevibacter smithii Is the Predominant Methanogen in Patients with Constipation–Predominant IBS and Methane on Breath[J]. Dig Dis Sci, 2012, 57(12): 3213–3218.

[31] Jahng J, Jung IS, Choi EJ, et al. The effects of methane and hydrogen gases produced by enteric bacteria on ileal motility and colonic transit time[J]. Neurogastroenterol Motil, 2012, 24(2): 185–190.

[32] Attaluri A, Jackson M, Valestin J, et al. Methanogenic flora is associated with altered colonic transit but not stool characteristics in constipation without IBS[J]. Am J Gastroenterol, 2010, 105(6): 1407–1411.

[33] Sahakian AB, Jee SR, Pimentel M. Methane and the Gastrointestinal Tract[J]. Digestive Diseases & ences, 2010, 55(8): 2135–2143.

[34] Bratten JR, Spanier J, Jones MP. Lactulose Breath Testing Does Not Discriminate Patients With Irritable Bowel Syndrome From Healthy Controls[J]. American Journal of Gastroenterology, 2008, 103(4): 958–963.

[35] Hwang L, Low K, Khoshini R, et al. Evaluating Breath Methane as a Diagnostic Test for Constipation–Predominant IBS[J]. Dig Dis Sci, 2010, 55(2): 398–403.

[36] Filippo CD, Cavalieri D, Paola MD, et al. Impact of diet in shaping gut microbiota revealed by a comparative study in children from Europe and rual Africa[J]. Proc Natl Acad Sci U S A, 2010, 107(33): 14691–14696.

[37] 刘海宁. 肠道菌群与功能性便秘的研究进展 [J]. 复旦学报 (医学版), 2015,(42): 564–568.

[38] 郝维善. 人类肠道中的重要生理性细菌——双歧杆菌 [J]. 中国微生态学杂志，1989,1(1): 18–20.

[39] 侯翔宇、王维林、李勇. 慢传输便秘大鼠肠道菌群的 ERIC–PCR 指纹图谱分析 [J]. 中国医科大学学报，2013,(4): 348–351.

[40] Allen AP, Dinan TG, Clarke G, et al. A psychology of the human brain–gut–microbiome axis[J]. Soc Personal Psychol Compass, 2017, 11(4): e12309.

[41] Heym N, Heasman BC, Hunter K, et al. The role of microbiota and inflammation in self-judgement and empathy: implications for understanding the brain-gut-microbiome axis in depression[J]. Psychopharmacology (Berl), 2019, 236(5): 1459–1470.

[42] Daulatzai MA. Chronic functional bowel syndrome enhances gut-brain axis dysfunction, neuroinflammation, cognitive impairment, and vulnerability to dementia[J]. Neurochem Res, 2014, 39(4): 624–644.

[43] Wang HX, Wang YP. Gut Microbiota-brain Axis[J]. Chin Med J (Engl), 2016, 129(19): 2373–2380.

[44] Carlessi AS, Borba LA, Zugno AI, et al. Gut microbiota-brain axis in depression: The role of neuroinflammation[J]. Eur J Neurosci, 2019.

[45] Petra AI, Panagiotidou S, Hatziagelaki E, et al. Gut-Microbiota-Brain Axis and Its Effect on Neuropsychiatric Disorders With Suspected Immune Dysregulation[J]. Clin Ther, 2015, 37(5): 984–995.

[46] 陈启仪, 姜军. 功能型便秘与脑-肠-菌群轴的关系[J]. 中华胃肠外科杂志, 2017, 20(12): 1345–1347.

[47] Dimidi E, Christodoulides S, Scott SM, et al. Mechanisms of action of probiotics and the gastrointestinal microbiota on gut motility and constipation [J]. Adv Nutr, 2017, 8(3): 484–494.

[48] 黄林生, 祝琦, 高仁元, 等. 合生元治疗慢性功能性便秘的疗效及对肠道菌群结构的影响研究 [J]. 中国全科医学, 2018, 1(8): 908–913.

[49] 王育光, 李刚, 马燕. 复方嗜酸乳杆菌对功能性便秘的改善效果观察 [J]. 2016, 1(25): 219–220.

[50] Wang L, Hu L, Xu Q, et al. Bifidobacterium adolescentis exerts strain-specific effects on constipation induced by loperamide in BALB/c mice[J]. Int J Mol Sci, 2017, 18(2): 318.

[51] 郝红伟, 马蕊, 王世杰, 等. 三种不同益生元改善肠道健康作用比较研究 [J]. 食品与营养科学, 2018, 7(2): 145–151.

[52] Mickaa A, Siepelmeyera A, Holz, et al. Effect of consumption of chicory inulin on bowel function in healthy subjects with constipation: A randomized, double-blind, placebo controlled trial[J]. Int J Food Sci Nutr, 2017, 68(1): 82–89.

[53] Costabile A, Fava F, Rtiytid H, et al. Impact of polydextrose on the faecal microbiota: A double-blind, crossover, placebo-controlled feeding study in healthy human subjects[J]. Brit J Nutr, 2012, 108(3): 471–481.

[54] Waitzberg DL, Logullo LC, Bittencourt AF, et al. Effect of synbiotic in constipated adult women –a randomized, double-blind, placebo-controlled study of clinical response[J]. Clin Nutr, 2013, 32(1): 27–33.

[55] Yu T, Zheng YP, Tan JC, et al. Effects of prebiotics and synbiotics on functional constipation[J]. AM J Med Sci, 2017, 353(3): 282–292.

[56] Huang P, Gou WL, Wang XT, et al. Lactulose oral solution for the treatment of postpartum constipation[J]. J Biol Reg Homeos AG, 2016, 30(2): 523–528.

[57] Vandeputte D, Falony G, Vieira-Silva S, et al. Prebiotic inulin-type fructans induce specific changes in the human gut microbiota[J]. Gut, 2017, 66(11): 1968–1974.

[58] Tabbers MM, Boluyt N, Berger MY, et al. Clinical practice: diagnosis and treatment of functional constipation[J]. Eur J Pediatr, 2011, 170(8): 955–963.

[59] Cudmore S, Doolan A, Lacey S, et al. A randomized, double-blind, placebo-controlled clinical study: the effects of a synbiotic, lepicol, in adults with chronic, functional constipation[J]. Int J Food Sci Nutr, 2017, 68(3): 366–377.

[60] Yu T, Zheng YP, Tan JC, et al. Effects of prebiotics and synbiotics on functional constipation[J]. Am J Med Sci, 2017, 353(3): 282–292.

[61] Kelly Cr, Kahn S, Kashyap P, et al. Update on fecal microbiota transplantation 2015: indications, methodologies, mechanisms, and outlook[J]. Gastroenterology, 2015, 149(1): 223–237.

[62] Surawicz CM, Brandt LJ, Binion DG, et al. Guidelines for diagnosis, treatment, and prevention of Clostridium difficile infections [J]. Am J Gastroenterol, 2013, 108(4): 478–498.

[63] Cammarota G, Ianiro G, Gasbarrini A. Fecal microbiota transplantation for the treatment of Clostridium difficile infections: a systematic review[J]. J Clin Gastroenterol, 2014, 48(8): 693–702.

[64] Van Nood E, Vrieze A, Nieuwdorp M, et al. Duodenal infusion of donor feces for recurrent Clostridium difficile [J]. N Engl J Med, 2013, 368(5): 407–415.

[65] Lopez J, Grinspan A. Fecal microbiota transplantation

for inflammatory bowel disease[J]. Gastroenterol Hepatol (N Y), 2016, 12(6): 374–379.

[66] Rossen NG, MacDonald JK, de Vries EM, et al. Fecal microbiota transplantation as novel therapy in gastroenterology: A systematic review[J]. World J Gastroenterol, 2015, 21(17): 5359–5371.

[67] Brandt LJ, Aroniadis OC. An overview of fecal microbiota transplantation: techniques, indications, and outcomes [J].Gastrointest Endosc, 2013, 78(2): 240–249.

[68] Parthasarathy G, Chen J, Chen X, et al. Relationship between microbiota of the colonic mucosa vs feces and symptoms, colonic transit, and methane production in female patients with chronic constipation[J]. Gastroenterology, 2016, 150(2): 367–379.

[69] Vandeputte D, Falony G, Vieira–Silva S, et al. Stool consistency is strongly associated with gut microbiota richness and composition, enterotypes and bacterial growth rates[J]. Gut, 2016, 65(1): 57–62.

[70] 张发明，范志宁，季国忠 . 粪菌移植的概念、历史、现状和未来 [J]. 中国内镜杂志，2012, 18(9): 930–934.

[71] 李宁，田宏亮，马春联，等 . 菌群移植治疗肠道疾病 406 例疗效分析 [J]. 中华胃肠外科杂志，2017, 20(1): 40–46.

[72] Tian H, Ding C, Gong J, et al. Treatment of slow transit constipation with fecal microbiota transplantation: a pilot study[J]. J Clin Gastroenterol, 2016, 50(10): 865–870.

[73] Tian H, Ge X, Nie Y, et al. Fecal microbiota transplantation in patients with slow–transit constipation: A randomized, clinical trial[J]. PLoS One, 2017, 12(2): e0171308.

[74] Ge X, Tian H, Ding C, et al. Fecal microbiota transplantation in combination with soluble dietary fiber for treatment of slow transit constipation: a pilot study[J]. Arch Med Res, 2016, 47(3): 236–242.

[75] 刘巧云，张松，曹海超，等 . 粪菌移植对顽固性功能性便秘患者临床疗效及生活质量的影响 [J]. 中华消化病与影像杂志 (电子版), 2017, 7(1): 4–8.

[76] 李宁，田宏亮 . 菌群移植在肠道微生态相关疾病中的研究进展与思考 [J]. 中华胃肠外科杂志，2017, 20(10): 1104–1108.

附　录

专家共识及相关指南

附录 A

中国慢性便秘诊治指南（2013，武汉）[*]

中华医学会消化病学分会胃肠动力学组　　中华医学会外科学分会结直肠肛门外科学组

　　2003 年南昌全国便秘专题研讨会制订了我国"慢性便秘的诊治指南"，对规范临床医师诊断和治疗慢性便秘（chronic constipation）起到了积极作用。基于已发表的罗马Ⅲ标准，2007 年该指南在扬州被第 1 次修订。近年随着临床研究的不断深入，对慢性便秘的认识水平进一步提高，有必要对该指南作相应修订。

　　便秘（constipation）表现为排便次数减少、粪便干硬和（或）排便困难。排便次数减少指每周排便少于 3 次。排便困难包括排便费力、排出困难、排便不尽感、排便费时以及需手法辅助排便。慢性便秘的病程至少为 6 个月。

　　随着饮食结构改变、生活节奏加快和社会心理因素影响，慢性便秘的患病率呈上升趋势。不同研究之间患病率存在差异，除与地域有关外，抽样方法和所应用诊断标准的不统一亦有影响。对社区人群进行的流行病学研究显示，我国成人慢性便秘的患病率为 4%～6%，并随年龄增长而升高，60 岁以上人群慢性便秘患病率可高达 22%。女性患病率高于男性，男女患病率之比为 1∶1.22～1∶4.56。目前国内有关慢性便秘发病率的报道尚少见。

　　慢性便秘患病率农村高于城市，与工作压力、精神心理因素（如焦虑、抑郁和不良生活事件等）有关。女性、体重指数（BMI）低、文化程度低、生活在人口密集区者更易发生便秘。低纤维素食物、液体摄入减少可增加慢性便秘发生的可能性，滥用泻药可加重便秘。

　　便秘与肛门直肠疾病（如痔、肛裂、直肠脱垂等）关系密切。慢性便秘在结直肠癌、肝性脑病、乳腺疾病、阿尔茨海默病等疾病的发生中可能起重要作用。合并急性心肌梗死、脑血管意外等疾病时，过度用力排便甚至可导致死亡。便秘影响患者的生存质量，部分患者滥用泻药或反复就医，增加了医疗费用。

一、病因和病理生理

　　慢性便秘可由多种疾病引起，包括功能性疾病和器质性疾病，不少药物亦可引起便秘（见表 1）。在慢性便秘的病因中，大部分为功能性疾病，包括功能性便秘（functional constipation）、功能性排便障碍（functional defecation disorders）和便秘型肠易激综合征（irritable bowel syndrome with constipation，IBS–C）。

---

* 注：本文引自胃肠病学，2013，18(10)：605–612。

表 1　慢性便秘常见病因与相关因素

病　因	相关因素
功能性疾病	功能性便秘、功能性排便障碍、IBS-C
器质性疾病	肠道疾病（结肠肿瘤、憩室、肠腔狭窄或梗阻、巨结肠、结直肠术后、肠扭转、直肠膨出、直肠脱垂、痔、肛裂、肛周脓肿和瘘管、肛提肌综合征、痉挛性肛门直肠痛）；内分泌和代谢性疾病（严重脱水、糖尿病、甲状腺功能减退、甲状腺功能亢进、多发内分泌腺瘤、重金属中毒、高钙血症、高或低镁血症、低钾血症、卟啉病、慢性肾病、尿毒症）；神经系统疾病（自主神经病变、脑血管疾病、认知障碍或痴呆、多发性硬化、帕金森病、脊髓损伤）；肌肉疾病（淀粉样变性、皮肌炎、硬皮病、系统性硬化病）
药物	抗抑郁药、抗癫痫药、抗组胺药、抗震颤麻痹药、抗精神病药、解痉药、钙拮抗剂、利尿剂、单胺氧化酶抑制剂、阿片类药、拟交感神经药、含铝或钙的抗酸药、钙剂、铁剂、止泻药、非甾体消炎药

功能性疾病致便秘的病理生理学机制尚未完全阐明，可能与结肠传输和排便功能紊乱有关。按照目前的病理生理学机制，可将功能性疾病所致的便秘分为慢传输型便秘（slow transit constipation，STC）、排便障碍型便秘（defecatory disorder）、混合型便秘、正常传输型便秘（normal transit constipation，NTC）。STC 的特点为结肠传输时间延长，进食后结肠高振幅推进性收缩活动减少，这可能与 STC 患者肠神经元和神经递质异常、Cajal 间质细胞和肠神经胶质细胞减少有关；亦与结肠黏膜氯离子通道功能障碍有关，氯离子通道与跨上皮细胞膜的氯离子和液体转运有关。排便障碍型便秘患者在排便过程中腹肌、直肠、肛门括约肌和盆底肌肉不能有效地协调运动，直肠推进力不足，感觉功能下降，从而导致直肠排空障碍。NTC 多见于 IBS-C，发病与精神心理异常等有关。

二、诊断和鉴别诊断

1. 慢性便秘的诊断：慢性便秘的诊断主要基于症状，可借鉴罗马Ⅲ标准中功能性便秘诊断标准所述的症状和病程（见表 2）。慢性便秘患者还常表现为便意减少或缺乏便意、想排便而排不出（空排）、排便费时、每日排便量少，可伴有腹痛、腹胀、肛门直肠疼痛等不适。IBS-C 患者的腹痛、腹部不适常在排便后改善。

表 2　罗马Ⅲ标准中功能性便秘的诊断标准 *

疾病名称	诊断标准
功能性便秘	1. 必须包括下列 2 项或 2 项以上：①至少 25% 的排便感到费力；②至少 25% 的排便为干球粪或硬粪；③至少 25% 的排便有不尽感；④至少 25% 的排便有肛门直肠梗阻感和（或）堵塞感；⑤至少 25% 的排便需手法辅助（如用手指协助排便、盆底支持）；⑥每周排便少于 3 次 2. 不用泻药时很少出现稀便 3. 不符合 IBS 的诊断标准

* 诊断前症状出现至少 6 个月，且近 3 个月症状符合以上诊断标准

详细询问病史和进行体格检查可为慢性便秘的进一步诊断提供重要信息。应特别注意全面询问便秘的症状、严重程度以及患者对便秘症状的感受、便秘对生活质量的影响。不同的便秘症状群可提示可能的病理生理机制，便秘伴随症状可为鉴别诊断提供线索。患者合并的慢性基础疾病和用药史可能是导致和加重便秘的主要原因。同时应注意收集患者饮食结构、对疾病的认知程度和精神心

理状态等情况。

对慢性便秘患者的体格检查包括全身检查、腹部检查和肛门直肠指检。腹部检查时应特别注意有无腹部压痛、腹部包块等。肛门直肠指检简便、易行，通过指检可了解有无肛门直肠肿物等器质性疾病、了解肛门括约肌和耻骨直肠肌功能。当患者用力排便（模仿排便动作，试图排出直肠内的手指）时，正常情况下肛门口松弛，如手指被夹紧，提示可能存在肛门括约肌不协调收缩。对肛门直肠疼痛的患者，还应检查耻骨直肠肌有否触痛以区别肛提肌综合征与非特异性功能性肛门直肠疼痛。

粪常规和隐血试验应作为慢性便秘患者的常规检查和定期随诊项目。

2. 慢性便秘的鉴别诊断：对近期内出现便秘、便秘或伴随症状发生变化的患者，鉴别诊断尤为重要。对年龄＞40岁、有报警征象者，应进行必要的实验室、影像学和结肠镜检查，以明确便秘是否为器质性疾病所致、是否伴有结直肠形态学改变。报警征象包括便血、粪隐血试验阳性、贫血、消瘦、明显腹痛、腹部包块、有结直肠息肉史和结直肠肿瘤家族史。

3. 功能性便秘的诊断：功能性便秘的诊断首先应排除器质性疾病和药物因素导致的便秘，且符合罗马Ⅲ标准中功能性便秘的诊断标准（见表3）。IBS-C亦属于功能性疾病引起的便秘，其诊断需符合IBS的诊断标准和分型标准。

4. 功能性便秘的分型：根据肠道动力和肛门直肠功能改变特点将功能性便秘分为4型，可根据临床特点进行初步判断。①STC：结肠传输延缓，主要症状为排便次数减少、粪便干硬、排便费力。②排便障碍型便秘：即功能性排便障碍，既往称之为出口梗阻型便秘，主要表现为排便费力、排便不尽感、排便时肛门直肠堵塞感、排便费时、需手法辅助排便等。诊断应在符合功能性便秘的基础上有肛门直肠排便功能异常的客观证据（见表3），该型可分为不协调性排便和直肠推进力不足2个亚型。③混合型便秘：患者同时存在结肠传输延缓和肛门直肠排便障碍的证据。④NTC：IBS-C多属于这一型，患者的腹痛、腹部不适与便秘相关。

表3 罗马Ⅲ标准中功能性排便障碍的诊断标准 *

疾病名称	诊断标准
功能性排便障碍	1. 必须符合功能性便秘的诊断标准 2. 在反复尝试排便过程中，至少包括以下3项中的2项：①球囊逼出试验或影像学检查证实排出功能减弱；②压力测定、影像学或肌电图检查证实盆底肌肉（如肛门括约肌或耻骨直肠肌）不协调收缩或括约肌基础静息压松弛率＜20%；③压力测定或影像学检查证实排便时直肠推进力不足

*.诊断前症状出现至少6个月，且近3个月符合以上诊断标准

5. 严重程度的判断：根据便秘和相关症状轻重及其对生活影响的程度分为轻度、中度、重度。轻度指症状较轻，不影响日常生活，通过整体调整、短时间用药即可恢复正常排便。重度指便秘症状重且持续，严重影响工作、生活，需用药物治疗，不能停药或药物治疗无效。中度则介于轻度和重度之间。

三、肠道动力、肛门直肠功能的检测

肠道动力和肛门直肠功能检测所获数据虽不是慢性便秘临床诊断和治疗所必需的资料，但对肠

道和肛门直肠功能的科学评估、便秘分型、治疗方法选择、疗效评估是必要的。在临床研究中，这些检查能提供有价值的客观指标。对难治性便秘患者，药物治疗无效或外科手术前应行相关检查以全面了解肠道和肛门直肠功能和形态学异常的严重程度。

1. 结肠传输试验：随标准餐顿服不透 X 线的标记物（如直径 1mm、长 10mm 的标记物 20 个），简易法于 48h 时拍摄腹部 X 线片 1 张，若 48h 时大部分标记物在乙状结肠以上，可于 72h 时再摄片 1 张。根据标记物的分布计算结肠传输时间和排出率，判断是否存在结肠传输延缓、排便障碍。该方法简易、价廉、安全。对考虑手术治疗的 STC 患者，建议术前重复此检查，并延长检查时间至第 5d。采用核素法可检测结肠各节段的传输时间，但因价格昂贵而难以普及。

2. 测压法：肛门直肠测压能评估肛门直肠动力和感觉功能，监测用力排便时盆底肌有无不协调收缩、是否存在直肠压力上升不足、是否缺乏肛门直肠抑制反射、直肠感觉阈值有无变化等。对难治性便秘患者，可行 24h 结肠压力监测，如结肠缺乏特异性推进性收缩波、结肠对睡醒和进餐缺乏反应，则有助于结肠无力的诊断。

3. 球囊逼出试验：可反映肛门直肠对球囊（可用水囊或气囊）的排出能力，正常人可在 60s 内排出球囊。球囊逼出试验作为功能性排便障碍的筛查方法简单、易行，但结果正常并不能完全排除盆底肌不协调收缩的可能。

4. 排粪造影：通常采用 X 线法，即将一定剂量的钡糊注入直肠，模拟生理性排便活动，动态观察肛门直肠的功能和解剖结构变化。主要用于与便秘相关肛门直肠疾病的诊断，如直肠黏膜脱垂、内套叠、直肠前突、肠疝（小肠或乙状结肠疝）、盆底下降综合征等。磁共振排粪造影具有能同时对比观察盆腔软组织结构、多平面成像、分辨率高、无辐射等优点。对难治性排便障碍型便秘，排粪造影结果是外科决定手术治疗方式的重要依据。

5. 其他检查：肛门测压结合腔内超声检查能显示肛门括约肌有无局部张力缺陷和解剖异常，为手术定位提供线索。应用会阴神经潜伏期或肌电图检查，能分辨便秘是肌源性还是神经源性。

此外，慢性便秘患者常伴睡眠障碍、焦虑抑郁情绪，建议早期了解患者心理状态，调整生活方式和经验治疗后仍不能缓解便秘症状时，应特别注意对精神心理、睡眠状态和社会支持情况的评估，分析判断心理异常与便秘的因果关系。

四、治疗

治疗的目的是缓解症状，恢复正常肠道动力和排便生理功能。因此，总体原则是个体化的综合治疗，包括推荐合理的膳食结构，建立正确的排便习惯，调整患者的精神心理状态；对有明确病因者进行病因治疗；需长期应用通便药维持治疗者，应避免滥用泻药；外科手术应严格掌握适应证，并对手术疗效进行客观预测。

1. 调整生活方式：合理的膳食、多饮水、运动及建立良好的排便习惯是慢性便秘患者的基础治疗措施。①膳食和饮水：增加纤维素和水分的摄入，推荐每日摄入膳食纤维 25～35g、每日至少饮水 1.5～2.0L。②适度运动：尤其对久病卧床、运动量少的老年患者更有益。③建立良好的排便习惯：结肠活动在晨醒和餐后时最为活跃，建议患者在晨起或餐后 2h 内尝试排便，排便时集中注意力，减少外界因素的干扰，只有建立良好的排便习惯，才能真正完全解决便秘问题。

2. 药物治疗：①通便药：选用通便药时应考虑循证医学证据（见表 4）、安全性、药物依赖性以及价效比。避免长期使用刺激性泻药。容积性泻药（膨松药）通过滞留粪便中的水分，增加粪便含水量和粪便体积从而起通便作用，主要用于轻度便秘患者，服药时应补充足够的液体。常用容积性药物包括欧车前、聚卡波非钙、麦麸等。渗透性泻药可在肠内形成高渗状态，吸收水分，增加粪便体积，刺激肠道蠕动，可用于轻、中度便秘患者，药物包括聚乙二醇、不被吸收的糖类（如乳果糖）和盐类泻药（如硫酸镁）。聚乙二醇口服后不被肠道吸收、代谢，其含钠量低，不引起肠道净离子的吸收或丢失，不良反应少。乳果糖在结肠中可被分解为乳酸和乙酸，促进生理性细菌的生长。过量应用盐类泻药可引起电解质紊乱，老年人和肾功能减退者应慎用。刺激性泻药作用于肠神经系统，增强肠道动力和刺激肠道分泌，包括比沙可啶、酚酞、蒽醌类药物和蓖麻油等。短期按需服用比沙可啶安全有效。因在动物实验中发现酚酞可能有致癌作用，该药已被撤出市场。动物实验显示，长期使用刺激性泻药可能导致不可逆的肠神经损害，长期使用蒽醌类泻药可致结肠黑变病，后者与肿瘤的关系尚存争议。建议短期、间断使用刺激性泻药。②促动力药：作用于肠神经末梢，释放运动性神经递质、拮抗抑制性神经递质或直接作用于平滑肌，增加肠道动力，对 STC 有较好的效果。有研究表明，高选择性 5- 羟色胺 4 受体激动药普芦卡必利能缩短结肠传输时间，安全性和耐受性良好。③促分泌药：包括鲁比前列酮、利那洛肽，可刺激肠液分泌，促进排便。目前尚未在我国上市。④灌肠药和栓剂：通过肛内给药，润滑并刺激肠壁，软化粪便，使其易于排出，适用于粪便干结、粪便嵌塞患者临时使用。便秘合并痔者可用复方角菜酸酯制剂。

表 4　便秘治疗药物循证医学证据 *

药 物		证据等级和推荐水平
容积性泻药	欧车前	Ⅱ级，B 级
	聚卡波非钙	Ⅲ级，C 级
	麦麸	Ⅲ级，C 级
	甲基纤维素	Ⅲ级，C 级
渗透性泻药	聚乙二醇	Ⅰ级，A 级
	乳果糖	Ⅱ级，B 级
刺激性泻药	比沙可啶	Ⅱ级，B 级
	番泻叶	Ⅲ级，C 级
促动力药	普芦卡必利	Ⅰ级，A 级

*.世界胃肠组织便秘指南（2010 年）

3. 精神心理治疗：可给予合并精神心理障碍、睡眠障碍的慢性便秘患者心理指导和认知疗法等，使患者充分认识到良好的心理状态和睡眠对缓解便秘症状的重要性；可予合并明显心理障碍的患者抗抑郁焦虑药物治疗；存在严重精神心理异常的患者应转至精神心理科接受专科治疗。注意避免选择多靶点作用的抗抑郁焦虑药物，注意个体敏感性和耐受性的差异。

4. 生物反馈：循证医学证实生物反馈是盆底肌功能障碍所致便秘的有效治疗方法（Ⅰ级证据、A 级推荐）；STC 不是生物反馈治疗的反指征，有条件者可试用，对于混合型便秘患者先予生物反馈治疗，无效时考虑加用泻药。生物反馈治疗能持续改善患者的便秘症状、心理状况和生活质量。

5.其他治疗方法：有文献报道益生菌能改善慢性便秘的症状。中药（包括中成药制剂和汤剂）能有效缓解慢性便秘的症状，但其疗效的评估尚需更多循证医学证据。针灸能改善 STC 患者的症状和抑郁焦虑状态。按摩推拿可促进胃肠道蠕动，有助于改善便秘症状。有报道采用骶神经刺激可治疗经内科综合治疗无效、无肛门括约肌解剖改变的顽固性便秘患者。

6.手术治疗：真正需接受外科手术治疗的慢性便秘患者尚属少数。当患者症状严重影响工作和生活，且经一段时间严格的非手术治疗无效时，可考虑手术治疗，但必须严格掌握手术适应证。术前应行相关检查以全面了解肠道和肛门直肠功能以及形态学异常的严重程度，包括结肠镜检查、钡剂灌肠造影、结肠传输试验、排粪造影、肛门直肠压力测定、球囊逼出试验，必要时可行盆底肌电图或盆腔多重造影等特殊检查。对经检查明确显示存在形态和（或）功能异常者，有针对性地选择手术方式。STC 患者可选择结肠全切除术或结肠次全切除术，也可行结肠旷置术或末端回肠造口术。排便障碍型便秘患者的手术主要针对直肠内脱垂和直肠前突行治疗，主要手术方式有吻合器痔环切术、经腹直肠悬吊术、经肛吻合器直肠切除术、经肛腔镜切割缝合器直肠前突加黏膜固定术、传统经直肠或阴道直肠前突修补术。对于盆底痉挛综合征患者，应慎重选择手术治疗。当多种形态学改变同时存在时，手术治疗主要病变的同时还应治疗合并的病变。目前手术治疗存在一定的复发率和并发症发生率。术后应给予必要的药物治疗。

五、特殊人群便秘的治疗原则

1.老年人：缺乏运动、因慢性疾病服用多种药物是老年人发生便秘的重要原因，应尽量停用导致便秘的药物，注意改变生活方式。对粪便嵌塞者，应首先清除嵌塞的粪便。通便药可首选容积性泻药和渗透性泻药，对严重便秘患者，可短期适量应用刺激性泻药。

2.妊娠妇女：增加膳食纤维、多饮水和适当运动是这类患者的主要治疗措施，容积性泻药、乳果糖、聚乙二醇安全性好，可选用。比沙可啶尚少见致畸的报道，但会引起肠痉挛。应避免使用蒽醌类泻药和蓖麻油。

3.儿童：基础治疗包括家庭教育、合理饮食和排便习惯训练，对于粪便嵌塞者，可选用丙三醇制剂（通用名为开塞露）或温 0.9% NaCl 溶液灌肠。容积性泻药、乳果糖、聚乙二醇已证实有效，且耐受性良好。

4.糖尿病患者：便秘是糖尿病患者最常见的消化道症状，虽然控制血糖可能对糖尿病患者的便秘治疗有益，但糖尿病便秘仍少有特异性治疗措施。可尝试使用容积性泻药、渗透性泻药和刺激性泻药。

5.终末期患者：终末期患者发生便秘与运动和进食减少、使用阿片类药物等有关。预防性使用泻药极为重要。推荐刺激性泻药或联合渗透性泻药或润滑性泻药。有文献报道，外周 μ- 阿片受体拮抗剂甲基纳曲酮和促分泌药鲁比前列酮对阿片类药物引起的便秘有效。

六、分级诊治

我国大多数慢性便秘患者在基层医疗机构接受诊治，根据病情严重程度进行分级诊断、分层治疗，既能正确诊断、合理有效治疗，又可减少不必要的检查、降低诊治费用。

三级诊治流程见图 A-1。

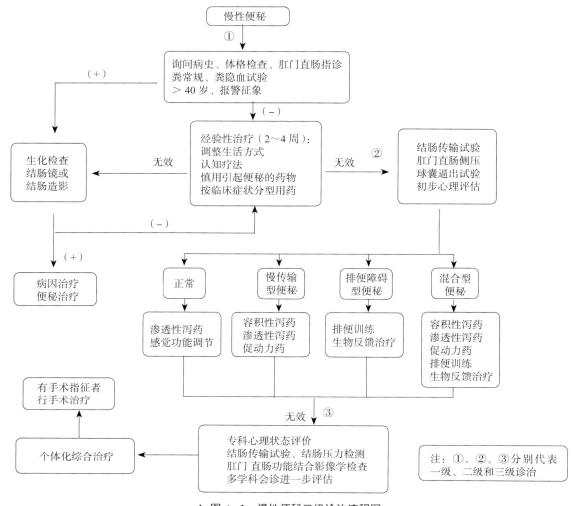

▲ 图 A-1　慢性便秘三级诊治流程图

一级诊治：适用于多数轻、中度慢性便秘患者。首先应详细了解病史（特别注意用药史）、体格检查，行肛门直肠指诊，粪常规检查，包括隐血试验。若年龄＞40岁、有报警征象、对疾病过度担心者，可进行辅助检查以明确是否存在器质性疾病，并作相应处理，否则可选择经验性治疗。强调生活方式调整、认知疗法、慎用引起便秘的药物，根据患者便秘特点选用容积性泻药、渗透性泻药、促动力药，疗程为 2~4 周。若治疗无效，可考虑加大剂量或联合用药。

二级诊治：主要对象为经验性治疗无效的患者，可酌情选择进行结肠传输试验、肛门直肠测压和（或）球囊逼出试验，并初步评估心理状况，确定便秘类型后进一步选择治疗方案。混合型便秘患者先进行生物反馈治疗，无效时加用泻药。

三级诊治：主要对象是对二级诊治无效的患者，应对患者进行重新评估，注意患者是否已改变不合理的生活方式和排便习惯、有无特殊原因引起的便秘，尤其是与便秘密切相关的结肠、肛门直肠形态异常，注意患者的依从性、治疗是否规范、有无精神心理障碍等。这些患者多是经多种治疗而疗效不满意的难治性便秘患者，需进一步安排结肠和肛门直肠形态学、功能学检查，必要时需多学科包括心理科的会诊，以确定合理的个体化综合治疗方案。对于仍无效的患者，需评估手术风险和患者的获益，严格掌握适应证，慎重选择手术治疗。

参与本指南修订讨论的人员名单（按姓氏汉语拼音排序）：

陈旻湖，戴宁，范红，方秀才，郭晓钟，侯晓华，姜泊，姜敏，蒋明德，柯美云，蓝宇，李岩，李延青，梁列新，林琳，刘宝华，刘诗，刘新光，罗和生，罗金燕，彭丽华，钱群，任东林，尚占民，苏秉忠，王邦茂，王新，吴开春，夏志伟，熊理守，杨丽，杨新庆，袁耀宗，张军，张振书，周丽雅，朱进霞，邹多武

核心专家：方秀才，戴宁，林琳，刘诗，熊理守，刘宝华，陈旻湖，柯美云，侯晓华

秘书：刘诗，楚慧款

参 考 文 献

[1] Gallegos-Orozco JF, Foxx-Orenstein AE, Sterler SM, et al. Chronic constipation in the elderly [J]. Am J Gastroenterol, 2012, 107 (1): 18-26.

[2] Drossman DA. The functional gastrointestinal disorders and the Rome Ⅲ process[J]. Gastroenterology, 2006, 130 (5): 1377-1390.

[3] 郭晓峰，柯美云，潘国宗，等.北京地区成人慢性便秘整群、分层、随机流行病学调查及其相关因素分析 [J]. 中华消化杂志，2002, 22 (10): 637-638.

[4] 熊理守，陈旻湖，陈惠新，等.广东省社区人群慢性便秘的流行病学研究 [J]. 中华消化杂志，2004, 24 (8): 488-491.

[5] 刘智勇，杨关根，沈忠，等.杭州市城区便秘流行病学调查 [J].中华消化杂志，2004, 24 (7): 435-436.

[6] 郭晓峰，柯美云，王智凤，等.慢性便秘的动力障碍分型及其对治疗的指导意义 [J]. 胃肠病学，2003, 8 (4): 200-203.

[7] Shahid S, Ramzan Z, Maurer AH, et al. Chronic idiopathic constipation: more than a simple colonic transit disorder [J]. J Clin Gastroenterol, 2012, 46 (2): 150-154.

[8] Lembo A, Camilleri M. Chronic constipation[J]. N Engl J Med, 2003, 349 (14): 1360-1368.

[9] Dinning PG, Zarate N, Hunt LM, et al. Pancolonic spatiotemporal mapping reveals regional deficiencies in, and disorganization of colonic propagating pressure waves in severe constipation[J]. Neurogastroenterol Motil, 2010, 22 (12): e340-e349.

[10] Bassotti G, Villanacci V. Can " functional"

constipation be considered as a form of enteric neuro-gliopathy[J]? Glia, 2011, 59 (3): 345-350.

[11] Bekkali N, de Jonge HR, van den Wijngaard RM, et al. The role of rectal chloride secretion in childhood constipation [J]. Neurogastroenterol Motil, 2011, 23 (11): 1007-1012.

[12] Lunniss PJ, Gladman MA, Benninga MA, et al. Pathophysiology of evacuation disorders [J]. Neurogastroenterol Motil, 2009, 21 Suppl 2: 31-40.

[13] Fang XC, Zhang J, Gao J, et al. Symptomatic spectrums of chronic constipation: Multi-centered stratified clinical study in China [J]. Neurogastroenterol Motil, 2012, 24: 104.

[14] 辛海威，方秀才，高峻，等.慢性便秘伴发肛门直肠疼痛的全国多中心分层调查研究[J].中华消化杂志，2011, 31 (6): 364-367.

[15] Weinland SR, Morris CB, Hu Y, et al. Characterization of episodes of irritable bowel syndrome using ecological momentary assessment[J]. Am J Gastroenterol, 2011, 106(10): 1813-1820.

[16] 中华医学会消化病学分会胃肠动力学组，外科学分会 结直肠肛门外科学组 .中国慢性便秘的诊治指南 (2007, 扬州) [J]. 中华消化杂志，2007, 27 (9): 619-622.

[17] Bharucha AE, Wald AM. Anorectal disorders[J]. Am J Gastroenterol, 2010, 105 (4): 786-794.

[18] 罗金燕，王学勤，戴菲，等.慢传输型便秘结肠动力学研究 [J]. 中华消化杂志，2002, 22 (2): 117-119.

[19] 王智凤，柯美云，孙晓红，等.功能性便秘患者肛

门直肠动力学和感觉功能测定及其临床意义 [J]. 中华消化杂志 , 2004, 24 (9): 526–529.

[20] Bordeianou L, Savitt L, Dursun A. Measurements of pelvic floor dyssynergia: which test result matters[J]? Dis Colon Rectum, 2011, 54 (1): 60–65.

[21] 宋维亮 , 王振军 , 郑毅 , 等 . 动态 MRI 联合排粪造影在出口梗阻型便秘诊治中的应用 [J]. 中华外科杂志 , 2009, 47 (24): 1843–1845.

[22] Elshazly WG, El Nekady Ael A, Hassan H. Role of dynamic magnetic resonance imaging in management of obstructed defecation case series[J]. Int J Surg, 2010, 8 (4): 274–282.

[23] 朱丽明 , 方秀才 , 刘诗 , 等 . 全国多中心慢性便秘患者情绪和睡眠状况的调查 [J]. 中华医学杂志 , 2012, 92 (32): 2243–2246.

[24] American Gastroenterological Association; Bharucha AE, Dorn SD, Lembo A, et al. American Gastroenterological Association medical position statement on constipation[J]. Gastroenterology, 2013, 144 (1): 211–217.

[25] Lindberg G, Hamid SS, Malfertheiner P, et al; World Gastroenterology Organisation. World Gastroenterology Organisation global guideline: Constipation—a global perspective[J]. J Clin Gastroenterol, 2011, 45 (6): 483– 487.

[26] Martinez Gagliardo K, Clebis NK, Stabille SR, et al. Exercise reduces inhibitory neuroactivity and protects myenteric neurons from age–related neurodegeneration[J]. Auton Neurosci, 2008, 141 (1–2): 31–37.

[27] Rao SS. Constipation: evaluation and treatment of colonic and anorectal motility disorders [J]. Gastroenterol Clin North Am, 2007, 36 (3): 687–711.

[28] American College of Gastroenterology Chronic Constipation Task Force. An evidence–based approach to the management of chronic constipation in North America[J]. Am J Gastroenterol, 2005, 100 Suppl 1: S1–S4.

[29] 聚卡波非钙协作组 . 聚卡波非钙治疗便秘型肠易激综合征的随机、双盲、安慰剂对照多中心临床试验 [J]. 中华消化杂志 , 2007, 27 (10): 685–688.

[30] 非比麸临床协作组 . 小麦纤维素颗粒治疗功能性便秘的多中心临床试验 [J]. 中华消化杂志 , 2009, 29 (4): 271–272.

[31] Tack J, Müller–Lissner S, Stanghellini V, et al. Diagnosis and treatment of chronic constipation—— a European perspective[J]. Neurogastroenterol Motil, 2011, 23 (8): 697–710.

[32] 方秀才 , 柯美云 , 胡品津 , 等 . 聚乙二醇 4000 治疗成人功能性便秘疗效及安全性评价 [J]. 中国新药杂志 , 2002, 11 (6): 479–483.

[33] Bouhnik Y, Neut C, Raskine L, et al. Prospective, randomized, parallel–group trial to evaluate the effects of lactulose and polyethylene glycol–4000 on colonic flora in chronic idiopathic constipation [J]. Aliment Pharmacol Ther, 2004, 19 (8): 889–899.

[34] Kamm MA, Mueller–Lissner S, Wald A, et al. Oral bisacodyl is effective and well–tolerated in patients with chronic constipation[J]. Clin Gastroenterol Hepatol, 2011, 9 (7): 577–583.

[35] Dunnick JK, Hailey JR. Phenolphthalein exposure causes multiple carcinogenic effects in experimental model systems[J]. Cancer Res, 1996, 56 (21): 4922– 4926.

[36] 童卫东 , 张胜本 , 刘宝华 , 等 . 酚酞对大鼠结肠动力及肠神经系统的影响研究 [J]. 中华消化杂志 , 2003, 23 (12): 723–726.

[37] Barish CF, Drossman D, Johanson JF, et al. Efficacy and safety of lubiprostone in patients with chronic constipation[J]. Dig Dis Sci, 2010, 55 (4): 1090– 1097.

[38] Lembo AJ, Schneier HA, Shiff SJ, et al. Two randomized trials of linaclotide for chronic constipation[J]. N Engl J Med, 2011, 365 (6): 527–536.

[39] Zhou L, Lin Z, Lin L, et al. Functional constipation: implications for nursing interventions[J]. J Clin Nurs, 2010, 19 (13–14): 1838–1843.

[40] 朱芬芬 , 林征 , 林琳 . 功能性便秘患者生活质量的研究 [J]. 中华消化杂志 , 2007, 27 (5): 356–358.

[41] 胡薇 , 喻德洪 . 便秘心理因素的评估和治疗 [J]. 大肠肛门病外科杂志 , 2004, 10 (2): 150–153.

[42] Preskorn SH, Flockhart D. 2010 Guide to Psychiatric Drug Interactions[J]. Primary Psychiatry, 2009, 16 (12): 45–74.

[43] Rao SS, Seaton K, Miller M, et al. Randomized controlled trial of biofeedback, sham feedback, and standard therapy for dyssynergic defecation[J]. Clin Gastroenterol Hepatol, 2007, 5 (3): 331–338.

[44] Chmielewska A, Szajewska H. Systematic review of randomised controlled trials: probiotics for functional constipation[J]. World J Gastroenterol, 2010, 16 (1): 69–75.

[45] Cheng CW, Bian ZX, Wu TX. Systematic review of Chinese herbal medicine for functional constipation[J]. World J Gastroenterol, 2009, 15 (39): 4886–4895.

[46] 史宁，刘诗，谢小平，等．经皮电神经刺激针灸穴位对慢传输型便秘患者的疗效 [J]. 中华医学杂志，2009, 89 (14): 947–950.

[47] 牛承虓，柳艳杰，牛承爽，等．足部反射区按摩治疗便秘 108 例 [J]. 现代中西医结合杂志，2004, 13 (1): 88–89.

[48] Riss S, Herbst F, Birsan T, et al. Postoperative course and long term follow up after colectomy for slow transit constipation—is surgery an appropriate approach[J]? Colorectal Dis, 2009, 11 (3): 302–307.

[49] 中华医学会外科学分会结直肠肛门外科学组．便秘外科诊治指南（草案)[J]. 中华胃肠外科杂志，2008, 11 (4): 391–393.

[50] 刘宝华．慢传输型便秘手术方式的选择 [J]. 中华胃肠外科杂志，2011, 14 (12): 920–922.

[51] 魏东，张远耀，蔡建，等．结肠旷置逆蠕动盲直肠吻合术治疗老年慢传输型便秘 [J]. 实用医学杂志，2009, 26 (8): 10–12.

[52] 刘宝华．顽固性便秘的外科治疗 [J]. 中国实用外科杂志，2007, 27 (6): 492–494.

[53] 江从庆，宋惊喜，丁召，等．改良 Bresler 手术治疗女性出口梗阻型便秘 [J]. 中华外科杂志，2012, 50 (4): 373–375.

[54] 何洪波，陈晓辉，张永玲，等．直肠前突型便秘的手术新进展及预后相关因素分析 [J]. 华西医学，2006, 21 (3): 494–496.

[55] 林建华，王正平，陈敦金，等．小麦纤维素颗粒治疗妊娠期便秘的多中心临床研究 [J]. 中华消化杂志，2010, 30 (10): 759–761.

[56] 乳果糖临床协作组．乳果糖治疗妊娠期妇女便秘的随机、双盲、安慰剂对照多中心临床研究 [J]. 中华消化杂志，2006, 26 (10): 690–693.

[57] Neri I, Blasi I, Castro P, et al. Polyethylene glycol electrolyte solution (Isocolan) for constipation during pregnancy: an observational open-label study [J]. J Midwifery Womens Health, 2004, 49 (4): 355–358.

[58] Prather CM. Pregnancy-related constipation[J]. Curr Gastroenterol Rep, 2004, 6 (5): 402–404.

[59] Nelson MM, Forfar JO. Associations between drugs administered during pregnancy and congenital abnormalities of the fetus[J]. Br Med J, 1971, 1 (5748): 523–527.

[60] Dupont C, Leluyer B, Maamri N, et al. Double-blind randomized evaluation of clinical and biological tolerance of polyethylene glycol 4000 versus lactulose in constipated children[J]. J Pediatr Gastroenterol Nutr, 2005, 41 (5): 625–633.

[61] 王宝西，王茂贵，江米足，等．福松治疗儿童便秘的多中心随机对照临床研究 [J]. 中国当代儿科杂志，2007, 9 (5): 429–432.

[62] Sellin JH, Chang EB. Therapy insight: gastrointestinal complications of diabetes—pathophysiology and management[J]. Nat Clin Pract Gastroenterol Hepatol, 2008, 5 (3): 162–171.

[63] Wong BS, Camilleri M. Lubiprostone for the treatment of opioid-induced bowel dysfunction [J]. Expert Opin Pharmacother, 2011, 12 (6) : 983–990.

附录 B

便秘外科诊治指南（2016）[*]

中国医师协会肛肠分会

随着人们生活水平的提高，饮食结构的改变，工作压力增加，以及精神和社会因素的影响，便秘的发病率显著上升，严重影响患者的生活质量。2008 年制订的"便秘外科诊治指南（草案）"，对规范便秘的诊断和外科治疗起到了重要的指导作用。近年来，随着便秘基础和临床研究水平的提高，对慢性便秘的认识也逐步深入。我们这次对"便秘外科诊治指南（草案）"作相应的修订。

一、便秘的概念 [1-2]

便秘表现为持续排便困难、排便不尽感或排便次数减少。排便困难包括排便量少、干结、排便费时和费力、排便不尽感，甚至需要用手法帮助排便。排便次数减少指每周排便次数少于 3 次或长期无便意。慢性便秘的病程至少为 6 个月。

二、便秘的病因

正常排便需要胃肠内容物以正常的速度通过消化道各段，及时抵达直肠，并能刺激直肠肛管，诱发排便反射。排便时盆底肌肉协调活动，完成排便。以上任何一个环节障碍，均可引起便秘 [2-9]。

1.结直肠外因素：①胃肠运动控制中枢：长期抑制便意、精神病、抑郁症、神经性厌食、认知障碍或痴呆；脑出血、占位、外伤 [3]。②神经传导：自主神经病变引起的传入、传出神经支配异常。

2.结直肠因素：①壁内神经传导：先天性巨结肠、特发性巨结肠、巨直肠。②肠神经系统：慢传输型便秘、功能性排便障碍 [10]。③终末效应器：药物：如可待因、吗啡、抗抑郁剂、抗胆碱能制剂等 [11]；局部排便感受器缺如、糖尿病；甲状腺功能低下或亢进、垂体功能低下、嗜铬细胞瘤、尿毒症、慢性肾病等；离子通道拮抗剂、激动剂 [3]。④肌肉组织：假性肠梗阻、肛裂、肛管或直肠狭窄、老年、内括约肌失迟缓、盆底痉挛综合征、耻骨直肠肌肥厚、皮肌炎等 [12]。⑤间质组织：硬皮病、淀粉样变性、系统性硬化病等 [13]。⑥黏膜层：炎性肠病、泻剂结肠、直肠内脱垂 [6]。

3.结直肠内因素：①黏膜表层：肠炎、伪膜性肠炎 [14-15]。②腔内：膳食纤维摄入不足、环境改变、肠道菌群失调；结肠崩解的药物 [16-17]。

---

* 注：本文引自中华胃肠外科杂志，2017，20(3)：241–246.

三、便秘的检查方法和评估

1. 询问病史：详细询问有关便秘的症状及病程、饮食和排便习惯、胃肠道症状、伴随症状，以及用药情况；便秘有关症状包括便次、便意、是否困难或不畅、便后有无排不尽、肛门坠胀及粪便形状；注意询问有无肿瘤的预警症状，如便血、黑便、腹痛、贫血、消瘦、发热等。

2. 一般检查：肛门直肠指诊能了解直肠有无粪便滞留及形状，肛管括约肌和耻骨直肠肌的功能状况，肛管和直肠有无狭窄和占位病变，有无直肠前突和直肠内脱垂；钡灌肠或结肠镜检查是排除结直肠器质性病变的重要检查；血常规、粪便常规、粪便隐血试验是排除结直肠器质性病变的重要而又简单的检查；必要时行激素水平和代谢方面检查。

3. 特殊检查：对于长期慢性便秘患者，可以酌情选择以下检查。需要注意的是，针对有关便秘的特殊检查，应在详细询问病史并进行各种常规检查如肛门直肠指诊、钡灌肠或结肠镜检查除外结直肠器质性病变后选用。

(1) 结肠传输试验[2, 18-20]：常用不透 X 线标记物。检查前 3d 禁服泻剂及其他影响肠功能的药物。随标准餐顿服不透 X 线的 20 个标记物，服标记物后 6、24、48、72h 各拍摄腹部 X 线平片 1 张，根据结肠内标记物数量计算结肠传输时间和排出率。正常值为 72h 排除 80% 的标记物。根据结肠的分布，有助于评估是慢传输型便秘（slow transit constipation，STC）或出口梗阻型便秘（outlet obstructive constipation，OOC）。对考虑手术治疗的 STC 患者，建议术前重复此检查。采用核素法可检测结肠各节段的传输时间，但因价格昂贵而难以普及。

(2) 排粪造影：将一定量的钡剂注入直肠内，模拟正常的生理排便活动，动态观察肛门直肠的功能和解剖结构的变化[21-22]。主要用于诊断肛门直肠的功能性疾病，如直肠内脱垂（直肠黏膜脱垂和直肠内套叠）、直肠前突、会阴下降、盆底肌痉挛综合征等。盆腔多重造影包括直肠、盆底、膀胱和阴道造影，有助于诊断盆底疝和直肠内套叠，了解膀胱和子宫的形态变化[23]。排粪造影是决定手术方式的可靠依据。

(3) 磁共振排粪造影：该技术多平面成像、分辨率高、无辐射[24]。能够完整地分析排粪时肛直肠角、肛管开放、耻骨直肠肌功能、盆底位置以及会阴下降程度等，可准确定量评价排粪速度和显示排粪过程盆底细微的形态学改变[25-26]。

(4) 肛管直肠测压[27-29]：该方法评估肛管和直肠的动力和感觉功能。测定指标包括直肠压力、肛管静息压、肛管最大收缩压和肛门直肠抑制反射，还可以测定直肠感觉功能和直肠顺应性。有助于评估肛管括约肌压力、直肠有无动力和感觉功能障碍；监测用力排便时肛管括约肌有无不协调收缩；评估有无先天性巨结肠症。

(5) 盆底肌电图测定：能够记录肛管括约肌的肌电图波幅和动作电位，可以判断有无肌源性病变；阴部神经潜伏期测定能显示阴部神经有无损伤[30]；以及模拟排便时的肛门外括约肌矛盾性收缩[31]。

(6) 球囊逼出试验[32]：能够反映肛门直肠对球囊的排除能力。50ml 的球囊排出时间大于 5 分钟者为阳性。球囊逼出试验作为功能性便秘的初筛检查，简单易行。对于判断直肠无力有重要意义。

(7) 结肠压力测定[33]：将压力传感器放置到结肠内，在相应生理的情况下连续 24～48h 监测结肠压力变化，从而确定有无结肠无力。对选择外科手术方式有指导意义[34]。

(8) 肛门超声内镜检查：可了解肛门括约肌有无缺损和功能异常。为手术定位提供线索。

四、便秘的诊断

对便秘的诊断应详细询问病史、体格检查和便秘的特殊检查，以及排除结直肠器质性病变和药物导致的便秘，且符合罗马Ⅲ标准中功能性便秘的诊断标准[35]；见表1。在上述基础上还要了解便秘的病因和（或）诱因、程度及便秘类型。对制订治疗方法和预测疗效至关重要。

表1　罗马Ⅲ标准中功能性便秘的诊断标准

诊断标准
1. 必须包括下列 2 项或 2 项以上
a. 至少 25% 的排便感到费力
b. 至少 25% 的排便为干球粪或硬粪
c. 至少 25% 的排便有不尽感
d. 至少 25% 的排便有肛门直肠梗阻 / 堵塞感
e. 至少 25% 的排便需要手法辅助（如用手指协助排便、盆底支持）
f. 每周排便少于 3 次
2. 不用泻剂时很少出现稀便
3. 不符合肠易激综合征的诊断标准

注：诊断前症状出现至少 6 个月，且近 3 个月症状符合以上诊断标准

1. 便秘的程度

(1) 轻度：症状轻，不影响生活，经一般治疗能好转，无需药物或少用药。

(2) 重度：便秘症状持续，患者异常痛苦，严重影响生活，不能停药或治疗无效。

(3) 中度：介于两者之间。所谓难治性便秘常是重度便秘，可见于出口梗阻型便秘（outlet obstructive constipation，OOC）、结肠无力以及重度便秘型肠易激综合征（irritable bowel syndrome with constipation，IBS-C）。

2. 便秘的类型

根据便秘症状，便秘分为结肠慢传输型便秘（slow transit constipation，STC）、OOC 和混合型便秘。其中 OOC 最为常见，STC 和 OOC 同时存在称为混合型。

(1) STC：排便次数减少，少便意，粪便坚硬，因而排便困难。肛门直肠指诊时直肠内无粪便或触及坚硬粪便，而肛管括约肌缩肛和用力排便功能正常；全胃肠或结肠传输时间延长；缺乏 OOC 的证据，如排粪造影和肛肠测压正常。符合罗马Ⅲ标准中的 b、f 项中之 1 项或以上，而无 c、d、e 项。

(2) OOC：粪便排出障碍，可表现为排便费力、不尽感或下坠感，排便量少，有便意或缺乏便意。肛门直肠指诊时直肠内有粪便，力排时肛门括约肌、耻骨直肠肌可能呈矛盾性收缩或痉挛性收缩；全胃肠或结肠传输时间正常，多数标记物可潴留在直肠内；排粪造影可呈现异常；肛肠测压显示，用力排便时、肛门外括约肌呈矛盾性收缩或直肠壁的感觉阈值升高等。符合分型依据症状 a、c、d、e 项项中之 1 项或以上，而无 b、f 项。

（3）混合型便秘：同时具备 STC 和 OOC 便秘特点；罗马Ⅲ诊断标准中的症状可全部或交替出现。

（4）肠易激综合征的便秘型是一类和腹痛或腹胀有关的便秘，同时也可能有以上各类型的特点。

五、便秘的治疗

治疗原则：根据便秘轻、中、重程度、病因和类型，采用个体化综合治疗，恢复正常排便。

（一）非手术治疗

1. 运动：增加体力活动可部分改善便秘患者的症状。

2. 饮食：便秘患者增加更多的水和食物中纤维素的摄入，是最基础治疗[36]。不过膳食纤维对于改善轻度至中度便秘是有效的，但对于严重便秘效果不明显[37]。

3. 建立良好的排便习惯：患者在晨起或餐后2h内尝试排便，排便时集中注意力，减少外界因素的干扰[38]。

4. 药物治疗：首选容积性泻剂，如膳食纤维制剂，包括植物纤维素和甲基纤维素，尤其适用于孕妇、儿童及老年患者[39]。通过口服微生态制剂，调节肠道微生态平衡，对缓解便秘和腹胀起到一定的作用[40]。当上述治疗无效时，可使用渗透性泻剂，增加排便次数、改变大便形状、缓解腹痛[41]。刺激性泻药的应用，在短期内作为二线药物治疗慢性便秘；长期使用刺激性缓泻剂可造成肠道平滑肌萎缩，使肠道蠕动功能更差，并可能对肠道造成慢性损害，如结肠黑变病[42]；比沙可啶治疗慢性便秘是有效的、可耐受的，但长期应用刺激性泻药的疗效未作评估[43]。通过肛门灌注甘油制剂，适合直肠粪便嵌塞。当饮食调节和应用各类缓泻剂均无效时，可考虑应用促动力药及促分泌药，如普芦卡必利[44]、鲁比前列酮[45]和利那洛肽[46]。其中鲁比前列酮可以有效治疗吗啡引起的便秘。其他新药物如 elobixibat 和 plecanatide 目前正处于研究中。虽然欧洲的研究显示这些药物具有一定的疗效，但治疗便秘的最终效果还有待长期的结果和随访。我国传统医学的中药（包括中成药制剂和汤剂），能有效缓解慢性便秘的症状，但其疗效的评估尚需更多循证医学证据。

5. 生物电反馈治疗：生物反馈疗法是一种生物行为疗法，主要用于功能性排便障碍中的不协调性排便和大便失禁，也用于治疗其他类型的功能性便秘，如肛门痉挛、慢性盆底疼痛综合征、直肠肛门抑制反射消失、直肠感觉缺陷、大便失禁、慢传输型便秘、孤立性直肠溃疡等[47]。

6. 心理治疗：功能性便秘与抑郁型和焦虑型心理障碍有密切关系，应强调精神心理治疗的重要性，包括健康教育、心理治疗、认知行为治疗、药物治疗等。对于伴有明显抑郁、焦虑和睡眠障碍的患者，需要选择抗焦虑抑郁药物治疗[48]。

7. 针灸、按摩推拿治疗：均有助于改善便秘症状[49]。有报道采用骶神经刺激可治疗经内科综合治疗无效、无肛门括约肌解剖改变的顽固性便秘患者[50]。

（二）外科治疗

针对经过非手术治疗后收效不大、经便秘特殊检查显示有明显异常的患者，可考虑手术治疗。但应慎重掌握手术适应证，针对病变选择相应的手术，如有多种病变同时存在时，应手术解决引起便秘的主要病变，但也同时解决次要的继发病变。术前需进行预测疗效，应注意有无严重的心理障碍，有无结肠以外的消化道异常。

1. 慢传输型便秘（STC）的外科治疗

经结肠传输试验证实结肠传输时间明显延长，系统非手术保守治疗无效，严重影响日常生活工作的慢传输型便秘患者，建议采用外科手术治疗[51]。慢传输型便秘手术方式主要有以下几种：

(1) 全结肠切除回直肠吻合术：是改善排便困难最有效的术式[52-53]，但术后会出现一定的并发症。

(2) 结肠次全切除术：主要重建方式包括顺蠕动升结肠或盲肠直肠端端吻合术和逆蠕动盲直肠吻合术[53-56]，保留回盲部是为了保留回盲瓣的功能，可有效减少术后并发症，保留回盲部的长度应根据盲直肠吻合部位和方式的不同来掌握[57]。对于老年及不能耐受大手术 STC 患者，国内率先采用结肠旷置术，并演变出多种不同的术式可供选择[58-59]。对于行结肠旷置术后出现盲襻综合征者、年老体弱的 STC 患者可建议采用回肠造口术[60]。

STC 的微创治疗：腹腔镜手术因具有创伤小、术后恢复快、住院时间短且具有美容效果等优点，被广泛地运用于 STC 的治疗[61]。慢传输型便秘手术后可能出现一些并发症，主要包括：①粘连性肠梗阻[62]：多发生在结肠（次）全切除术后。手术创面腹膜化、应用防粘连的药物与制剂及腹腔镜技术的运用等可降低肠梗阻发生率；②腹泻[52]：多在 2 周至 3 个月逐渐缓解。腹泻严重者可应用十六角蒙脱石（思密达）或洛哌丁胺（易蒙停）等止泻药物治疗；③腹痛、腹胀[54, 63-64]：可能与小肠蠕动过快、结肠次全切除术中保留结肠过长、结肠旷置后盲襻综合征等有关；④便秘复发：主要因手术切除结肠范围不够、混合性便秘未纠正 OCC 等导致；⑤手术创面淋巴漏：保持引流通畅是治疗关键，2~3 周多可自行闭合，手术创面的腹膜化和应用超声刀游离可减少淋巴漏的发生。

STC 手术指征[65-66]：①符合罗马Ⅲ诊断标准；②结肠传输试验明显延长；③经过 2 年以上的系统非手术治疗无效；④排粪造影或盆腔四重造影能够明确有无合并出口梗阻型便秘；⑤钡灌肠或结肠镜检查排除结直肠器质性疾病；⑥严重影响日常生活工作，患者强烈要求手术；⑦无严重的精神障碍。

2. 出口梗阻型便秘（OOC）的外科治疗

直肠内脱垂：直肠内脱垂的手术分为经肛门手术、经腹直肠悬吊固定术。经肛门手术包括经肛吻合器直肠切除术(stapled transanal rectal resection, STARR)、吻合器痔上黏膜环切钉合术(procedure for prolapse and hemorrhoids，PPH)、直肠黏膜纵行折叠术加硬化剂注射术。经腹手术包括各种直肠悬吊固定手术如直肠腹侧固定术等[67-68]。手术指征：①OOC 症状明显；②经严格的非手术治疗包括提肛锻炼、饮食调节、软化粪便、适当应用缓泻剂、生物反馈治疗等无效；③排粪造影检查显示明显的直肠内脱垂。

直肠前突：直肠前突修补术主要包括经直肠、经阴道及经会阴三种入路[6]。经直肠入路手术包括 STARR、经肛腔镜切割缝合器直肠前突修补术（Bresler 术）[69]；经阴道直肠前突修补术；经会阴直肠前突修补术，常同时进行肛提肌成形，可改善并存的肛门失禁症状。直肠前突手术指征：①前突深度应大于 3cm；②排粪造影显示直肠前突内有造影剂存留；③有明显 OOC 症状；④需要用手辅助排便[66]。单纯的直肠前突少见，常合并有直肠内脱垂。对直肠前突合并直肠内脱垂患者，可选择 STARR 或经腹直肠悬吊固定术，但术前合并肛门失禁者应慎用 STARR。对盆底腹膜疝常伴有直肠内脱垂患者，建议经腹直肠悬吊固定同时，抬高盆底腹膜，修复盆底疝。骶神经刺激术治疗OOC 的疗效尚需进一步研究[70]。

盆底疝：往往同时伴随直肠内脱垂，处理方法同直肠内脱垂全层套叠，但重点是盆底抬高，修复盆底疝。

耻骨直肠肌痉挛综合征（puborectalis syndrome，PRS）：也称为盆底肌痉挛综合征。是指排便时耻骨直肠肌异常或反常收缩或不能松弛的行为障碍。它易诊断却难以治疗。建议生物反馈结合扩肛治疗为主，也可以采用肉毒素A注射法，手术应慎重。可选择的手术方法有经肛门或骶尾入路的耻骨直肠肌束切断术和闭孔内肌筋膜耻骨直肠肌融合术。手术指征：①排粪造影和肛肠肌电图诊断耻骨直肠肌痉挛；②排便困难症状严重。

3. 混合型便秘

在手术处理STC便秘的同时，处理伴随的OOC便秘。如果伴随有痉挛性便秘，应术前进行生物反馈治疗及扩肛治疗。

值得注意的是，外科手术的治疗后，务必重视采取非手术治疗的措施，以便巩固治疗效果，防止便秘症状复发。

参与本指南修订的核心专家： 高春芳、杨新庆、魏东、刘宝华、钱群、赵克、高峰、江从庆、张林、张安平、李春穴、龚文敬、徐明、李凡

主要执笔者： 刘宝华、魏东、杨新庆、张林、钱群、江从庆、高峰、徐明

参 考 文 献

[1] 柯美云，方秀才主译. 罗马Ⅲ功能性胃肠病 [M]. 北京：科学出版社，2008; 456-463.

[2] 中华医学会消化病学分会胃肠动力学组，中华医学会外科学分会结直肠肛门外科学组. 中国慢性便秘的诊治指南 (2013，武汉)[J]. 胃肠病杂志，2013，18(10): 605-612.

[3] 中华医学会外科学分会结直肠肛门外科学组. 便秘外科诊治指南 (草案)[J]. 中华胃肠外科杂志，2008，11(4): 391-393.

[4] 中华医学会消化病学分会胃肠动力学组，外科学分会结直肠肛门外科学组. 中国慢性便秘的诊治指南 (2007，扬州)[J]. 中华消化杂志，2007，27(9): 619-622.

[5] Shin JE, Jung HK, Lee TH, et al. Guidelines for the Diagnosis and Treatment of Chronic Functional Constipation in Korea, 2015 Revised Edition[J]. J Neurogastroenterol Motil, 2016, 22(3): 383-411.

[6] Paquette IM, Varma M, Ternent C, et al. The American Society of Colon and Rectal Surgeons' Clinical Practice Guideline for the Evaluation and Management of Constipation [J]. Dis Colon Rectum, 2016, 59(6): 479-492.

[7] Bassotti G, Villanacci V, Cre? oiu D, et al. Cellular and molecular basis of chronic constipation: taking the functional/idiopathic label out [J]. World J Gastroenterol, 2013, 19(26): 4099-4105.

[8] Chu H, Hou X. Understanding of Constipation Symptoms and the Diagnosis and Management of Constipation in Chinese Physicians[J]. PLoS One, 2016, 11(3): e0152801.

[9] Quigley EM, Spiller RC.Constipation and the Microbiome: Lumen Versus Mucosa![J]. Gastroenterology, 2016, 150(2): 300-303.

[10] Popescu LM, Faussone-Pellegrini MS.TELOCYTES-a case of serendipity: the winding way from Interstitial Cells of Cajal (ICC), via Interstitial Cajal-Like Cells(ICLC) to TELOCYTES[J]. J Cell Mol Med, 2010, 14(4): 729-740.

[11] Bharucha AE, Dorn SD, Lembo A, et al. American Gastroenterological Association medical position statement on constipation[J]. Gastroenterology , 2013, 144(1): 211-217.

[12] Parthasarathy G, Chen J, Chen X, et al. Relationship Between Microbiota of the Colonic Mucosa vs

Feces and Symptoms, Colonic Transit, and Methane Production in Female Patients With Chronic Constipation[J]. Gastroenterology, 2016, 150(2): 367-379.e1.

[13] Cil O, Phuan PW, Lee S, et al. CFTR activator increases intestinal fluid secretion and normalizes stool output in a mouse model of constipation [J]. Cell Mol Gastroenterol Hepatol, 2016, 2(3): 317-327.

[14] Kang DW, DiBaise JK, Ilhan ZE, et al. Gut microbial and short-chain fatty acid profiles in adults with chronic constipation before and after treatment with lubiprostone[J]. Anaerobe, 2015 , 33: 33-41.

[15] Parthasarathy G, Chen J, Chen X, et al. Relationship Between Microbiota of the Colonic Mucosa vs Feces and Symptoms, Colonic Transit, and Methane Production in Female Patients With Chronic Constipation[J]. Gastroenterology, 2016, 150(2): 367-379.e1.

[16] Sbahi H, Cash BD. Chronic Constipation: a Review of Current Literature[J]. Curr Gastroenterol Rep, 2015, 17(12): 47.

[17] Wald A.Constipation: pathophysiology and management[J]. Curr Opin Gastroenterol, 2015, 31 (1): 45-49.

[18] 柯美云，张秀兰. 不透 X 线标志物的胃肠通过时间及其临床应用 [J]. 大肠肛门病外科杂志, 1997, 3(3): 33-34.

[19] Metcalf AM, Phillips SF, Zinsmeister AR, et al. Simplified assessment of segmental colonic transit[J]. Gastroenterology, 1987, 92(1): 40-47.

[20] 赵松，刘宝华，付涛，等. 结肠传输试验在慢传输型便秘诊断中的应用 [J]. 第三军医大学学报, 2013, 35(21): 2289-2291.

[21] Baek HN, Hwang YH, Jung YH. Clinical Significance of Perineal Descent in Pelvic Outlet Obstruction Diagnosed by using Defecography [J]. J Korean Soc Coloproctol, 2010, 26(6): 395-401.

[22] Tomita R, Igarashi S, Fujisaki S, et al. Significance of defecography in the diagnosis and evaluation of male patients with defecation disorders[J]. Hepatogastroenterology, 2010, 57 (98): 220-223.

[23] 方仕文，刘宝华，龚水根. 出口梗阻性便秘病人盆底形态影像学诊断进展 [J]. 中国医学影像技术, 2002, 18(8): 839-840.

[24] Reginelli A, Di GG, Gatta G, et al.Role of conventional radiology and MRi defecography of

pelvic floor hernias[J]. BMC Surg, 2013, 13 Suppl 2: S53.

[25] Reiner CS, Tutuian R, Solopova AE, et al. MR defecography in patients with dyssynergic defecation: spectrum of imaging findings and diagnostic value[J]. Br J Radiol, 2011, 84(998): 136-144.

[26] 宋维亮，王振军，郑毅，等. 动态 MRI 联合排粪造影在出口梗阻型便秘诊治中的应用 [J]. 中华外科杂志, 2009, 47(24): 1843-1845.

[27] 王李，高羽，刘正勇，等. 肛门直肠测压在便秘诊断中的应用 [J]. 第三军医大学学报, 2013, 35(21): 2286-2288.

[28] 王智凤，柯美云，孙晓红，等. 功能性便秘患者肛门直肠动力学和感觉功能测定及其临床意义 [J]. 中华消化杂志, 2004, 24(9): 526-529.

[29] Soh JS, Lee HJ, Jung KW, et al. The diagnostic value of a digital rectal examination compared with high-resolution anorectal manometry in patients with chronic constipation and fecal incontinence[J]. Am J Gastroenterol, 2015, 110 (8): 1197-1204.

[30] 陈金萍，刘宝华，罗东林，等. 肌电图对耻骨直肠肌综合征诊断价值的评估 [J]. 重庆医科大学学报, 2007, 32(11): 1185-1188, 1192.

[31] 肖元宏，刘洲禄，刘贵麟，等. 成人盆底痉挛综合征型便秘的分型及其病理生理机制 [J]. 世界华人消化杂志, 2007, 15(7): 767-771.

[32] Dedeli O, Turan I, Ozturk R, et al. Normative values of the balloon expulsion test in healthy adults [J]. Turk J Gastroenterol, 2007, 18(3): 177-181.

[33] Dinning PG, Carrington EV, Scott SM. The use of colonic and anorectal high-resolution manometry and its place in clinical work and in research[J]. Neurogastroenterol Motil, 2015, 27(12): 1693-1708.

[34] 王永兵，张明傲，张根福，等. 智能胶囊结肠压力测定对慢传输型便秘手术方式选择的临床意义 [J]. 结直肠肛门外科, 2011, 17(4): 201-205.

[35] 柯美云，方秀才主译. 罗马 Ⅲ 功能性胃肠病 [M]. 北京 : 科学出版社, 2008: 586-597.

[36] Micka A, Siepelmeyer A, Holz A, et al. Effect of consumption of chicory inulin on bowel function in healthy subjects with constipation: a randomized, double-blind, placebo-controlled trial[J]. Int J Food Sci Nutr, 2017, 68(1): 82-89.

[37] Portalatin M, Winstead N. Medical management of constipation [J]. Clin Colon Rectal Surg, 2012, 25(1): 12-19.

[38] Rao SS. Constipation: evaluation and treatment of colonic and anorectal motility disorders[J]. Gastroenterol Clin North Am, 2007, 36(3): 687–711, x.

[39] Dahl WJ, Whiting SJ, Healey A, et al. Increased stool frequency occurs when finely processed pea hull fiber is added to usual foods consumed by elderly residents in long–term care[J]. J Am Diet Assoc, 2003, 103(9): 1199–1202.

[40] Ge X, Tian H, Ding C, et al. Fecal Microbiota Transplantation in Combination with Soluble Dietary Fiber for Treatment of Slow Transit Constipation: A Pilot Study[J]. Arch Med Res, 2016, 47(3): 236–242.

[41] Lee–Robichaud H, Thomas K, Morgan J, et al. Lactulose versus Polyethylene Glycol for Chronic Constipation [J]. Cochrane Database Syst Rev, 2010, (7): CD007570.

[42] Byers RJ, Marsh P, Parkinson D, et al.Melanosis coli is associated with an increase in colonic epithelial apoptosis and not with laxative use[J]. Histopathology, 1997, 30(2): 160–164.

[43] Soufi–Afshar I, Moghadamnia A, Bijani A, et al. Comparison of pyridostigmine and bisacodyl in the treatment of refractory chronic constipation[J]. Caspian J Intern Med, 2016, 7(1): 19–24.

[44] Leelakusolvong S, Ke M, Zou D, et al. Factors predictive of treatment–emergent adverse events of prucalopride: an integrated analysis of four randomized, double–blind, placebo–controlled trials[J]. Gut Liver, 2015, 9 (2): 208–213.

[45] Camilleri M, Bharucha AE, Ueno R, et al. Effect of a selective chloride channel activator, lubiprostone, on gastrointestinal transit, gastric sensory, and motor functions in healthy volunteers[J]. Am J Physiol Gastrointest Liver Physiol, 2006, 290(5): G942–G947.

[46] Lembo AJ, Schneier HA, Shiff SJ, et al. Two randomized trials of linaclotide for chronic constipation[J]. N Engl J Med, 2011, 365(6): 527–536.

[47] 刘宝华 . 便秘的生物反馈治疗 [J]. 医学新知杂志 , 2006, 16(3): 131–132.

[48] Jessurun JG, van Harten PN, Egberts TC, et al. The Relation between Psychiatric Diagnoses and Constipation in Hospitalized Patients: A Cross–Sectional Study[J]. Psychiatry J, 2016, 2016: 2459693.

[49] 史宁 , 刘诗 , 谢小平 , 等 . 经皮电神经刺激针灸穴位对慢传输型便秘患者的疗效 [J]. 中华医学杂志 , 2009, 89(14): 947–950.

[50] Patton V, Stewart P, Lubowski DZ, et al. Sacral Nerve Stimulation Fails to Offer Long–term Benefit in Patients With Slow–Transit Constipation[J]. Dis Colon Rectum, 2016, 59(9): 878–885.

[51] Giannakaki V, Bordeianou L. Surgical management of severe constipation due to slow transit and obstructed defecation syndrome[J]. Semin Colon Rectal Surg, 2015, 27(1): 28–32.

[52] Fan WC, Huang CC, Sung A, et al. Laparoscopic total colectomy with transrectal specimen extraction and intraabdominal ileorectal anastomosis for slow–transit constipation (with video)[J]. JVisc Surg, 2016, 153(4): 309–310.

[53] 刘宝华 . 慢传输型便秘手术方式及其对疗效影响 [J]. 中国实用外科杂志 , 2013, 33(11): 986–989.

[54] 高峰 , 徐明 , 吴伟强 , 等 . 结肠次全切除及盲肠直肠端侧吻合治疗慢传输型便秘 [J]. 中华胃肠外科杂志 , 2014, 17(7): 680–682.

[55] Sarli L, Costi R, Sarli D, et al. Pilot study of subtotal colectomy with antiperistaltic cecoproctostomy for the treatment of chronic slow–transit constipation[J]. Dis Colon Rectum, 2001, 44(10): 1514–1520.

[56] Marchesi F, Percalli L, Pinna F, et al. Laparoscopic subtotal colectomy with antiperistaltic cecorectal anastomosis: a new step in the treatment of slow–transit constipation[J]. Surg Endosc, 2012, 26(6): 1528–1533.

[57] 魏东 , 蔡建 , 赵艇 , 等 . 回盲部保留长度对腹腔镜结肠次全切除逆蠕动盲肠直肠吻合术疗效的影响 [J]. 中华胃肠外科杂志 , 2015, 18(5): 454–458.

[58] 代全武 , 喻家菊 , 兰明银 , 等 . 结肠旷置术治疗顽固性慢传输型便秘 [J]. 中华胃肠外科杂志 , 2003, 6(6): 394–396.

[59] 魏东 , 张远耀 , 蔡建 , 等 . 结肠旷置逆蠕动盲直肠吻合术治疗老年慢传输型便秘 [J]. 实用医药杂志 , 2009, 26(10): 7–9.

[60] 彭波 , 吴磊 , 江从庆 , 等 . 结肠慢传输型便秘的外科治疗 [J]. 腹部外科 , 2009, 22(6): 374–375.

[61] Kessler H, Hohenberger W. Laparoscopic total colectomy for slow transit constipation [J]. Dis Colon Rectum, 2005, 48(4): 860–861.

[62] Hassan I, Pemberton JH, Young–Fadok TM, et al.

Ileorectal anastomosis for slow transit constipation: long-term functional and quality of life result [J]. J Gastrointest Surg, 2006 , 10(10): 1330–1337.

[63] Sheng QS, Lin JJ, Chen WB, et al. Comparison of hand-assisted laparoscopy with open total colectomy for slow transit constipation: A retrospective study [J]. J Dig Dis, 2014, 15(8): 419–424.

[64] Wei D, Cai J, Yang Y, et al. A prospective comparison of short term results and functional recovery after laparoscopicsubtotal colectomy and antiperistaltic cecorectalanastomosis with short colonic reservoir vs. long colonic reservoir[J]. BMC Gastroenterol, 2015, 15: 30.

[65] 刘宝华 . 慢性便秘手术治疗的适应证和注意事项 [J]. 中华内科杂志 , 2015, 54(7): 590–593.

[66] Rao SS, Rattanakovit K, Patcharatrakul T. Diagnosis and management of chronic constipation in adults[J]. Nat Rev Gastroenterol Hepatol, 2016, 13(5): 295–305.

[67] 李春穴 , 刘高磊 , 童卫东 , 等 . 直肠功能性悬吊术治疗直肠内脱垂 30 例分析 [J]. 中国实用外科杂志 , 2013, 33(11): 958–959.

[68] Kim M, Meurette G, Lehur PA. Obstructed defecation: STARR or rectopexy?[J]. Colorectal Dis, 2016, 18(5): 438–439.

[69] 江从庆 , 宋惊喜 , 丁召 , 等 . 改良 Bresler 手术治疗女性出口梗阻型便秘 [J]. 中华外科杂志 , 2012, 50(4): 373–375.

[70] Ratto C, Ganio E, Naldini G; GINS.Long-term results following sacral nerve stimulation for chronic constipation[J]. Colorectal Dis, 2015, 17(4): 320–328.

附录 C

中国慢性便秘专家共识意见（2019，广州）[*]

中华医学会消化病学分会胃肠动力学组　功能性胃肠病协作组

便秘（constipation）是常见的临床症状，严重影响患者的日常生活和生命质量，部分患者反复就医或滥用泻药，增加了医疗费用。我国于 2003 年在南昌召开的全国便秘专题研讨会上制订了《慢性便秘的诊治指南》，并于 2007 年根据罗马 Ⅲ 标准在扬州进行了修订，该指南对规范临床医师诊断和治疗慢性便秘（chronic constipation）起到了积极的作用。随着临床研究的不断深入和对慢性便秘认识水平的进一步提高，2013 年在武汉对中国慢性便秘诊治指南进行了再次修订。

2016 年罗马委员会颁布了功能性胃肠病（functional gastrointestinal disorder，FGID）罗马 Ⅳ 标准，对包括功能性便秘在内的 FGID 的诊断和治疗进行了更新，加上近年来慢性便秘药物治疗有了较大进展，因此有必要对我国慢性便秘的诊治指南进行更新。

本共识意见由中华医学会消化病学分会胃肠动力学组和功能性胃肠病协作组组织我国本领域的有关专家成立共识意见专家委员会，采用国际通用的 Delphi 程序进行制订。首先成立工作小组，工作小组专家在检索 Medline、Embase、Cochrane 图书馆和万方中文期刊数据库相关文献的基础上，起草共识意见初稿共 38 个条目。核心专家针对初稿面对面地进行多次讨论和修改，最后确定了 32 个条目。经过多轮投票并参照专家建议进行修改，于 2018 年 12 月 21 日组织全国相关专家在深圳召开会议，会议上专家们对共识意见稿进行了充分讨论和投票，直至达成共识。

投票等级如下。a：完全赞成（必不可少）；b：部分赞成，但有一定保留；c：赞成，但有较大保留；d：不赞成，但有一定保留；e：完全不赞成。本共识意见中的推荐等级根据投票结果分为 A 级指标（强烈推荐），即 a 得票比例 ≥ 80%；B 级指标（推荐），即 a 和 b 得票比例相加 ≥ 80%；C 级指标（建议），即 a、b 和 c 得票比例相加 ≥ 80%；未达 C 级指标则删除。最终由专家审阅定稿形成本共识意见。根据证据级别高低和专家投票结果，本共识将推荐等级分为"强烈推荐""推荐"和"建议"3 个等级。

本共识意见共分为定义和流行病学、病因与病理生理、诊断评估与鉴别诊断、治疗 4 部分共 32 个条目。

一、定义和流行病学

1. 便秘是一种（组）症状，表现为排便困难和（或）排便次数减少、粪便干硬。排便困难包括

---

* 注：本文引自中华消化杂志，2019，39(9)：577–598.

排便费力、排出困难、排便不尽感、肛门直肠堵塞感、排便费时和需辅助排便。排便次数减少指每周排便少于 3 次。慢性便秘的病程至少为 6 个月。推荐等级：强烈推荐。

便秘是常见的临床症状，包括排便困难和（或）排便次数减少、粪便干硬。国外的一项流行病学调查结果显示，便秘的症状谱以排便费力最为常见（81.0%），其他症状依次为粪便干硬（71.5%）、排便不尽（54.2%）、直肠堵塞感（38.8%）、腹胀（36.7%）、排便次数减少（35.6%）和需辅助排便（28.4%）[1]。我国北京地区的调查也发现，便秘的症状谱以排便费力最为常见（76%），其他症状依次为排便次数减少（65%）、排便不尽感（54%）、硬便（52%）、肛门直肠堵塞感（36%）和需辅助排便（18%）[2]。

2. 我国成人慢性便秘的患病率为 4.0%～10.0%。慢性便秘患病率随年龄增长而升高，女性患病率高于男性。推荐等级：强烈推荐。

随着饮食结构改变、生活节奏加快和社会心理因素影响，慢性便秘的患病率呈上升趋势。国内已报道的便秘流行病学调查有数十项，但不同研究间的患病率存在差异，与地域、调查对象、抽样方法和所应用的诊断标准不同有关。我国幅员辽阔、民族众多，各地文化和人口学特征有明显不同，慢性便秘的患病率也存在一定差异，成人慢性便秘的患病率为 4.0%～10.0%[3-5]。国内一项针对 5 个地区共 16 078 例成人慢性便秘患者的流行病学调查结果显示，北京、上海、西安、武汉、广州功能性便秘的患病率分别为 4.0%、7.0%、6.0%、7.0% 和 6.0%，各地之间患病率的差异有统计学意义 [6]。目前尚无关于慢性便秘发病率的报道。

便秘的患病率随着年龄的增长而升高。国内的研究结果显示，60～80 岁与 30～39 岁个体间患功能性便秘的可能性差异有统计学意义（60～69 岁比 30～39 岁的 OR=1.79，95% CI 1.38～2.32；70～80 岁比 30～39 岁的 OR=2.62，95% CI 1.97～3.49）[6]。70 岁以上人群慢性便秘的患病率达 23.0%[7]，80 岁以上可达 38.0%[8, 9]，在接受长期照护的老年人中甚至高达 80.0%[10-12]。目前国内大部分相关研究结果均显示，女性慢性便秘患病率高于男性（1.22：1 比 4.56：1）[4, 5, 7]。

3. 慢性便秘的危险因素有经济状况、文化程度、生活方式、饮食习惯和精神心理因素等。推荐等级：推荐。

慢性便秘的危险因素除了高龄和女性外，还包括经济状况、文化程度、生活方式、饮食习惯和精神心理因素等。研究结果显示，经济状况和文化程度均与便秘的患病率呈负相关，农村地区便秘患病率高于城市 [13]。经济地位和文化水平的不同对便秘的影响可能是由不同阶层的饮食习惯和生活方式的差异所致。低 BMI 和生活在人口密集区的人群更易发生便秘。低纤维食物、液体摄入减少和较少的体力活动均可增加慢性便秘发生的可能性 [14]。焦虑、抑郁和不良生活事件等精神心理因素也是便秘发生的危险因素 [15]。有便秘家族史较无家族史的个体发生便秘的可能性明显升高（OR=1.74，95% CI 1.13～2.12），可能与遗传易感性和生活环境相似有关 [16]。某些药物的使用也是便秘的危险因素，包括抗胆碱能药物、阿片类药、抗抑郁药、抗癫痫药、抗组胺药、抗精神病药、抗震颤麻痹药、解痉药、钙拮抗剂、钙剂、铁剂、止泻药、NSAID 等。

4. 慢性便秘患者生命质量下降，造成明显的经济和社会负担。推荐等级：强烈推荐。

便秘与肛门直肠疾病，如痔、肛裂和直肠脱垂等关系密切。慢性便秘在结直肠癌、肝性脑病、乳腺疾病、阿尔茨海默病等疾病的发生中可能起重要作用。在急性心肌梗死、脑血管意外等疾病中，过度用力排便可能导致病情加重甚至死亡。一项全球多中心调查研究发现，慢性便秘患者的生命质量显著低于非慢性便秘人群[17]。国内一项调查也显示，便秘患者在生理机能、生理职能、社会功能、躯体疼痛、精力、一般状况、精神健康、健康变化等方面均有明显下降[4]。部分患者由于滥用泻药或反复就医造成沉重的经济负担，包括由患者就诊、检查、治疗和住院引发的直接经济损失和因工作生产效率降低、旷工引起的间接经济损失[18]。

二、病因与病理生理

5. 慢性便秘的病因包括功能性、器质性和药物性。推荐等级：强烈推荐。

慢性便秘根据病因可进一步分为原发性便秘（也称特发性便秘或功能性便秘）和继发性便秘。功能性疾病所致便秘主要由于结肠、直肠肛门的神经平滑肌功能失调所致，包括功能性便秘、功能性排便障碍和便秘型肠易激综合征（constipation-predominant irritable bowel syndrome，IBS-C）等。继发性便秘与多种因素有关，主要是器质性疾病和药物相关的原因[19, 20]。引起便秘的器质性疾病主要包括代谢性疾病、神经源性疾病、结肠原发疾病（如结肠癌）等。药物性便秘主要由抗胆碱能药物、阿片类药、钙拮抗剂、抗抑郁药、抗组胺药、解痉药、抗惊厥药等诱发。在便秘治疗中首先要解决器质性疾病或药物相关因素的原因，因此仔细询问病史，以及行相关实验室检查排除器质性和药物性因素相关的便秘十分重要[21]。常见继发性便秘病因见表C-1。后面描述的病理生理机制主要针对慢性功能性便秘。

表 C-1　药物和器质性疾病相关的慢性便秘

药物相关因素	器质性疾病相关因素
• 抗胆碱能药物：抗组胺药(苯海拉明)，解痉药(双环维林、薄荷油)	• 机械性梗阻：结肠癌，其他肠内或肠外包块，狭窄，直肠前突
• 抗精神病药物（氯丙嗪），三环类抗抑郁药（阿米替林），抗帕金森药物（苯托品）	• 术后异常
• 镇痛药：阿片类物（吗啡），非甾体抗炎药（布洛芬）	• 代谢性疾病：甲状腺功能减退症，糖尿病，高钙血症，低钾血症，低镁血症
• 抗惊厥药：卡马西平	• 慢性肾功能不全
• 抗高血压药：钙离子拮抗剂（维拉帕米），利尿剂（呋塞米）	• 妊娠
• 作用中枢的药物（可乐定），β受体阻滞剂（阿替洛尔）	• 肌病：淀粉样变性，硬皮病，皮肌炎，强直性肌营养不良
• 抗心律失常药：胺碘酮	• 神经病变：帕金森病，脊髓损伤，脑血管疾病，截瘫，多发性硬化症
• 其他抗抑郁药：单胺氧化酶抑制剂	• 肠神经病变：先天性巨结肠病，慢性假性肠梗阻
• 5-羟色胺受体拮抗剂：昂丹司琼	• 肛门直肠疾病：肛裂，肛门狭窄
• 胆汁酸螯合剂：考来烯泊（消胆胺），考来替泊	
• 含阳离子的药物：铝（抗酸剂），钙（抗酸剂），铁（硫酸亚铁），铋，锂	
• 化学治疗药物：长春花生物碱（长春新碱），烷化剂（环磷酰胺）	
• 拟交感神经药物：麻黄素，特布他林，其他	

6. 根据病理生理改变，功能性疾病所致的便秘可分为正常传输型便秘（normal transit constipation，NTC）、慢传输型便秘（slow transit constipation，STC）、排便障碍型便秘和混合型便秘。推荐等级：推荐。

人的排便过程主要依赖肠道动力、分泌、内脏感觉、盆底肌群和肠神经系统等协调完成。正常结肠运动以节段性和推进性蠕动收缩活动为特征。粪便向直肠肛门推进过程主要依赖于结肠肌间神经丛、肠 Cajal 细胞和肠神经递质等共同作用下产生的结肠完整推进性蠕动收缩活动来完成。粪便在直肠肛门排出过程主要依赖盆底肌群和肛门内外括约肌协调完成。

慢性功能性便秘是多种病理生理机制共同作用下发生的，包括肠道动力障碍、肠道分泌紊乱、内脏敏感性改变、盆底肌群功能障碍和肠神经系统功能紊乱等。根据结肠传输时间、肛门直肠测压（anorectal manometry）和排粪造影（defecography）等检查结果[22]，可将功能性便秘进一步分为 NTC、STC、排便障碍型便秘和混合型便秘[23-25]。

NTC 是功能性便秘中较常见的亚型，患者结肠传输功能检测正常，但存在便秘症状。通过各种结肠传输时间检查方法发现，STC 患者全结肠或结肠各段存在传输延迟，主要由结肠推进力不足所致，结肠动力降低、结肠推进性蠕动收缩活动减少，导致粪便通过结肠时间延长，表现为排便次数少、排便费力、粪便干结等严重症状，但不存在排便协调障碍。排便障碍型便秘主要是指患者在尝试排便的过程中盆底肌群存在矛盾收缩、松弛不全或肛门静息压增高，从而导致粪便排出障碍。慢性功能性便秘患者多存在多种病理生理改变，如超过半数的排便障碍型便秘患者同时存在结肠传输时间延长。超过 2/3 的 STC 患者存在排便协调障碍。通过压力测定发现，40% 的 NTC、47% 的 STC、53% 的排便障碍型便秘和 42% 的混合型便秘患者存在空腹或餐后结肠张力和顺应性降低[26]。也有研究发现，43% 的 STC 患者空腹结肠动力正常，对进餐和比沙可啶刺激结肠运动反应正常。

7. STC 的原因多为结肠推进力不足，与肠神经损伤、Cajal 细胞减少等有关。推荐等级：推荐。

STC 发生的机制目前仍不明确，多见于女性和老年便秘患者，多数没有明确诱因，部分患者可能在子宫切除术后或分娩后发生，也有部分患者发生在急性或慢性神经损伤后，如肌间神经丛、脊髓或中枢神经系统损伤。研究表明，结肠传输延迟主要与结肠动力受损有关。通过测压等方法行腔内结肠动力评估发现 STC 患者存在结肠动力障碍，主要包括结肠高幅度推进性收缩活动减少、幅度降低，对进餐和（或）药物（如比沙可啶、新斯的明）刺激的收缩反应降低。研究也表明，在 STC 患者乙状结肠或直肠非推进性蠕动或逆推进性蠕动活动明显增加，从而阻碍结肠排空。高分辨率结肠压力测定显示，结肠各段相邻的推进性蠕动重叠明显减少。也有研究发现，STC 患者的胃结肠反射减弱，近端结肠排空延迟[27]。

对 STC 患者结肠标本行神经元标志物蛋白基因产物 9.5（protein gene product 9.5，PGP 9.5）免疫组织化学检查发现，与健康对照组相比，患者结肠神经节密度和大小明显变小，乙状结肠环形平滑肌神经元数量也明显减少。观察 26 例严重 STC 患者手术切除的结肠标本发现，其结肠肠神经细胞和胶质细胞明显减少，肠神经元细胞凋亡较健康对照组明显增加[28]。此外，STC 患者表达兴奋性神经递质 P 物质的肠肌间神经元减少或缺失，P 物质、胰腺多肽、YY 肽、神经肽 Y、胆囊收缩素、血管活性肠肽、一氧化氮和肾上腺类固醇激素等神经递质异常改变[29, 30]。有研究发现，与对照组相比，STC 患者结肠 Cajal 细胞明显减少[31]。另一项研究行全结肠不同节段 Cajal 细胞免疫组织化学检查发现，与健康者相比，STC 患者全结肠 Cajal 细胞明显减少[32]。此外，也有研究发现 STC 患者肠间质 Cajal 细胞变性。这些结果均提示肠神经改变、肠间质 Cajal 细胞减少参与了 STC 的发病。

8. 排便障碍型便秘多为盆底肌协调障碍、排便推进力不足所致。推荐等级：推荐。

排便障碍型便秘有机械性和功能性原因。机械性原因主要是肛门直肠解剖学异常阻止粪便通过，导致排便困难；功能性原因主要是指中枢或外周神经源性障碍。正常排便需要腹内压增加，盆底肌和肛门内外括约肌松弛，以及直肠完整感知粪便的功能等一起协调完成，这一环节中任何异常改变均可导致排便障碍型便秘的发生，尤其是盆底肌群、肛门内括约肌和肛门外括约肌在此过程中发挥关键作用。排便障碍型便秘患者的腹部、肛门直肠和盆底肌群的协调运动存在障碍，其主要特征为直肠排出受阻，表现为直肠推进力不足和（或）排出阻力增加[33]。

肛门直肠测压和球囊逼出试验（balloon expulsion testing）发现，与健康对照组相比，排便障碍型患者在用力排便过程中的直肠内压力明显降低，提示其直肠推进力不足，而肛门内残留压明显增高，提示其排便阻力增加。另一项前瞻性研究也显示，排便障碍型便秘患者多数存在腹部、肛门直肠和盆底肌群的协调障碍，导致粪便排出过程中阻力增加，从而阻碍排便。直肠肛门协调障碍的主要原因为推进力不足[34]。对 295 例慢性便秘患者行高分辨率直肠测压和球囊逼出时间检查发现，可将排便障碍型便秘患者进一步分为 4 种亚型：Ⅰ型，直肠内压力升高，肛管压力矛盾性上升；Ⅱ型，直肠推进力不足，肛管压力矛盾性上升；Ⅲ型，直肠内压力升高，肛门括约肌不松弛或松弛不充分；Ⅳ型，直肠推进力不足，肛门括约肌不松弛或松弛不充分[35]。

也有研究发现，50%～60% 的排便障碍型便秘患者存在直肠感觉功能受损，主要表现为直肠低敏感和低张力。此外，一部分排便障碍型便秘患者可能同时存在巨直肠、直肠膨出、肠膨出、直肠脱垂和会阴膨出等结构异常[36]。

9. NTC 多为直肠顺应性和直肠敏感性异常所致。推荐等级：推荐。

NTC 患者结肠的神经内分泌功能和肌肉功能都完好无损，是慢性原发性便秘中常见的类型，其病理生理机制目前尚未明确。NTC 患者的粪便以正常速率通过结肠，患者通常自我感觉便秘，有排便困难或延迟排便、粪便硬、腹胀或其他腹部不适，同时存在精神心理困扰。研究显示 NTC 与 IBS-C 明显相关，大多数 NTC 被进一步诊断为 IBS[37, 38]。研究发现，这种类型的便秘患者常存在直肠顺应性增加、直肠感觉下降，或者两者同时存在[39]。有研究发现，与健康者相比，功能性便秘患者和 IBS-C 患者的直肠顺应性明显降低[40]。也有研究发现，符合 NTC 的 IBS-C 患者的直肠敏感性增加，与患者腹痛或腹胀有关[41]。

三、诊断评估与鉴别诊断

10. 慢性便秘的诊断主要基于症状，可借鉴功能性便秘罗马Ⅳ标准，排便次数采用自发排便次数进行计数。推荐等级：推荐。

慢性便秘的主要症状包括排便次数减少、粪便干硬、排便费力、排便时肛门直肠梗阻或堵塞感、需要手法辅助排便、排便不尽感[42]，部分患者缺乏便意、想排便但排不出（空排）、排便量少、排便费时等。空排和缺乏便意是我国功能性便秘患者最常见的困扰患者的症状[43]，亚洲的多中心调查显示功能性便秘患者最烦恼的症状是排便费力[44]。在 2016 年修订的罗马Ⅳ标准中，强调将自发排便频率＜3 次 / 周作为诊断指标；粪便干硬是指 Bristol 粪便性状量表中 1 型和 2 型粪便，且发生在 25% 以上的排便中[44]。自发排便是指在不服用补救性泻剂或手法辅助情况下的自主排便，相对于罗马Ⅲ标准中的排便次数，更能体现患者肠道功能的真实情况[45]。我国 46% 的消化科医师认为应该将 3 型粪便（即干条便）列为便秘的范畴[46]。因此，对慢性便秘的诊断可借鉴功能性便秘罗马Ⅳ标准[42, 44]，但在临床实践中要考虑到我国患者的具体情况。

11. 肛门直肠指诊有助于排除肛门直肠器质性疾病，了解肛门括约肌功能。推荐等级：推荐。

肛门直肠指诊简便、易行，通过指诊可了解有无肛门直肠肿物等器质性疾病[47]，对评估肛门括约肌和耻骨直肠肌功能也非常重要[45, 48-50]。多数研究显示，肛门直肠指诊可以作为不协调性排便或需要肛门直肠压力测定检查的初筛指标[48-50]。肛门直肠指诊时嘱患者做用力排便的动作，正常情况下肛门口松弛，如手指被夹紧，提示可能存在肛门括约肌不协调收缩；对合并肛门直肠疼痛的患者，通过检查耻骨直肠肌触痛可以鉴别是肛提肌综合征还是非特异性功能性肛门直肠疼痛[44]。

12. 对有警报征象的慢性便秘患者，要有针对性地选择辅助检查以排除器质性疾病。对年龄≥40岁的初诊患者，建议行结肠镜检查。推荐等级：推荐。

国内一项研究报道慢性便秘患者结肠镜检查结肠腺瘤的检出率为13.6%[51]，但关于慢性便秘与结肠癌的关系尚存争议[52]。美国的大宗资料显示，单纯慢性便秘者结肠镜检查发现较大息肉和可疑癌的风险并不比常规接受结直肠癌筛查的人群高，但便秘伴有便血、粪便隐血试验阳性、贫血和体质量减轻者在常规结肠镜筛查中检出可疑肿瘤或直径>9mm息肉的概率增加[53]。考虑到我国45岁以下结直肠癌患者所占比例（19.53%）较高，且大多数年轻的结直肠癌患者在诊断时属于进展期癌，手术治疗预后较差[54]。我国尚缺乏完善的结直肠癌筛查制度，建议对年龄>40岁的慢性便秘初诊患者，特别是对伴有警报征象或在随诊中出现警报征象的患者有针对性地选择辅助检查，包括结肠镜检查，以明确排除器质性疾病[42, 45, 54, 55]。警报征象包括便血、粪便隐血阳性、发热、贫血和乏力、消瘦、明显腹痛、腹部包块、血癌胚抗原升高、有结直肠腺瘤史和结直肠肿瘤家族史等。

13. 结肠传输时间测定有助于STC的诊断。推荐等级：推荐。

检测胃肠传输时间（gastrointestional transit time，GITT）以检测结肠传输时间为主，方法包括不透X线标志物法、核素法、氢呼气法、胶囊内镜等，其中以不透X线标志物法在临床应用最为广泛[48, 56-58]。患者连续3d服用不同形状的标志物，于第4天拍摄腹部X线片，根据标志物在肠道的分布情况，计算其在不同肠段的通过时间。简易法：一次顿服不透X线标志物（通常是20个），于48h、72h拍摄腹部X线片，若48h时70%的标志物在乙状结肠以上，则提示存在结肠慢传输；若80%标志物存留于乙状结肠和直肠，则提示功能性排便障碍的可能[48, 56]。GITT有助于STC的诊断[48]。新近的研究表明，标志物存留在乙状结肠与直肠肛门压力梯度或球囊逼出时间延长无相关性[58]，提示不透X线标志物法对排便障碍的诊断价值有限。采用核素法可检测结肠各节段的传输时间，但其价格昂贵，难以普及。在现阶段不推荐将胶囊内镜作为评估慢性便秘患者结肠传输功能的常规检查，主要基于其价格较高和存在胶囊嵌顿风险的考虑。国内有学者采用改良的钡餐造影作为检测结肠传输功能的方法，有一定的实用价值[59]。

14. 球囊逼出试验可作为排便障碍型便秘的初筛检查。推荐等级：推荐。

球囊逼出试验可反映肛门直肠对球囊（可用水囊或气囊）的排出能力，健康者可在1～2min内排出球囊，该检查作为功能性排便障碍的筛查方法[60, 61]，简单、易行。但球囊逼出试验结果正常并不能完全排除盆底肌不协调收缩的可能[62]。

15. 肛门直肠压力测定能评估肛门直肠的动力和感觉功能，适用于以排便障碍为主要表现的患者。推荐等级：推荐。

肛门直肠压力测定能评估肛门直肠的动力和感觉功能，了解用力排便时肛门括约肌或盆底肌有无不协调性收缩，是否存在直肠压力上升不足，是否缺乏肛门直肠抑制反射和直肠感觉阈值[48, 50, 58, 62-64]。与传统的水灌注系统相比，高分辨率肛门直肠压力测定可检出更多的结构和功能异常，包括耻骨直肠肌功能异常[64]。肛门直肠压力测定适用于以排便障碍为主要表现的慢性便秘患者。

16. 排粪造影能检出慢性便秘患者存在的形态学异常和排出功能异常。推荐等级：推荐。

排粪造影是评估模拟排便过程中直肠和盆底活动的影像学技术，通常采用增稠的钡糊，能同时观察直肠的形态结构异常（如直肠前突、直肠脱垂、肠疝、巨结肠等）和排出功能异常（如静息和力排时肛门直肠角变化、耻骨直肠肌痉挛、直肠排空等）[52, 64-66]。磁共振排粪造影能实时显示直肠肛门的运动和排空情况，同时能清晰显示耻骨直肠肌、肛提肌、肛门内括约肌，以及直肠和肛门周围的软组织，且无辐射[67, 68]。排粪造影可用于排便障碍型，特别是怀疑有形态结构改变的慢性便秘的诊断[45, 52]。

四、治疗

17. 增加膳食纤维和水的摄入、增加运动等生活方式调整是慢性便秘的基础治疗措施。推荐等级：强烈推荐。

慢性便秘与膳食纤维减少和液体摄入减少有关[69]，全球多个慢性便秘指南和（或）共识均将增加膳食纤维和饮水量作为慢性便秘的基础治疗措施[20, 55, 70-74]。膳食纤维对小肠中某些酶具有抗水解作用，且不会被结肠吸收，因此可留住肠腔水分并增加粪便体积。多项研究证实，增加膳食纤维可改善便秘症状谱，包括排便频率、粪便性状、排便疼痛和结肠转运时间等[75-78]。膳食纤维的摄入推荐量为20~35g/d[20, 55, 70-74]，并推荐使用可溶性膳食纤维[20, 75, 78]；非可溶纤维是否有通便作用尚存在争议，但需注意，部分便秘患者增加膳食纤维后可能加重腹胀、腹痛、肠鸣等不适，是由于增多的膳食纤维导致肠道气体产生增加所致[78, 79]。研究认为，除非患者脱水，否则增加饮水量不会影响结直肠功能和缓解便秘；然而，每天摄入2L水会增强膳食纤维的通便作用[80]，因此多项便秘指南推荐水的摄入量为1.5~2.0L/d[55, 70, 71]。规律的体育运动可缩短肠道传输时间、利于通便，有氧运动如步行、骑车等对改善便秘有效[70, 72, 79]。除了运动受限外，便秘患者参与其他运动项目的频次和程度无严格限制，一般推荐运动量为30~60min/d，至少2次/周[55, 70, 72]。适当增加运动量可能对日常运动较少或老年便秘患者更有效[70, 72, 81]。

18. 慢性便秘患者需建立良好的排便习惯。推荐等级：强烈推荐。

晨起的起立反射可促进结肠运动，有助于产生便意。调查显示大部分人群的排便行为在早晨，男性一般在上午7:00至8:00之间，女性则较男性晚1h左右[82]。另外，进餐后胃窦扩张、食物进入十二指肠诱发的胃结肠反射和十二指肠结肠反射均可促进结肠的集团蠕动，产生排便反射，有利于成功排便，因此建议便秘患者在晨起和餐后2h内尝试排便。如厕排便时需集中注意力，避免受到与排便无关的因素干扰，养成良好的排便习惯[55, 72, 83-85]。研究证实，相比于坐位排便，蹲位时腹压并无明显增加，且此时耻骨直肠肌放松，排便时的直肠肛角变大（大于正常坐位，126°比100°，$P < 0.05$），直肠管腔变直、排便所需的直肠应变就小，有利于粪便的排出[86]；蹲位排便可缩短排便时间，改善排便费力，提高患者排便满意度[72, 87-89]。故推荐便秘患者采取蹲位排便姿势。

19. 容积性泻剂和渗透性泻剂主要用于轻、中度便秘患者。推荐等级：强烈推荐。

容积性泻剂通过滞留粪便中的水分，增加粪便含水量和粪便体积起到通便作用，常用药物包括欧车前、聚卡波非钙和麦麸等[55]。研究结果显示，容积性泻剂较安慰剂能更有效地缓解慢性便秘患者的整体症状（缓解率为86.5%比47.4%）和排便费力（缓解率为55.6%比28.6%）的情况，可增加每周完全自发性排便（complete spontaneous bowel movement，CSBM）次数（3.9 次比 2.9 次），减少排便间隔天数[75]。全球多项临床研究结果显示，服用欧车前可改善慢性便秘患者的排便频率，且药物不良反应与对照组的差异无统计学意义，但在改善粪便性状和肠道传输时间方面仍存在争议[76, 90-92]。聚卡波非钙在肠道形成亲水性凝胶，参与粪便形成，使粪便膨松柔软易于排出，该药在消化道不被吸收，长期使用安全，有助于患者建立良好的排便习惯[93-95]。容积性泻剂潜在的不良反应包括腹胀、食管梗阻、结肠梗阻，以及钙和铁吸收不良。因此，建议慢性便秘患者在服用容积性泻剂的同时应摄入足够水分[96]。

渗透性泻剂可在肠内形成高渗状态，吸收水分，增加粪便体积，刺激肠道蠕动，主要包括聚乙二醇和不被吸收的糖类（如乳果糖）[55]。多项大样本随机、双盲、安慰剂对照研究证实，富含电解质的聚乙二醇或者不含电解质的聚乙二醇在改善每周排便频率、粪便性状和便秘相关症状等方面的疗效均显著优于其他治疗组，且其不良反应更易于接受，耐受性更好，更易于控制[97-99]。Meta 分析发现，聚乙二醇可增加患者 CSBM 次数（排便频率为 1.98 次 / 周，P=0.000 3）[100]。聚乙二醇严重不良反应罕见，已被国际多项指南和共识意见推荐用于慢性便秘患者的长期治疗[20, 74, 101, 102]。乳果糖在结肠中可被代谢为乳酸和乙酸，促进生理性细菌的生长，同时这些相对分子质量较低的有机酸可增加肠腔内渗透压，从而改善慢性便秘患者的排便频率和粪便性状。在接受乳果糖治疗超过 4 周的患者中没有发现任何潜在的严重不良反应，提示长期使用该药物是安全的且耐受性良好[103, 104]。

20. 作为补救措施，刺激性泻剂可以短期、间断使用。推荐等级：强烈推荐。

刺激性泻剂（包括比沙可啶、酚酞、蒽醌类药物和蓖麻油等）作用于肠神经系统，可增强肠道动力和刺激肠道分泌。多项随机、安慰剂对照试验结果显示，比沙可啶、匹可硫酸钠等刺激性泻剂可增加慢性便秘患者每周 CSBM 次数，改善粪便性状和缓解便秘相关症状[105, 106]。Meta 分析发现，刺激性泻剂对慢性特发性便秘（chronic idiopathic constipation，CIC）有较好的疗效［相对危险度（relative risk，RR）=0.54，95% CI 0.42～0.69］，但需要服用刺激性泻剂治疗的患者发生严重不良反应的危险度升高（OR=3.0，95% CI 2.0～3.5）[107]。长期使用刺激性泻剂易出现药物依赖、吸收不良和电解质紊乱，还可损害患者的肠神经系统而导致结肠动力减弱，甚至引起结肠黑变病。一项回顾性队列研究发现，34.7% 的结肠黑变病患者至少检出 1 个腺瘤，而对照组该比例为 26.5%（OR=1.52，95% CI 1.04～2.24，P=0.03）[108]。因此，建议短期、间断使用刺激性泻剂。

21. 鸟苷酸环化酶 –C（guanylyl cyclase–C，GC–C）激动剂可以改善慢性便秘患者的腹痛、便秘等症状。推荐等级：推荐。

利那洛肽为 14 个氨基酸组成的多肽，可结合和激活肠上皮细胞 GC–C 受体，使细胞内和细胞外环磷酸鸟苷（cyclic guanosine monophosphate，cGMP）的浓度显著升高，升高的 cGMP 激活囊性纤维化跨膜转运调节因子（cystic fibrosis transmembrane conductance regulator，CFTR），增加氯化物和碳酸氢盐的分泌并加速肠道蠕动，部分 cGMP 被释放进入浆膜层，还可降低肠内痛觉末梢神经的敏感性[109]。III 期临床试验确定了利那洛肽在慢性便秘患者中的有效性和安全性。有研究纳入了 1 272 例慢性便秘患者，将其随机分为安慰剂组、利那洛肽 145μg/d 组或利那洛肽 290μg/d 组。治疗 12 周后，利那洛肽治疗组达到主要终点（每周 CSBM 次数≥3 次，以及在 12 周中至少有 9 周 CSBM 次数比基线增加≥1 次）的患者比例显著高于安慰剂组。在这项研究中，利那洛肽 145 μg/d 组患者每周 CSBM 次数分别平均增加 1.9 和 2.0 次，利那洛肽 290 μg/d 组患者每周 CSBM 次数分别平均增加 2.0 和 2.7 次。利那洛肽还可显著增加患者每周自发排便次数，改善排便费力和粪便性状，并可有效缓解腹胀等腹部不适症状。与安慰剂组相比，利那洛肽可显著改善患者治疗满意度和疾病相关生命质量。利那洛肽改善便秘症状在服药第 1 天内即可起效。与安慰剂相比，利那洛肽最常见的不良反应为腹泻，多为轻、中度[110]。两项多中心、随机、双盲、安慰剂对照研究分别评估了 IBS-C 患者每天服用 290 μg 利那洛肽治疗 12 和 26 周的有效性和安全性，发现利那洛肽可显著增加 IBS-C 患者 CSBM 次数，改善腹痛、腹胀等腹部不适症状[111, 112]。已在中国患者中完成的一项利那洛肽 3 期临床研究，结果显示每天服用 290μg 利那洛肽可有效改善 IBS-C 患者的排便习惯、腹部症状和总体症状，且安全性良好[113]。综上所述，GC-C 激动药利那洛肽可显著增加慢性便秘患者的 CSBM 次数，改善排便费力、粪便性状等，并可有效缓解腹痛、腹胀等腹部不适症状，显著提高患者生命质量。利那洛肽主要在胃肠道中代谢，利那洛肽及其代谢产物极少被吸收进入血液循环，也不会抑制常见药物转运体和代谢酶，因此几乎不会与其他药物相互作用或干扰其他药物的吸收和代谢。

美国 FDA 于 2012 年批准将利那洛肽用于治疗成人 CIC 和 IBS-C。2014 年美国胃肠病学院指南推荐将利那洛肽用于治疗 CIC 和 IBS-C（强烈推荐，高证据等级）[114]。我国也已批准将利那洛肽用于治疗 IBS-C。

22. 高选择性 5- 羟色胺 4（5-hydroxytryptamine 4，5-HT$_4$）受体激动药可缩短结肠传输时间，增加患者排便次数。推荐等级：推荐。

普芦卡必利为苯并呋喃类甲酰胺类化合物的衍生物，是一种高选择性和高亲和力的 5-HT$_4$ 受体激动药，与肠肌间神经丛 5-HT$_4$ 受体结合后，可增加胆碱能神经递质的释放，刺激结肠产生高幅推进性收缩波，使不伴有肛门直肠功能障碍的便秘患者胃排空、小肠传输和结肠传输加快[115]。多项国外研究表明，每天服用 2mg 普芦卡必利在改善慢性便秘患者的排便次数、粪便性状、整体症状和生命质量等方面均显著优于安慰剂组，疗效可长达 18 个月，且安全性和耐受性良好[116-118]。欧美 3 项关键性研究发现，每天接受 2mg 普芦卡必利的 IBS-C 患者中，有 43.1% 的患者每周至少增加 1 次 SCBM，安慰剂组这一比例为 24.6%（$P < 0.001$）；普芦卡必利在治疗的满意度方面亦有显著改善，治疗组和安慰剂组中满意度改善 ≥ 1 分的患者比例分别为 44.0% 和 22.2%（$P < 0.001$）[119-121]。一项亚太多中心、随机、安慰剂对照的 3 期临床研究系统评估了普芦卡必利在亚太慢性便秘患者中的疗效和安全性，发现 501 例慢性便秘患者在接受普芦卡必利 2 mg 或安慰剂治疗 12 周（每日 1 次）的过程中，普芦卡必利能够显著改善患者的肠道功能，缓解患者的便秘症状，且在开始治疗的 1 周疗效尤为显著；在整个治疗周期均保持了较安慰剂更好的疗效，33.3% 的慢性便秘患者经药物治疗后达到 CSBM 频率 ≥ 3 次 / 周（安慰剂组该比例为 10.3%），86.4% 的慢性便秘患者可从中获益（每周至少增加 1 次自发排便）[122]。国内多中心、随机、双盲、安慰剂对照方法对普芦卡必利进行 3 期临床研究，结果发现治疗 12 周时，普芦卡必利组平均每周 CSBM 次数 ≥ 3 次的患者比例为 39.4%，明显高于安慰剂组的 12.7%。治疗 4 周时，普芦卡必利组平均每周 CSBM 次数 ≥ 3 次的患者比例为 40.0%，明显高于安慰剂组的 13.3%[123]。美国 FDA 和欧洲药品管理局（European Medicines Agency，EMA）已批准将普芦卡必利用于成人患者慢性原发性便秘的治疗，多个国家的推荐剂量为成人 2mg/d，老年人 1mg/d。普芦卡必利主要不良反应有恶心、腹泻、腹痛和头痛等。普芦卡必利推荐用于常规泻药无法改善便秘症状的患者，当服用普芦卡必利 4 周仍

无疗效时，需重新评估患者的病情和是否继续服用该药。

23. 氯离子通道活化剂可以促进肠上皮分泌，增加患者自发排便次数。推荐等级：推荐。

鲁比前列酮是一种二环脂肪酸类前列腺素 E_1 衍生物，可选择性激活位于肠上皮细胞顶膜的 2 型氯离子通道，促进肠上皮细胞的氯离子分泌入肠腔，肠液分泌增加可疏松粪便，从而加快排便频率，改变粪便性状，减轻排便费力感，缓解排便的总体症状[124]。国外多项研究证实，鲁比前列酮可显著增加慢性便秘患者自发排便次数，对慢性便秘的疗效呈剂量反应效应（用量为 24～72μg/d）；与安慰剂组比较，口服鲁比前列酮 24μg/d，1 周后自发排便频率为 5.69 次 / 周，显著高于安慰剂组的 3.46 次 / 周（P=0.000 1）[125-127]。一项开放性研究显示，127 例 CIC 患者延长用药 48 周，耐受性好，肠道症状可获得持续改善[128]。另一项研究表明，服用鲁比前列酮较安慰剂在第 1 周内有更多的 CSBM 次数；在起始剂量的 24h 内，鲁比前列酮较安慰剂有更高的 CSBM 频率[129]。动物和人体组织研究表明，鲁比前列酮能逆转吗啡对黏膜分泌功能的抑制，可有效治疗吗啡引起的便秘[130-133]。另外，IBS-C 患者口服鲁比前列酮 8μg/ 次、2 次 /d 的总体疗效优于安慰剂，可显著加快 IBS-C 患者的自主排便频率和改善腹痛症状，疗效可持续 9～13 个月，且安全性和耐受性良好[134]。2006 年美国 FDA 批准鲁比前列酮上市，推荐用于治疗 CIC，剂量为 24μg/ 次，2 次 /d。随后 2008 年美国 FDA 又相继批准将其用于 18 岁以上的女性 IBS-C 患者，剂量为 8μg/ 次，2 次 /d。药品不良反应方面，鲁比前列酮主要表现为恶心、腹泻、腹胀、腹痛和头痛。

24. 微生态制剂可作为慢性便秘患者的治疗选择之一。推荐等级：建议。

现有研究资料证实，慢性便秘患者存在肠道微生态失衡。国外研究显示，成人慢性便秘患者较健康人群粪便中的双歧杆菌属、乳酸杆菌属、拟杆菌属、粪链球菌属、梭菌属等优势菌群的数量显著减少，同时大肠埃希菌、金黄色葡萄球菌、肠杆菌科（枸橼酸杆菌、克雷伯菌等）和真菌等潜在致病菌数量显著增加，且这一趋势与便秘的严重程度相关[135]。国内学者研究发现，慢性便秘患者同样存在肠道微生态失衡，表现为便秘患者粪便中的双歧杆菌、拟杆菌、乳杆菌均显著减少，梭杆菌、肠杆菌显著增加[136]；顽固性便秘患者结肠黏膜菌群物种丰富度和香农多样性指数均显著低于健康对照组[137]。

目前肠道微生态失衡与慢性便秘之间的关系尚未完全明确，可能的机制包括粪便在肠道内滞留时间过长改变肠道菌群的数量和种类；菌群的代谢物（甲烷和短链脂肪酸）、细菌的细胞成分（脂多糖）或细菌与宿主免疫系统之间的相互作用影响多种肠道功能。微生态制剂虽不是治疗慢性便秘的一线药物，但可通过调节肠道菌群失衡，促进肠道蠕动和胃肠动力恢复，越来越多的研究者将其推荐作为慢性便秘的长期辅助用药。微生态制剂可分为益生菌、益生元和合生元 3 类，粪菌移植治疗也属于广义的肠道微生态治疗。

益生菌是指摄入足够数量后，能对宿主起有益健康作用的活的微生物。常用于治疗慢性便秘的益生菌主要是双歧杆菌属和乳酸杆菌属。一项纳入 5 项随机对照试验共 377 例患者的系统性综述显示，乳双歧杆菌、干酪乳杆菌和大肠埃希菌对成人慢性便秘患者有缓解作用，并且干酪乳杆菌能够缓解儿童慢性便秘患者的便秘症状[138]。另一项对国外 8 篇文献所研究的系统综述显示，摄入益生菌制剂 2 周后，每周排便次数较基线增加 1.49 次（99% CI 1.02～1.96，P < 0.01）[139]。国内多位学者采用自身对照方式，发现使用益生菌 1 个月左右，便秘相关症状总评分和粪便性状总评分均显著降低[140, 141]。益生菌改善便秘症状的可能机制：纠正微生态失调，刺激肠壁神经，改变肠腔分泌功

能，促进肠道动力恢复。

益生元是指一类虽不被宿主消化吸收，但可选择性刺激肠道内一种或数种细菌生长繁殖的可发酵食物。目前关于益生元与慢性便秘的研究较少。一项随机对照临床试验显示，给予女性慢性便秘患者补充菊粉或部分水解瓜尔豆胶混合物 3 周后，患者每周排便次数均有所增加，但与安慰剂组的差异无统计学意义[142]。

合生元是同时含有益生菌和益生元的制剂。有研究应用合生元制剂（车前草纤维和 5 种益生菌，均属于双歧杆菌和乳酸杆菌属）治疗慢性便秘患者 8 周后，患者粪便性状恢复至正常水平，肠道传输时间显著缩短[143]。一项随机、双盲、安慰剂对照临床试验显示，便秘患者服用含低聚果糖、双歧杆菌和乳酸杆菌的合生元制剂 30d 后，可显著增加每周排便次数，排便费力、排便不尽感和粪便性状亦均有所改善[144]。

应用微生态制剂调节肠道菌群可以部分缓解便秘症状，国外指南和共识意见将其推荐作为慢性便秘患者的治疗选择之一，但具体治疗机制尚不明确。如何选择适合的微生态制剂和应用微生态制剂的剂量、组合和疗程等尚难以得出结论性意见。

粪菌移植是将健康者粪便中的菌群移植到患者胃肠道内，以重建具有正常功能的肠道菌群。近年来研究发现，STC 患者通过粪菌移植后排便次数明显增加，4 周时症状缓解率可达 71.4%，但 12 周时症状缓解率仅为 42.9%[145, 146]。粪菌移植治疗慢性便秘尚存在许多有待研究的问题，如供菌者选择、移植剂量、移植频率等，且由于移植他人粪便具有一定的风险性，如传播供者体内的病毒、致病菌等。鉴于此，粪菌移植治疗慢性便秘目前仅限于研究，不宜作为常规手段用于临床治疗。

25. 中医中药对改善慢性便秘症状有一定效果。推荐等级：推荐。

关于中药治疗慢性便秘的随机、双盲、安慰剂对照研究发现，中药（包括中成药制剂和汤剂）能有效缓解慢性便秘的症状，增加患者每周 CSBM 次数，安全性与安慰剂相似[147, 148]。数项 Meta 分析也证实了这点，但其疗效的评估尚需更多循证医学证据[149, 150]。针灸治疗便秘应用最多的穴位是天枢、足三里和上巨虚。多项研究表明，针灸可有效治疗慢性便秘，增加排便次数，改善伴随症状，缓解焦虑和抑郁状态，提高患者的生命质量[151-153]。按摩推拿可促进胃肠蠕动，刺激迷走神经，促进局部血液循环等，有助于改善便秘症状[154-156]。因此，虽然中药、针灸和按摩推拿对治疗慢性便秘在临床上表现出一定的疗效，但是仍需要大样本和更高质量的研究进一步证实。

26. 生物反馈治疗是功能性排便障碍患者的首选治疗方法。推荐等级：推荐。

生物反馈疗法属行为调节疗法，在患者模拟排便时，腹壁电极和肛直肠压力感受器可感知并向患者显示其腹壁、直肠、肛管肌肉用力的状态，患者借此自我调节并纠正不协调排便的用力方式，训练患者协调腹部和盆底肌肉，从而恢复正常的排便模式。近 10 年来多项国内外便秘指南或共识均推荐，将生物反馈作为功能性排便障碍患者的首选治疗方法[20, 55, 70, 71, 74, 75]。诸多研究表明，无论功能性排便障碍是否合并肠道慢传输，生物反馈的疗效均高于其余大部分疗法[157]。生物反馈可改善功能性排便障碍患者的排便次数、盆底功能失调、球囊逼出时间、结肠转运时间，其疗效优于饮食、运动、泻剂等治疗方法[158]，并且该疗效可维持 2 年以上[159]。中国便秘患者的部分数据显示：功能性排便障碍患者经生物反馈治疗后 1～6 年的有效率为 70.7%[160]。生物反馈对 STC、NTC 患者亦均有较好的疗效[161]，但弱于其对功能性排便障碍患者的疗效[162]，因此可将其作为混合型便秘的联合治疗方法之一[157]。

目前临床使用的生物反馈方式，依据仪器不同主要分为腹壁肌电生物反馈和压力生物反馈，腹壁肌电生物反馈应用更为广泛，两种方式的疗效比较尚缺乏大样本数据结果。依据训练场所的不同，分为医疗机构训练和家庭训练。在医疗机构训练时，患者在医院特定的治疗场所、在医务人员指导下完成每次训练。家庭训练指患者在医院接受正规的治疗训练后，回家应用便携式生物反馈治疗仪进行自我训练。近期研究显示，家庭训练对患者肠道症状和生理功能恢复与医院训练疗效相似，但家庭训练扩大了生物反馈治疗的可获得性和使用范围[163]。采用生物反馈治疗便秘的频率、单次训练时间、疗程目前尚无统一规范，各研究间存在差异。依据大部分研究的方法，有研究者推荐生物反馈治疗的频率为每周2次至隔日1次，每次30～60min，每例患者至少完成4～6次[164-167]。

27. 骶神经刺激可用于常规内科治疗无效的难治性便秘。推荐等级：推荐。

骶神经刺激又称为骶神经调控，是神经调控治疗方法之一[168, 169, 170]。2015年美国、欧洲神经胃肠病和动力学会共识意见和2016年罗马Ⅳ标准，均推荐将骶神经刺激用于常规内科治疗无效的难治性便秘[72, 171, 172]。骶神经刺激治疗慢性便秘的确切机制尚在探讨中，但多数研究认为骶神经刺激能够调节迷走神经和躯体神经的传入神经，改善肠道感觉和运动功能，影响盆底器官和低位肠段（主要影响左半横结肠、降结肠和直肠肛管），促进排便[172]。骶神经刺激的流程包括两个阶段：第一阶段是临时电极植入（或称为试验性电极植入）阶段，应用体外调节器进行测试调节，筛选治疗有效的便秘患者；第二阶段为永久性植入阶段，对于治疗有效（经过2～3周的筛选期，便秘症状改善达50%以上）的患者，可植入永久性的骶神经调节器[171]。刺激部位一般选择S_2～S_4的骶神经根[173, 174]，多数研究选用的刺激参数为脉冲宽度210μs，频率10～15Hz[175, 176]，一般2～4周起效[72, 171]。

Meta分析结果显示，骶神经刺激治疗便秘的总体应答率为56.9%，总体远期有效率为40.1%，植入永久性刺激器后的远期有效率为73.2%，平均随访31个月，刺激仪取出率为8%～23%[177]，主要原因是发生了不良反应、患者撤回同意书等。一项回顾性研究纳入61例慢性便秘患者，其中42例植入永久性骶神经刺激器（14例STC、15例排便障碍型便秘、13例混合型便秘），随访（51±15）个月。结果显示，患者的克利夫兰便秘评分从基线时的（17±6）分降至植入永久性骶神经刺激器后的（9±6）分（$P < 0.001$）；其中排便障碍型便秘患者的疗效比STC显著，以克利夫兰便秘评分降低50%以上来衡量，60%的排便障碍型便秘患者和19%的STC患者达标[178]。骶神经刺激主要有局部感染、电极移位和刺激部位疼痛等并发症，目前尚未发现威胁生命或者不可逆转的不良事件。一项研究报道，临时治疗阶段的44例患者中，8例出现1级并发症（电极部位疼痛、直肠出血、尿潴留、腹痛、焦虑、铅断裂和刺激器的故障），4例出现2级并发症（痉挛加重、便秘加重、高血糖和过敏反应）；植入永久刺激器的15例患者中，记录了5个不良事件，3个是2级（发生浅表感染、高血糖和刺激部位疼痛各1例），2个是3级（因严重感染取出刺激器和行修复手术各1例）[179]。骶神经刺激中若出现严重并发症需外科手术处理。一项回顾性研究发现，随访1～99个月，28.8%（36/125）的患者需要外科手术处理，患者需手术处理的适应证包括铅损伤、无法忍受的疼痛、骶神经刺激功效丧失等[180]。

此外，穴位电针、直肠和（或）结肠电刺激、胫神经刺激、腹部体表电刺激等神经调控治疗均可能改善便秘症状，但需完善更多的循证证据，目前可作为便秘的补充治疗方法[72, 102, 181, 182, 183, 184]。

28. 对合并精神心理症状的便秘患者建议先进行相应社会心理评估，再给予相应的治疗。推荐等级：推荐。

便秘患者可伴有多种精神心理症状，有精神心理问题的便秘患者很难获得满意的疗效。一项回顾性研究表明，慢性便秘患者焦虑和抑郁的发病率分别为34.6%和23.5%，显著高于健康人群[185]。一项纳入28 854例慢性便秘和86 562例非便秘患者的队列研究结果显示，入组后1年内便秘患者抑郁和情感障碍的发生率显著高于非便秘患者（14.24%比5.88%，$P < 0.000\ 1$）[186]。对合并精神心理症状的便秘患者需先进行社会心理评估，再给予相应的治疗。社会心理评估常用量表包括Zung焦虑自评量表（self-rating anxiety scale，SAS）、Zung抑郁自评量表（self-rating depression scale，SDS）、广泛性焦虑障碍量表（generalized anxiety disorder，GAD-7）、患者健康问卷抑郁自评量表（patient health questionnaire-9，PHQ-9）、汉密尔顿抑郁量表（Hamilton depression scale，HAMD）、汉密尔顿焦虑量表（Hamilton anxiety scale，HAMA）、健康状况调查简表（short form-36 health survey，SF-36）和便秘患者生命质量量表（patient assessment of constipation quality of life questionnaire，PAC-QOL）。

对于以便秘症状为主、精神心理症状较轻的患者可采用一般心理治疗，以健康教育和心理疏导为主。一项研究对23例老年便秘患者进行调整生活方式的教育治疗，发现患者的便秘症状和健康相关生命质量均得以显著改善[187]。对于便秘与精神心理症状并存的患者，酌情给予认知行为疗法、放松、催眠、正念，以及心理科参与的联合治疗。有研究对233例难治性便秘患者进行认知行为治疗，结果显示71%的患者主观症状改善，SF-36评分也得以显著改善[188]。若有明显精神心理异常的便秘患者应接受精神心理专科治疗[20, 71, 72, 189, 190]。

29. 对于难治性便秘患者建议转至有条件的医院，重新进行结直肠肛门形态学、功能检查，必要时多学科会诊。推荐等级：推荐。

关于难治性便秘的定义目前尚缺乏统一的共识和（或）标准，多数文献认为慢性便秘持续1年以上，常规药物治疗无效，且严重影响日常生活，属于难治性便秘[172, 175, 191-194]。难治性便秘患者需转至有充足医疗资源的医院，重新进行结直肠肛门形态学、功能检查[20, 55, 70-73]。结直肠肛门形态学检查方法包括结肠镜、钡灌肠、排粪造影（包括钡剂、磁共振排粪造影）和肛管直肠腔内超声检查。结肠镜和钡灌肠可排除结直肠器质性疾病和解剖结构异常所致便秘；排粪造影被多项指南推荐为评估盆腔脏器结构和功能的一线或二线检查方法；肛管直肠腔内超声检查是了解肛门内外括约肌的重要方法[20, 55, 70-74]。结直肠肛门功能检查方法包括结肠传输时间测定、球囊逼出试验、盆底肌电图、阴部神经终末电位潜伏期和肛门直肠压力测定（包括高分辨率测压和三维高分辨率肛门直肠测压）等[20, 55, 70-74]。

根据症状分析，以排便次数减少、缺乏便意、粪便干硬为主要表现者，提示结肠传输延缓，酌情行结肠传输时间测定。以排便费力、排便不尽感、排便时肛门直肠堵塞感、需要手法辅助排便等为主要表现者，则提示排便障碍的可能。球囊逼出试验是排便障碍的初筛检查。Meta分析表明，在队列研究中，球囊逼出试验诊断盆底肌不协调收缩的灵敏度为70%（95%CI 52%～83%），特异度为77%（95%CI 70%～82%）；病例对照研究中，球囊逼出试验诊断盆底肌不协调收缩的灵敏度和特异度分别为70%（95%CI 53%～82%）和81%（95%CI 75%～86%）[60]。球囊逼出试验正常者并不能完全排除盆底肌不协调收缩的可能，因此不能单独用来诊断排便障碍。此外，球囊逼出试验还存在检测装置、检测方法难以标化等局限性，应结合临床情况综合分析。盆底肌电图和阴部神经终末电位潜伏期可发现盆底神经损伤所致的排便障碍，以鉴别肌源性便秘与神经源性便秘。但有研究显示，肌电图诊断特异性不高，对于大便失禁和排便障碍患者，其结果有重叠现象[195]。因此，临床上很少单独使用盆底肌电图，而是将其与其他检查如肛门直肠压力测定等联合评估肛门直肠功能。肛门直肠压力测定能评估肛门直肠动力和感觉功能、排便时盆底肌有无不协调收缩、是否存在直肠压力不足、是否缺乏肛门直肠抑制反射、直肠感觉阈值有无变化等，并且可以评估生物反馈的疗效[20, 55, 70–74]。2018 年伦敦共识指出：肛门直肠压力测定是最成熟的评估肛管直肠功能的技术，具有高效、操作简便、患者接受度高等优点[196]。肛门直肠压力测定结果易受到多种因素的干扰，尤其是仪器设备、操作者经验的影响很大。大量研究表明，与水灌注肛门直肠压力测定相比，高分辨率肛门直肠压力测定对于肛门括约肌压力和直肠压力测定具有更高的识别度，且测压过程中患者更舒适，结果更可靠，在指导患者生物反馈治疗上有明显优势[197]。另外，对于难治性便秘患者，需酌情行结肠压力监测，如结肠缺乏特异性推进性收缩波、结肠对晨起和餐后都缺乏条件反射，则提示结肠无力的诊断[20, 55, 70–74]。

全球多项慢性便秘指南和（或）共识均指出，难治性便秘的治疗需多学科干预、联合用药。作为补救措施，可短期、间断使用刺激性泻剂[20, 55, 70–74]。

对于难治性便秘患者，亦可尝试应用普芦卡必利、利那洛肽、鲁比前列酮、elobixibat 等新药[20, 55, 70, 71, 73, 74, 110, 121, 125, 198, 199]。对于药物治疗无效的难治性便秘患者，可尝试骶神经刺激等神经调控疗法。2015 年美国、欧洲神经胃肠病和动力学会共识意见和 2016 罗马Ⅳ标准均推荐，将骶神经刺激用于常规内科治疗无效的难治性便秘[70, 171, 172]。

难治性便秘经过内科综合治疗无效、符合手术指征者可考虑手术治疗[20, 55, 71, 72, 74, 85, 200]。术前要重新全面评估，明确与便秘相关的形态学改变，严格掌握手术指征；当肠道有多种形态学异常同时存在时，手术治疗主要病变的同时还应治疗合并的病变，降低手术并发症和复发的风险。

30. 老年人、儿童、孕妇、糖尿病相关便秘和阿片引起的便秘（opioid-induced constipation，OIC）患者，需注意其特殊人群的治疗特点。推荐等级：强烈推荐。

摄入膳食纤维减少、缺乏运动、合并多种疾病和多重用药是老年人发生便秘的重要原因。老年人由于牙齿松动、脱落、缺损，咀嚼功能减退，往往造成膳食纤维摄入不足，躯体活动不便或卧病在床使老年患者活动量明显减少。另外，老年患者常合并多种慢性疾病，需长期服用多种药物，包括抗胆碱能药物、阿片类药、钙剂、钙通道阻滞剂和 NSAID 等，都是老年人发生便秘的重要原因[11, 201]。老年便秘患者的治疗应首先增加膳食纤维和水分摄入、合理运动，尽量停用导致便秘的药物。药物首选容积性泻剂和渗透性泻剂如乳果糖、聚乙二醇。盐类泻药（如硫酸镁）过量应用会导致电解质紊乱，建议慎用[11]。对病情严重的患者，可短期、适量应用刺激性泻剂，或合用灌肠剂或栓剂[11, 201]。一项针对 ≥ 65 岁的老年慢性便秘患者的研究显示，老年便秘患者经普芦卡必利治疗 4 周后，CSBM 次数每周增加 1 次的患者比例达 60%[202]，提示该药有良好的安全性和患者耐受性[203]。一项有关鲁比前列酮的研究，纳入 163 例 ≥ 65 岁的老年患者和 715 例 18～64 岁的便秘患者，结果表明，无论是老年还是年轻患者，在短期和长期的随访中均显示便秘严重程度和腹胀等腹部不适症状均较治疗前明显缓解。老年患者服用鲁比前列酮的不良事件发生率低于年轻患者

［74.2%（121/163）比 80.1%（573/715）］[204]。

儿童便秘多数为功能性便秘，患病率为 0.5%～32.2%[205, 206]。一项纳入我国北方 5 个城市（北京、天津、沈阳、长春和哈尔滨）19 286 例儿童便秘患者的调查结果显示，儿童功能性便秘的患病率为 4.73%[207]。男、女患病率的差异无统计学意义，年龄对儿童便秘发生没有影响[206]。由于疼痛或社会因素（如上学）而反复主动地克制排便是引起儿童便秘的最常见原因。排便频率与饮食、社会习惯、如厕训练、排便设施、家庭文化信仰、家庭内部关系和每日活动有关[13, 208]。儿童功能性便秘的治疗包括非药物治疗和药物治疗，非药物治疗包括家庭教育、合理饮食和排便习惯训练。家庭教育与药物治疗同等重要，前者包括告知患儿家庭辨识克制排便行为和采取干预措施，如规律如厕、记录排便日记，以及建立成功排便的奖励制度[16]。合理饮食包括足量饮水，均衡膳食，鼓励母乳喂养，增加膳食纤维的摄入。一项系统回顾性研究结果显示，随访 6～12 个月，50% 的便秘患儿可恢复正常排便并成功停用泻药[209]。存在粪便嵌塞的儿童应采用口服（容积性或渗透性泻剂）或经直肠用药（开塞露或 0.9% 的氯化钠溶液）解除嵌塞粪块。解除嵌塞后，应启动维持治疗。聚乙二醇是便秘患儿的一线治疗药物[210, 211]，容积性泻药和乳果糖也被证实有效，且耐受性良好[17]。

便秘在妊娠期非常常见，研究发现，妊娠期妇女的便秘发生率高达 40%[212, 213]。其中，妊娠早、中、晚期和产后功能性便秘的患病率分别为 35%、39%、21% 和 17%，以妊娠早、中期最高[212]。妊娠期便秘的发病机制为多因素，主要与孕激素、机械性因素和生活方式改变有关。妊娠期由于孕激素作用，胃动素减少导致结肠蠕动减慢[214, 215]；妊娠 6 个月以上时，子宫增大，压迫肠管，使肠内容物运行障碍；饮食习惯改变和运动减少也参与便秘的发生[212]。妊娠期便秘的治疗：首先，建议患者改变生活方式；其次，容积性泻药、聚乙二醇、乳果糖的安全性好、作用缓和且对胎儿无不良影响[216, 217, 218]，可作为妊娠期便秘患者的首选泻剂[219]。国外一项观察性开放研究观察 40 例妊娠期便秘患者，结果显示，聚乙二醇能明显增加排便次数、改善便秘症状，有效率为 73%[216]。国内一项随机、双盲、安慰剂对照多中心临床研究纳入了 63 例妊娠期便秘患者，分别给予乳果糖和安慰剂，结果表明，乳果糖治疗 2 周后粪便性状与安慰剂组相比明显改善，有效率分别为 61.3% 和 46.9%，无严重不良事件发生[218]。国内另一项多中心前瞻性自身对照研究纳入 140 例妊娠期便秘患者，给予口服小麦纤维素颗粒治疗 2 周，结果显示，经小麦纤维素颗粒治疗后，患者排便困难症状明显减轻，粪便性状明显改善，服药期间未发现明显不良反应[217]。比沙可啶和番泻叶可引起肠道痉挛，长期使用可引起电解质紊乱[220]。其他蒽醌类泻药和蓖麻油可能有致畸或诱发子宫收缩的风险，应避免使用[221, 222]。

便秘是糖尿病患者最常见的消化道症状，国际糖尿病联合会 2017 年数据显示，中国人群糖尿病的患病率为 9.7%，患者数达 1.14 亿，居全球首位。流行病学调查表明，美国、欧洲和中国香港地区糖尿病患者的慢性便秘患病率分别为 10%、13%～22% 和 28%[223, 224, 225]。虽然糖尿病患者发生便秘的确切机制尚未阐明，但通常认为与肠 Cajal 细胞功能丧失导致结肠传输减慢、平滑肌肌病、自主神经病变和神经内分泌失衡有关[226]。虽然控制血糖可能对糖尿病患者的便秘治疗有益，但糖尿病便秘仍少有特异性治疗措施。糖尿病患者的便秘治疗与慢性便秘相似，除调整生活方式外，可使用容积性泻药、渗透性泻药、刺激性泻药。对于顽固性病例，可尝试使用新型通便药物，如普芦卡必利、鲁比前列酮和利那洛肽，但这些药物尚缺乏在糖尿病便秘患者中的应用研究[227, 228]。

阿片类药是治疗慢性疼痛的主要药物，而便秘是各种阿片类药最常见的不良反应，临床称之为

OIC。其机制主要是阿片与胃肠道内 μ 受体结合，抑制胃肠动力和肠液分泌。OIC 的预防非常重要，预防措施应与阿片类药治疗同时开始，包括预防性使用通便药和改变生活习惯（如增加液体摄入、增加膳食纤维、适当锻炼等）。OIC 的治疗药物包括容积性泻剂、渗透性泻剂、刺激性泻剂。对于以上常规泻剂无效的患者，可尝试治疗 OIC 的新兴药物，包括促分泌药、促动力药、羟考酮与纳洛酮缓释剂、外周 μ– 阿片受体拮抗剂。随机、双盲对照研究显示，鲁比前列酮显著增加 OIC 患者的排便次数，且耐受性良好[133]，2013 年被美国 FDA 批准用于治疗成人非癌性疼痛患者的 OIC。另一项有关普芦卡必利的 2 期研究表明，该药可安全、有效地改善 OIC 患者的肠道功能[229]。羟考酮与纳洛酮缓释剂口服给药可拮抗胃肠道阿片受体，而对羟考酮的中枢镇痛作用影响较小，该药对 OIC 的治疗效果显著[230]。目前研究较多的是外周 μ– 阿片受体拮抗剂，包括甲基纳曲酮、爱维莫潘和 Naloxegol 等，皮下注射甲基纳曲酮已被美国 FDA 批准用于慢性非癌性疼痛和接受姑息治疗的进展期疾病所伴发的 OIC 患者。Naloxegol 是口服的纳洛酮聚乙二醇衍生物，该药被美国 FDA 批准作为治疗疼痛的辅助用药，具有增强排便的效果[231]。多种中药方剂治疗 OIC 有效，但缺乏大样本、双盲、多中心的研究[232]。

31. 非手术治疗疗效差和经便秘特殊检查显示有明显异常的 STC 患者，可考虑手术治疗。应慎重掌握手术指征，针对病变选择相应的手术。推荐等级：推荐。

STC 的手术指征[233, 234]：①符合罗马Ⅳ标准；②结肠传输时间明显延长；③经系统非手术治疗后效果欠佳；④钡灌肠或结肠镜检查排除结直肠器质性疾病；⑤严重影响日常生活和工作；⑥无严重的精神障碍。

STC 手术方式主要有以下几种。①全结肠切除回直肠吻合术，是改善排便困难有效的术式[235, 236]，但术后会出现一定的并发症。②结肠次全切除术，主要重建方式包括顺蠕动升结肠或盲肠直肠端端吻合术和逆蠕动盲直肠吻合术[236, 237, 238, 239]。保留回盲部是为了保留回盲瓣的功能，可有效减少术后并发症的发生，保留回盲部的长度应根据盲直肠吻合部位和方式的不同来掌握[240]。③结肠旷置术，适用于老年和不能耐受较大手术的 STC 患者。国内率先采用结肠旷置术，目前有多种不同的结肠旷置术式可供选择[241, 242]。④回肠造口术，适用于行结肠旷置术后出现盲襻综合征和年老体弱的 STC 患者[243]。

32. 排便功能障碍型便秘常有多种解剖异常，其手术指征复杂，术式多样，且手术疗效也不尽相同，尚无统一标准。推荐等级：推荐。

直肠内脱垂的手术指征：①出口梗阻症状明显；②经系统的非手术治疗后疗效差；③排粪造影检查显示明显的直肠内脱垂。直肠内脱垂的手术方式分为经肛门手术和经腹手术。经肛门手术方式包括经肛吻合器直肠切除术（stapled transanal rectal resection，STARR）[244]、吻合器痔上黏膜环切钉合术（procedure for prolapse and hemorrhoid，PPH）[245]。经腹手术包括直肠功能性悬吊固定手术[246]，腹腔镜腹侧补片直肠固定术（laparoscopic ventral mesh rectopexy，LVMR）[247, 248]。手术后有一定复发率和并发症[249, 250]。

直肠前突的手术指征：①前突深度＞ 3cm；②排粪造影显示直肠前突内有造影剂存留；③有明显出口梗阻症状；④需要用手辅助排便。直肠前突修补术主要包括经直肠、经阴道和经腹腔镜修补术[251-253]。目前常采用经直肠入路的手术方式，包括 STARR 和经肛门腔镜切割缝合器直肠前突修补术（Bresler 术）[254]。

国外文献报道骶神经刺激术治疗排便功能障碍型便秘有较好的疗效[171, 178]，但国内相关报道较少，有待进一步临床观察。

利益冲突 所有作者均声明不存在利益冲突

工作小组专家（按姓氏汉语拼音排序）： 陈旻湖（中山大学附属第一医院消化内科），戴宁（浙江大学医学院附属邵逸夫医院消化科），方秀才（北京协和医院消化内科），侯晓华（华中科技大学同济医学院附属协和医院消化内科），林琳（江苏省人民医院消化内科），刘宝华（陆军军医大学大坪医院普外科），宋军（华中科技大学同济医学院附属协和医院西院消化内科），汤玉蓉（江苏省人民医院消化内科），熊理守（中山大学附属第一医院消化内科）

执笔者： 熊理守（中山大学附属第一医院消化内科）

现场投票专家（按姓氏汉语拼音排序）： 布小玲（广东省人民医院消化内科），陈旻湖（中山大学附属第一医院消化内科），陈胜良（上海交通大学医学院附属仁济医院消化内科），丛春莉（内蒙古医科大学附属医院消化内科），戴菲（西安交通大学第二附属医院消化内科），戴宁（浙江大学医学院附属邵逸夫医院消化内科），段志军（大连医科大学附属医院消化内科），方秀才（北京协和医院消化内科），费贵军（北京协和医院消化内科），黄胡萍（福建省立医院消化内科），黄丽彬（四川大学华西医院消化内科），侯晓华(华中科技大学同济医学院附属协和医院消化内科)，霍继荣(中南大学湘雅二医院消化内科)，姜柳琴（江苏省人民医院消化内科），柯美云（北京协和医院消化内科），蓝宇(北京积水潭医院消化内科)，李蒙(浙江中医药大学附属第一医院消化内科)，李文燕(北京友谊医院消化内科)，李岩（云南省第一人民医院消化内科），李延青（山东大学齐鲁医院消化内科），李新华（中南大学湘雅医院消化内科），梁列新（广西壮族自治区人民医院消化内科），林琳（江苏省人民医院消化内科），刘劲松（华中科技大学同济医学院附属协和医院消化内科），刘诗（武汉协和医院消化内科），龙艳芹（浙江大学医学院附属邵逸夫医院消化内科），罗金燕（西安交通大学第二附属医院消化内科），吕宾（浙江省中医院消化内科），马雪芹（青海大学附属医院消化内科），孟凡冬（中日友好医院消化内科），宁北芳（上海长征医院消化内科），尚占民（首都医科大学附属北京朝阳医院消化内科），汤玉蓉（江苏省人民医院消化内科），陶金（中山大学附属第三医院消化内科），童欢(四川大学华西医院消化内科)，汪安江(南昌大学附属第一医院消化内科)，汪荣泉[陆军军医大学第一附属医院（重庆西南医院）消化科]，王承党（福建医科大学附属第一医院消化内科），王东旭（天津解放军第二五四医院消化内科），王红（遵义医科大学附属医院消化内科），王化虹（北京大学第一医院消化内科），王进（郑州大学第一附属医院消化内科），王琨（北京大学第三医院消化内科），王琳（厦门大学附属中山医院消化内科），王巍峰（北京301医院消化内科），肖英莲（中山大学附属第一医院消化内科），谢晨曦（厦门大学附属中山医院消化内科），熊理守（中山大学附属第一医院消化内科），熊志娟（南昌大学第一附属医院消化内科），徐昕（天津医科大学总医院消化内科），杨杰（贵州医科大学第一附属医院消化内科），杨敏（陆军军医大学大坪医院消化内科），姚炜艳（上海交通大学医学院附属瑞金医院消化内科），余跃（安徽省立医院消化内科），于岩波（山东大学齐鲁医院消化内科），张军（西安交通大学第二附属医院消化内科），张玲（上海长海医院消化内科），张妮娜（南京鼓楼医院消化内科），赵威（天津医科大学总医院消化内科），钟丽坤（广西壮族自治区人民医院消化内科），朱进霞（首都医科大学基础医学院），邹多武（上海交通大学医学院附属瑞金医院消化内科），左秀丽（山东大学齐鲁医院消化内科）

参 考 文 献

[1] Pare P, Ferrazzi S, Thompson WG, et al. An epidemiological survey of constipation in Canada: definitions, rates, demographics, and predictors of health care seeking[J]. Am J Gastroenterol, 2001, 96(11): 3130–3137.

[2] 吴嘉嫒, 刘晓红, 刘巍, 等. 女性慢性便秘的特点分析: 多中心横断面临床调查 [J]. 中华医学杂志, 2009, 89(18): 1255–1258.

[3] Long Y, Huang Z, Deng Y, et al. Prevalence and risk factors for functional bowel disorders in South China: a population based study using the Rome Ⅲ criteria[J/OL]. Neurogastroenterol Motil, 2017, 29(1) [2016–07–14]. https://doi.org/10.1111/nmo.12897.

[4] 熊理守, 陈旻湖, 陈惠新, 等. 广东省社区人群慢性便秘的流行病学研究 [J]. 中华消化杂志, 2004, 24(8): 488–491.

[5] 郭晓峰, 柯美云, 潘国宗, 等. 北京地区成人慢性便秘整群、分层、随机流行病学调查及其相关因素分析 [J]. 中华消化杂志, 2002, 22(10): 637–638.

[6] Zhao YF, Ma XQ, Wang R, et al. Epidemiology of functional constipation and comparison with constipation–predominant irritable bowel syndrome: the Systematic Investigation of Gastrointestinal Diseases in China (SILC)[J]. Aliment Pharmacol Ther, 2011, 34(8): 1020–1029.

[7] 刘智勇, 杨关根, 沈忠, 等. 杭州市城区便秘流行病学调查 [J]. 中华消化杂志, 2004, 24(7): 435–436.

[8] Chu H, Zhong L, Li H, et al. Epidemiology characteristics of constipation for general population, pediatric population, and elderly population in China[J/OL]. Gastroenterol Res Pract, 2014, 2014: 532734[2014–10–16]. http://dx.doi.org/10.1155/2014/532734.

[9] 柯美云, 王英凯. 老年人慢性便秘的流行病学和研究进展 [J]. 实用老年医学, 2010, 24(2): 92–94.

[10] Fleming V, Wade WE. A review of laxative therapies for treatment of chronic constipation in older adults[J]. Am J Geriatr Pharmacother, 2010, 8(6): 514–550.

[11] Gallegos–Orozco JF, Foxx–Orenstein AE, Sterler SM, et al. Chronic constipation in the elderly[J]. Am J Gastroenterol, 2012, 107(1): 18–25.

[12] Vazquez Roque M, Bouras EP. Epidemiology and management of chronic constipation in elderly patients[J]. Clin Interv Aging, 2015, 10: 919–930.

[13] Mugie SM, Benninga MA, Di Lorenzo C. Epidemiology of constipation in children and adults: a systematic review[J]. Best Pract Res Clin Gastroenterol, 2011, 25(1): 3–18.

[14] Dukas L, Willett WC, Giovannucci EL. Association between physical activity, fiber intake, and other lifestyle variables and constipation in a study of women[J]. Am J Gastroenterol, 2003, 98(8): 1790–1796.

[15] Cheng C, Chan AO, Hui WM, et al. Coping strategies, illness perception, anxiety and depression of patients with idiopathic constipation: a population–based study[J]. Aliment Pharmacol Ther, 2003, 18(3): 319–326.

[16] 熊理守, 王艺霖, 陈旻湖. 慢性便秘的定义和流行病学 [J]. 临床消化病杂志, 2013, 25(4): 230–235.

[17] Wald A, Scarpignato C, Kamm MA, et al. The burden of constipation on quality of life: results of a multinational survey[J]. Aliment Pharmacol Ther, 2007, 26(2): 227–236.

[18] Mohaghegh Shalmani H, Soori H, Khoshkrood Mansoori B, et al. Direct and indirect medical costs of functional constipation: a population–based study[J]. Int J Colorectal Dis, 2011, 26(4): 515–522.

[19] Black CJ, Ford AC. Chronic idiopathic constipation in adults: epidemiology, pathophysiology, diagnosis and clinical management[J]. Med J Aust, 2018, 209(2): 86–91.

[20] Bharucha AE, Pemberton JH, Locke GR 3rd. American Gastroenterological Association technical review on constipation[J]. Gastroenterology, 2013, 144(1): 218–238.

[21] Sbahi H, Cash BD. Chronic constipation: a review of current literature[J]. Curr Gastroenterol Rep, 2015, 17(12): 47.

[22] Nullens S, Nelsen T, Camilleri M, et al. Regional colon transit in patients with dys–synergic defaecation or slow transit in patients with constipation[J]. Gut, 2012, 61(8): 1132–1139.

[23] Andromanakos NP, Pinis SI, Kostakis AI. Chronic severe constipation: current pathophysiological aspects, new diagnostic approaches, and therapeutic options[J]. Eur J Gastroenterol Hepatol, 2015, 27(3):

204-214.

[24] Skardoon GR, Khera AJ, Emmanuel AV, et al. Review article: dyssynergic defaecation and biofeedback therapy in the pathophysiology and management of functional constipation[J]. Aliment Pharmacol Ther, 2017, 46(4): 410-423.

[25] Bharucha AE, Dorn SD, Lembo A, et al. American gastroenterological association medical position statement on constipation[J]. Gastroenterology, 2013, 144(1): 211-217.

[26] Ravi K, Bharucha AE, Camilleri M, et al. Phenotypic variation of colonic motor functions in chronic constipation[J]. Gastroenterology, 2010, 138(1): 89-97.

[27] Camilleri M, Bharucha AE, di LorenzoC, et al. American neurogastroenterology and motility society consensus statement on intraluminal measurement of gastrointestinal and colonic motility in clinical practice[J]. Neurogastroenterol Motil, 2008, 20(12): 1269-1282.

[28] Bassotti G, Villanacci V, Maurer CA, et al. The role of glial cells and apoptosis of enteric neurones in the neuropathology of intractable slow transit constipation[J]. Gut, 2006, 55(1): 41-46.

[29] Dinning PG, Smith TK, Scott SM. Pathophysiology of colonic causes of chronic constipation[J]. Neurogastroenterol Motil, 2009, 21Suppl 2: S20-30.

[30] Wedel T, Spiegler J, Soellner S, et al. Enteric nerves and interstitial cells of Cajal are altered in patients with slow-transit constipation and megacolon[J]. Gastroenterology, 2002, 123(5): 1459-1467.

[31] He CL, Burgart L, Wang L, et al. Decreased interstitial cell of Cajal volume in patients with slow-transit onstipation[J]. Gastroenterology, 2000, 118(1): 14-21.

[32] Lyford GL, He CL, Soffer E, et al. Pan-colonic decrease in interstitial cells of Cajal in patients with slow transit constipation[J]. Gut, 2002, 51(4): 496-501.

[33] Rao SS, Patcharatrakul T. Diagnosis and treatment of dyssynergic defecation[J]. J Neurogastroenterol Motil, 2016, 22(3): 423-435.

[34] Rao SS, Welcher KD, Leistikow JS. Obstructive defecation: a failure of rectoanal coordination[J]. Am J Gastroenterol, 1998, 93(7): 1042-1050.

[35] Ratuapli SK, Bharucha AE, Noelting J, et al. Phenotypic identification and classification of functional defecatory disorders using high-resolution anorectal manometry[J]. Gastroenterology, 2013, 144(2): 314-322.

[36] Hedrick TL, Friel CM. Constipation and pelvic outlet obstruction[J]. Gastroenterol Clin North Am, 2013, 42(4): 863-876.

[37] Wong RK, Palsson OS, Turner MJ, et al. Inability of the Rome Ⅲ criteria to distinguish functional constipation from constipation-subtype irritable bowel syndrome[J]. Am J Gastroenterol, 2010, 105(10): 2228-2234.

[38] Shekhar C, Monaghan PJ, Morris J, et al. Rome Ⅲ functional constipation and irritable bowel syndrome with constipation are similar disorders within a spectrum of sensitization, regulated by serotonin[J]. Gastroenterology, 2013, 145(4): 749-757.

[39] Scott SM, van den Berg MM, Benninga MA. Rectal sensorimotor dysfunction in constipation[J]. Best Pract Res Clin Gastroenterol, 2011, 25(1): 103-118.

[40] 查慧, 谢小平, 侯晓华. 功能性便秘和便秘型肠易激综合征患者的直肠顺应性[J]. 胃肠病学, 2006, 11(8): 488-491.

[41] Posserud I, Syrous A, Lindström L, et al. Altered rectal perception in irritable bowel syndrome is associated with symptom severity[J]. Gastroenterology, 2007, 133(4): 1113-1123.

[42] Lacy BE, Mearin F, Chang L, et al. Bowel disorders [J]. Gastroenterology, 2016, 150(6): 1393-1407.

[43] Xin HW, Fang XC, Zhu LM, et al. Diagnosis of functional constipation: agreement between Rome Ⅲ and Rome Ⅱ criteria and evaluation for the practicality[J]. J Dig Dis, 2014, 15(6): 314-320.

[44] Xiong L, Gong X, Siah KT, et al. Rome foundation Asian working team report: real world treatment experience of Asian patients with functional bowel disorders[J]. J Gastroenterol Hepatol, 2017, 32(8): 1450-1456.

[45] 德罗斯曼. 罗马Ⅳ: 功能性胃肠病[M]. 方秀才, 侯晓华, 主译. 4版, 第2卷. 北京: 科学出版社, 2016: 200-219.

[46] Chu H, Hou X. Understanding of constipation symptoms and the diagnosis and management of constipation in Chinese physicians[J/OL]. PLoS One, 2016, 11(3): e0152801[2016-03-31]. https://doi.org/10.1371/journal.pone.0152801.

[47] 严蕴霞 . 肛门直肠指诊 662 例临床分析 [J]. 社区医学杂志 , 2012, 10(22): 29–31.

[48] 郭晓峰 , 柯美云 , 王智凤 , 等 . 慢性便秘的动力障碍分型及其对治疗的指导意义 [J]. 胃肠病学 , 2003, 8(4): 200–203.

[49] Tantiphlachiva K, Rao P, Attaluri A, et al. Digital rectal examination is a useful tool for identifying patients with dyssynergia[J]. Clin Gastroenterol Hepatol, 2010, 8(11): 955–960.

[50] Soh JS, Lee HJ, Jung KW, et al. The diagnostic value of a digital rectal examination compared with high-resolution anorectal manometry in patients with chronic constipation and fecal incontinence[J]. Am J Gastroenterol, 2015, 110(8): 1197–1204.

[51] Xu X, Zhu H, Chen D, et al. Carbon dioxide insufflation or warm-water infusion for unsedated colonoscopy: a randomized controlled trial in patients with chronic constipation in China[J]. Saudi J Gastroenterol, 2016, 22(1): 18–24.

[52] 方秀才 , 刘宝华 . 慢性便秘 [M]. 北京 : 人民卫生出版社 , 2015: 611–694.

[53] Gupta M, Holub J, Knigge K, et al. Constipation is not associated with an increased rate of findings on colonoscopy: results from a national endoscopy consortium[J]. Endoscopy, 2010, 42(3): 208–212.

[54] 中国抗癌协会大肠癌专业委员会 . 中国结直肠癌住院病例临床病理特点及变化趋势——18 家医院 31 246 例初步分析 [C] // 中国科协 , 中国抗癌协会 , 中华预防医学会 , 等 . 第十三届中国科协年会第 18 分会场 : 癌症流行趋势和防控策略研究研讨会论文集 , 天津 , 2011.

[55] 中华医学会消化病学分会胃肠动力学组 , 中华医学会外科学分会结直肠肛门外科学组 . 中国慢性便秘诊治指南 (2013 年 , 武汉)[J]. 中华消化杂志 , 2013, 33(5): 291–297.

[56] 罗金燕 , 王学勤 , 戴菲 , 等 . 慢传输型便秘结肠动力学研究 [J]. 中华消化杂志 , 2002, 22(2): 117–119.

[57] 赵松 , 刘宝华 , 付涛 , 等 . 结肠传输试验在慢传输型便秘诊断中的应用 [J]. 第三军医大学学报 , 2013, 35(21): 2289–2291.

[58] Staller K, Barshop K, Ananthakrishnan AN, et al. Rectosigmoid localization of radiopaque markers does not correlate with prolonged balloon expulsion in chronic constipation: results from a multicenter cohort[J]. Am J Gastroenterol, 2015, 110(7): 1049–1055.

[59] 汤东 , 黄玉琴 , 王杰 , 等 . 改良结肠运输试验在慢性便秘鉴别诊断及治疗中的价值 [J]. 中华结直肠疾病电子杂志 , 2016, 5(6): 529–533.

[60] Shah ED, Farida JD, Menees S, et al. Examining balloon expulsion testing as an office-based, screening test for dyssynergic defecation: a systematic review and meta-analysis[J]. Am J Gastroenterol, 2018, 113(11): 1613–1620.

[61] Chiarioni G, Kim SM, Vantini I, et al. Validation of the balloon evacuation test: reproducibility and agreement with findings from anorectal manometry and electromyography[J]. Clin Gastroenterol Hepatol, 2014, 12(12): 2049–2054.

[62] Bordeianou L, Savitt L, Dursun A. Measurements of pelvic floor dyssynergia: which test result matters?[J]. Dis Colon Rectum, 2011, 54(1): 60–65.

[63] 高岩 , 尚占民 . 应用罗马 III 标准研究出口梗阻型便秘的肛门直肠动力异常类型 [J]. 世界华人消化杂志 , 2008, 16(9): 1021–1023.

[64] Lee YY, Erdogan A, Yu S, et al. Anorectal manometry in defecatory disorders: a comparative analysis of high-resolution pressure topography and waveform manometry[J]. J Neurogastroenterol Motil, 2018, 24(3): 460–468.

[65] 龚水根 , 周成刚 . 用稠、稀钡排便造影对诊断五种肛直肠功能性疾病的比较研究 [J]. 第三军医大学学报 , 1997, 19(4): 356–358.

[66] 齐延君 , 刘宝治 , 刘伟民 , 等 . 仿真排粪造影诊断出口梗阻型便秘 248 例 X 线分析 [J]. 中国误诊学杂志 , 2008, 8(31): 7694–7695.

[67] 宋维亮 , 王振军 , 郑毅 , 等 . 动态 MRI 联合排粪造影在出口梗阻型便秘诊治中的应用 [J]. 中华外科杂志 , 2009, 47(24): 1843–1845.

[68] 练延帮 , 苏丹 , 曹务腾 , 等 . 出口梗阻型便秘 : 动态磁共振排粪造影和 X 线排粪造影对比研究 [J]. 影像诊断与介入放射学 , 2015, 24(1): 40–46.

[69] Markland AD, Palsson O, Goode PS, et al. Association of low dietary intake of fiber and liquids with constipation: evidence from the National Health and Nutrition Examination Survey[J]. Am J Gastroenterol, 2013, 108(5): 796–803.

[70] Park KS, Choi SC, Park MI, et al. Practical treatments for constipation in Korea[J]. Korean J Intern Med, 2012, 27(3): 262–270.

[71] Lindberg G, Hamid SS, Malfertheiner P, et al. World Gastroenterology Organisation global guideline:

constipation—a global perspective[J]. J Clin Gastroenterol, 2011, 45(6): 483–487.

[72] Drossman DA, Hasler WL. Rome Ⅳ –functional GI disorders: disorders of gut–brain interaction[J]. Gastroenterology, 2016, 150(6): 1257–1261.

[73] Tack J, Müller–Lissner S, Stanghellini V, et al. Diagnosis and treatment of chronic constipation—a European perspective[J]. Neurogastroenterol Motil, 2011, 23(8): 697–710.

[74] Gwee KA, Ghoshal UC, Gonlachanvit S, et al. Primary care management of chronic constipation in Asia: the ANMA chronic constipation tool[J]. J Neurogastroenterol Motil, 2013, 19(2): 149–160.

[75] Suares NC, Ford AC. Systematic review: the effects of fibre in the management of chronic idiopathic constipation[J]. Aliment Pharmacol Ther, 2011, 33(8): 895–901.

[76] Ashraf W, Park F, Lof J, et al. Effects of psyllium therapy on stool characteristics, colon transit and anorectal function in chronic idiopathic constipation[J]. Aliment Pharmacol Ther, 1995, 9(6): 639–647.

[77] Yang J, Wang HP, Zhou L, et al. Effect of dietary fiber on constipation: a meta analysis[J]. World J Gastroenterol, 2012, 18(48): 7378–7383.

[78] Christodoulides S, Dimidi E, Fragkos KC, et al. Systematic review with meta–analysis: effect of fibre supplementation on chronic idiopathic constipation in adults[J]. Aliment Pharmacol Ther, 2016, 44(2): 103–116.

[79] Mearin F, Ciriza C, Mínguez M, et al. Clinical Practice Guideline: irritable bowel syndrome with constipation and functional constipation in the adult[J]. Rev Esp Enferm Dig, 2016, 108(6): 332–363.

[80] Anti M, Pignataro G, Armuzzi A, et al. Water supplementation enhances the effect of high–fiber diet on stool frequency and laxative consumption in adult patients with functional constipation[J]. Hepatogastroenterology, 1998, 45(21): 727–732.

[81] Krogh K, Chiarioni G, Whitehead W. Management of chronic constipation in adults[J]. United European Gastroenterol J, 2017, 5(4): 465–472.

[82] Heaton KW, Radvan J, Cripps H, et al. Defecation frequency and timing, and stool form in the general population: a prospective study[J]. Gut, 1992, 33(6): 818–824.

[83] Rao SS. Constipation: evaluation and treatment of colonic and anorectal motility disorders[J]. Gastroenterol Clin North Am, 2007, 36(3): 687–711.

[84] Fathallah N, Bouchard D, de Parades V. Diet and lifestyle rules in chronic constipation in adults: from fantasy to reality[J]. Presse Med, 2017, 46(1): 23–30.

[85] 中国医师协会肛肠医师分会. 便秘外科诊治指南(2017)[J]. 中华胃肠外科杂志, 2017, 20(3): 241–243.

[86] Sakakibara R, Tsunoyama K, Hosoi H, et al. Influence of body position on defecation in humans[J]. Low Urin Tract Symptoms, 2010, 2(1): 16–21.

[87] Sikirov D. Comparison of straining during defecation in three positions: results and implications for human health[J]. Dig Dis Sci, 2003, 48(7): 1201–1205.

[88] Takano S, Sands DR. Influence of body posture on defecation: a prospective study of "The Thinker" position[J]. Tech Coloproctol, 2016, 20(2): 117–121.

[89] Ghoshal UC. Chronic constipation in Rome Ⅳ era: the Indian perspective[J]. Indian J Gastroenterol, 2017, 36(3): 163–173.

[90] McRorie JW, Daggy BP, Morel JG, et al. Psyllium is superior to docusate sodium for treatment of chronic constipation[J]. Aliment Pharmacol Ther, 1998, 12(5): 491–497.

[91] Marlett JA, Li BU, Patrow CJ, et al. Comparative laxation of psyllium with and without senna in an ambulatory constipated population[J]. Am J Gastroenterol, 1987, 82(4): 333–337.

[92] Odes HS, Madar Z. A double–blind trial of a celandin, aloevera and psyllium laxative preparation in adult patients with constipation[J]. Digestion, 1991, 49(2): 65–71.

[93] Chiba T, Kudara N, Sato M, et al. Colonic transit, bowel movements, stool form, and abdominal pain in irritable bowel syndrome by treatments with calcium polycarbophil[J]. Hepatogastroenterology, 2005, 52(65): 1416–1420.

[94] Iwanaga Y. Physicochemical and pharmacological characteristic and clinical efficacy of an anti–irritable bowel syndrome agent, polycarbophil calcium (Polyful)[J]. Nihon Yakurigaku Zasshi, 2002, 119(3): 185–190.

[95] 聚卡波非钙协作组. 聚卡波非钙治疗便秘型肠易激综合征的随机、双盲、安慰剂对照多中心临床试

验 [J]. 中华消化杂志 , 2007, 27(10): 685–688.

[96] Emmanuel AV, Tack J, Quigley EM, et al. Pharmacological management of constipation[J]. Neurogastroenterol Motil, 2009, 21Suppl 2: S41–54.

[97] Corazziari E, Badiali D, Bazzocchi G, et al. Long term efficacy, safety, and tolerability of low daily doses of isosmotic polyethylene glycol electrolyte balanced solution (PMF–100) in the treatment of functional chronic constipation[J]. Gut, 2000, 46(4): 522–526.

[98] Dipalma JA, Cleveland MV, McGowan J, et al. A randomized, multicenter, placebo–controlled trial of polyethylene glycol laxative for chronic treatment of chronic constipation[J]. Am J Gastroenterol, 2007, 102(7): 1436–1441.

[99] Cinca R, Chera D, Gruss HJ, et al. Randomised clinical trial: macrogol/PEG 3350 + electrolytes versus prucalopride in the treatment of chronic constipation—a comparison in a controlled environment[J]. Aliment Pharmacol Ther, 2013, 37(9): 876–886.

[100] Belsey JD, Geraint M, Dixon TA. Systematic review and meta analysis: polyethylene glycol in adults with non–organic constipation[J]. Int J Clin Pract, 2010, 64(7): 944–955.

[101] Bove A, Bellini M, Battaglia E, et al. Consensus statement AIGO/SICCR diagnosis and treatment of chronic constipation and obstructed defecation (part Ⅱ : treatment)[J]. World J Gastroenterol, 2012, 18(36): 4994–5013.

[102] Shin JE, Jung HK, Lee TH, et al. Guidelines for the diagnosis and treatment of chronic functional constipation in Korea, 2015 revised edition[J]. J Neurogastroenterol Motil, 2016, 22(3): 383–411.

[103] Wesselius–De Casparis A, Braadbaart S, Bergh–Bohlken GE, et al. Treatment of chronic constipation with lactulose syrup: results of a double–blind study[J]. Gut, 1968, 9(1): 84–86.

[104] Bouhnik Y, Neut C, Raskine L, et al. Prospective, randomized, parallel–group trial to evaluate the effects of lactulose and polyethylene glycol–4000 on colonic flora in chronic idiopathic constipation[J]. Aliment Pharmacol Ther, 2004, 19(8): 889–899.

[105] Mueller–Lissner S, Kamm MA, Wald A, et al. Multicenter, 4–week, double–blind, randomized, placebo–controlled trial of sodium picosulfate in patients with chronic constipation[J]. Am J Gastroenterol, 2010, 105(4): 897–903.

[106] Kamm MA, Mueller–Lissner S, Wald A, et al. Oral bisacodyl is effective and well–tolerated in patients with chronic constipation[J]. Clin Gastroenterol Hepatol, 2011, 9(7): 577–583.

[107] Ford AC, Suares NC. Effect of laxatives and pharmacological therapies in chronic idiopathic constipation: systematic review and meta–analysis[J]. Gut, 2011, 60(2): 209–218.

[108] Blackett JW, Rosenberg R, Mahadev S, et al. Adenoma detection is increased in the setting of melanosis coli[J]. J Clin Gastroenterol, 2018, 52(4): 313–318.

[109] Blackshaw LA, Brierley SM. Emerging receptor target in the pharmacotherapy of irritable bowel syndrome with constipation[J]. Expert Rev Gastroenterol Hepatol, 2013, 7(5Suppl 1): 15–19.

[110] Lembo AJ, Schneier HA, Shiff SJ, et al. Two randomized trials of linaclotide for chronic constipation[J]. N Engl J Med, 2011, 365(6): 527–536.

[111] Rao S, Lembo AJ, Shiff SJ, et al. A 12–week, randomized, controlled trial with a 4–week randomized withdrawal period to evaluate the efficacy and safety of linaclotide in irritable bowel syndrome with constipation[J]. Am J Gastroenterol, 2012, 107(11): 1714–1725.

[112] Chey WD, Lembo AJ, Lavins BJ, et al. Linaclotide for irritable bowel syndrome with constipation: a 26–week, randomized, double–blind, placebo–controlled trial to evaluate efficacy and safety[J]. Am J Gastroenterol, 2012, 107(11): 1702–1712.

[113] Yang Y, Fang J, Guo X, et al. Linaclotide in irritable bowel syndrome with constipation: a phase 3 randomized trial in China and other regions[J]. J Gastroenterol Hepatol, 2018, 33(5): 980–989.

[114] Ford AC, Moayyedi P, Lacy BE, et al. American College of Gastroenterology monograph on the management of irritable bowel syndrome and chronic idiopathic constipation[J]. Am J Gastroenterol, 2014, 109Suppl 1: S2–27.

[115] Yiannakou Y, Piessevaux H, Bouchoucha M, et al. A randomized, double–blind, placebo–controlled, phase 3 trial to evaluate the efficacy, safety, and tolerability of prucalopride in men with chronic

constipation[J]. Am J Gastroenterol, 2015, 110(5): 741–748.

[116] Tack J, Camilleri M, Dubois D, et al. Association between health-related quality of life and symptoms in patients with chronic constipation: an integrated analysis of three phase 3 trials of prucalopride[J]. Neurogastroenterol Motil, 2015, 27(3): 397–405.

[117] Emmanuel A, Cools M, Vandeplassche L, et al. Prucalopride improves bowel function and colonic transit time in patients with chronic constipation: an integrated analysis[J]. Am J Gastroenterol, 2014, 109(6): 887–894.

[118] Ke M, Tack J, Quigley EM, et al. Effect of prucalopride in the treatment of chronic constipation in Asian and non-Asian women: a pooled analysis of 4 randomized, placebo-controlled studies[J]. J Neurogastroenterol Motil, 2014, 20(4): 458–468.

[119] Tack J, van Outryve M, Beyens G, et al. Prucalopride (Resolor) in the treatment of severe chronic constipation in patients dissatisfied with laxatives[J]. Gut, 2009, 58(3): 357–365.

[120] Quigley EM, Vandeplassche L, Kerstens R, et al. Clinical trial: the efficacy, impact on quality of life, and safety and tolerability of prucalopride in severe chronic constipation—a 12-week, randomized, double-blind, placebo-controlled study[J]. Aliment Pharmacol Ther, 2009, 29(3): 315–328.

[121] Camilleri M, Kerstens R, Rykx A, et al. A placebo-controlled trial of prucalopride for severe chronic constipation[J]. N Engl J Med, 2008, 358(22): 2344–2354.

[122] Ke M, Zou D, Yuan Y, et al. Prucalopride in the treatment of chronic constipation in patients from the Asia-Pacific region: a randomized, double-blind, placebo-controlled study[J]. Neurogastroenterol Motil, 2012, 24(11): 999–e541.

[123] 邹多武，柯美云，袁耀宗，等. 普芦卡必利治疗慢性便秘的中国多中心随机、双盲、安慰剂对照临床研究[J]. 中华消化杂志, 2012, 32(12): 847–851.

[124] Camilleri M, Bharucha AE, Ueno R, et al. Effect of a selective chloride channel activator, lubiprostone, on gastrointestinal transit, gastric sensory, and motor functions in healthy volunteers[J]. Am J Physiol Gastrointest Liver Physiol, 2006, 290(5): G942–G947.

[125] Johanson JF, Morton D, Geenen J, et al. Multicenter, 4-week, double-blind, randomized, placebo-controlled trial of lubiprostone, a locally-acting type-2 chloride channel activator, in patients with chronic constipation[J]. Am J Gastroenterol, 2008, 103(1): 170–177.

[126] Johanson JF, Ueno R. Lubiprostone, a locally acting chloride channel activator, in adult patients with chronic constipation: a double-blind, placebo-controlled, dose-ranging study to evaluate efficacy and safety[J]. Aliment Pharmacol Ther, 2007, 25(11): 1351–1361.

[127] Fukudo S, Hongo M, Kaneko H, et al. Efficacy and safety of oral lubiprostone in constipated patients with or without irritable bowel syndrome: a randomized, placebo-controlled and dose-finding study[J]. Neurogastroenterol Motil, 2011, 23(6): 544–e205.

[128] Lembo AJ, Johanson JF, Parkman HP, et al. Long-term safety and effectiveness of lubiprostone, a chloride channel (ClC-2) activator, in patients with chronic idiopathic constipation[J]. Dig Dis Sci, 2011, 56(9): 2639–2645.

[129] Barish CF, Drossman D, Johanson JF, et al. Efficacy and safety of lubiprostone in patients with chronic constipation[J]. Dig Dis Sci, 2010, 55(4): 1090–1097.

[130] Fei G, Raehal K, Liu S, et al. Lubiprostone reverses the inhibitory action of morphine on intestinal secretion in guinea pig and mouse[J]. J Pharmacol Exp Ther, 2010, 334(1): 333–340.

[131] Sun X, Wang X, Wang GD, et al. Lubiprostone reverses the inhibitory action of morphine on mucosal secretion in human small intestine[J]. Dig Dis Sci, 2011, 56(2): 330–338.

[132] Jamal MM, Adams AB, Jansen JP, et al. A randomized, placebo-controlled trial of lubiprostone for opioid-induced constipation in chronic noncancer pain[J]. Am J Gastroenterol, 2015, 110(5): 725–732.

[133] Cryer B, Katz S, Vallejo R, et al. A randomized study of lubiprostone for opioid-induced constipation in patients with chronic noncancer pain[J]. Pain Med, 2014, 15(11): 1825–1834.

[134] Chey WD, Drossman DA, Johanson JF, et al. Safety and patient outcomes with lubiprostone for up to 52 weeks in patients with irritable bowel syndrome

with constipation[J]. Aliment Pharmacol Ther, 2012, 35(5): 587–599.

[135] Khalif IL, Quigley EM, Konovitch EA, et al. Alterations in the colonic flora and intestinal permeability and evidence of immune activation in chronic constipation[J]. Dig Liver Dis, 2005, 37(11): 838–849.

[136] 毕洪玲, 张桂兰, 何嫱. 便秘患者肠菌群的调查[J]. 临床军医杂志, 2003, 31(3): 82–84.

[137] 王林, 姜军, 丁威威, 等. 顽固性便秘病人结肠黏膜菌群的变化特征[J]. 肠外与肠内营养, 2014, 21(1): 12–15.

[138] 王小蕾, 王蔚虹, 戴芸, 等. 益生菌/益生元制剂治疗功能性便秘效果的系统评价和Meta分析[J]. 临床药物治疗杂志, 2014, 12(4): 33–38.

[139] Ford AC, Quigley EM, Lacy BE, et al. Efficacy of prebiotics, probiotics, and synbiotics in irritable bowel syndrome and chronic idiopathic constipation: systematic review and meta–analysis[J]. Am J Gastroenterol, 2014, 109(10): 1547–1561.

[140] 谭彬. 益生菌对老年功能性便秘患者的临床研究[J]. 中外医学研究, 2014, 12(20): 136–137.

[141] 张片红, 吴悦, 孟雪杉, 等. 益生菌颗粒对便秘和腹泻患者的临床研究[J]. 营养学报, 2012, 34(2): 147–149.

[142] Linetzky Waitzberg D, Alves Pereira CC, Logullo L, et al. Microbiota benefits after inulin and partially hydrolized guar gum supplementation: a randomized clinical trial in constipated women[J]. Nutr Hosp, 2012, 27(1): 123–129.

[143] Bazzocchi G, Giovannini T, Giussani C, et al. Effect of a new synbiotic supplement on symptoms, stool consistency, intestinal transit time and gut microbiota in patients with severe functional constipation: a pilot randomized double–blind, controlled trial[J]. Tech Coloproctol, 2014, 18(10): 945–953.

[144] Waitzberg DL, Logullo LC, Bittencourt AF, et al. Effect of synbiotic in constipated adult women—a randomized, double–blind, placebo–controlled study of clinical response[J]. Clin Nutr, 2013, 32(1): 27–33.

[145] Tian H, Ding C, Gong J, et al. Treatment of slow transit constipation with fecal microbiota transplantation: a pilot study[J]. J Clin Gastroenterol, 2016, 50(10): 865–870.

[146] Ge X, Tian H, Ding C, et al. Fecal microbiota transplantation in combination with soluble dietary fiber for treatment of slow transit constipation: a pilot study[J]. Arch Med Res, 2016, 47(3): 236–242.

[147] Zhong LLD, Cheng CW, Kun W, et al. Efficacy of MaZiRenWan, a Chinese herbal medicine, in patients with functional constipation in a randomized controlled trial[J]. Clin Gastroenterol Hepatol, 2019, 17(7): 1303–1310.

[148] Bensoussan A, Kellow JE, Bourchier SJ, et al. Efficacy of a Chinese herbal medicine in providing adequate relief of constipation–predominant irritable bowel syndrome: a randomized controlled trial[J]. Clin Gastroenterol Hepatol, 2015, 13(11): 1946–1954.

[149] Gong H, Qin F, He H. Herbal formula modified buzhong–yiqi–tang for functional constipation in adults: a meta–analysis of randomized controlled trials[J/OL]. Evid Based Complement Alternat Med, 2018, 2018: 9602525[2018–01–16]. https: //doi.org/10.1155/2018/9602525.

[150] Cheng CW, Bian ZX, Wu TX. Systematic review of Chinese herbal medicine for functional constipation[J]. World J Gastroenterol, 2009, 15(39): 4886–4895.

[151] 彭唯娜, 王琳, 刘志顺, 等. 个体化深刺天枢穴治疗结肠慢传输型便秘随访效及安全性分析: 多中心随机对照研究[J]. 中国针灸, 2013, 33(10): 865–869.

[152] 史宁, 刘诗, 谢小平, 等. 经皮电神经刺激针灸穴位对慢传输型便秘患者的疗效[J]. 中华医学杂志, 2009, 89(14): 947–950.

[153] 杜文菲, 于璐, 严兴科, 等. 针灸治疗便秘随机对照临床研究文献Meta分析[J]. 中国针灸, 2012, 32(1): 92–96.

[154] 王振东, 韩升祥, 杨旭东, 等. 穴位按摩治疗老年人慢性功能性便秘的临床疗效[J]. 中国疗养医学, 2014, 23(3): 237–238.

[155] 牛承虓, 柳艳杰, 牛承爽. 足部反射区按摩治疗便秘108例[J]. 现代中西医结合杂志, 2004, 13(1): 88–89.

[156] 王敏, 孙庆. 腹部推拿法治疗老年人功能性便秘的临床观察[J]. 天津中医药, 2014, 31(3): 148–150.

[157] Woodward S, Norton C, Chiarelli P. Biofeedback for treatment of chronic idiopathic constipation in adults[J]. Cochrane Database Syst Rev, 2014(3):

CD008486.

[158] Rao SS, Valestin J, Brown CK, et al. Long-term efficacy of biofeedback therapy for dyssynergic defecation: randomized controlled trial[J]. Am J Gastroenterol, 2010, 105(4): 890–896.

[159] Lee HJ, Boo SJ, Jung KW, et al. Long-term efficacy of biofeedback therapy in patients with dyssynergic defecation: results of a median 44 months follow-up[J]. Neurogastroenterol Motil, 2015, 27(6): 787–795.

[160] 宋玉磊, 林征, 林琳, 等. 生物反馈治疗联合综合护理干预对功能性便秘患者临床症状及生活质量的影响 [J]. 中华护理杂志, 2012, 47(6): 485–487.

[161] Chiotakakou-Faliakou E, Kamm MA, Roy AJ, et al. Biofeedback provides long-term benefit for patients with intractable, slow and normal transit constipation[J]. Gut, 1998, 42(4): 517–521.

[162] Chiarioni G, Salandini L, Whitehead WE. Biofeedback benefits only patients with outlet dysfunction, not patients with isolated slow transit constipation[J]. Gastroenterology, 2005, 129(1): 86–97.

[163] Rao SSC, Valestin JA, Xiang X, et al. Home-based versus office-based biofeedback therapy for constipation with dyssynergic defecation: a randomised controlled trial[J]. Lancet Gastroenterol Hepatol, 2018, 3(11): 768–777.

[164] Rao SS, Benninga MA, Bharucha AE, et al. ANMS-ESNM position paper and consensus guidelines on biofeedback therapy for anorectal disorders[J]. Neurogastroenterol Motil, 2015, 27(5): 594–609.

[165] Rao SS, Seaton K, Miller M, et al. Randomized controlled trial of biofeedback, sham feedback, and standard therapy for dyssynergic defecation[J]. Clin Gastroenterol Hepatol, 2007, 5(3): 331–338.

[166] Tang J, Huang Z, Tan Y, et al. Efficacy of adaptive biofeedback training in treating constipation-related symptoms[J/OL]. Evid Based Complement Alternat Med, 2015, 2015: 959734[2014-08-26]. http://dx.doi.org/10.1155/2015/959734.

[167] 李苗苗, 叶必星, 汤玉蓉, 等. 慢性便秘患者生物反馈疗法的疗效预测因素分析 [J]. 中华内科杂志, 2014, 53(1): 40–43.

[168] Creasey GH. Electrical stimulation of sacral roots for micturition after spinal cord injury[J]. Urol Clin North Am, 1993, 20(3): 505–515.

[169] Matzel KE, Stadelmaier U, Hohenfellner M, et al. Electrical stimulation of sacral spinal nerves for treatment of faecal incontinence[J]. Lancet, 1995, 346(8983): 1124–1127.

[170] Matzel KE, Lux P, Heuer S, et al. Sacral nerve stimulation for faecal incontinence: long-term outcome[J]. Colorectal Dis, 2009, 11(6): 636–641.

[171] Maeda Y, O'Connell PR, Lehur PA, et al. Sacral nerve stimulation for faecal incontinence and constipation: a European consensus statement[J]. Colorectal Dis, 2015, 17(4): O74–O87.

[172] Kamm MA, Dudding TC, Melenhorst J, et al. Sacral nerve stimulation for intractable constipation[J]. Gut, 2010, 59(3): 333–340.

[173] Gelos M, Niedergethmann M. Sacral nerve modulation in coloproctology[J]. Chirurg, 2018, 89(6): 483–494.

[174] Kim JS, Yi SJ. Effects of low-frequency current sacral dermatome stimulation on idiopathic slow transit constipation[J]. J Phys Ther Sci, 2014, 26(6): 831–832.

[175] Zerbib F, Siproudhis L, Lehur PA, et al. Randomized clinical trial of sacral nerve stimulation for refractory constipation[J]. Br J Surg, 2017, 104(3): 205–213.

[176] Thomas GP, Duelund-Jakobsen J, Dudding TC, et al. A double-blinded randomized multicentre study to investigate the effect of changes in stimulation parameters on sacral nerve stimulation for constipation[J]. Colorectal Dis, 2015, 17(11): 990–995.

[177] Pilkington SA, Emmett C, Knowles CH, et al. Surgery for constipation: systematic review and practice recommendations: results V: sacral nerve stimulation[J]. Colorectal Dis, 2017, 19Suppl 3: S92–100.

[178] Ratto C, Ganio E, Naldini G. Long-term results following sacral nerve stimulation for chronic constipation[J]. Colorectal Dis, 2015, 17(4): 320–328.

[179] Graf W, Sonesson AC, Lindberg B, et al. Results after sacral nerve stimulation for chronic constipation[J]. Neurogastroenterol Motil, 2015, 27(5): 734–739.

[180] Zeiton M, Faily S, Nicholson J, et al. Sacral nerve stimulation—hidden costs (uncovered)[J]. Int J Colorectal Dis, 2016, 31(5): 1005–1010.

[181] Liu Z, Yan S, Wu J, et al. Acupuncture for chronic severe functional constipation: a randomized trial[J]. Ann Intern Med, 2016, 165(11): 761–769.

[182] Chang HS, Myung SJ, Yang SK, et al. Functional constipation with impaired rectal sensation improved by electrical stimulation therapy: report of a case[J]. Dis Colon Rectum, 2004, 47(6): 933–936.

[183] Martellucci J, Valeri A. Colonic electrical stimulation for the treatment of slow-transit constipation: a preliminary pilot study[J]. Surg Endosc, 2014, 28(2): 691–697.

[184] Collins B, Norton C, Maeda Y. Percutaneous tibial nerve stimulation for slow transit constipation: a pilot study[J]. Colorectal Dis, 2012, 14(4): e165–e170.

[185] Hosseinzadeh ST, Poorsaadati S, Radkani B, et al. Psychological disorders in patients with chronic constipation[J]. Gastroenterol Hepatol Bed Bench, 2011, 4(3): 159–163.

[186] Mody R, Guérin A, Fok B, et al. Prevalence and risk of developing comorbid conditions in patients with chronic constipation[J]. Curr Med Res Opin, 2014, 30(12): 2505–2513.

[187] Nour-Eldein H, Salama HM, Abdulmajeed AA, et al. The effect of lifestyle modification on severity of constipation and quality of life of elders in nursing homes at Ismailia city, Egypt[J]. J Family Community Med, 2014, 21(2): 100–106.

[188] Yang LS, Khera A, Kamm MA. Outcome of behavioural treatment for idiopathic chronic constipation[J]. Intern Med J, 2014, 44(9): 858–864.

[189] Koloski NA, Jones M, Wai R, et al. Impact of persistent constipation on health-related quality of life and mortality in older community-dwelling women[J]. Am J Gastroenterol, 2013, 108(7): 1152–1158.

[190] Zhou L, Lin Z, Lin L, et al. Functional constipation: implications for nursing interventions[J]. J Clin Nurs, 2010, 19(13–14): 1838–1843.

[191] Soh AYS, Kang JY, Siah KTH, et al. Searching for a definition for pharmacologically refractory constipation: a systematic review[J]. J Gastroenterol Hepatol, 2018, 33(3): 564–575.

[192] Bassotti G, Blandizzi C. Understanding and treating refractory constipation[J]. World J Gastrointest Pharmacol Ther, 2014, 5(2): 77–85.

[193] 方秀才. 难治性便秘的处理[J]. 中华消化杂志,

2016, 36(5): 291–294.

[194] 姜军, 陈启仪, 冯啸波, 等. 金陵术治疗顽固性便秘 1 100 例疗效分析[J]. 中华外科杂志, 2016, 54(1): 13–20.

[195] Enck P, Vodusek DB. Electromyography of pelvic floor muscles[J]. J Electromyogr Kinesiol, 2006, 16(6): 568–577.

[196] Carrington EV, Scott SM, Bharucha A, et al. Expert consensus document: advances in the evaluation of anorectal function[J]. Nat Rev Gastroenterol Hepatol, 2018, 15(5): 309–323.

[197] Jones MP, Post J, Crowell MD. High-resolution manometry in the evaluation of anorectal disorders: a simultaneous comparison with water-perfused manometry[J]. Am J Gastroenterol, 2007, 102(4): 850–855.

[198] Chey WD, Camilleri M, Chang L, et al. A randomized placebo-controlled phase Ⅱb trial of a3309, a bile acid transporter inhibitor, for chronic idiopathic constipation[J]. Am J Gastroenterol, 2011, 106(10): 1803–1812.

[199] Lyubashina OA, Busygina II, Panteleev SS, et al. The 5HT4 receptor agonist prucalopride suppresses abdominal nociception[J]. Dokl Biol Sci, 2015, 461: 76–79.

[200] Ding W, Jiang J, Feng X, et al. Novel surgery for refractory mixed constipation: Jinling procedure-technical notes and early outcome[J]. Arch Med Sci, 2014, 10(6): 1129–1134.

[201] Emmanuel A, Mattace-Raso F, Neri MC, et al. Constipation in older people: a consensus statement[J/OL]. Int J Clin Pract, 2017, 71(1)[2016-12-09]. https://doi.org/10.1111/ijcp.12920.

[202] Müller-Lissner S, Rykx A, Kerstens R, et al. A double-blind, placebo-controlled study of prucalopride in elderly patients with chronic constipation[J]. Neurogastroenterol Motil, 2010, 22(9): 991–998, e255.

[203] Camilleri M, Beyens G, Kerstens R, et al. Safety assessment of prucalopride in elderly patients with constipation: a double-blind, placebo-controlled study[J]. Neurogastroenterol Motil, 2009, 21(12): 1256–e117.

[204] Ueno R, Panas R, Wahle A, et al. Long-term safety and efficacy of lubiprostone for the treatment of chronic constipation in elderly subjects[J].

Gastroenterology, 2006, 130Suppl 2: A188.

[205] van den Berg MM, Benninga MA, Di Lorenzo C. Epidemiology of childhood constipation: a systematic review[J]. Am J Gastroenterol, 2006, 101(10): 2401–2409.

[206] Koppen IJN, Vriesman MH, Saps M, et al. Prevalence of functional defecation disorders in children: a systematic review and meta–analysis[J]. J Pediatr, 2018, 198: 121–130.

[207] 张树成, 王维林, 曲日斌, 等. 中国北方五市儿童功能性便秘流行病学特征现况调查 [J]. 中华流行病学杂志, 2010, 31(7): 751–754.

[208] 胡会, 肖咏梅, 张婷. 儿童功能性便秘的危险因素分析 [J]. 临床儿科杂志, 2015, 33(4): 306–308.

[209] Pijpers MA, Bongers ME, Benninga MA, et al. Functional constipation in children: a systematic review on prognosis and predictive factors[J]. J Pediatr Gastroenterol Nutr, 2010, 50(3): 256–268.

[210] 王宝西, 王茂贵, 江米足, 等. 福松治疗儿童便秘的多中心随机对照临床研究 [J]. 中国当代儿科杂志, 2007, 9(5): 429–432.

[211] Pijpers MA, Tabbers MM, Benninga MA, et al. Currently recommended treatments of childhood constipation are not evidence based: a systematic literature review on the effect of laxative treatment and dietary measures[J]. Arch Dis Child, 2009, 94(2): 117–131.

[212] Shin GH, Toto EL, Schey R. Pregnancy and postpartum bowel changes: constipation and fecal incontinence[J]. Am J Gastroenterol, 2015, 110(4): 521–529.

[213] Anderson AS, Whichelow MJ. Constipation during pregnancy: dietary fibre intake and the effect of fibre supplementation[J]. Hum Nutr Appl Nutr, 1985, 39(3): 202–207.

[214] Wald A, van Thiel DH, Hoechstetter L, et al. Effect of pregnancy on gastrointestinal transit[J]. Dig Dis Sci, 1982, 27(11): 1015–1018.

[215] Lawson M, Kern F, Everson GT. Gastrointestinal transit time in human pregnancy: prolongation in the second and third trimesters followed by postpartum normalization[J]. Gastroenterology, 1985, 89(5): 996–999.

[216] Neri I, Blasi I, Castro P, et al. Polyethylene glycol electrolyte solution (Isocolan) for constipation during pregnancy: an observational open–label study[J]. J Midwifery Womens Health, 2004, 49(4): 355–358.

[217] 林建华, 王正平, 陈敦金, 等. 小麦纤维素颗粒治疗妊娠期便秘的多中心临床研究 [J]. 中华消化杂志, 2010, 30(10): 759–761.

[218] 乳果糖临床协作组. 乳果糖治疗妊娠期妇女便秘的随机、双盲、安慰剂对照多中心临床研究 [J]. 中华消化杂志, 2006, 26(10): 690–693.

[219] Rungsiprakarn P, Laopaiboon M, Sangkomkamhang US, et al. Interventions for treating constipation in pregnancy[J]. Cochrane Database Syst Rev, 2015, (9): CD011448.

[220] Trottier M, Erebara A, Bozzo P. Treating constipation during pregnancy[J]. Can Fam Physician, 2012, 58(8): 836–838.

[221] Prather CM. Pregnancy–related constipation[J]. Curr Gastroenterol Rep, 2004, 6(5): 402–404.

[222] Gilad R, Hochner H, Savitsky B, et al. Castor oil for induction of labor in post–date pregnancies: a randomized controlled trial[J]. Women Birth, 2018, 31(1): e26–e31.

[223] Maleki D, Locke GR 3rd, Camilleri M, et al. Gastrointestinal tract symptoms among persons with diabetes mellitus in the community[J]. Arch Intern Med, 2000, 160(18): 2808–2816.

[224] Enck P, Rathmann W, Spiekermann M, et al. Prevalence of gastrointestinal symptoms in diabetic patients and non–diabetic subjects[J]. Z Gastroenterol, 1994, 32(11): 637–641.

[225] Janatuinen E, Pikkarainen P, Laakso M, et al. Gastrointestinal symptoms in middle–aged diabetic patients[J]. Scand J Gastroenterol, 1993, 28(5): 427–432.

[226] Maxton DG, Whorwell PJ. Functional bowel symptoms in diabetes—the role of autonomic neuropathy[J]. Postgrad Med J, 1991, 67(793): 991–993.

[227] Sellin JH, Chang EB. Therapy insight: gastrointestinal complications of diabetes—pathophysiology and management[J]. Nat Clin Pract Gastroenterol Hepatol, 2008, 5(3): 162–171.

[228] Prasad VG, Abraham P. Management of chronic constipation in patients with diabetes mellitus[J]. Indian J Gastroenterol, 2017, 36(1): 11–22.

[229] Sloots CE, Rykx A, Cools M, et al. Efficacy and safety of prucalopride in patients with chronic

noncancer pain suffering from opioid-induced constipation[J]. Dig Dis Sci, 2010, 55(10): 2912-2921.

[230] Burness CB, Keating GM. Oxycodone/Naloxone prolonged-release: a review of its use in the management of chronic pain while counteracting opioid-induced constipation[J]. Drugs, 2014, 74(3): 353-375.

[231] Leonard J, Baker DE. Naloxegol: treatment for opioid-induced constipation in chronic non-cancer pain[J]. Ann Pharmacother, 2015, 49(3): 360-365.

[232] 方靖. 中医药对阿片类药物相关性便秘的治疗作用研究进展 [J]. 浙江中西医结合杂志, 2018, 28(12): 1072-1074.

[233] 刘宝华. 慢性便秘手术治疗的适应证和注意事项 [J]. 中华内科杂志, 2015, 54(7): 590-593.

[234] Rao SS, Rattanakovit K, Patcharatrakul T. Diagnosis and management of chronic constipation in adults[J]. Nat Rev Gastroenterol Hepatol, 2016, 13(5): 295-305.

[235] Fan WC, Huang CC, Sung A, et al. Laparoscopic total colectomy with transrectal specimen extraction and intraabdominal ileorectal anastomosis for slow-transit constipation (with video)[J]. J Visc Surg, 2016, 153(4): 309-310.

[236] 刘宝华. 慢传输型便秘手术方式及其对疗效影响 [J]. 中国实用外科杂志, 2013, 33(11): 986-989.

[237] 高峰, 徐明, 吴伟强, 等. 结肠次全切除及盲肠直肠端侧吻合治疗慢传输型便秘 [J]. 中华胃肠外科杂志, 2014, 17(7): 680-682.

[238] Sarli L, Costi R, Sarli D, et al. Pilot study of subtotal colectomy with antiperistaltic cecoproctostomy for the treatment of chronic slow-transit constipation[J]. Dis Colon Rectum, 2001, 44(10): 1514-1520.

[239] Marchesi F, Percalli L, Pinna F, et al. Laparoscopic subtotal colectomy with antiperistaltic cecorectal anastomosis: a new step in the treatment of slow-transit constipation[J]. Surg Endosc, 2012, 26(6): 1528-1533.

[240] 魏东, 蔡建, 赵艇, 等. 回盲部保留长度对腹腔镜结肠次全切除逆蠕动盲肠直肠吻合术疗效的影响 [J]. 中华胃肠外科杂志, 2015(5): 454-458.

[241] 代全武, 喻家菊, 兰明银, 等. 结肠旷置术治疗顽固性慢传输型便秘 [J]. 中华胃肠外科杂志, 2003, 6(6): 394-396.

[242] 魏东, 张远耀, 蔡建, 等. 结肠旷置逆蠕动盲直肠吻合术治疗老年慢传输型便秘 [J]. 实用医药杂志, 2009, 26(10): 7-9.

[243] 彭波, 吴磊, 江从庆, 等. 结肠慢传输型便秘的外科治疗 [J]. 腹部外科, 2009, 22(6): 374-375.

[244] Kim M, Meurette G, Lehur PA. Obstructed defecation: STARR or rectopexy ? [J]. Colorectal Dis, 2016, 18(5): 438-439.

[245] 刘韦成, 周燕, 江从庆, 等. 出口梗阻型便秘外科治疗进展 [J]. 临床外科杂志, 2017, 25(4): 310-313.

[246] 李春穴, 刘高磊, 童卫东, 等. 直肠功能性悬吊术治疗直肠内脱垂 30 例分析 [J]. 中国实用外科杂志, 2013, 33(11): 958-959.

[247] Cariou de Vergie L, Venara A, Duchalais E, et al. Internal rectal prolapse: definition, assessment and management in 2016[J]. J Visc Surg, 2017, 154(1): 21-28.

[248] Emile SH, Elfeki HA, Youssef M, et al. Abdominal rectopexy for the treatment of internal rectal prolapse: a systematic review and meta-analysis[J]. Colorectal Dis, 2017, 19(1): O13-O24.

[249] Schwandner O, Fürst A. Assessing the safety, effectiveness, and quality of life after the STARR procedure for obstructed defecation: results of the German STARR registry[J]. Langenbecks Arch Surg, 2010, 395(5): 505-513.

[250] van Iersel JJ, Paulides TJ, Verheijen PM, et al. Current status of laparoscopic and robotic ventral mesh rectopexy for external and internal rectal prolapsed[J]. World J Gastroenterol, 2016, 22(21): 4977-4987.

[251] Paquette IM, Varma M, Ternent C, et al. The American Society of Colon and Rectal Surgeons' Clinical Practice Guideline for the evaluation and management of constipation[J]. Dis Colon Rectum, 2016, 59(6): 479-492.

[252] 赵硕. 直肠前突的临床诊疗进展 [J]. 医学综述, 2013, 19(7): 1250-1252.

[253] Yamana T, Takahashi T, Iwadare J. Clinical and physiologic outcomes after transvaginal rectocele repair[J]. Dis Colon Rectum, 2006, 49(5): 661-667.

[254] 江从庆, 宋惊喜, 丁召, 等. 改良 Bresler 手术治疗女性出口梗阻型便秘 [J]. 中华外科杂志, 2012, 50(4): 373-375.

附录 D

2017 版便秘的分度与临床策略专家共识*

中国便秘联谊会　中国医师协会肛肠分会
中国民族医药学会肛肠分会　中华中医药学会肛肠分会

随着饮食结构的改变及精神心理和社会因素的影响，便秘的发病率逐年上升，对人类的生活质量构成严重威胁。便秘的发生涉及多个学科，是一种多因素导致的复杂性疾病，常需要多学科协作诊治。由于便秘是一种良性病，其临床治疗方案多取决于患者的感受。因此，对于便秘轻重程度的判断就显得十分重要。中华医学会消化病学分会胃肠动力学组和外科学分会结直肠肛门外科学组先后在 2007 年、2013 年制订并发布《中国慢性便秘诊治指南》[1-2]；中国医师协会在 2017 年也制订了《中国便秘外科诊治指南》，对客观诊断便秘、合理治疗便秘、提高和改善便秘患者的生活质量具有指导意义 [3-4]。在这些指南中，虽然有对便秘的分度阐述，但其分度标准较为简略，临床缺乏可操作性，尤其是其分度无法指导临床决策。因此，制订一个既符合我国现状、又具有可操作性的"便秘分度与临床策略专家共识"很有必要。中国便秘联谊会组织多学科专家共同讨论，参考 2013 版《中国慢性便秘的诊治指南》[2]、2010 版《便秘外科诊治专家共识》[5]、2017 版《中国便秘外科诊治指南》[3-4] 以及 2010 版《WGO 便秘全球指南》[6]，在复习"罗马Ⅳ"有关便秘的诊断标准的基础上，讨论制订了便秘的分度与临床策略 [7-13]。

一、便秘的概念

便秘是指在多种致病因素作用下，结直肠、肛门的结构和功能发生改变，临床出现排粪困难、排粪量少、排粪次数减少或排粪不尽感及相关不适等主要表现的一类疾病。便秘可以继发精神心理障碍，如抑郁症、焦虑症、精神分裂症、甚至自杀倾向等。

二、便秘的检查方法及评估

参考中国医师协会肛肠分会 2017 年制订的《中国便秘外科诊治指南》中便秘的检查方法和评估 [3-4]。精神心理评估标准参考：CCMD-3《中国精神疾病分类及诊断标准》[1-4]。

三、便秘分度与临床策略

（一）轻度便秘

1.病程＜ 6 个月。

---

* 注：本文引自中华胃肠外科杂志，2018，21(3)：345-346.

2.病程虽＞6个月，但排粪困难的相关症状较轻，对患者的生活工作影响不大。

3.保守治疗有效：如使用药物、生物反馈治疗及中医非药物治疗等有效。

4.轻度便秘分两型：①轻度Ⅰ型：精神与心理专业评估无精神心理障碍者；②轻度Ⅱ型：精神与心理专业评估有不同程度的精神心理异常者。

临床策略：①西医治疗方案：参考2013版《中国慢性便秘诊治指南》中的保守治疗方案[2]。②中医治疗方案：参考国家中医药管理局医政司2011年发布的《便秘病中医诊疗方案》[15]。③精神心理干预：参考2013版《精神病学》[16]。

（二）中度便秘

轻度便秘Ⅰ型经以上各种治疗无效或疗效很差者，即为中度便秘，其中一个重要的指标为经精神科医师判断无明显精神心理异常者。

1.病程＞6个月。

2.病程虽＜6个月，但排粪障碍的相关症状较重，患者自觉特别痛苦。

3.精神心理专业评估无精神异常者。

4.经保守治疗无效或效果很差，痛苦大，严重影响患者生活质量。

临床策略：中度便秘确诊后建议尽早手术治疗。①手术方案的选择参考中国医师协会肛肠分会制订的2017版《中国便秘外科诊治指南》中便秘的外科治疗[3-4]。②推荐选择性次全结肠切除术。这种选择取舍包括对结肠近端升结肠的取舍，也包括对结肠远端降乙直部的取舍，以及吻合口的设计。根据患者的不同情况分别采取升-直或盲-直等吻合。尽可能多地保留功能肠段，减少术后顽固性腹泻的发生，同时尽可能多的切除病理性肠段，减少术后的复发。③针对下列情况推荐肠道造口术：年龄太大，不能耐受手术治疗的；基础疾病较重，已不能耐受手术治疗的。

（三）重度便秘

符合中度便秘诊断标准，伴有精神心理障碍者均属于重度便秘，可以由轻度Ⅱ型转变而来，或者由中度转变而来。根据精神症状的严重程度又分为A期和B期。

A期：患者存在焦虑、抑郁等精神症状，但症状较轻；自知力完好；社会功能完整，或社会功能轻度受损：生活自理，人际交往正常，工作感到吃力，但尚能胜任，能基本胜任家庭职责；未查及明显精神病性症状，尚处于焦虑症、抑郁症等精神疾病前期。

B期：患者存在焦虑、抑郁等精神症状，且症状较重；自知力不全；社会功能严重受损：生活不能自理、不能胜任工作或家庭职责；查及明显精神病性症状；已符合焦虑症、抑郁症、精神分裂症等疾病的诊断。

临床策略：重度便秘必须慎重手术。因患者均有不同程度的精神心理障碍，便秘外科手术的风险较高，并且手术只能解决结肠的解剖与形态学结构，无法解决慢性便秘继发的精神心理障碍等中毒性损害。故施行外科手术需要建立多学科诊疗模式，除了需要具备熟练的外科手术技巧外，还应具备较强的中医临床能力，配置专业的精神心理学评估和干预小组，共同完成整个治疗方案。

参与本共识制订讨论的人员名单（按姓氏笔画排序）：Francis Seow-Choen、卜建红、于永铎、王永兵、王绍臣、王战国、王康、邓明攀、邓晓红、邓鹏飞、甘华田、叶玲、田振国、史仁杰、史学文、冯培民、任叔阳、刘金龙、刘宝华、孙同郊、李立、李华山、李国栋、李恒爽、杨向东、杨关根、杨新庆、杨巍、何红艳、何红晨、汪晓东、宋崇林、张军、张虹玺、张洪剑、张郭莺、陈天然、陈利生、林琳、周军、周激、胡伯虎、柯美云、姜军、贺平、敖天、袁学刚、贾小强、夏庆、高春芳、高峰、席作武、唐学贵、黄乃健、黄晓丽、曹吉勋、彭卫红、彭洪云、彭旗、彭慧、董碧蓉、韩宝、童卫东、蓝海波、戴宁、魏雨

参 考 文 献

[1] 中华医学会外科学分会结直肠肛门外科学组.便秘外科诊治指南 (草案)[J]. 中华胃肠外科杂志，2008，11(4): 391–393.

[2] 中华医学会消化病学分会胃肠动力学组，中华医学会外科学分会结直肠肛门外科学组.中国慢性便秘的诊治指南 (2013, 武汉)[J]. 中华消化杂志，2013，33(5): 291–297.

[3] 中国医师协会肛肠医师分会.便秘外科诊治指南 (2017)[J]. 中华胃肠外科杂志 , 2017, 20(3): 241–243.

[4] 刘宝华.《便秘外科诊治指南)(2017 年版) 解读 [J]. 中华胃肠外科杂志 , 2017, 20(12): 1331–1333.

[5] 中华医学会外科学分会结直肠肛门外科学组.便秘外科诊治专家共识 [J]. 中华胃肠外科杂志，2010，13(7): 546–547.

[6] Lindberg G, Hamid SS, Malfertheiner P, et al; World Gastroenterology Organisation. World Gastroenterology Organisation global guideline: Constipation–a global perspective [J]. J Clin Gastroenterol, 2011, 45(6): 483–487.

[7] Lembo A, Camilleri M. Chronic constipation [J]. N Engl J Med, 2003, 349(14): 1360–1368.

[8] Bharucha AE, Dorn SD, Lembo A, et al. American Gastroenterological Association medical position statement on constipation [J]. Gastroenterology, 2013, 144 (1): 211–217.

[9] Cheng CW, Bian ZX, Wu TX. Systematic review of Chinese herbal medicine for functional constipation [J]. World J Gastroenterol, 2009, 15(39): 4886–4895.

[10] Bharucha AE, Wald AM. Anorectal disorders [J]. Am J Gastroenterol, 2010, 105(4): 786–794.

[11] Tack J, Müller–Lissner S, Stanghellini V, et al. Diagnosis and treatment of chronic constipation— a European perspective [J]. Neurogastroenterol Motil, 2011, 23(8): 697–710.

[12] American College of Gastroenterology Chronic Constipation Task Force. An evidence–based approach to the management of chronic constipation in North America [J]. Am J Gastroenterol, 2005, 100 Suppl 1: S1–S4.

[13] 杨向东，魏雨.便秘的分度标准与临床策略 [J/CD]. 中华结直肠疾病电子杂志，2015, 4 (2): 182–184.

[14] 中华医学会精神科学会，南京医科大学脑科医院.中国精神疾病分类方案与诊断标准第 3 版 (CCMD–3)[M]. 南京 : 东南大学出版社，1995.

[15] 国家中医药管理局医政司.中华人民共和国中医药行业标准《中医病证诊断疗效标准·便秘》(ZY/T001.1–94).2011.

[16] 江开达.精神病学 [M]. 北京 : 人民卫生出版社，2013.

Rome IV—Functional GI Disorders: Disorders of Gut-Brain Interaction*

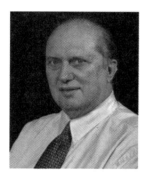 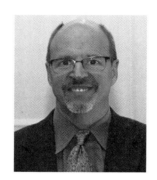

Douglas A. Drossman   William L. Hasler

Every May, *Gastroenterology* publishes a supplementary issue devoted to a topic of particular interest to the science and practice of gastroenterology. Through a collaboration between *Gastroenterology* and the Rome Foundation, we are delighted to present to you the launching of Rome IV with this series of reviews on functional gastrointestinal disorders. Rome IV occurs fully 10 years after publication of Rome III in this same journal.[1]

Functional GI Disorders, better defined as *Disorders of Gut-Brain Interaction*, though ever present in human society, have only in the last several decades been studied scientifically, categorized and treated based on well-designed clinical investigative studies. Without a structural basis to explain its clinical features, our understanding of these disorders adhere to a biopsychosocial model[2] which is best represented for these disorders in the growing field of neurogastroenterology.[3] Symptoms are generated based on a complex interaction among factors such as microbial dysbiosis within the gut, altered mucosal immune function, altered gut signaling (visceral hypersensitivity) and central nervous system dysregulation of the modulation of gut signaling and motor function. Since publication of Rome III there has been a marked and exciting expansion in our scientific understanding of these disorders, as detailed in this issue, and this has

---

* 注: 本文引自 Gastroenterology, 2016, 150: 1257–1261.

led to improved treatments.

The process for developing the database of information ultimately leading to this special issue is complex. Each article is produced by a series of 5 to 8 expert international investigators and clinicians who were selected for a multi-year project based on their scientific record as well as diversity criteria to cover the broad range of knowledge needed.We covered a wide range of scientific disciplines; from basic science to physiology, mental health, social science and clinical gastroenterology, and geographic localization spanning six continents. The first stage of this effort began over 6 years ago by selecting working teams to acquire and publish reviews and recommendations of new information in areas needed to help the future Rome IV committees produce their articles and chapters. Working team reports included cross-cultural aspects of research, the concept of severity of functional GI disorders (FGIDs), end points and outcomes in clinical trials, the microbiome, and food and diet.[4-12] Then in 2011 the work began to form the 17 committees charged to review and synthesize information and produce manuscripts with communication over conference call, email and in 2014, a meeting in Rome. There were 5 iterations of the manuscripts, most of which were reviewed and modified based on feedback from the 6 members of the Rome IV editorial board and over 50 outside reviewers. In the end, each committee produced a chapter for the Rome IV book that includes a more detailed online version with graphical illustrations, while the reviews in this special issue of *Gastroenterology* provide condensed articles that cover the essentials of each topic.

This special issue covers the full range of the field of FGIDs. It starts with an overview by Douglas Drossman[13] who provides an operational definition and classification system for FGIDs (Table 1), discusses the process with which the committees created the scientific content through evidence-based review and when needed consensus (Delphi method)[14], the changes that occurred between Rome III and Rome IV, the history, conceptual and scientific understanding of FGIDs as a group via the biopsychosocial model, and it ends with a general approach to the care of patients with disorders ranging from mild to severe.

The overview is followed by a series of reviews by the committees that drill down on the bases for understanding these disorders, and set the stage for the clinical information to follow. Stephen J. Vanner, et al[15] (*Fundamentals of Neurogastroenterolgy: Basic Science; pages 1280–1291*) provide basic information on the enteric nervous system, sensory physiology underlying pain and neuroimmune signaling, intestinal barrier function and the role of the microbiome. Guy Boeckxstaens, et al[16] (*Fundamentals of Neurogastroenterology: Physiology/Motility –Sensation; pages 1292–1304*) carries this information further into the physiological realm discussing the function of anatomic regions of the digestive tract, the abnormalities in physiological processes that lead to symptom generation, and the pathophysiology of enhanced visceral perception, and motor dysfunction. Giovanni Barbara, et al[17] (*The Intestinal Microenvironment and Functional Gastrointestinal Disorders; pages 1305–1318*) discuss the role of luminal factors (diet, the microbial environment, and the epithelial barrier) on regulation and dysregulation of gut function leading to functional GI symptoms. Michael Camilleri, et al[18] (*Pharmacological, Pharmacokinetic and Pharmacogenomic Aspects of Functional Gastrointestinal Disorders; pages 1319–1331*) review preclinical pharmacology, pharmacokinetics and toxicology and the application of pharmacogenomics in

Table 1　Functional Gastrointestinal Disorders

A. Esophageal Disorders

A1. Functional chest pain
A2. Functional heartburn
A3. Reflux hypersensitivity

A4. Globus
A5. Functional dysphagia

B. Gastroduodenal Disorders

B1. Functional dyspepsia
　B1a. Postprandial distress syndrome (PDS)
　B1b. Epigastric pain syndrome (EPS)
B2. Belching disorders
　B2a. Excessive supragastric belching
　B2b. Excessive gastric belching

B3. Nausea and vomiting disorders
　B3a. Chronic nausea vomiting syndrome (CNVS)
　B3b. Cyclic vomiting syndrome (CVS)
　B3c. Cannabinoid hyperemesis syndrome (CHS)
B4. Rumination syndrome

C. Bowel Disorders

C1. Irritable bowel syndrome (IBS)
　IBS with predominant constipation (IBS–C)
　IBS with predominant diarrhea (IBS–D)
　IBS with mixed bowel habits (IBS–M)
　IBS unclassified (IBS–U)

C2. Functional constipation
C3. Functional diarrhea
C4. Functional abdominal bloating/distension
C5. Unspecified functional bowel disorder
C6. Opioid–induced constipation

D. Centrally Mediated Disorders of Gastrointestinal Pain

D1. Centrally mediated abdominal pain syndrome (CAPS)
D2. Narcotic bowel syndrome (NBS)/
　Opioid–induced GI hyperalgesia

E. Gallbladder and Sphincter of Oddi (SO) Disorders

E1. Biliary pain
　E1a. Functional gallbladder disorder
　E1b. Functional biliary SO disorder
E2. Functional pancreatic SO disorder

F. Anorectal Disorders

F1. Fecal incontinence
F2. Functional anorectal pain
　F2a. Levator ani syndrome
　F2b. Unspecified functional anorectal pain

F2c. Proctalgia fugax
F3. Functional defecation disorders
　F3a. Inadequate defecatory propulsion
　F3b. Dyssynergic defecation

G. Childhood Functional GI Disorders: Neonate/Toddler

G1. Infant regurgitation
G2. Rumination syndrome
G3. Cyclic vomiting syndrome (CVS)
G4. Infant colic

G5. Functional diarrhea
G6. Infant dyschezia
G7. Functional constipation

H. Childhood Functional GI Disorders: Child/Adolescent

H1. Functional nausea and vomiting disorders
　H1a. Cyclic vomiting syndrome (CVS)
　H1b. Functional nausea and functional vomiting
　　H1b1. Functional nausea
　　H1b2. Functional vomiting
　H1c. Rumination syndrome
　H1d. Aerophagia
H2. Functional abdominal pain disorders
　H2a. Functional dyspepsia

　　H2a1. Postprandial distress syndrome
　　H2a2. Epigastric pain syndrome
　H2b. Irritable bowel syndrome (IBS)
　H2c. Abdominal migraine
　H2d. Functional abdominal pain–NOS
H3. Functional defecation disorders
　H3a. Functional constipation
　H3b. Nonretentive fecal incontinence

understanding medicinal treatments for patients with FGIDs. Lesley A. Houghton, et al[19] (*Age, Gender, and Women's Health and the Patient; pages 1332–1343*) cover the range of societal and sociological factors relevant to the clinical expression of FGIDs (gender, age, culture, and society) and in addition discuss the patient's perspective of illness. Carlos F. Francisconi and Ami D. Sperber, et al[20] (*Multicultural Aspects in Functional Gastrointestinal Disorders (FGIDs); pages 1344–1354*) offer a global perspective on the FGIDs to help us understand how geographical diversities in culture, race, and ethnicity impact the patient's explanatory model of their illness, symptom reporting and behavior, and treatments. Lukas Van Oudenhove, et al[21] (*Biopsychosocial Aspects of Functional Gastrointestinal Disorders: How Central and Environmental Processes Contribute to the Development and Expression of Functional Gastrointestinal Disorders; pages 1355–1367*) offer a comprehensive review on the complex interaction of environmental, psychological and biological factors leading to the genesis, clinical expression and perpetuation of functional GI disorders. They also include a detailed flowchart to help the clinician navigate the evaluation and treatment of psychosocial aspects of the illness.

With this comprehensive introduction to the basic aspects of the field, the subsequent articles cover epidemiology, pathophysiology, psychosocial and clinical features and diagnostic evaluation (including the Rome IV diagnostic criteria) and treatment recommendations for the 33 adult and 17 pediatric FGIDs. As is traditional for the Rome Foundation, the disorders are categorized by anatomic regions in adults and by age in pediatric FGIDs Qasim Aziz, et al[22] (*Esophageal Disorders; pages 1368–1379*) introduce more information on the relationship of visceral hypersensitivity, central hypervigilance and motor disturbance in explaining the variety of esophageal conditions from globus to chest pain, to functional dysphagia and describe the new entity of reflux hypersensitivity, where there is physiologically normal acid reflux but symptoms related to visceral hypersensitivity. Vincenzo Stanghellini, et al[23] (*Gastroduodenal Disorders; pages 1380–1392*) provide additional information and evidence to support the subcategorization of functional dyspepsia into overlapping postprandial distress and epigastric pain syndrome,[24] introduce the cannabinoid hyperemesis syndrome[25] and discuss further our understanding and management of chronic nausea vomiting syndrome and supragastric belching. Brian E. Lacy and Fermín Mearin, et al[26] (*Bowel Disorders; pages 1393–1407*) provide revised definitions for the subcategorization of IBS based on recent normative population data, and introduce opioid induced constipation (OIC).[27] Laurie Keefer, et al[28] (*Centrally Mediated Disorders of Gastrointestinal Pain; pages 1408–1419*) update our knowledge of centrally mediated abdominal pain syndrome (CAPS, formerly known as functional abdominal pain syndrome–FAPS) and introduce the new entity, Narcotic bowel syndrome (Opioid induced GI hyperalgesia).[29] Peter B. Cotton, et al[30] (*Gallbladder and Sphincter of Oddi disorders; pages 1420–1429*) provide compelling evidence and make recommendations to reconsider the Milwaukee classification of the sphincter of oddi (SOD) disorders. Now removed from FGIDs is the previous SOD type Iwhich is due to structural stenosis and SOD type III which falls into the general functional GI pain realm, since there is no benefit for sphincterotomy.[31] Finally, Satish Rao, et al[32] (*Anorectal Disorders; pages 1430–1442*) provide an in depth discussion of the rectal pain and dyssynergic syndromes and the use of physiological testing for diagnostic assessment and treatment application.[33]

There are two pediatric articles that cover the FGIDs in neonate–toddlers and children. Marc A. Benninga and Samuel Nurko, et al[34] (*Childhood Functional Gastrointestinal Disorders: Neonate/Toddler; pages 1443–1455*) offer more neurobiological evidence to support our understanding of GI pain experienced in infants and toddlers and provides the classification system for 7 FGIDs. Finally, Jeffrey Hyams and Carlo Di Lorenzo, et al[35] (*Childhood Functional Gastrointestinal Disorders: Child/Adolescent; pages 1456–1468*) present revised diagnostic criteria to more closely approximate the adult disorders including the postprandial distress syndrome (PDS) and epigastric pain syndrome (EPS) subsets of functional dyspepsia. Finally, E. Jan Irvine and Jan Tack, et al[36] provide an update on methodological issues relating to the design of treatment trials in FGIDs (*Design of Treatment Trials for Functional Gastrointestinal Disorders; pages 1469–1480*).

Functional GI disorders are separated from everyday GI symptoms based on frequency data that determines abnormality. By determining abnormal frequencies one can create a diagnostic questionnaire that can be used to identify patients with FGIDs for clinical research. To this end Olafur Palsson, et al[37] (*Development and Validation of the Rome IV Diagnostic Questionnaire for Adults; pages 1481–1491*) report the results of the multicenter validation of the Rome IV questionnaire based on a US population sample of over 1000 subjects.

We do hope that this special issue has something for everyone engaged in the research and care of patients with functional GI Disorders. We have come a long way in the last 10 years and special thanks to the efforts of the 120 investigators involved in Rome IV, we can now provide this information to you. Enjoy!

Acknowledgments

We wish to extend our thanks and gratitude to the Rome IV authors for their expertise, dedicated pursuit of the literature, and to synthesize their outstanding efforts into a clear and concise set of knowledge and recommendations. Special thanks also go to our Rome IV Managing Editor (Ceciel Rooker) and her staff for coordinating this effort in a short period of time, to Laura Flecha who served as the managing editor of this special issue, and to Jerry Schoendorf for creating the cover of this issue.

Senior Editor of Rome IV: Douglas A. Drossman, MD, Professor Emeritus of Medicine and Psychiatry, University of North Carolina, Center for Education and Practice of Biopsychosocial Care and Drossman Gastroenterology, Chapel Hill, North Carolina. **Associate Editors of Rome IV: Lin Chang, MD,** Professor of Medicine, Oppenheimer Center for Neurobiology of Stress, Division of Digestive Diseases, David Geffen School of Medicine at University of California, Los Angeles, Los Angeles, California; **William D. Chey, MD,** Timothy T. Nostrant Professor of Gastroenterology & Nutrition Sciences, Director, GI Nutrition & Behavioral Wellness Program, Co–Director, Michigan Bowel Control Program, Division of Gastroenterology, University of Michigan Health System, Ann Arbor, Michigan; **JOHN KELLOW, MD,** Associate Professor and Head of the Discipline of Medicine, Northern Clinical

School, University of Sydney, Sydney, NSW, Australia; **JAN TACK, MD, PhD,** Professor of Medicine, Head, Department of Clinical and Experimental Medicine, Head of Clinic, Department of Gastroenterology, University Hospital KU Leuven, Translational Research Center for Gastrointestinal Disorders (TARGID), Leuven, Belgium; **WILLIAM E. WHITEHEAD, PhD,** Professor of Medicine and OBGYN, Director, UNC Center for Functional GI and Motility Disorders, Division of Gastroenterology and Hepatology, UNC School of Medicine, Chapel Hill, North Carolina.

References

[1] Drossman DA, Corazziari E, Delvaux M, et al. Rome III: The Functional Gastrointestinal Disorders. 130 ed. 2006: 1377–1556.

[2] Drossman DA. Presidential Address: Gastrointestinal Illness and Biopsychosocial Model. Psychosom Med 1998; 60:258–267.

[3] Pasricha PJ. Neurogastroenterology: A great career choice for aspiring gastroenterologists thinking about the future. Gastroenterol 2011; 140:1126–1128.

[4] Mayer EA, Aziz Q, Coen S, et al. Brain imaging approaches to the study of functional GI disorders: A Rome working team report. Neurogastroenterol Motil 2009; 21:579–596.

[5] Spiegel B, Camilleri M, Bolus R, et al. Psychometric evaluation of enpoints in IBS randomized controlled trials: A Rome foundation working group report. Gastroenterol 2009; 137:1944–1953.

[6] Drossman DA, Chang L, Bellamy M, et al. Severity in irritable bowel syndrome: A Rome working team report. Am J Gastroenterol 2011; 106:1749–1759.

[7] Simren M, Barbara G, Flint H, et al. Intestinal microbiota in functional bowel disorders: A Rome Foundation working team report. Gut 2012.

[8] Chey WD. The role of food in the functional gastrointestinal disorders: introduction to a manuscript series. Am J Gastroenterol 2013; 108:694–697.

[9] Sperber AD, Gwee KA, Hungin AP, et al. Conducting multinational, cross-cultural research in the functional gastrointestinal disorders: issues and recommendations. A Rome Foundation working team report. Aliment Pharmacol Ther 2014; 40:1094–1102.

[10] Schmulson M, Corazziari E, Ghoshal UC, et al. A fourcountry comparison of healthcare systems, implementation of diagnostic criteria, and treatment availability for functional gastrointestinal disorders: A report of the Rome Foundation Working Team on cross-cultural, multinational research. Neurogastroenterol Motil 2014:1368–1385.

[11] Hungin AP, Molloy-Bland M, Claes R, et al. Systematic review: the perceptions, diagnosis and management of irritable bowel syndrome in primary care–a Rome Foundation working team report. Aliment Pharmacol Ther 2014; 40:1133–1145.

[12] Ghoshal UC, Gwee KA, Chen M, et al. Development, translation and validation of enhanced asian Rome III questionnaires for diagnosis of functional bowel diseases in major asian languages: a Rome Foundationasian neurogastroenterology and motility association working team report. J Neurogastroenterol Motil 2015; 21:83–92.

[13] Drossman DA. Functional gastrointestinal disorders: history, pathophysiology, clinical features and Rome IV. Gastroenterology 2016; 150:1262–1279.

[14] Milholland AV, Wheeler SG, Heieck JJ. Medical assessment by a delphi group opinion technic. New Engl J Med 1973; 298:1272–1275.

[15] Vanner SJ, Greenwood-Van Meerveld B, Mawe GM, et al. Fundamentals of neurogastroenterology– basic science. Gastroenterology 2016; 150:1280–1291.

[16] Boeckxstaens G, Camilleri M, Sifrim D, et al. Fundamentals of Neurogastroenterology: Physiology/ Motility-Sensation. Gastroenterology 2016; 150:1292–1304.

[17] Barbara G, Feinle-Bisset C, Ghoshal UC, et al. The intestinal microenvironment and functional gastrointestinal disorders. Gastroenterology 2016; 150:1305–1318.

[18] Camilleri M, Buéno L, Andresen V, et al. Pharmaco-logical, Pharmacokinetic, and Pharmacogenomic

Aspects of Functional Gastrointestinal Disorders. Gastroenterology 2016; 150:1319–1331.

[19] Houghton LA, Heitkemper M, Crowell MD, et al. Age, gender and women's health and the patient. Gastroenterology 2016; 150:1332–1343.

[20] Francisconi CF, Sperber AD, Fang X, et al. Multicultural aspects in functional gastrointestinal disorders (FGIDs). Gastroenterology 2016; 150:1344–1354.

[21] Van Oudenhove L, Levy RL, Crowell MD, et al. Biopsychosocial aspects of functional gastrointestinal disorders: how central and environmental processes contribute to the development and expression of functional gastrointestinal disorders. Gastroenterology 2016; 150:1355–1367.

[22] Aziz Q, Fass R, Gyawali CP, et al. Esophageal disorders. Gastroenterology 2016; 150:1368–1379.

[23] Stanghellini V, Chan F, Hasler WL, et al. Gastroduodenal disorders. Gastroenterology 2016; 150:1380–1392.

[24] Farre R, Vanheel H, Vanuytsel T, et al. In functional dyspepsia, hypersensitivity to postprandial distention correlates with meal-related symptom severity. Gastroenterol 2013; 145:566–573.

[25] Allen JH, de Moore GM, Heddle R, et al. Cannabinoid hyperemesis: Cyclical hyperemesis in association with chronic cannabis abuse. Gut 2004; 53:1566–1570.

[26] Lacy BE, Mearin F, Chang L, et al. Bowel disorders. Gastroenterology 2016; 150:1393–1407.

[27] Camilleri M, Drossman DA, Becker G, et al. Emerging treatments in neurogastroenterology: a multidisciplinary working group consensus statement on opioid-induced constipation. Neurogastroenterology & Motility 2014; 26:1386–1395.

[28] Keefer L, Drossman DA, Guthrie E, et al. Centrally mediated disorders of gastrointestinal pain. Gastroenterology 2016; 150:1408–1419.

[29] Drossman DA, Morris CB, Wrennall CE, et al. Diagnosis, characterization, and 3-month outcome after detoxification of 39 patients With Narcotic Bowel Syndrome. Am J Gastroenterol 2012; 107:1426–1440.

[30] Cotton PB, Elta GH, Carter CR, et al. Gallbladder and sphincter of Oddi disorders. Gastroenterology 2016; 150:1420–1429.

[31] Cotton PB, Durkalski V, Romagnuolo J, et al. Effect of Endoscopic Sphincterotomy for Suspected Sphincter of Oddi Dysfunction on Pain-Related Disability Following Cholecystectomy. JAMA 2014; 311:2101–2109.

[32] Rao SSC, Bharucha AE, Chiarioni G, et al. Anorectal disorders. Gastroenterology 2016; 150:1430–1442.

[33] Bharucha AE, Rao SS. An update on anorectal disorders for gastroenterologists. Gastroenterol 2014; 146: 37–45.

[34] Benninga MA, Nurko S, Faure C, et al. Childhood functional gastrointestinal disorders: neonate/toddler. Gastroenterology 2016; 150:1443–1455.

[35] Hyams JS, Di Lorenzo C, Saps M, et al. Functional gastrointestinal disorders: child/adolescent. Gastroenterology 2016; 150:1456–1468.

[36] Irvine EJ, Tack J, Crowell MD, et al. Design of treatment trials for functional gastrointestinal disorders. Gastroenterology 2016; 150:1469–1480.

[37] Palsson OS, Whitehead WE, van Tilburg MAL, et al. Development and validation of the Rome IV diagnostic questionnaire for adults. Gastroenterology 2016; 150:1481–1491.

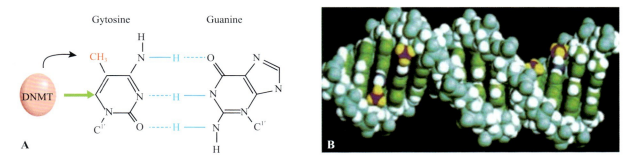

▲ 图 4-1　DNA 甲基化

A. 甲基 CH₃（红色）在胞嘧啶环的 5 位碳的位置（黑箭）的加入不会立体干扰 GC 碱基配对（蓝线）；在甲基转移过程中，DNA 甲基转移酶与碳 6 的位置（绿箭）共价结合；B. 两个自互补 CpG 序列胞嘧啶处 B 型 DNA 甲基化模型；成对的甲基部分（紫色和黄色）位于双螺旋的主凹槽中

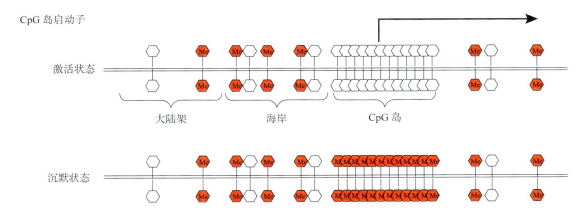

▲ 图 4-2　CpG 岛及其甲基化状态

CpG 岛是高 CpG 密度（＞ 50%）的区域，通常长度为 200bp～2kb；CpG 甲基化存在于大多数人类基因的启动子；该基因的长期沉默可以通过 CpG 岛区域的甲基化来保证；例如，不活跃的 X 染色体上的基因和某些印迹基因就是这样沉默的；此外，在癌细胞中，某些基因会因 CpG 岛甲基化而异常沉默；"海岸"是基因组的区域，距 CpG 岛 2kb，"大陆架"在距离 CpG 岛 2～4kb 的位置

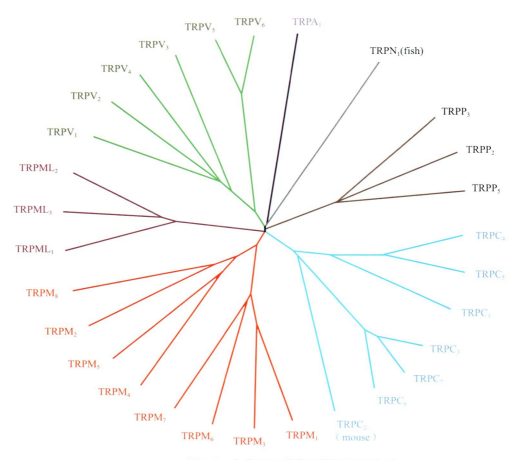

▲ 图 4-3 人类 TRP 通道的系统发育进化树

序列同源性分析表明，所有 TRP 通道均属于 7 个亚家族，这些亚家族包含具有独特通道特性的蛋白质；由于 TRPC₂ 是人类的假基因，哺乳动物中不存在 TRPN，因此我们使用了小鼠 TRPC₂ 和鱼 TRPN₁ 来显示所有亚科之间的关系；TRP 子家族用不同的颜色表示

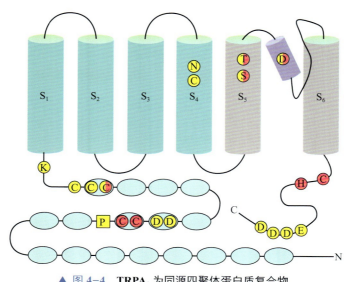

▲ 图 4-4 **TRPA₁** 为同源四聚体蛋白质复合物

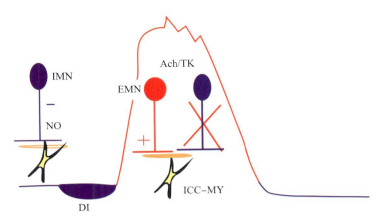

▲ 图 5-1　结肠移动性运动复合收缩

EMN. 兴奋性运动神经元；IMN. 抑制性运动神经元；NO. 一氧化氮；DI. 下行性抑制；Ach/TK. 乙酰胆碱 / 速激肽；ICC-MY. 肌间区 Cajal 细胞

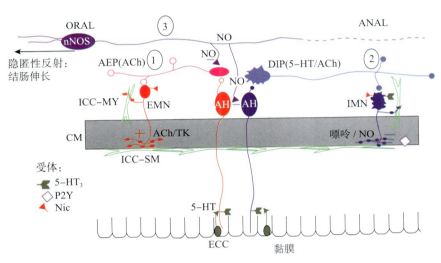

▲ 图 5-2　隐匿性反射的机制

①肠嗜铬细胞（ECC）自发释放的 5-HT 激活了黏膜层后超极化（AH）神经元，这些神经元突触与上行性兴奋通路（AEP）中的上行性中间神经元结合，后者的突出与负责结肠移动性运动复合体（CMMC）的兴奋性运动神经元结合；②粪便通过是肠黏膜环形拉伸或黏膜扭曲，引起肠嗜铬细胞(ECC)释放 5-HT 与粪便周围黏膜层不同的后超极化（AH）感觉神经元上的 5-HT₃ 受体结合，这些神经元突触与下行性抑制通路（DIP）中的下行性血清素中间神经元结合，后者的突触又与抑制性运动神经元结合；③肠管延长激活了机械敏感性下行性中间神经元（神经元型一氧化氮合酶，nNOS-positive），它会释放 NO 抑制上行性中间神经元和后超极化（AH）感觉神经元，从而抑制结肠蠕动

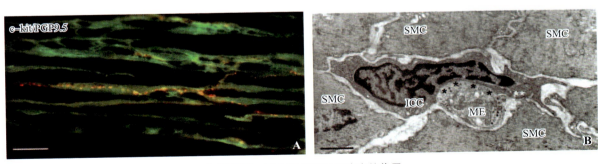

▲ 图 5-3　ICC 在 CSTC 发病中的作用

A. 间质 Cajal 细胞（ICC）荧光显微镜观察：c-kit 与 PGP 9.5 在豚鼠肠道双标染色；B. 间质 Cajal 细胞透射式电子显微镜观察：一个神经末梢（NE）与一个 ICC 密切联系（黑星号），与平滑肌细胞（SMC）形成缝隙连接（白星号）

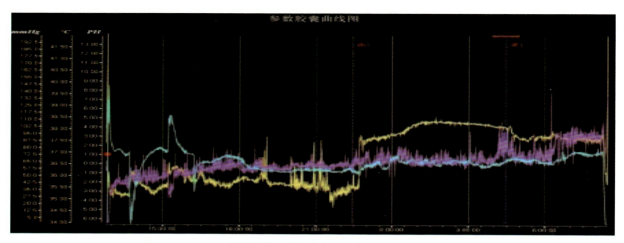

▲ 图 6-9　GI-pill 检测的健康志愿者全消化道压力、温度、pH 监测曲线

蓝色为温度曲线（部分有干扰），粉红色为压力曲线，黄色为 pH 曲线

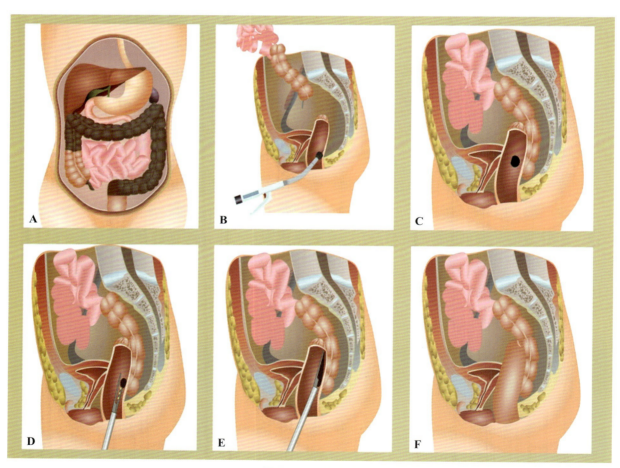

▲ 图 7-13　金陵术手术

A. 黑色为手术切除范围（阑尾、远端升结肠、横结肠、降结肠、乙状结肠和直肠上段）；B. 沿骶前间隙游离直肠至尾骨尖，经肛门置弯形管状吻合器头在直肠后壁齿状线上 2cm 处戳出；C. 升结肠 – 直肠侧侧吻合完毕；D. 经肛门置入 100mm 切割闭合器或 60mm 切割闭合器，一臂置入直肠残腔，另一臂经吻合口置入升结肠；E. 切割闭合器顶端至直肠残端的顶部；F. 直肠 – 升结肠侧侧吻合完毕

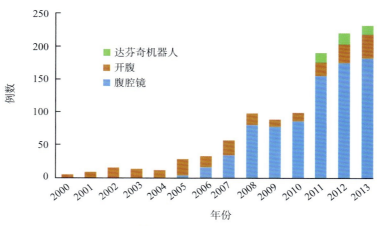

▲ 图 7-14 金陵术年份分布

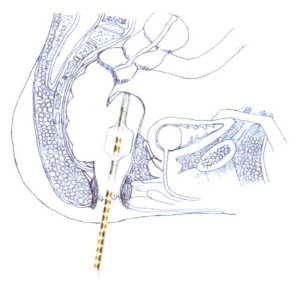

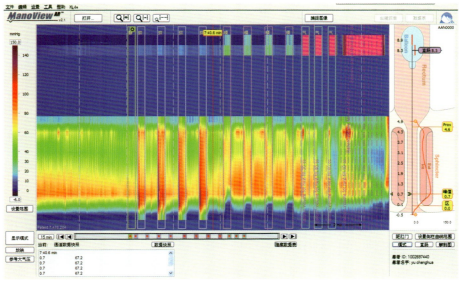

▲ 图 7-19 直肠肛门测压示意及数据分析

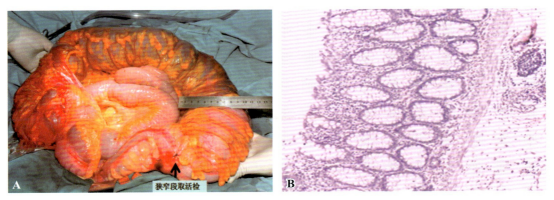

▲ 图 7-24 典型病例术中取狭窄段全层肠壁活检及病理检查

A. 狭窄段取活检；B. 病理检查示神经节细胞缺失（HE，×100）

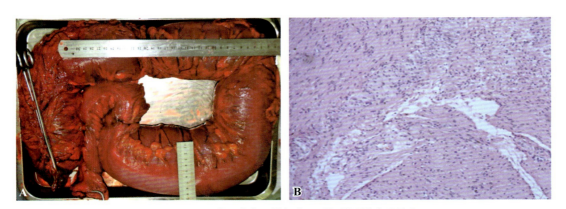

▲ 图 7-25 术后病变肠管标本及近切端肠壁病理检查

A. 病变肠管大体标本；B. 近切端肠壁病理检查可见正常神经节细胞（HE，×100，与图 7-23 为同一患者）

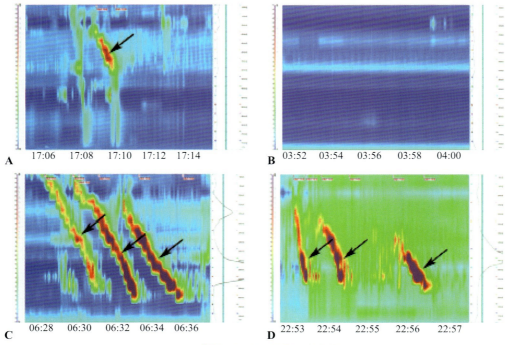

▲ 图 9-6 全结肠高分辨测压

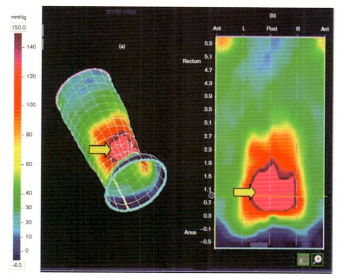

◀ 图 9-7 耻骨直肠肌综合症的肛门直肠测压表现

(a) The three-dimensional pressure morphology of anoretum in patients with PPS during simulated defecation. (b) The landcape plots of instantaneous 3D-HRM anorectal pressure in patients with PPS during simulated defecation. Yellow arrow indicates a characteristic high pressure area in the distal posterior wall of anoretum in patients with PPS during simulated defecation. Ant, anterior; HRM, high-resolution manometry; PPS, paradoxical puborectalis syndrome; Post, posterior.

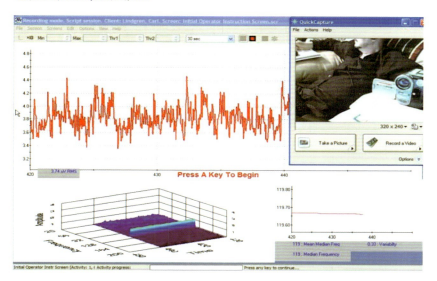

◀ 图 9-8 静息状态肌电图

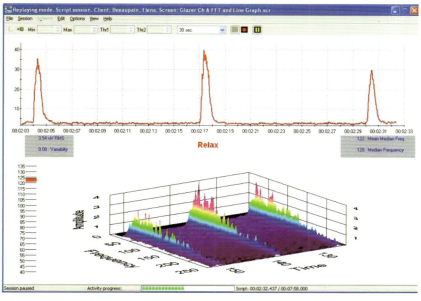

◀ 图 9-9 快肌收缩肌电图

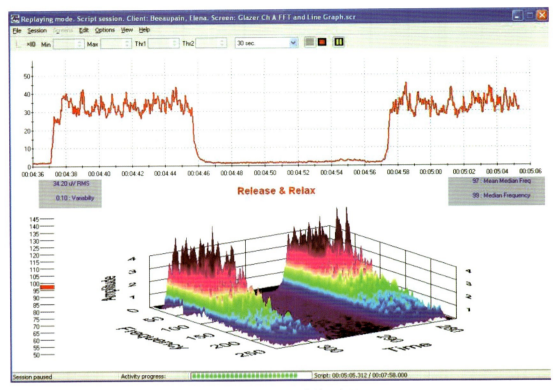

▲ 图 9-10 混合肌收缩肌电图

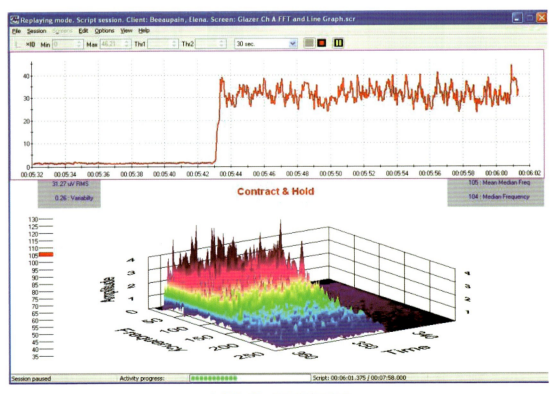

▲ 图 9-11 慢肌收缩肌电图

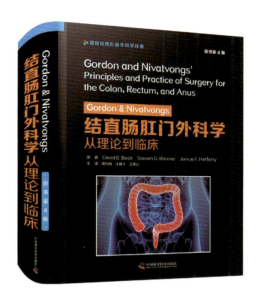

书　名　Gordon & Nivatvongs 结直肠肛门
　　　　外科学：从理论到临床（原书第 4 版）

引进地　Thieme 出版社

原　著　David E. Beck 等

主　译　傅传刚　汪建平　王锡山

开　本　大 16 开

定　价　598.00 元

焦点医学官方微信

内容提要

　　本书引进自世界知名的 Thieme 出版社，是一部新颖、独特、全面的结直肠肛门外科学经典教科书。

　　Principles and Practice of Surgery for the Colon, Rectum, and Anus 一 书 自 1992 年第 1 版面世以来备受结直肠肛门外科医生的喜爱，在结直肠外科的经典权威教科书中始终占有一席之地，至今已更新至第 4 版。著者结合大量文献研究及个人临床经验，从最基础的结直肠肛门生理、外科解剖，到临床诊断、手术指征及手术方法等，采用文字描述与丰富配图相结合的形式进行了系统、详细的阐述，内容涵盖结直肠肛门各种临床常见和少见良性及恶性疾病。与现代许多外科学教科书采用群体作者的做法不同，本书前三版仅由 PHILIP H. GORDON 和 SANTHAT NIVATVONGS 两位临床一线的外科医生主笔，本书的全新第 4 版依旧延续了这一传统，由具有丰富临床经验的美国著名结直肠肛门外科专家 DAVID E. BECK、STEVEN D. WEXNER 和 JANICE F. RAFFERTY 三位教授主笔，少数章节由其他相关专家撰写。因此，本书风格高度统一，可真切感受到著者个人诊疗经验的分享，犹如教授本人在病床边的教学查房。与此同时，文中引用了大量的结直肠疾病文献，并在版本修订时根据学科发展趋势进行增删和更新，以保证本书的权威性。

相关图书推荐

中国科学技术出版社·荣誉出品

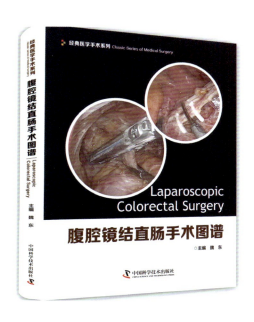

书　名　腹腔镜结直肠手术图谱

主　编　魏　东

开　本　大 16 开

定　价　158.00 元

焦点医学官方微信

内 容 提 要

　　随着医学技术的不断发展，腔镜微创技术在外科手术中的应用日益成熟，特别是结直肠手术方面，腹腔镜手术逐渐占据主流地位。作者参考国内外最新文献，结合自身丰富的临床实践经验精心编写了本书，力求客观反映结直肠外科领域腹腔镜手术发展的全貌。

　　全书共 23 章，详细介绍了腹腔镜结直肠手术的相关基础理论和临床实践内容。第 1～7 章分别介绍了腹腔镜外科发展简史、腹腔镜外科手术基本操作与技术、腹腔镜结直肠手术常见并发症、围术期处理、麻醉、手术室准备及术后监护；第 8～21 章完整、系统地讲解了各种腹腔镜结直肠手术的适应证、禁忌证、术前准备、术后处理、常见并发症及其防治等一系列理论知识，同时结合手术图片和手绘图谱，详细、具体地介绍了各类腹腔镜手术的手术器械配置、方法和技巧、规范化操作步骤等；第 22～23 章则详细介绍了经自然腔道取出标本手术及腹腔镜医生培训的相关内容。

　　本书内容系统，实用性强，图文并茂，便于读者理解、领会腹腔镜结直肠手术的操作方法和要点，非常适合广大结直肠外科医师参考阅读。